LES SECRETS D'UNE
BONNE SANTÉ

LES SECRETS D'UNE BONNE SANTÉ

Sélection
READER'S DIGEST

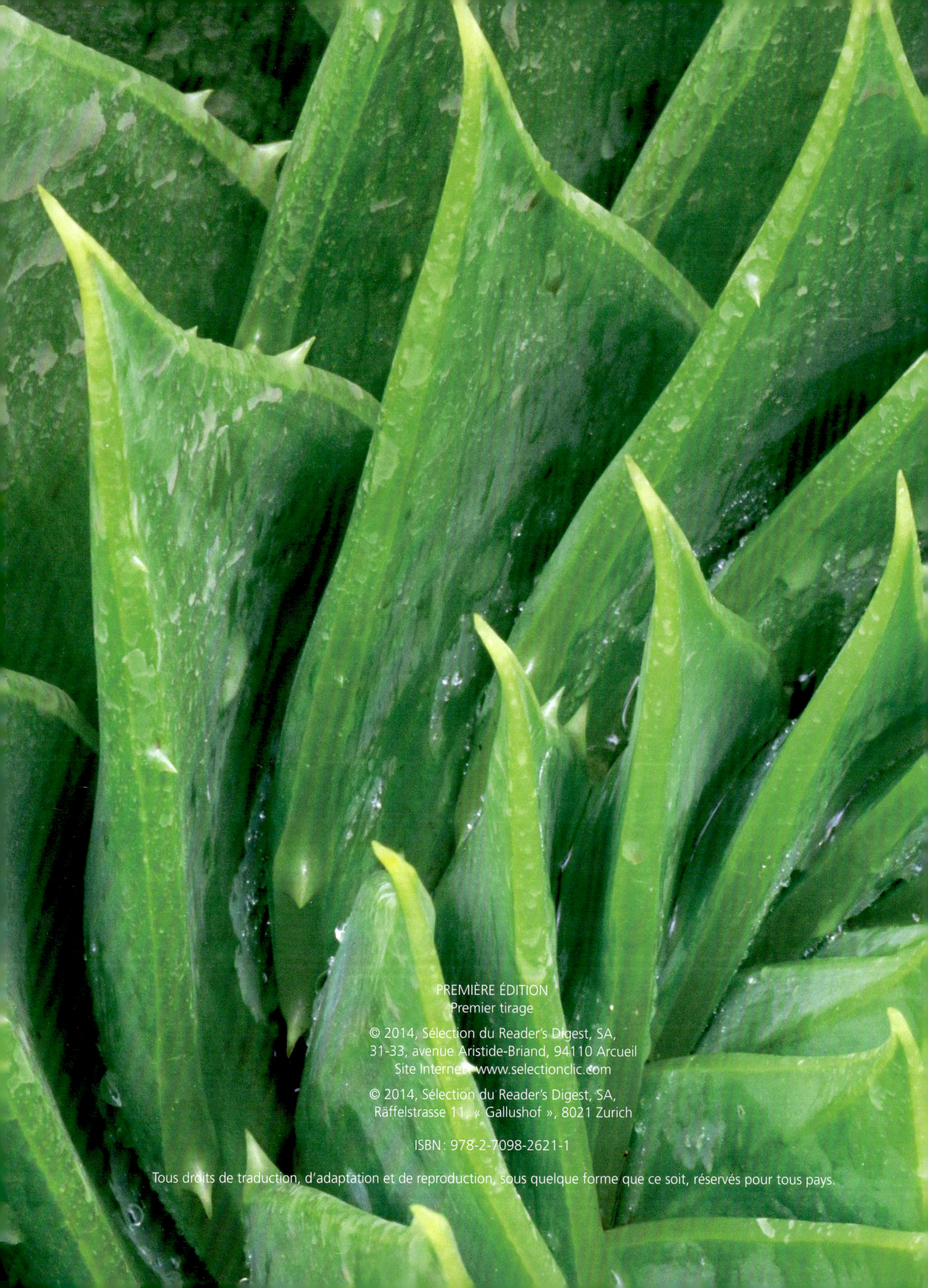

PREMIÈRE ÉDITION
Premier tirage

ISBN : 978-2-7098-2621-1

LES SECRETS D'UNE BONNE SANTÉ
est l'adaptation française de *The World's Best Kept Health Secrets.*

SOUS LA DIRECTION DE L'ÉQUIPE ÉDITORIALE DE SÉLECTION DU READER'S DIGEST
Responsable éditoriale Anne Grégoire
Directeur artistique Didier Pavois
Lecture-correction Béatrice Argentier
Iconographie Danielle Burnichon

RÉALISATION ÉDITORIALE ARCHIPEL STUDIO
Édition Flora Dumoulin, Thérèse Grandvoinnet, Cécile Gineste, Marie-Pierre Levallois
Mise en page Justine Boudard, Thomas Brisebarre
Traduction Cécile Bargain, Tina Calogirou, Claude Checconi, Élisabeth Luc

Prépresse Damien Noirot

CONSULTANTE POUR L'ÉDITION FRANÇAISE
Dr Véra Lemaire, rhumatologue, hôpital Lariboisière, Paris

CONSULTANTS POUR L'ÉDITION D'ORIGINE
Vince Forte, Membre du Collège royal de médecine, Diplômé d'anesthésie,
Conseiller en rédaction
Christopher Robbins, phytothérapeute
Patsy Wescott, conseillère en nutrition

NOTE AUX LECTEURS

Les auteurs de cet ouvrage ont apporté un soin tout particulier à sa rédaction afin qu'il soit aussi précis et à jour que possible. Malgré tout, les connaissances dans les domaines de la médecine et de la pharmacologie sont en évolution constante. Le lecteur est donc invité à prendre l'avis d'un médecin. Les auteurs, les chercheurs et les éditeurs ne sauraient être tenus responsables de toute erreur ou omission, ou des conséquences d'une interprétation erronée.

SOMMAIRE

BIEN DANS SA TÊTE

Des secrets de santé SIMPLES ET EFFICACES

Dans cet ouvrage de référence, vous trouverez des conseils pour rester en bonne santé, mais aussi pour prévenir et traiter les maladies par des moyens simples et efficaces. Vous découvrirez qu'en modifiant légèrement vos habitudes en matière d'alimentation, d'activité physique et de gestion du quotidien, vous pourrez améliorer très sensiblement votre santé physique et mentale, et ce quel que soit votre âge.

Des remèdes maison aux technologies de pointe

Si la plupart des conseils réunis dans cet ouvrage ont été validés par des études scientifiques sérieuses, certains sont inspirés de l'usage populaire et tendent à prouver que la médecine conventionnelle n'a pas toujours une solution à tous les problèmes. Ainsi, en fonction de votre situation et en parlant avec votre médecin, vous pourrez décider de commencer un régime, de prendre des médicaments, des remèdes maison, des plantes médicinales ou d'avoir recours à des techniques chirurgicales de pointe.

Vous profiterez des dernières avancées scientifiques et de leurs applications pratiques, et vous vous rendrez compte que certaines croyances bien ancrées sont parfois infondées – pour soulager les maux de dos, l'idéal ne serait pas de recourir à un matelas très dur, mais plutôt à un matelas dit « à mémoire de forme », par exemple. En revanche, grâce aux analyses et aux tests auxquels ont été soumis certains remèdes traditionnels, vous ferez des découvertes passionnantes. Ainsi, vous apprendrez que votre mère avait raison de vous interdire le fromage tard le soir, pour vous éviter de faire des cauchemars: des études ont en effet montré que la tyramine contenue dans le fromage faisait grimper la tension, symptomatique du stress à l'origine des mauvais rêves.

Des solutions simples, pratiques et originales

Les secrets de santé décrits dans ce livre présentent un grand avantage: ils sont, pour la plupart, d'une étonnante simplicité. Par exemple, se brosser les dents diminuerait le risque de crise cardiaque et mâcher du chewing-gum agirait sur la mémoire! D'autres astuces, comme celle du savon glissé au fond du lit pour éviter les crampes nocturnes, peuvent paraître a priori un peu étranges. Mais elles méritent d'être évoquées, car de nombreux témoignages semblent confirmer leur efficacité.

Cet ouvrage fournit en outre des informations inédites sur des problèmes plus graves, comme le cancer, la démence, l'arthrose ou les affections cardiaques. Les causes et les traitements de ces maladies sont expliqués de manière originale, et une foule de renseignements pratiques extrêmement utiles vous sont également fournis – tels les signes peu connus mais bien typiques d'une attaque cardiaque: nausée, transpiration et, pour les femmes, mal de dos et légers maux de tête.

Les auteurs ont souhaité vous proposer une vision globale des soins possibles: les symptômes ne pouvant être soignés isolément, un traitement efficace doit parfois prendre en compte, outre la dimension physique d'un individu, sa dimension mentale, voire spirituelle.

Les coutumes ancestrales, les remèdes maison et les découvertes scientifiques présentés ici sont destinés à vous informer, mais surtout à vous aider, vous et votre famille, à conserver forme et santé tout au long de votre vie.

LE PHYSIQUE ET LE MENTAL

Les Secrets d'une bonne santé met en avant le lien fondamental entre le corps et l'esprit. Il est composé de deux grandes parties.

La première, **Bien dans son corps**, aborde les aspects physiques essentiels: la santé du cœur, la circulation sanguine, l'entretien des os et des muscles, la respiration, la nutrition, le contrôle du poids, les hormones, la reproduction, l'hygiène buccale, la santé de la peau et des cheveux, et enfin le processus du vieillissement.

La deuxième, **Bien dans sa tête**, présente le fonctionnement des systèmes nerveux et cérébral, mais aussi les moyens de les préserver, d'améliorer votre moral comme votre mémoire et d'aiguiser vos sens. Vous y trouverez également des astuces pour mieux dormir, combattre vos peurs, vos phobies et vos addictions, mais aussi pour gérer les symptômes de certaines maladies, notamment Alzheimer et Parkinson.

Tout au long de l'ouvrage, des études mettent en évidence les effets des processus physiques sur la santé psychologique et le bien-être, et inversement. Dans la partie **Bien dans son corps**, les encadrés « C'est dans la tête ! » expliquent comment certains mécanismes de pensée ont une influence sur la santé physique. Des chercheurs ont par exemple établi que les femmes dépressives avaient une densité osseuse plus faible et un taux plus élevé de cortisol.

D'autres études montrent qu'une attitude positive contribue à rester en bonne santé. Dans la partie **Bien dans sa tête**, les encadrés « En pratique » expliquent comment certaines actions physiques agissent sur le moral et aident le cerveau à fonctionner au maximum de ses capacités.

Ce livre s'intéresse aux origines des traitements ancestraux souvent très variés sur lesquels travaillent aujourd'hui les scientifiques. Vous découvrirez, entre autres, que les habitants de l'archipel japonais d'Okinawa doivent leur longévité à leur alimentation ou que l'aloe vera, plante connue pour ses vertus curatives et antiseptiques, était déjà, dans l'Antiquité, prisée des Égyptiens et cultivée par le roi Salomon. Enfin, des articles vous éclaireront sur les recherches médicales qui seront à l'origine des traitements de demain.

PROTÉGER SON CŒUR
LA CIRCULATION SANGUINE
LE SOUFFLE ET LA RESPIRATION
DES OS SOLIDES ET UN CORPS MUSCLÉ

Bien dans son corps

UNE ALIMENTATION ÉQUILIBRÉE
AMÉLIORER SA DIGESTION
L'APPAREIL URINAIRE
LE SYSTÈME HORMONAL
LE CYCLE DE LA VIE
AMÉLIORER LES DÉFENSES DE L'ORGANISME
DES DENTS ÉTINCELANTES ET UNE BOUCHE SAINE
PRENDRE SOIN DE SA PEAU
DES CHEVEUX SOYEUX ET DES ONGLES SOLIDES
BIEN VIEILLIR

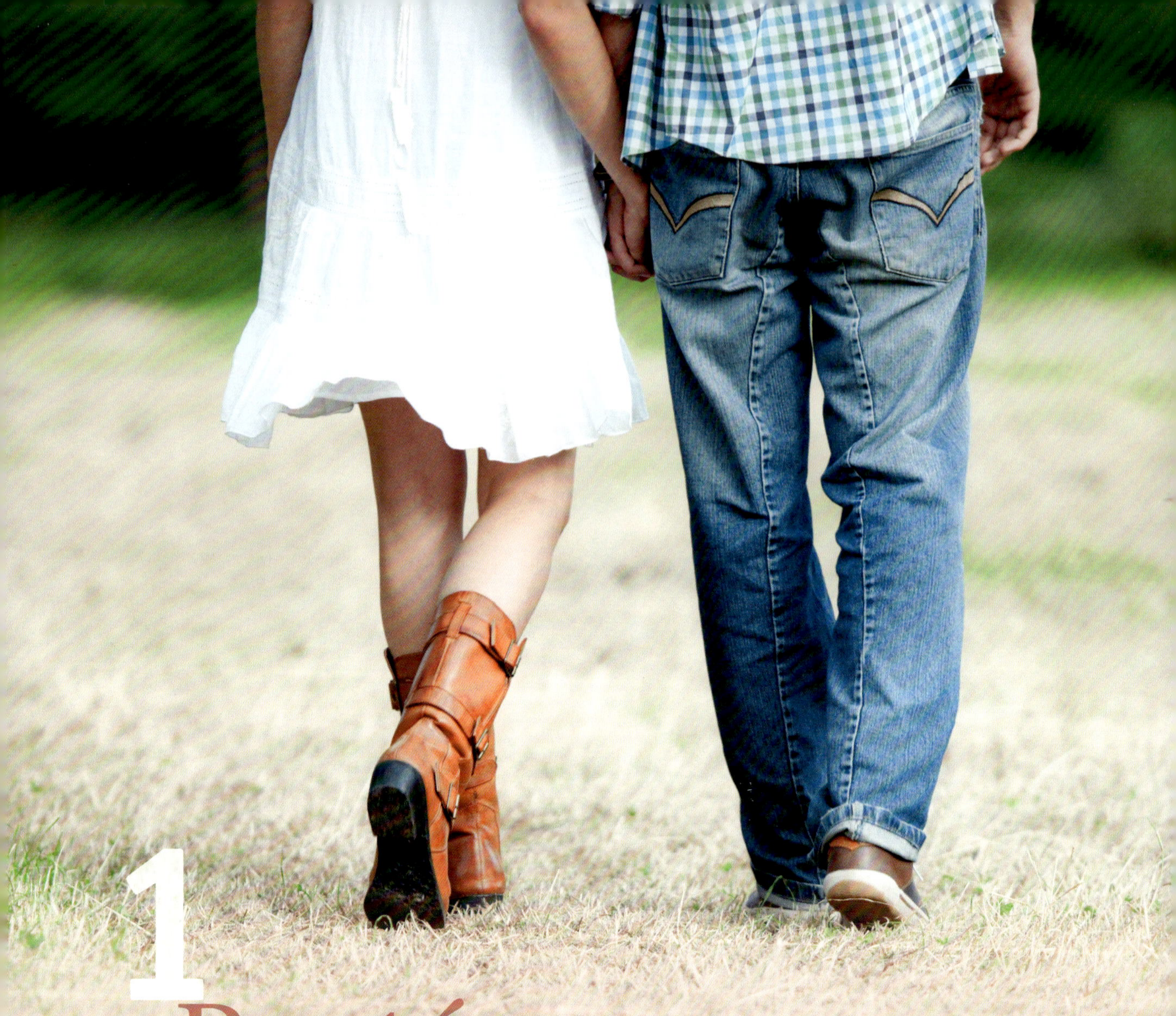

1 Protéger SON CŒUR

Le cœur propulse le sang à travers un réseau de près de 100 000 km de vaisseaux qui alimentent les dizaines de milliards de cellules du corps humain. Ce chapitre présente quelques règles faciles à suivre – que les médecins ne pensent pas toujours à donner – pour entretenir son cœur et pouvoir compter sur lui pendant de longues années.

La santé AU QUOTIDIEN

Votre mode de vie a une incidence déterminante sur la santé de votre cœur. Voyons comment le fait de modifier – même légèrement – vos habitudes peut changer votre vie.

Objectif: 10000 pas par jour

C'est ce que des spécialistes américains recommandent aux adultes en bonne santé. Munissez-vous d'un podomètre pour évaluer vos capacités et pour vous motiver.
En moyenne, on ne fait pas plus de 4000 pas par jour, ce qui est insuffisant pour que le cœur travaille réellement. En France, on conseille de marcher ou d'effectuer trente minutes d'exercice physique chaque jour, en une ou plusieurs fois.

La sédentarité en cause Avec les mauvaises habitudes alimentaires, la sédentarité est la principale cause des problèmes cardiaques. Le risque de maladies cardiovasculaires et de décès prématuré est multiplié par deux chez les personnes passant plus de quatre heures par jour devant un écran d'ordinateur ou de télévision (et il augmente de 15 % chez celles qui y consacrent plus de deux heures). Limitez donc cette activité, notamment chez les enfants et, si vous travaillez sur ordinateur, pensez à marcher et à bouger toutes les heures. Se lever et se dégourdir les jambes régulièrement pourrait éviter à certains des problèmes cardiaques.

À vos calculettes Divisez votre poids (en kg) par votre taille au carré (en m), et vous obtiendrez votre indice de masse corporelle (IMC). Cette valeur est le meilleur indicateur de santé qui soit sur le plan cardiaque. Consultez le graphique de l'IMC en page 80 ou utilisez les outils de calcul proposés sur de nombreux sites Internet. Chez l'adulte, un IMC compris entre 18,5 et 24,9 correspond à un poids normal; entre 25 et 29,9, à un surpoids; et au-delà de 30, à une obésité (sauf chez les personnes très musclées).

Ne dormez ni trop, ni trop peu

Selon une étude américaine, l'excès comme le manque de sommeil sont mauvais pour la santé. En effet, les adultes qui dorment régulièrement plus de huit heures par nuit courent plus de risques de développer

ÉTONNANT !

Taille de guêpe
Dans les années 1950, une enquête menée au Royaume-Uni avait établi que, dans ce pays, le tour de taille des femmes était en moyenne de 70 cm, alors qu'il est passé aujourd'hui à plus de 86 cm. L'étude ne prenait pas en compte les hommes, mais les statistiques montrent que nous avons tous pris du ventre au cours des cinquante dernières années. Or, la graisse abdominale est mauvaise pour le cœur: elle libère des substances chimiques inflammatoires qui, en obstruant les artères et en rétrécissant leur diamètre, peuvent provoquer un infarctus.

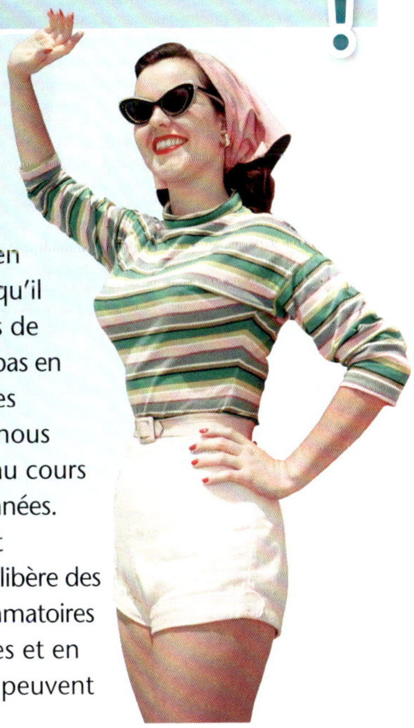

cognitivo-comportementale (TCC) – pour apprendre à penser de manière constructive – présentaient un risque d'infarctus diminué de 41 %. Les chercheurs estiment que la TCC aide à accepter les difficultés de la vie, ce qui fait baisser le niveau de stress. Parlez-en à votre médecin, il saura vous renseigner.

● **Gardez le moral** Une étude menée pendant cinq ans sur des personnes âgées a montré que celles qui ont moins tendance à fumer et font plus volontiers de l'exercice se déclarent plus heureuses. Or, combinés à une bonne hygiène alimentaire, ces facteurs sont connus pour leurs effets bénéfiques pour le cœur. Les troubles de l'humeur comme la dépression doublant le risque d'infarctus, il est important de garder le moral et de se faire aider en cas de besoin.

Pour en savoir plus sur la dépression, voir *Gérer son humeur* p. 210.

● **Sachez déconnecter** Les nouvelles relayées par les médias nationaux ou mondiaux – souvent toutes plus catastrophiques les unes que les autres –, créent en nous un sentiment d'angoisse et d'impuissance mauvais pour la santé. Essayez de ne pas regarder le journal télévisé et de ne pas lire les journaux pendant quelques jours, cela vous aidera probablement à vous sentir mieux.

ÇA MARCHE !

Le rire : un remède souverain

Le rire serait excellent pour le cœur car il provoque une dilatation des tissus de la paroi interne des vaisseaux sanguins, ce qui entraîne une amélioration (de 22 %) de la circulation sanguine. Cet effet équivaut à celui produit par une promenade dans un parc, ou même par un traitement contre le cholestérol. Les spécialistes recommandent de rire au moins quinze minutes par jour. Regarder un film comique, aller écouter un humoriste : tous les moyens sont bons pour faire travailler vos zygomatiques !

● **Soignez vos dents** Si la bouche n'est pas directement liée au cœur, une mauvaise hygiène dentaire peut être à l'origine de graves ennuis cardiaques et, dans des cas extrêmes, entraîner la mort. En effet, c'est l'une des principales causes de gingivite, une inflammation chronique de la gencive qui constitue un important facteur de risque d'affections cardiaques. Des études ont montré que les personnes souffrant d'une infection des gencives présentaient un risque d'infarctus presque multiplié par deux. Quelques conseils pour éviter cette inflammation et protéger votre cœur.

★ **Brossez-vous les dents** (de préférence avec une brosse à dents électrique) trois fois par jour pendant au moins trois minutes, et utilisez du fil dentaire ou des brossettes interdentaires.

★ **Remplacez votre brosse à dents** tous les trois mois.

★ **Consultez** au moins une fois par an votre dentiste.

Se brosser les dents très régulièrement permet de réduire le risque de maladie cardiaque

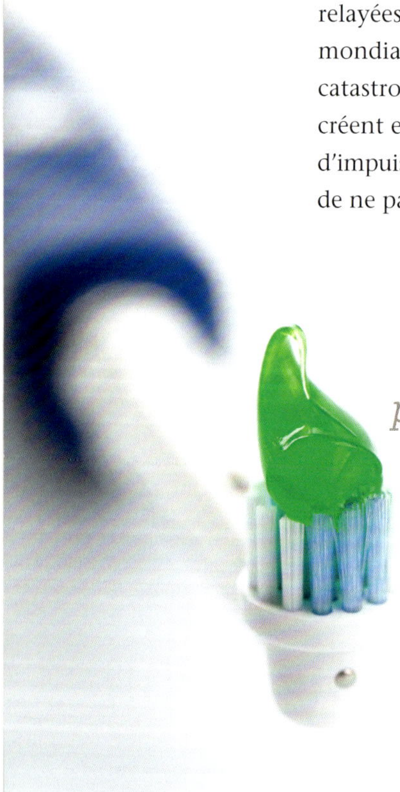

Si vous avez des palpitations, aspergez-vous le visage d'eau froide

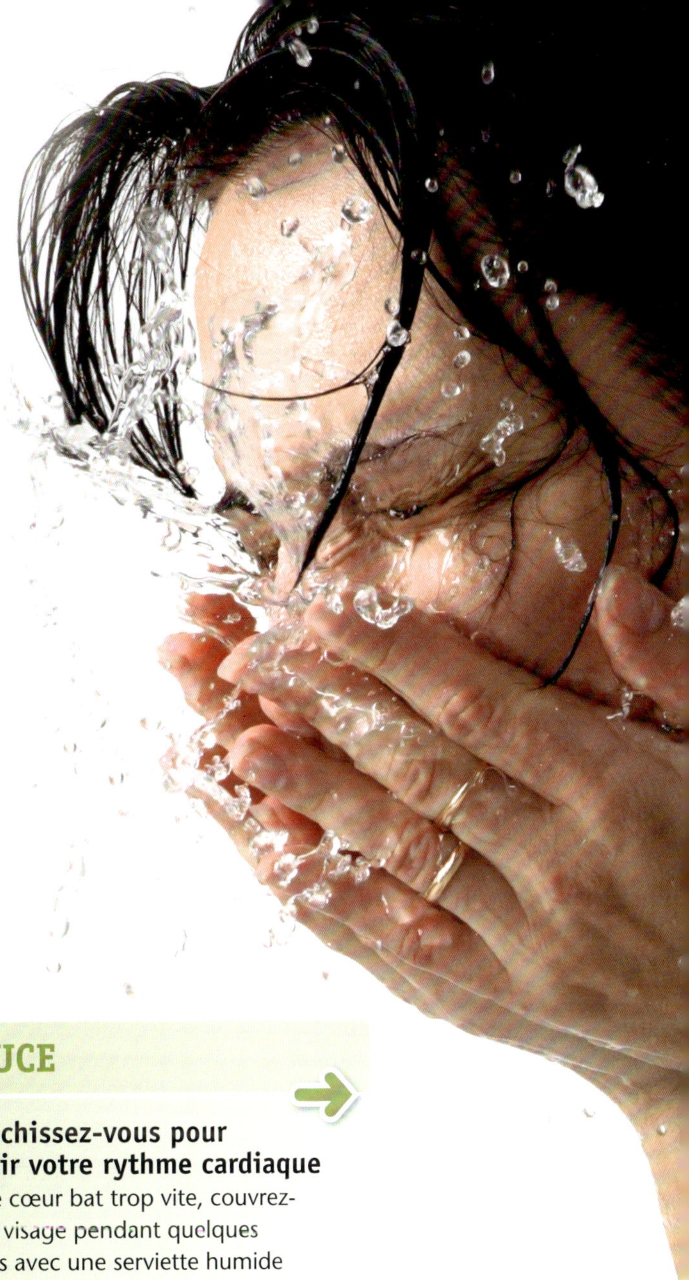

● **Écoutez votre cœur** Un rythme cardiaque rapide et irrégulier est l'un des symptômes de la fibrillation auriculaire – un trouble du rythme cardiaque fréquent et un important facteur de risque d'accident vasculaire cérébral (AVC). Or, au cours d'une étude britannique sur le sujet, 66 % des personnes interrogées ont dit ignorer les signes de l'AVC. Pourtant, en soignant la fibrillation auriculaire dès les premiers symptômes, 4 500 AVC environ pourraient être évités chaque année. Vérifiez votre rythme cardiaque en prenant votre pouls au niveau du cou ou du poignet. S'il est trop rapide (plus de 140 pulsations par minute au repos) ou irrégulier, ou bien si vous avez des palpitations, des vertiges, des pertes de connaissance ou encore si vous êtes essoufflé, prenez rendez-vous avec votre médecin.

● **Faites-vous vacciner** contre la grippe. Ce simple geste diminuerait de près de 20 % le risque d'infarctus. En effet, les infarctus sont plus fréquents en hiver, et certaines études ont montré qu'ils seraient liés à un état infectieux (une grippe, par exemple) survenu une ou deux semaines auparavant. Chez les personnes déjà atteintes de troubles cardiaques, le risque d'infarctus après une infection peut être multiplié par quatre.
Cependant, la protection contre la grippe n'est pas immédiate après la vaccination : il faut attendre une quinzaine de jours pour que l'immunité s'établisse. Aussi, pensez à prendre rendez-vous avec votre médecin en temps et en heure pour être vacciné avant le début de l'épidémie.

ASTUCE

Rafraîchissez-vous pour ralentir votre rythme cardiaque

Si votre cœur bat trop vite, couvrez-vous le visage pendant quelques minutes avec une serviette humide ou aspergez-le d'eau froide. Cela peut suffire à faire baisser le nombre de pulsations par minute.

Sinon, essayez la méthode suivante.

- Prenez une profonde inspiration, jusqu'à atteindre la capacité maximale de vos poumons.
- Puis expirez très rapidement pour oxygéner votre cerveau et ralentir votre rythme cardiaque.
- Recommencez jusqu'à ce que les battements de votre cœur reviennent à la normale.

Une alimentation ADAPTÉE

Surveiller son alimentation a une réelle incidence sur le cœur. Si l'on sait désormais qu'il faut éviter les mauvaises graisses et l'excès de sel, il est parfois difficile, dans ces conditions, de donner du goût aux aliments. Alors, pour que manger reste un plaisir, voici quelques astuces.

● **Faites six repas par jour** Selon une étude publiée dans le *British Medical Journal*, les personnes qui font six petits repas au cours de la journée ont un taux de cholestérol global en moyenne inférieur de 5 % à celui de ceux qui ne mangent qu'une ou deux fois par jour en plus grande quantité. Elles ont aussi moins de cholestérol LDL (le « mauvais » cholestérol, qui bouche les artères), ce qui diminue de 10 à 20 % leur risque de maladie cardiaque. Le morcellement des repas permettrait d'éviter les déséquilibres du métabolisme et les fortes concentrations de glycémie. Vous pouvez donc grignoter en dehors des repas, à condition de choisir des aliments sains et de manger moins à table.

● **Préférez les aliments complets** Quel que soit votre régime alimentaire, y ajouter du riz complet est bon pour votre cœur. Des chercheurs américains affirment avoir extrait du riz brun une substance qui agit contre l'angiotensine, une protéine qui provoque une élévation de la tension artérielle et le durcissement des artères, deux importants facteurs de risque de maladies cardiovasculaires. En outre, le riz complet contient des fibres, essentielles dans un régime équilibré.

● **Pensez aux baies** La baie d'açaï connaît actuellement un succès grandissant. Ce petit fruit du Brésil est en effet une bonne source d'antioxydants. Mais ses vertus paraissent un peu surestimées. Privilégiez plutôt les myrtilles, plus faciles à trouver sur les étals des marchés… Les flavonoïdes qu'elles contiennent permettraient de combattre l'athérosclérose, qui se caractérise par le dépôt d'une plaque sur la paroi des artères. Des études canadiennes sur le bleuet – le cousin américain de la myrtille – semblent indiquer que ces baies sont efficaces contre l'excès de cholestérol et le diabète de type 2, deux facteurs prédisposant aux maladies cardiovasculaires. Certains scientifiques avancent que le jus de myrtille

Les myrtilles peuvent faire baisser votre taux de cholestérol

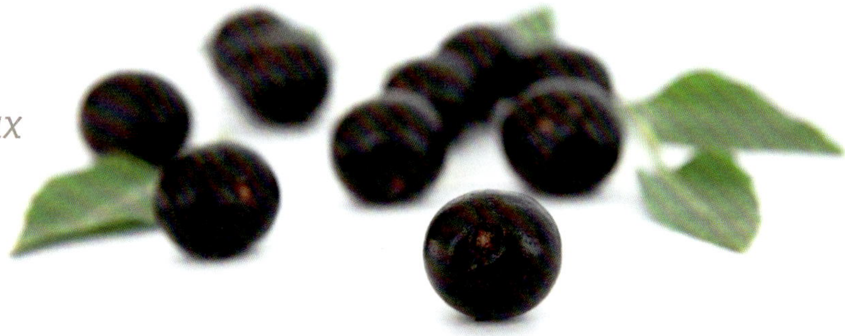

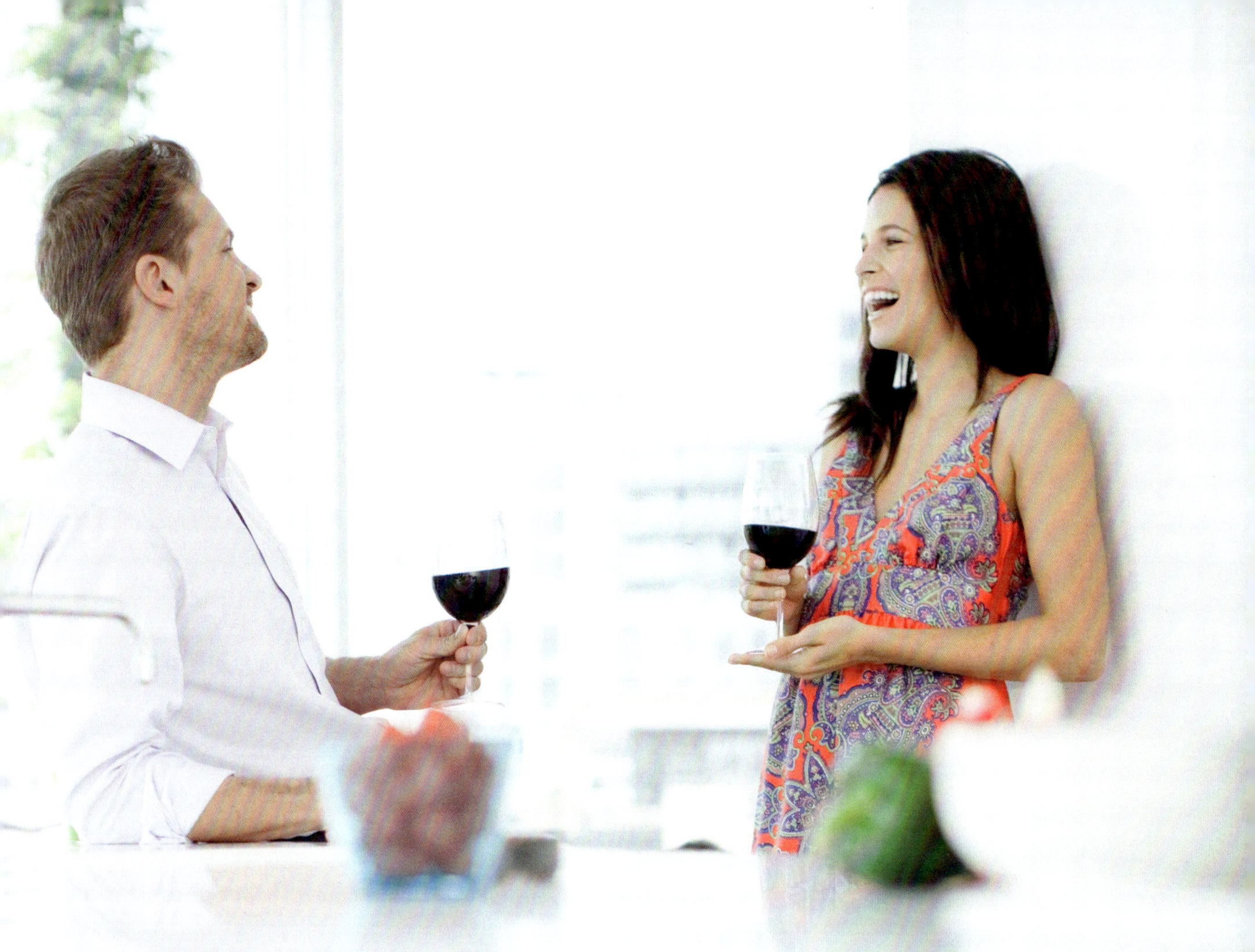

Certains vins rouges italiens et français auraient des propriétés bénéfiques pour le cœur

bloquerait la production des substances inflammatoires qui contribuent au rétrécissement des artères. Les myrtilles se consomment fraîches, mais aussi séchées, et l'on en trouve dans les magasins spécialisés sous forme de jus ou d'extrait en gélules.

● **Buvez du vin rouge** Certains vins rouges ont des effets particulièrement bénéfiques pour le cœur, car le resvératrol, que contient notamment le raisin est connu depuis longtemps pour son action protectrice. Aujourd'hui, il semblerait que d'autres composés chimiques, les procyanidines, aient des vertus similaires. Les vins rouges de Sardaigne et du sud-ouest de la France en présenteraient des teneurs très élevées. N'oubliez pas toutefois que la consommation de vin (comme de tout autre alcool) doit rester modérée !

● **Faites une croix sur les boissons sucrées** On le sait, trop consommer de sucre est mauvais pour la ligne, et les sodas et autres boissons sucrées favorisent l'accumulation de graisse au niveau de l'abdomen, ce qui est dangereux pour

ÉTONNANT !

Les œufs ne sont pas dangereux pour le cœur
Certes, l'œuf est riche en cholestérol, mais il est pauvre en graisses saturées, les véritables responsables des problèmes cardiaques. C'est aussi l'un des rares aliments contenant de la vitamine D, dont il semblerait aujourd'hui qu'elle pourrait diminuer le risque de maladies cardiovasculaires. Source de minéraux essentiels et de vitamines A, B et E, il a donc tout à fait sa place dans une alimentation variée et équilibrée, sauf si votre médecin ou votre diététicien vous déconseille d'en consommer.

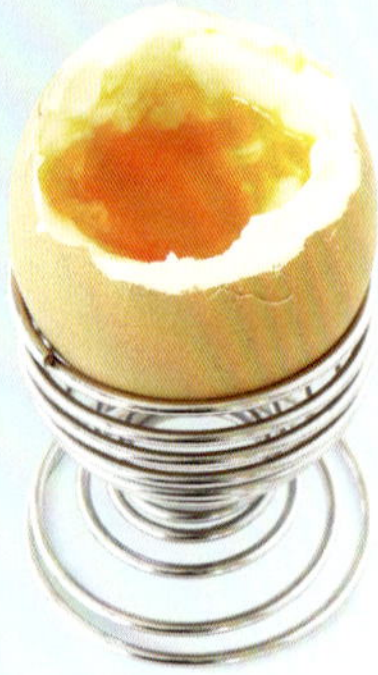

le cœur (voir p. 13). En outre, une étude américaine a prouvé que la consommation quotidienne d'une boisson contenant des sucres ajoutés (une canette de 25 ou 33 cl, par exemple) peut augmenter le risque de maladies cardiovasculaires d'au moins 20 %. Certes, ces boissons ne sont pas directement responsables des maladies cardiovasculaires, mais c'est la consommation excessive de sucre qui en aggrave les facteurs de risque. D'une manière générale, pour rester en bonne santé, évitez tous les aliments riches en sucre.

● **Mangez des bananes** Grâce à sa teneur élevée en potassium, ce fruit permet de réguler la tension artérielle. Consommez des bananes entières, en salade de fruits ou en smoothie. Seule précaution : si vous prenez des diurétiques, demandez d'abord l'avis de votre médecin, car certains de ces médicaments entraînent une accumulation de potassium dans l'organisme.

● **Cinq par jour, voire plus...** Si nous avons désormais intégré que, pour rester en bonne santé, il faut manger cinq fruits et légumes par jour, nous avons tendance à oublier la première partie du message délivré par l'Institut national de prévention et d'éducation pour la santé (Inpes) : « au moins ». Alors pourquoi ne pas ajouter un fruit à votre petit déjeuner, quelques feuilles de salade au déjeuner et un autre fruit au goûter ?

● **N'oubliez pas les clémentines** Non seulement ce fruit est gorgé de vitamine C et de fibres, mais il contient également un flavonoïde, appelé nobilétine, susceptible d'avoir une action préventive contre l'obésité et de protéger contre l'athérosclérose (durcissement des artères).

● **Parfumez vos plats** Le sel favorise l'hypertension, et donc les maladies cardiovasculaires. Pour parfumer votre cuisine, remplacez-le par des épices, des fines herbes et des condiments. Les trois plantes suivantes sont réputées pour leurs effets bénéfiques pour la santé.

★ **Ail** Si l'ail est bon pour la santé, il le doit à l'allicine, une substance qui dilate les vaisseaux sanguins (on dit qu'il est vasodilatateur) et favorise la circulation du sang.

★ **Gingembre** Selon une étude américaine, le gingembre, pour sa richesse en antioxydants, protégerait des maladies cardiaques.

★ **Curcuma** Selon des travaux menés au Japon, le curcuma pourrait avoir un effet bénéfique pour le cœur. De nouvelles études doivent être réalisées pour confirmer ces résultats, mais il est possible que cette poudre d'un jaune profond entre à l'avenir dans la composition de nouveaux traitements.

● **Ayez le réflexe avocat** Manger un avocat par jour dans le cadre d'un régime équilibré contribuerait à faire baisser de 17 % le taux de « mauvais » cholestérol

(LDL) tout en augmentant le taux de « bon » cholestérol (HDL). Préparez-vous un guacamole : vous profiterez en plus des vertus de l'oignon.

● **Un cocktail à consommer sans modération** Des chercheurs de l'université de Strasbourg ont mis au point une recette de smoothie « spécial cœur », à base de jus de pomme, de myrtille, de raisin, de fraise, d'acérola, d'airelle et d'aronia. Tous ces fruits sont riches en polyphénols, bénéfiques pour les artères.

● **La friture, pourquoi pas ?** L'important est de bien choisir son huile. Une étude publiée dans le *British Medical Journal* a en effet montré que le risque de maladies cardiovasculaires lié à la consommation d'aliments frits ne s'appliquait pas en cas de cuisson à l'huile d'olive ou de tournesol. La première contient des acides gras mono-insaturés, bons pour le cœur, et la seconde, des oméga-6. Toutefois, l'huile de cuisson ne doit pas être réutilisée : elle subit alors des modifications chimiques qui transforment les bonnes graisses en acides gras trans, aux effets néfastes pour le cœur.

ASTUCE

Une cuisson à l'huile allégée
Réduisez la quantité d'huile de cuisson en utilisant un spray culinaire contenant un mélange de 1/8 d'huile d'olive ou de pépins de raisin et de 7/8 d'eau, puis vaporisez votre plaque de cuisson ou votre poêle.

● **N'éliminez pas les laitages** Ces dernières années, plusieurs études ont mis en avant les méfaits du lait. Mais des études plus récentes confirment qu'il n'existe pas de lien significatif entre la consommation de laitages et le risque d'infarctus. Les effets des acides gras saturés que contiennent les produits laitiers pourraient en effet être contrebalancés par les propriétés protectrices du calcium et la présence d'une « bonne graisse », appelée acide linoléique conjugué.

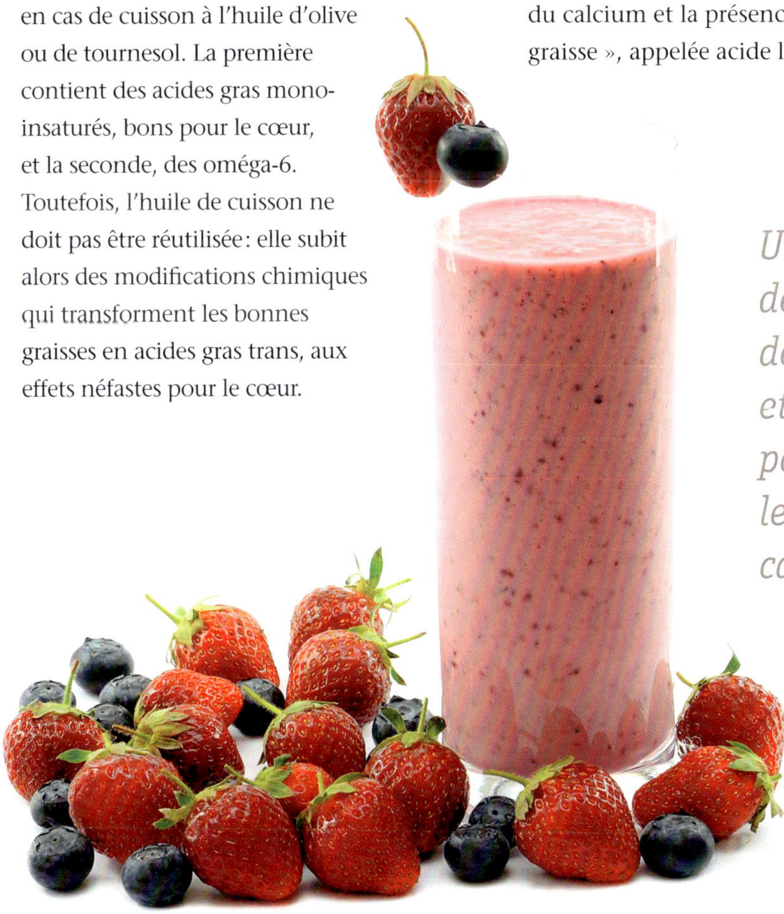

Un cocktail de jus de raisin, de pomme, de myrtille, de fraise et d'autres baies pourrait réduire les risques d'affections cardiaques

Des régimes BONS POUR LE CŒUR

Alors que la plupart des pays occidentaux connaissent une recrudescence des maladies cardiovasculaires, certains peuples d'Amérique du Sud, du Pacifique ou de l'Arctique sont beaucoup moins touchés. Quels sont donc leurs points communs ?

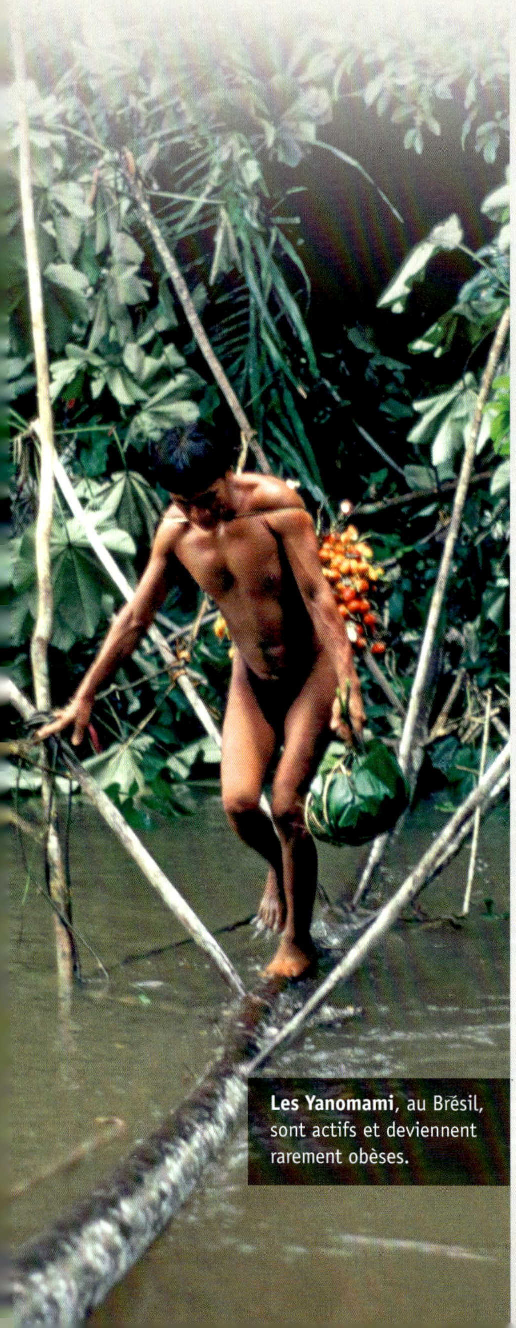

Les Yanomami, au Brésil, sont actifs et deviennent rarement obèses.

Les premières études mondiales sur les disparités en matière de maladies cardiovasculaires remontent à quelques dizaines d'années. En se penchant sur le cas des peuples relativement épargnés par ces maladies, les chercheurs ont fait des découvertes très importantes qui permettent aux professionnels de santé des pays développés de mieux conseiller leurs patients en matière d'alimentation.

Les Indiens Yanomami

Selon une étude portant sur 52 populations réparties sur quatre continents, baptisée Intersalt, les Indiens Yanomami du Brésil détiennent le taux de pression artérielle le plus faible, avec une tension moyenne de 9,5/6,1 cmHg, contre 12/8 en Europe. La raison en serait une alimentation très pauvre en sel et en alcool alliée à un mode de vie actif. Les hommes chassent et pêchent, tandis que les femmes cultivent des légumes, qui représentent près de 80 % de leur alimentation.

Les habitants d'Okinawa

La population des îles japonaises d'Okinawa a une alimentation pauvre en acides gras saturés et riche en sels minéraux, antioxydants et phytonutriments, ces composés qui donnent leurs couleurs aux fruits et aux légumes. L'étude sur les centenaires d'Okinawa lancée en 1975 attribue en grande partie le taux de maladies cardiovasculaires exceptionnellement bas de cette population à ses habitudes alimentaires. De fait, de nombreux jeunes Okinawaïens qui ont délaissé leur régime ancestral sont à leur tour menacés par ces maladies.

Les Inuits

Dans les années 1970, deux chercheurs danois, Hans Olaf Bang et Jørn Dyerberg, ont observé que les Inuits du Groenland n'avaient pratiquement pas de maladies cardiovasculaires, alors qu'ils absorbaient de grandes quantités de graisses et de protéines et mangeaient peu de fruits et de légumes. Les scientifiques en ont conclu que cette bonne santé cardiaque était due à la forte teneur de leur régime en acides gras oméga-3, qui diminuent le cholestérol et ont une action anti-inflammatoire.

Des bienfaits à partager

Les populations dans lesquelles on dénombre peu de maladies cardiovasculaires ont une alimentation pauvre en acides gras saturés et riche en acides gras mono-insaturés et polyinsaturés ainsi qu'en vitamines, minéraux et autres substances qui contribuent au bon fonctionnement du cœur. Pourquoi ne pas vous inspirer de leur régime en adoptant certains des aliments présentés ci-dessous ? Sachez par ailleurs que vous pouvez remplacer l'élan par un autre gibier, le phoque par des sardines et les grenouilles et les larves par des crustacés.

Le régime yanomami

Fruits et légumes Bananes (potassium), mangues (carotène), patates douces, papaye et manioc (riches en manganèse – un minéral antioxydant – et en vitamine C).

Grenouilles, crabes de terre, chenilles et autres larves Tous ont une teneur élevée en protéines et en oméga-3, en vitamines B12 et C, en folates et en minéraux tels que le magnésium, le calcium, le cuivre, le zinc, le phosphore et le fer.

Fruits à coque Ils sont riches en acides gras insaturés.

Miel Riche en vitamines et minéraux, il a aussi des niveaux élevés de « bonnes bactéries ».

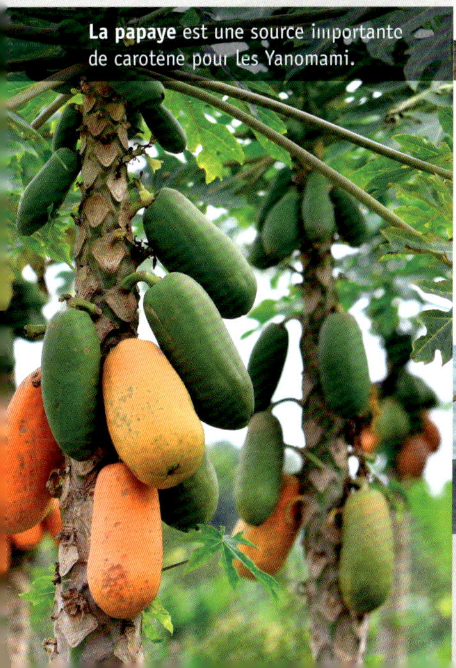

La papaye est une source importante de carotène pour les Yanomami.

Le régime okinawaïen

Champignons shiitaké Ils contiennent du sélénium et de la vitamine D.

Kombu Kelp ou varech, riches en iode.

Légumes Luffa – une cucurbitacée – et papaye verte (vitamines, minéraux et phytonutriments).

Patate douce Principal féculent, elle est préférée au riz. Riche en bêta-carotène, elle présente aussi un indice glycémique faible.

Produits issus du soja Le tofu et le miso, par exemple, font baisser le cholestérol total, augmentent le bon cholestérol (HDL) et diminuent le taux de triglycérides.

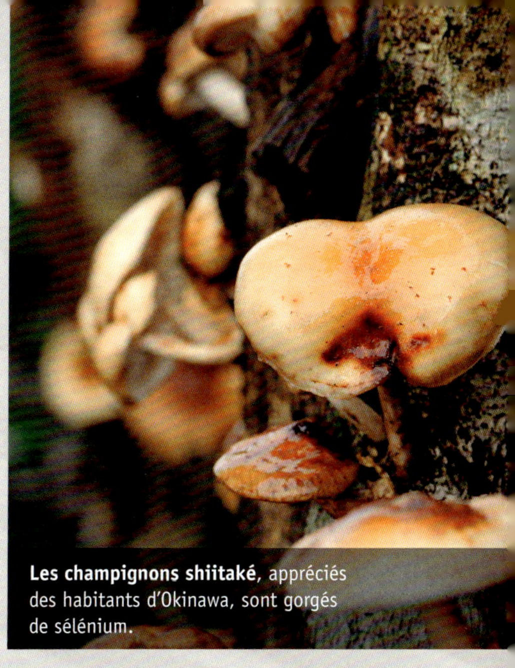

Les champignons shiitaké, appréciés des habitants d'Okinawa, sont gorgés de sélénium.

Poisson et viandes maigres En petites quantités.

Daikon C'est un radis blanc qui contient un taux élevé d'enzymes contribuant à l'absorption des graisses et des glucides, de la vitamine C et des phytonutriments.

Curcuma Cette épice aux propriétés anti-inflammatoires aide à lutter contre l'hypercholestérolémie.

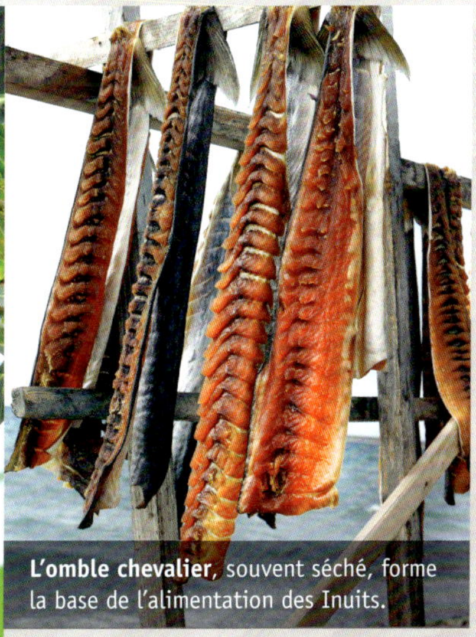

L'omble chevalier, souvent séché, forme la base de l'alimentation des Inuits.

Le régime inuit

Mammifères marins Baleine et phoque (taux élevé d'acides gras mono-insaturés et d'oméga-3, riches en sélénium et en vitamines A, D et E).

Poissons gras Saumon et omble chevalier.

Poisson cru Poisson blanc cru et congelé, finement tranché.

Aliments fermentés Riches en probiotiques, ils contribuent au bien-être intestinal. Les nageoires de phoque faisandées sont considérées comme un mets délicat.

Gibier Notamment l'élan, pauvre en acides gras saturés et riche en acides gras insaturés ainsi qu'en vitamines B, C et E.

L'exercice, UN ATOUT SANTÉ

Pour conserver un cœur en bonne santé, il est indispensable de pratiquer une activité physique. Même modérée, elle renforce le muscle cardiaque en l'obligeant à pomper le sang plus rapidement. Il existe mille et une façons de glisser quelques minutes d'exercice dans une journée bien chargée.

● **Procédez par étapes** Toute activité entraînant une accélération du rythme cardiaque est bonne pour votre cœur. Faites de l'exercice pendant quinze minutes par jour ou une heure trente par semaine. Au début, peu importe si vous allez lentement. Mais plus vous vous entraînez et plus l'effort est intense, plus les effets sur votre cœur sont importants. Démarrez en douceur, mais essayez d'arriver à trente minutes au moins d'activité physique modérée par jour. Vous devez sentir votre cœur battre plus vite, transpirer et être un peu essoufflé.

● **Privilégiez la marche** Vous avez chaque jour de nombreuses occasions de faire de l'exercice. Pour vos petits trajets, laissez la voiture au garage et marchez d'un bon pas; descendez de l'autobus un arrêt avant le vôtre; tondez la pelouse; mettez de la musique et dansez dans votre salon; ou emmenez votre famille faire une promenade à vélo. Nul besoin de se dépenser une demi-heure d'affilée; si c'est plus pratique pour vous, répartissez plusieurs séances de dix minutes dans la journée.

Voici quelques suggestions pour augmenter sensiblement votre activité physique au quotidien:

★ **Cuisinez** En vous activant pour préparer le repas, vous dépenserez davantage de calories qu'en attendant le livreur de pizzas…

★ **Mettez** une lessive en route, remplissez le lave-vaisselle ou effectuez d'autres tâches ménagères pendant la publicité à la télévision, plutôt que de rester assis à grignoter.

★ **Garez-vous** loin de l'endroit où vous vous rendez. Vous ferez ainsi un peu de marche à pied.

★ **Restez debout** et déplacez-vous le plus possible chez vous ou dans votre jardin pendant vos conversations téléphoniques.

★ **Partez vous promener** avec une personne qui marche plus vite et qui est plus en forme que vous. Vous serez ainsi incité à dépasser vos limites.

★ **Levez-vous pour réfléchir** si vous travaillez assis, à la maison ou au bureau. Ce sont autant d'occasions de vous dégourdir les jambes.

La musculation peut faire baisser la tension

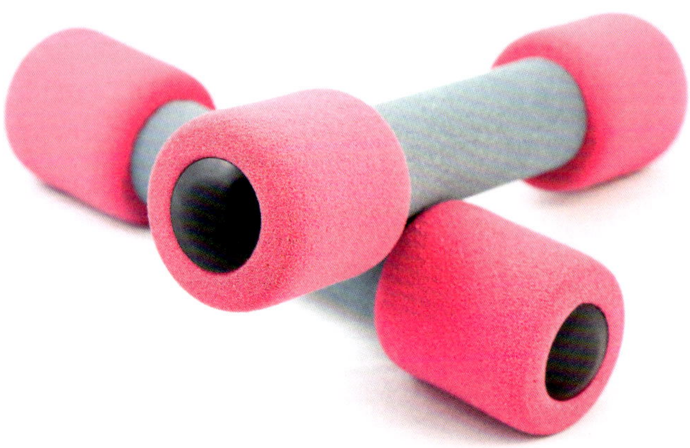

● **Musclez-vous** La musculation n'est pas seulement destinée à sculpter votre corps : elle peut avoir les mêmes effets bénéfiques pour le cœur que les sports d'endurance. En effet, elle améliore la circulation sanguine et entraîne une baisse durable de la pression artérielle. Pour obtenir les meilleurs résultats, prévoyez deux séances d'au moins une demi-heure par semaine, en plus de vos exercices d'endurance habituels. Si vous souffrez de problèmes cardiaques, prenez d'abord l'avis de votre médecin.

● **Pensez à vos enfants** L'un des plus grands services à rendre aux enfants est de leur faire faire du sport. Selon une étude suédoise menée auprès d'un groupe d'enfants âgés de 11 ans, les moins actifs d'entre eux seraient plus exposés au risque de maladies cardiovasculaires à l'âge adulte. Incitez-les donc à se dépenser au moins une heure par jour, avec des jeux, en faisant du vélo ou du football… Et invitez d'autres enfants à se joindre à eux : les jeunes qui ont beaucoup d'amis seraient plus actifs.

● **Bougez en musique** Alliez l'utile à l'agréable : des études ont montré que la danse permet d'améliorer son endurance de 20 %, ce qui est excellent sur le plan cardiovasculaire.

● **Faites du sport** Après un infarctus, nombreux sont ceux qui refusent de faire du sport par crainte d'un nouvel accident cardiaque. Or, selon certaines études, les activités d'endurance permettent de récupérer plus rapidement. Au cours de l'exercice physique, le muscle cardiaque se renforce également : la marche rapide, la natation et le jardinage sont particulièrement indiqués. Consultez votre médecin avant de vous lancer et commencez doucement.

Les enfants doivent se dépenser au moins une heure par jour pour éviter les problèmes cardiaques à l'âge adulte

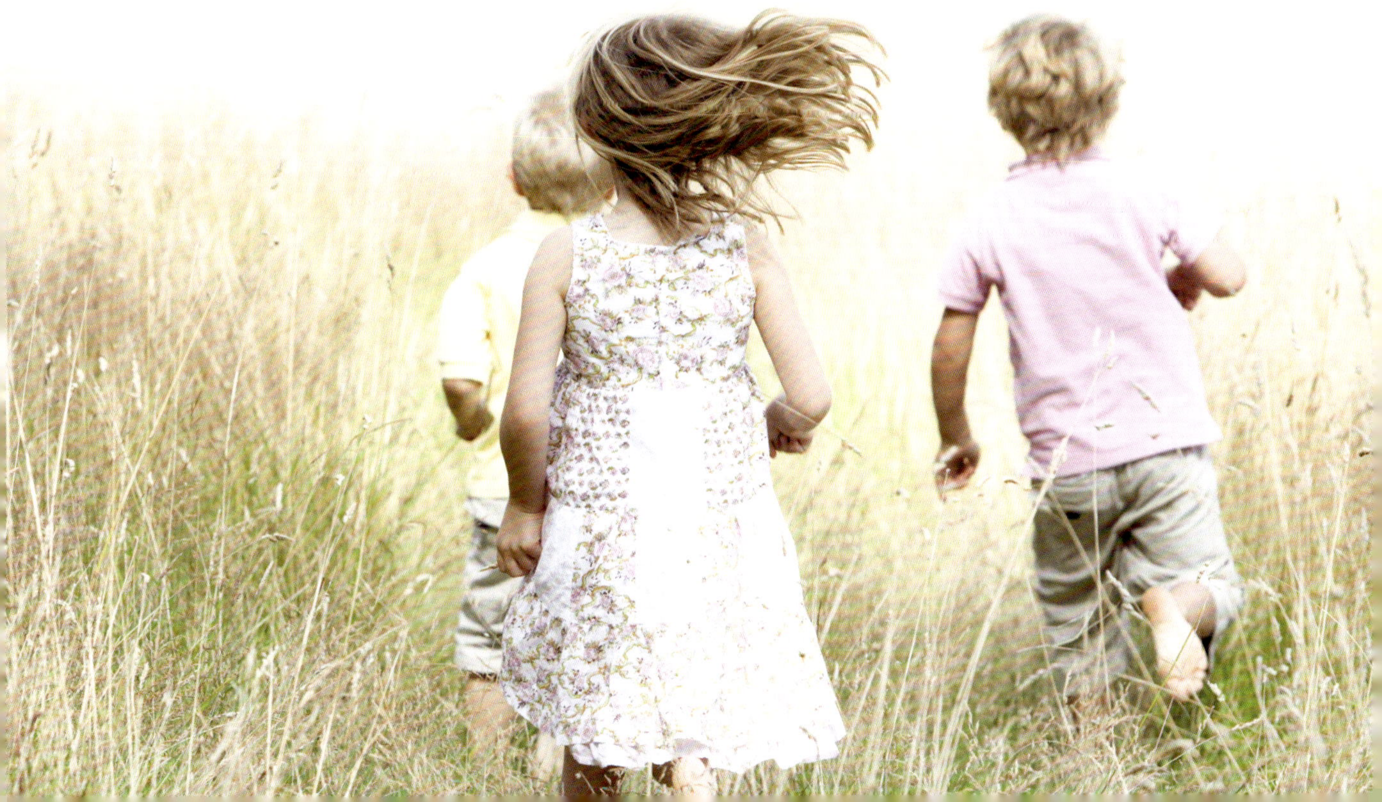

Qu'en dit LA MÉDECINE ?

Si les scientifiques ne peuvent pas vous forcer à changer de mode de vie, la recherche médicale permet de mieux appréhender les risques, de déceler les problèmes et d'intervenir à temps. Voici quelques informations à connaître pour garder un cœur en bonne santé.

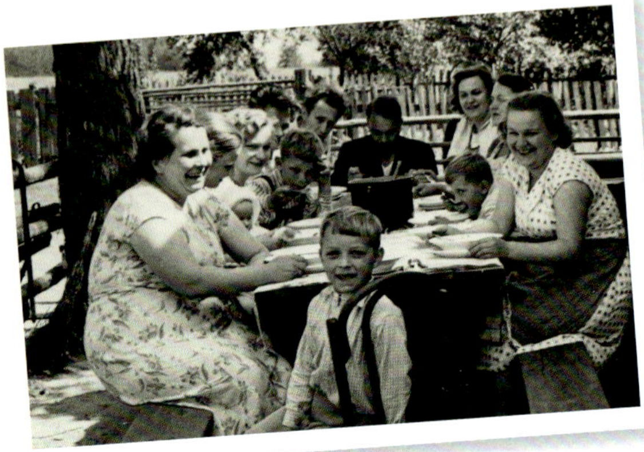

Le risque d'infarctus pourrait être lié au patrimoine génétique

● Des symptômes à connaître

Nous savons que l'infarctus se manifeste souvent par une douleur intense dans la poitrine ou par une sensation de malaise semblable à celle que provoque une indigestion. Mais d'autres symptômes moins nets annoncent parfois une crise cardiaque. Chez les femmes, en particulier, ces signes avant-coureurs sont souvent plus discrets et plus trompeurs.

★ **Douleurs dans la mâchoire, l'épaule ou le bras.**
★ **Fatigue, sensation de faiblesse ou de malaise général.**
★ **Vertiges ou perte de connaissance.**
★ **Nausées ou vomissements.**

Si vous présentez l'un ou l'autre de ces symptômes et que vous pensez avoir un problème cardiaque, consultez votre médecin sans attendre. Si vous craignez que ce soit un infarctus, appelez aussitôt les secours.

● Recherchez vos antécédents

Le patrimoine génétique peut avoir une incidence déterminante sur le risque de maladies cardiovasculaires. Une étude

ÇA MARCHE !

Une simple compression

Lorsqu'une personne a été victime d'un infarctus, il est possible de limiter les dommages subis par le cœur en comprimant un de ses bras à l'aide d'un brassard de tensiomètre classique. Cette nouvelle technique appelée conditionnement à distance, qui fait actuellement l'objet de recherches, pourrait réduire de 25 % les lésions dues à l'infarctus. Elle pourrait aussi diminuer le risque d'insuffisance cardiaque, qui est une cause importante de maladie et de décès.

Le principe de ce geste, à effectuer au moment de l'accident, est qu'un muscle temporairement privé de sang résiste mieux et subit moins de lésions. On ne s'explique pas bien comment l'effet protecteur dont bénéficie un muscle peut être transmis par la circulation sanguine à un autre muscle. Mais si cette théorie est avérée, cela signifie que l'on peut protéger le cœur en comprimant un bras pendant quelques minutes au moment de la récupération.

britannique a montré qu'un homme sur cinq présentait, sur le chromosome masculin Y, une variation génétique susceptible d'augmenter le risque d'infarctus, ce qui expliquerait aussi pourquoi plusieurs hommes d'une même famille sont parfois victimes de cet accident alors qu'ils sont encore jeunes. Les chercheurs espèrent que cette découverte permettra de mettre au point de nouveaux examens et traitements destinés aux hommes. Si certains membres de votre famille ont souffert de problèmes cardiaques étant jeunes, discutez avec votre médecin de l'utilité d'un traitement préventif.

ÉTONNANT !

Vers la fin du bouche-à-bouche ?
Nombreux sont ceux qui, en situation d'urgence, hésiteraient à pratiquer le bouche-à-bouche, par gêne d'un contact intime avec un inconnu ou par crainte de ne pas faire le geste correctement. Or, selon une récente étude britannique, en réanimation cardiopulmonaire (RCP), c'est surtout le massage cardiaque qu'il faut privilégier. Si vous êtes en présence d'une personne en état d'arrêt cardiaque, pas d'hésitation : les compressions thoraciques doivent être effectuées de manière vigoureuse et rapide, en appuyant fortement au milieu de la poitrine et en enfonçant la cage thoracique sur 5 à 6 cm, à une cadence de 100 à 120 compressions par minute.

● **Et les taux d'œstrogènes ?** Après la ménopause, la diminution radicale de la production d'œstrogènes peut altérer considérablement la santé. Des traitements de substitution à cette hormone féminine peuvent être prescrits par votre médecin. On les appelle THS. Leurs effets bénéfiques d'un point de vue cardiovasculaire ont fait l'objet d'un vaste débat ces dernières années, mais leur efficacité semble avérée sur le plan osseux. En France, ce type de traitement est indiqué essentiellement contre les bouffées de chaleur. Demandez conseil à votre médecin.

● **Consultez pour vos troubles de l'érection** Les troubles de l'érection peuvent être le premier signe de l'obstruction d'une ou de plusieurs artères. Chez les hommes qui en souffrent, le risque de maladies cardiovasculaires graves telles qu'un infarctus ou un AVC est alors multiplié par 1,6, selon une étude publiée dans le *Journal of the American Heart Association*. Les artères irriguant le pénis étant fines, les problèmes d'érection peuvent signifier que d'autres vaisseaux sanguins sont bouchés ou rétrécis. Si vous êtes concerné, une consultation chez le médecin s'impose, que ce soit à titre préventif ou pour résoudre votre problème d'impuissance.

● **Respectez les heures** Les inhibiteurs de l'enzyme de conversion (IEC) de l'angiotensine sont des médicaments souvent prescrits aux personnes souffrant d'hypertension, d'insuffisance cardiaque ou qui ont eu un infarctus. Des études semblent indiquer qu'ils sont plus efficaces s'ils sont pris le soir plutôt que le matin, comme on le conseille généralement. En effet, leur rôle est de réduire le taux de l'angiotensine, une hormone qui tend à augmenter pendant la nuit. Parlez-en à votre médecin.

● **Éloignez vos écouteurs** Selon une équipe américaine, les petits aimants à l'intérieur des écouteurs peuvent perturber le fonctionnement des stimulateurs cardiaques. Si vous en portez, ne rangez pas vos écouteurs dans les poches situées près du cœur et ne les laissez pas pendre sur votre torse.

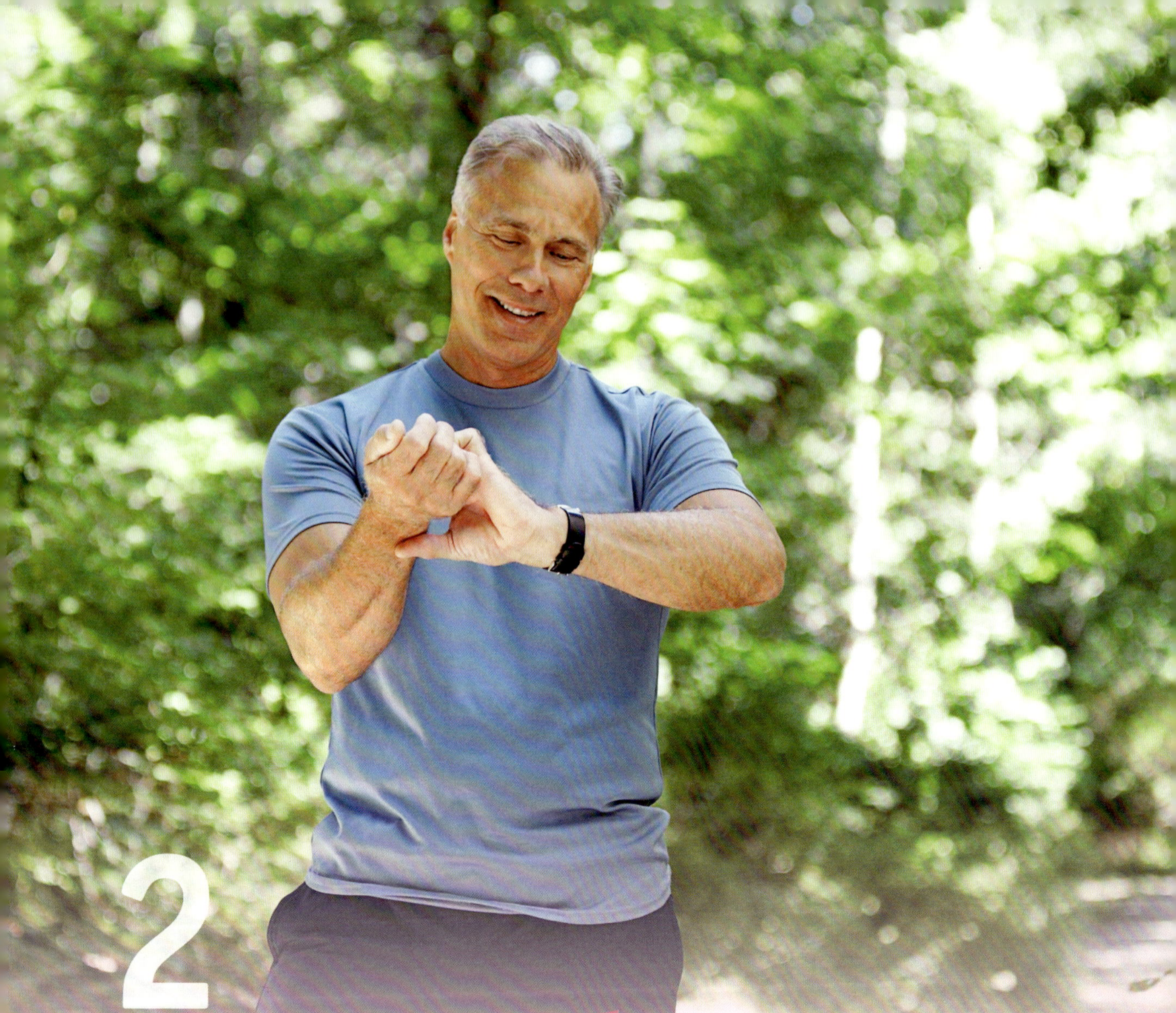

2 La circulation SANGUINE

Le sang apporte à chaque cellule de l'organisme l'oxygène et les nutriments indispensables, il doit donc circuler de manière fluide. La surveillance de sa composition et le maintien d'une bonne tension artérielle permettent d'améliorer la circulation sanguine et de réduire les risques de maladie. Ce chapitre présente des méthodes efficaces, et parfois surprenantes, pour atteindre ces objectifs.

Améliorer LA QUALITÉ DE SON SANG

Les habitudes alimentaires et l'activité physique peuvent influencer la composition du sang, tout comme la génétique et les facteurs environnementaux. Voici quelques astuces pour que le sang apporte à l'organisme les nutriments dont il a besoin.

- **Mangez du fer** Le fer est le principal composant de l'hémoglobine, qui, dans les globules rouges, assure le transport de l'oxygène. Pour faire le plein de ce précieux minéral, consommez plusieurs aliments riches en fer à chaque repas. Associez la viande, la volaille ou le poisson aux légumes verts, aux haricots secs et aux fruits secs. L'organisme d'un adulte contient 4 g de fer environ, dont la moitié dans les globules rouges. Une carence en fer peut entraîner une anémie, qui se caractérise par un taux anormalement bas de ces globules.

- **Faites attention aux mélanges** Certains aliments (céréales complètes riches en fibres, produits laitiers et boissons telles que le thé, le café et le chocolat, par exemple) peuvent empêcher l'assimilation du fer apporté par d'autres aliments. Comme il est impossible – voire déconseillé – de les éviter totalement, la meilleure solution reste d'en atténuer l'effet. Aussi buvez du café, du thé ou du chocolat entre les repas plutôt que pendant, et consommez des aliments ou des boissons riches en vitamine C qui, eux, favorisent l'assimilation du fer. Les agrumes, les oranges notamment, en sont gorgés.

- **Parsemez vos salades de graines** Les graines, les fruits à coque, l'avoine, l'orge et le soja contribuent activement à faire baisser les taux de cholestérol sanguin. Il est d'ailleurs plus efficace de consommer ce type d'aliments, notamment pour lutter contre le « mauvais » cholestérol (LDL), que de suivre strictement un régime pauvre en graisses saturées. Pour obtenir les meilleurs résultats, essayez de combiner les deux méthodes.

ASTUCE

Plébiscitez l'ail

Ce bulbe à l'arôme puissant contribuerait à assurer un équilibre entre « bon » et « mauvais » cholestérol. D'après une étude américaine, la consommation d'une demi-gousse à une gousse d'ail par jour entraînerait une diminution de 9 % du cholestérol total. Pour améliorer votre circulation sanguine, assaisonnez donc vos plats avec de l'ail.

- **Buvez du thé vert** pour rétablir l'équilibre entre le taux de bon (HDL) et celui de mauvais (LDL) cholestérol. Cette boisson favoriserait la réduction du cholestérol LDL sans nuire au cholestérol HDL. Vous pouvez donc en boire autant que vous voulez, de préférence entre les repas, pour ne pas gêner l'assimilation du fer.

- **Lisez les emballages alimentaires** Pour la santé de vos vaisseaux sanguins, évitez à tout prix les acides gras trans qui figurent dans les listes d'ingrédients sous le nom de « graisses hydrogénées » ou « partiellement hydrogénées ». On trouve souvent ces substances dans les aliments transformés, comme les soupes, les biscuits

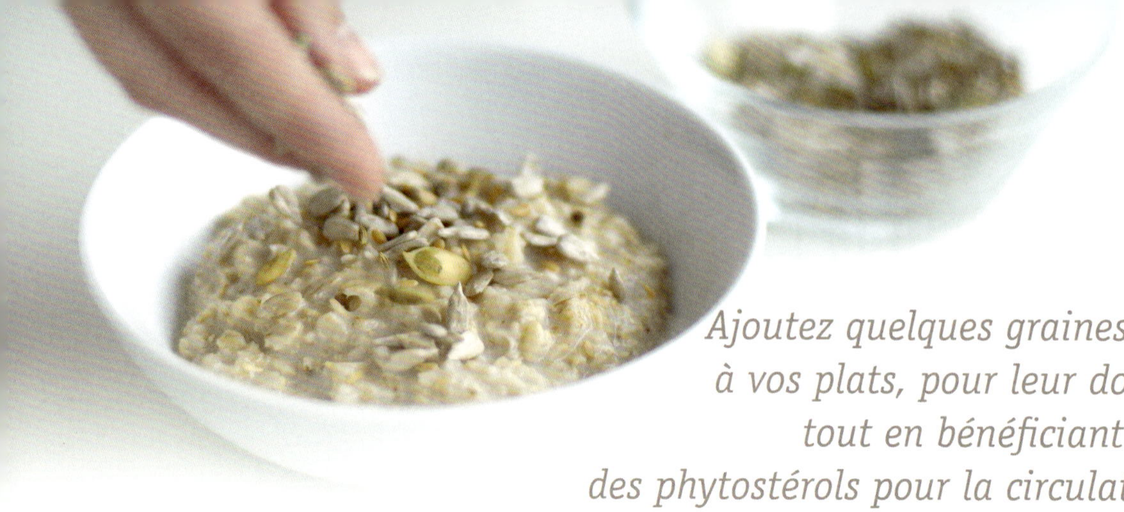

Ajoutez quelques graines de tournesol à vos plats, pour leur donner du goût tout en bénéficiant des bienfaits des phytostérols pour la circulation sanguine

et les gâteaux industriels. Selon l'Organisation mondiale de la santé, une alimentation équilibrée sans acides gras trans permettrait de réduire le nombre de décès par infarctus.

● **Essayez les graines de tournesol**
Elles figurent parmi les aliments les plus riches en phytostérols, des substances présentes dans les plantes qui font baisser le cholestérol et favorisent la circulation sanguine. Ajoutez-en à vos salades, à vos tartes salées ou même à vos yaourts.

● **Mettez du citron dans votre thé**
Les adeptes du nuage de lait dans leur thé devraient changer leurs habitudes: une étude menée à l'île Maurice a montré que la consommation de trois tasses de thé nature par jour pendant trois mois améliorait le ratio bon/mauvais cholestérol et réduisait la glycémie et le taux de triglycérides (un type de lipides qui, en excès, est dangereux). Or le lait réduit cette action bénéfique. Si vous n'aimez pas le thé nature, plongez-y une rondelle de citron.

● **Faites une croix sur les fast-foods** L'huile de friture y est souvent réutilisée plusieurs fois, ce qui augmente le taux d'acides gras trans. Or, ce type de graisses est ce qu'il y a de plus nocif pour vos artères.

● **Dépensez-vous** Faites du sport et suivez un régime amaigrissant: vous perdrez du poids et améliorerez votre circulation sanguine. En effet, l'activité combinée à une alimentation pauvre en calories entraîne une augmentation de taux de cholestérol HDL, une diminution du taux de mauvaises graisses dans le sang et une baisse de la tension artérielle. La marche, la course et le vélo sont particulièrement indiqués. Dans tous les cas, essayez de pratiquer trente minutes d'activité physique chaque jour.

● **Réalisez un bilan sanguin**
La composition du sang est un indicateur fiable de nombreux problèmes de santé – notamment cardiaques – et détermine la prescription de traitements efficaces. Il est intéressant de mesurer non seulement le niveau de cholestérol total dans le sang, mais aussi le ratio entre cholestérol total et cholestérol HDL. Un niveau élevé de LDL augmente le risque de maladies cardiovasculaires, alors qu'un niveau élevé de HDL a un effet protecteur sur le cœur. Votre médecin peut vous prescrire une prise de sang dans les cas suivants.

★ **Vous avez souffert** d'une maladie coronarienne, d'un AVC, d'un accident ischémique transitoire ou d'artériopathie périphérique.

★ **Vous avez plus de 40 ans**.

DES CHIFFRES À CONNAÎTRE

Pour mieux comprendre vos résultats d'analyse sanguine, voici quelques informations.

Exemples de taux considérés comme normaux*	
Cholestérol total (CT)	De 1,20 à 2 g/l (ou 3,10 à 5,16 mmol/l)
Cholestérol HDL	De 0,45 à 0,65 g/l (ou 1,16 à 1,68 mmol/l)
Cholestérol LDL	< 1,60 g/l (ou < 4,13 mmol/l)
Ratio CT/HDL	< 4
Triglycérides	< 2 g/l (ou < 2,26 mmol/l)

* Taux donnés ici à titre indicatif, car ils peuvent varier selon les laboratoires.

Si votre taux de cholestérol a augmenté et que votre taux de LDL est supérieur à la moyenne, votre médecin va prendre en compte un certain nombre de facteurs de risque pour décider ou non de vous prescrire un traitement. Il se fonde alors sur les recommandations de l'Agence nationale de sécurité des médicaments et des produits de santé (ANSM). En effet, selon la nature et la gravité de ces facteurs, le taux minimum de cholestérol LDL (le mauvais) toléré change. En outre, il faut toujours considérer le ratio entre ce dernier et le taux de cholestérol HDL (le bon).

Les facteurs de risque cardiovasculaire

- Âge : homme de plus de 50 ans, femme de plus de 60 ans
- Antécédents familiaux de maladie coronaire précoce
- Tabagisme ou arrêt du tabac datant de moins d'un an
- Hypertension artérielle, traitée ou non
- Diabète de type 2
- Cholestérol HDL < 0,40 g/l (homme et femme)

★ **Vous avez des antécédents familiaux** de maladies cardiovasculaires précoces ou de cholestérol.

★ **Vous êtes en surpoids** ou obèse.

★ **Vous êtes hypertendu** ou diabétique.

● Les médicaments ne font pas tout

Prendre des médicaments contre le cholestérol ne vous dispense pas d'avoir un mode de vie sain. Pour obtenir les meilleurs résultats, vous devez adopter une alimentation équilibrée, pratiquer une activité physique et surveiller votre poids.

● **Prenez les escaliers** C'est un excellent moyen de faire baisser le cholestérol et la tension artérielle. Une étude suisse l'a confirmé : emprunter les escaliers au lieu des ascenseurs permet de faire baisser la tension, le taux de cholestérol, le poids et le tour de taille.

● **Faites une promenade digestive** après un repas copieux. On sait aujourd'hui que les triglycérides en excès bouchent les artères. Or leur taux augmente lorsque l'on vient de manger et diminue après quelques heures. L'exercice physique accélérant ce processus, il est conseillé de s'activer après les repas.

● N'abusez pas de l'alcool

Il est susceptible d'augmenter le taux de triglycérides.

Éviter LA PHLÉBITE

Dès les années 1950, un lien a été établi entre les voyages en avion et la thrombose veineuse profonde (TVP), ou phlébite, qui se caractérise par la formation d'un caillot de sang dans une veine profonde. Mais depuis, les recherches sur cette maladie potentiellement mortelle n'ont pas donné de résultats réellement concluants. En attendant que la médecine apporte des réponses, respectez ces quelques règles simples.

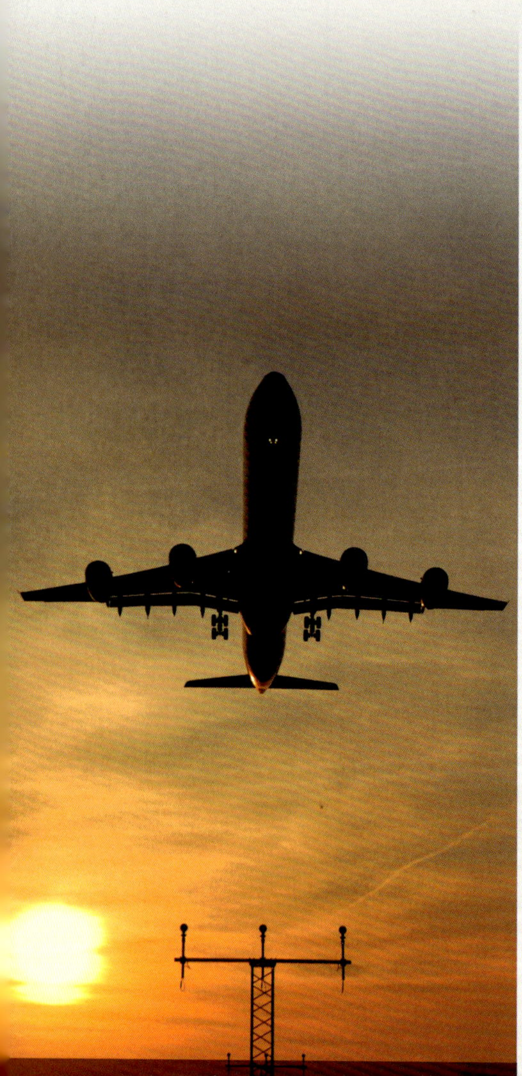

Le risque de phlébite est très élevé lors des vols long-courriers.

La phlébite liée à un trajet en avion a été diagnostiquée pour la première fois en 1954 par le chirurgien américain John Homans chez un homme qui venait d'effectuer un vol de quatorze heures. Déjà, en 1940 à Londres, une étude avait permis de faire le lien entre l'immobilité prolongée – en l'occurrence dans les abris antiaériens – et la multiplication par six du nombre de morts subites dues à des phlébites. Plus récemment, le terme d'« e-thrombose » a été utilisé pour désigner une thrombose chez des personnes qui restent assises devant un écran d'ordinateur pendant au moins douze heures d'affilée.

La phlébite peut s'avérer mortelle si le caillot se détache et migre vers les poumons, où il peut bloquer l'alimentation en oxygène et provoquer une embolie pulmonaire.

En 2001, l'Organisation mondiale de la santé (OMS) a lancé le projet WRIGHT (projet de recherche sur les dangers inhérents aux voyages). La phase 1 de cette étude, publiée en 2007, a établi les conclusions suivantes.

- Les voyages en avion de plus de quatre heures multiplient par deux le risque de phlébite et d'embolie pulmonaire.
- Parmi les autres facteurs de risque figurent l'obésité, la prise de contraceptifs oraux, une taille très petite ou très grande et des troubles de la coagulation.

Des études supplémentaires ont permis de compléter cette liste : grossesse, âge avancé, opération chirurgicale ou AVC récents, insuffisance cardiaque et traitements hormonaux substitutifs augmentent eux aussi les risques. Curieusement, les sportifs d'endurance seraient également plus exposés : la lenteur de leur rythme cardiaque au repos associée à l'inactivité due à un long trajet ou à une blessure peut favoriser la formation de caillots.

Il n'existe pas de données précises sur l'incidence de la phlébite chez les personnes qui voyagent souvent en avion. Les pilotes passent régulièrement des visites médicales qui permettent de détecter tout problème de santé les prédisposant à cette maladie. Chez les personnes en bonne santé, l'incidence de la phlébite et de l'embolie pulmonaire est relativement faible, de l'ordre d'un cas sur 6000 vols d'une durée de quatre heures au minimum.

Préparez votre vol

Mieux vaut être prudent : il faut réfléchir à l'endroit où vous allez vous installer et prendre un certain nombre de précautions durant le vol. Choisissez, si possible, un siège côté couloir pour pouvoir vous déplacer facilement. Plusieurs études confirment que, lors des vols de plus de quatre heures, les passagers assis près du hublot ont deux fois plus de risques d'avoir une phlébite, notamment s'ils sont en surpoids. Voici quelques règles à adopter lors d'un long voyage en avion.

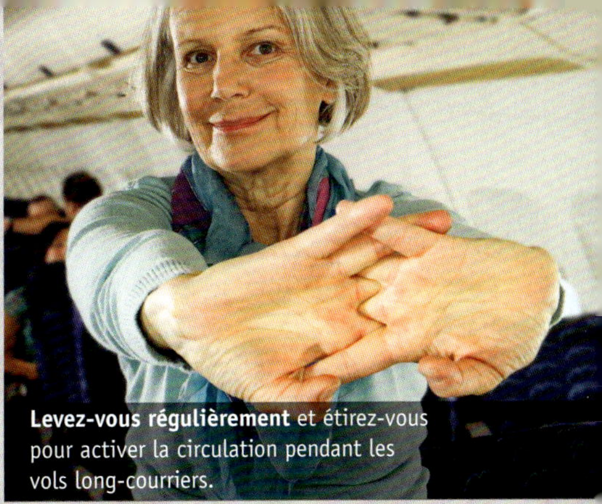

Levez-vous régulièrement et étirez-vous pour activer la circulation pendant les vols long-courriers.

Consultez votre médecin si vous devez prendre un vol de plus de deux heures et que vous présentez au moins l'un des risques décrits précédemment.

Portez des vêtements amples et confortables.

Portez des bas de contention Prescrits par votre médecin, ils sont remboursés par la Sécurité sociale. Votre pharmacien vous aidera à choisir votre taille et vous montrera comment les enfiler : mal portés, ils peuvent gêner la circulation sanguine. Il existe également des bas de maintien, qui n'agissent que sur les veines superficielles. Ces derniers s'achètent sans prescription et ne sont donc pas remboursés. Discutez-en avec votre médecin.

Choisissez votre siège Il vous sera plus facile de vous déplacer si vous êtes assis près du couloir. L'idéal est d'obtenir un siège au premier rang ou devant une issue de secours, car vous disposerez de plus d'espace pour vos jambes.

Rangez vos bagages au-dessus de votre siège pour ne rien avoir dans les jambes.

Méfiez-vous de l'alcool Évitez de consommer de l'alcool à bord. Buvez beaucoup d'eau. Il n'est pas prouvé que l'eau protège contre la phlébite, mais elle permet en tout cas d'éviter la déshydratation, qui peut être un facteur de risque.

Évitez de dormir et ne prenez pas de somnifères pendant le voyage, car l'un des principaux facteurs de risque de phlébite est l'immobilité. Lorsque vous êtes couché dans votre lit, vous bougez naturellement et votre sang circule. Dans un avion, vous êtes en position assise et vos jambes sont pliées, voire coincées. Si vous devez absolument dormir, faites sonner une alarme pour vous réveiller toutes les demi-heures et effectuez des séries d'exercices d'assouplissement (voir ci-après).

Promenez-vous dans les allées aussi souvent que possible.

Faites quelques exercices au moins toutes les demi-heures. Montez vos genoux en gardant la pointe des pieds au sol, puis descendez-les. Ensuite, fléchissez puis tendez les orteils à dix reprises. Répétez dix fois ces mouvements.

Décontractez-vous Si vous avez peur en avion, inspirez profondément pour calmer votre anxiété. Vous pouvez aussi respirer un mouchoir imbibé de quelques gouttes d'essence de lavande.

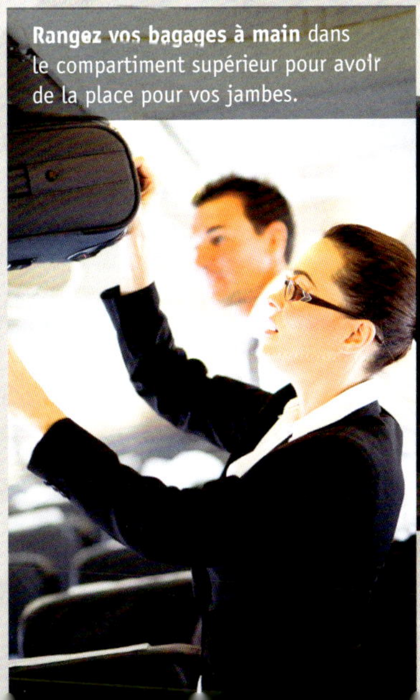

Rangez vos bagages à main dans le compartiment supérieur pour avoir de la place pour vos jambes.

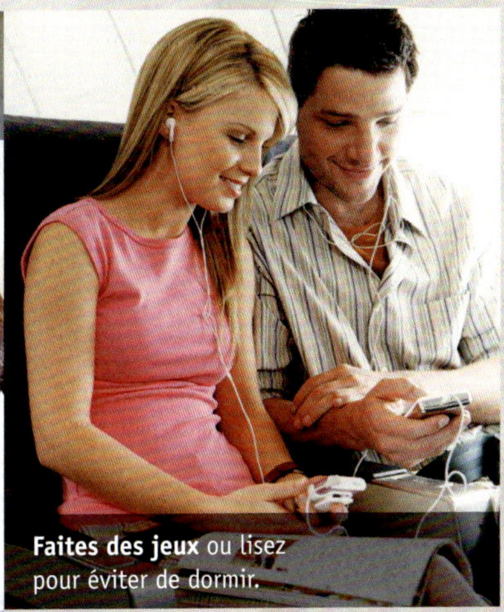

Faites des jeux ou lisez pour éviter de dormir.

Surveiller SA TENSION ARTÉRIELLE

Surnommée le « tueur silencieux » en raison de son absence de symptômes, l'hypertension artérielle est parfois détectée lors d'un bilan de santé ou, ce qui est plus grave, après un AVC ou un infarctus. Voici quelques conseils pour vous aider à maîtriser votre tension.

• Buvez du bouillon de poule

Ce remède universel peut être une arme contre l'hypertension. Des chercheurs japonais ont en effet découvert que les pattes et le blanc de poulet contenaient des substances chimiques dont les propriétés ressemblent à celles d'une classe de médicaments contre la tension appelés inhibiteurs de l'enzyme de conversion (IEC). Ils ont établi que les personnes qui consommaient chaque jour une petite quantité de bouillon de poule voyaient leur pression systolique (le chiffre supérieur) baisser en moyenne de 11,8 mmHg. Si vous êtes hypertendu, essayez donc ce remède, tout en continuant de prendre votre traitement. Attention, cependant, car le bouillon de poule du commerce est un aliment très salé : mieux vaut le préparer vous-même en y ajoutant peu de sel.

LA TENSION ARTÉRIELLE, QU'EST-CE QUE C'EST ?

La mesure de la tension artérielle se compose de deux chiffres : le premier indique la tension systolique, la pression au moment de la contraction du cœur ; le second la pression diastolique, la pression entre deux battements. Si notre médecin a l'habitude de nous indiquer notre tension en centimètres de mercure, les données sont de plus en plus souvent indiquées en millimètres de mercure (mmHg). La tension artérielle idéale est de 120/80 mmHg (le 12/8 [cmHg] de notre médecin).

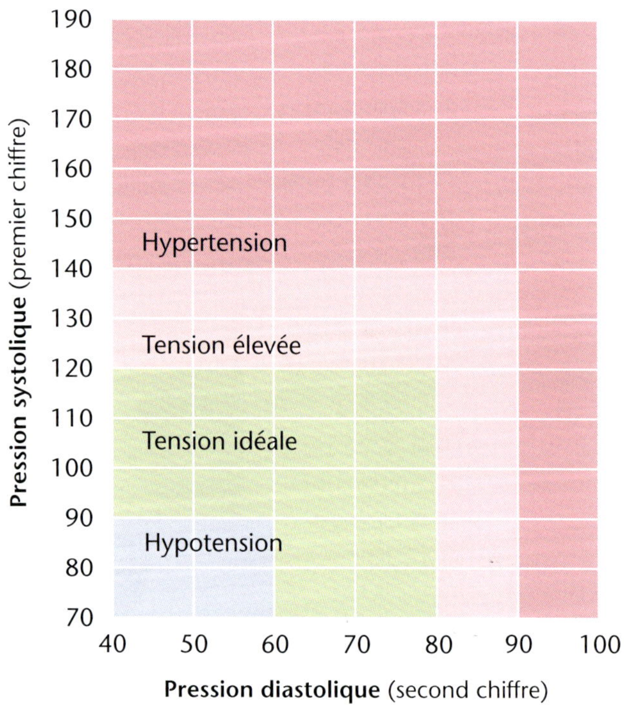

ÉTONNANT !

Régime express

En deux semaines à peine, vous pouvez faire baisser votre tension simplement en adoptant de nouvelles habitudes alimentaires. Le régime DASH (*Dietary approaches to Stop Hypertension*, « Approches diététiques pour enrayer l'hypertension ») est un régime pauvre en sel et riche en fruits et légumes, céréales complètes, aliments protidiques maigres et produits laitiers allégés. Une étude américaine a prouvé que ce régime entraînait une diminution de la pression artérielle et une baisse du taux de cholestérol tout en réduisant le risque de maladies cardiovasculaires pendant dix ans.

● **Prenez votre tension** régulièrement. La surveillance doit faire partie de l'arsenal à mettre en place pour protéger vos vaisseaux sanguins, réduire le risque de maladies cardiovasculaires et éviter de nombreux autres problèmes de santé. Si vous ne connaissez pas votre tension, demandez à votre médecin de la prendre ou utilisez un appareil en libre-service dans une pharmacie ou une salle de sport. Commencez par vous asseoir et rester calme quelques minutes. Si vous avez plus de 120/80 mmHg, prenez rendez-vous avec votre médecin pour voir s'il y a lieu d'agir.

● **Faites la sieste** Si vous êtes sujet aux hausses de tension déclenchées par le stress, une sieste de trois quarts d'heure peut vous aider à réguler votre tension artérielle. Des chercheurs américains auraient découvert que la sieste permettait au cœur de récupérer, notamment chez les personnes qui dorment mal la nuit. Octroyez-vous cette pause le week-end, voire en rentrant du travail si vous ne finissez pas trop tard.

● **Salez moins** Important facteur d'augmentation de la tension artérielle, le sel se trouve en grande quantité dans les aliments transformés. Selon l'Organisation mondiale de la santé (OMS), mieux vaut ne pas dépasser 5 g de sel par jour, soit l'équivalent d'une cuillère à café. Lisez donc attentivement la composition des aliments : le sel y apparaît souvent sous l'appellation « sodium ». Pour connaître l'équivalent en sel de cuisine de la quantité de sodium indiquée sur un emballage, il suffit de multiplier cette dernière par 2,5. Attention,

La sieste est un moyen simple de faire baisser la tension

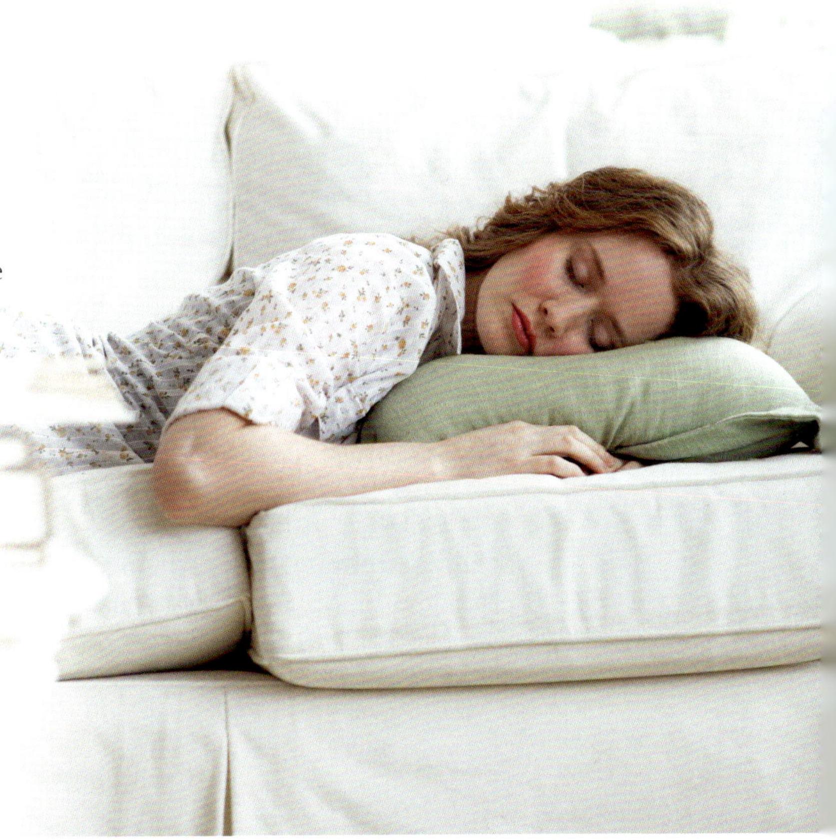

le sel se cache partout: dans le pain, le fromage, la charcuterie, les gâteaux apéritifs, les sauces, les soupes et les plats préparés…

● **Essayez le jus de grenade** Une étude menée par des chercheurs écossais a montré que la consommation quotidienne d'un verre de jus de grenade était susceptible de faire baisser la tension: c'est ce qui a été constaté, au bout d'une semaine, chez des personnes en bonne santé qui en avaient bu chaque jour un demi-litre. On pense que le jus de ce fruit contient des substances qui agissent sur le taux de cortisol, l'hormone du stress – produite par les glandes surrénales – susceptible de faire monter la tension. Parlez-en à votre médecin, car le jus de grenade peut provoquer des interactions médicamenteuses.

● **Mangez des kiwis** Une étude a été menée en Norvège sur deux groupes d'hommes et de femmes dont la tension artérielle était légèrement supérieure à la normale. Les premiers ont mangé trois kiwis par jour pendant huit semaines et les seconds, une pomme. Au terme de l'étude, les mangeurs de kiwis avaient une pression systolique inférieure de 3,6 mmHg à celle des mangeurs de pommes. Qu'ils soient entiers, en morceaux dans une salade de fruits ou en purée dans un smoothie, mangez des kiwis sans modération, mais sans abandonner pour autant votre traitement.

● **Enfilez votre maillot de bain** Nager pendant trois quarts d'heure, trois ou quatre fois par semaine, est efficace contre l'hypertension. Selon une étude américaine réalisée sur un groupe de personnes âgées de plus de 60 ans, des séances régulières de natation – effectuées pendant douze semaines et atteignant progressivement quarante-cinq minutes par séance – ont permis de diminuer de 9 mmHg leur pression systolique (le premier chiffre). Leurs artères étaient également devenues plus souples. Cette activité, loin d'être inaccessible, a des effets très bénéfiques pour la santé.

● **Soignez l'hypertension résistante** Si, malgré vos efforts pour avoir un mode de vie plus sain, votre tension reste élevée, n'abandonnez pas votre traitement et parlez-en avec votre généraliste qui pourra vous adresser à un spécialiste de l'hypertension artérielle.

ÇA MARCHE !

L'accompagnement du patient

Si votre médecin vous a prescrit un traitement et que vous avez tendance à oublier de le prendre, vous pouvez peut-être suivre un programme dit d'éducation thérapeutique du patient (ETP). En règle générale, lorsque l'on ne prend pas correctement son traitement, c'est parce que l'on n'est pas convaincu de sa nécessité, que l'on en craint les effets indésirables ou le trouve trop compliqué. L'ETP est destiné aux patients atteints d'une maladie chronique, parlez-en à votre médecin.

Un réseau sanguin
EN BON ÉTAT

Une bonne circulation sanguine exige des vaisseaux en bon état, qui ne soient pas obstrués par des dépôts de graisse et qui se dilatent et se contractent au gré des besoins de l'organisme. La pratique d'une activité physique régulière et une alimentation à faible teneur en matières grasses en sont les conditions premières. Pour la santé de vos vaisseaux, observez ces quelques règles.

● **Renoncez au hublot** Dans un avion, il est toujours fascinant de regarder le paysage vu du ciel, mais être assis près d'un hublot sur un vol long-courrier est déconseillé aux personnes sujettes aux phlébites : les passagers installés là ont tendance à limiter leurs déplacements au strict minimum pour ne pas importuner leurs voisins ; ce faisant ils courent le risque de développer une phlébite. Essentiellement provoquée par l'immobilité, cette maladie se caractérise par la formation de caillots dans les jambes, qui peuvent migrer jusqu'aux poumons et empêcher leur irrigation, déclenchant ainsi une embolie pulmonaire potentiellement mortelle. Choisissez donc de vous asseoir côté couloir lors des vols de plus de quatre heures.

Un siège côté couloir peut réduire le risque de phlébite lors des vols long-courriers

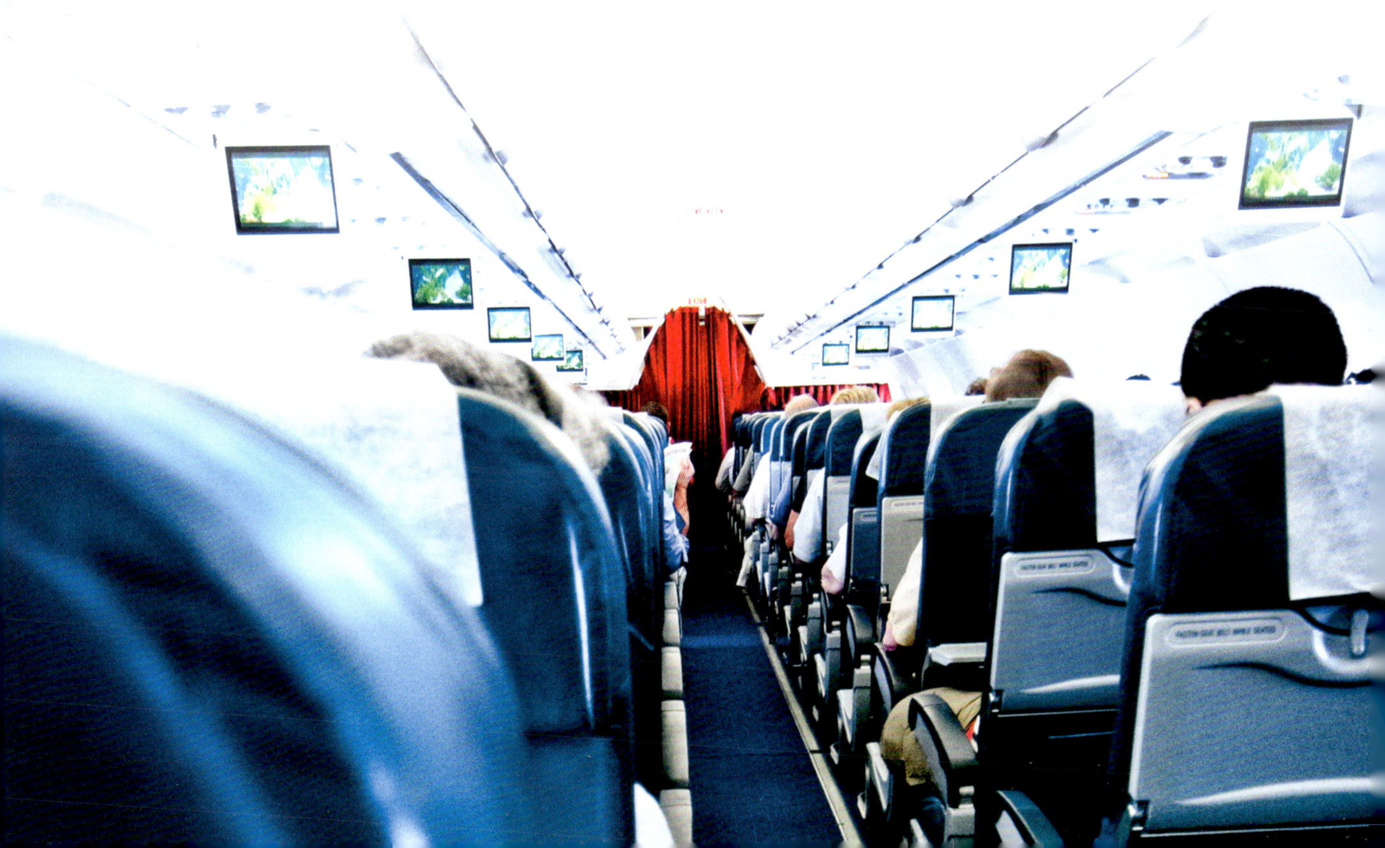

ÉTONNANT !

Tabagisme passif
Selon l'Institut national de prévention et d'éducation pour la santé (Inpes), le tabagisme passif augmente de 50 % le risque d'avoir une crise cardiaque. L'institut énumère également les méfaits du tabac sur la peau et les poumons de l'entourage d'un fumeur… Alors, pas d'hésitation : demandez aux fumeurs de s'éloigner et restez ferme sur l'interdiction de fumer chez vous.

• Courez, mais dans la nature

L'exercice physique est bon pour le cœur et les vaisseaux sanguins, mais encore faut-il le pratiquer dans de bonnes conditions. Les polluants tels que les gaz d'échappement, les fumées d'usine ou celles produites par les poêles à bois sont nocifs. Lorsque vous faites du jogging ou du vélo, évitez donc les heures de pointe et éloignez-vous des routes très fréquentées. L'air est bien meilleur pour vos artères dans les parcs ou à la campagne.

• Essayez la phytothérapie

Les plantes aromatiques peuvent contribuer au bon fonctionnement de vos vaisseaux sanguins. Toutefois, sachez qu'il est préférable de n'en consommer qu'une seule à la fois, à choisir parmi celles-ci.

★ **L'ail** Une à quatre gousses d'ail fraîches par jour aident à lutter contre le durcissement des artères.

★ **Le ginkgo** Quinze gouttes de teinture mère dans un verre d'eau chaque jour peuvent éviter le durcissement des artères et renforcer les veines. Parlez-en à votre médecin.

• Offrez-vous un fruit exotique

Les fruits exotiques comme le kaki et la papaye sont de bonnes sources de vitamine C. Ce puissant antioxydant élargirait les artères et faciliterait le flux sanguin. Toutefois, les fruits exotiques ne

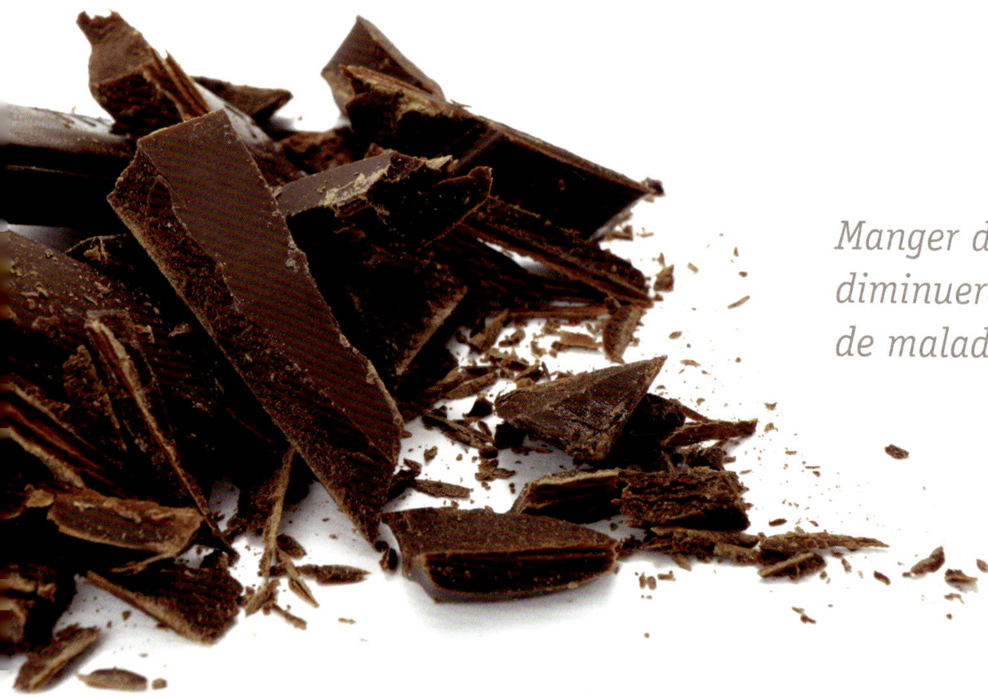

Manger du chocolat noir diminuerait le risque de maladies cardiovasculaires

sont pas les seuls à en contenir : les fraises, les oranges, le cassis, les brocolis ou les poivrons rouges en présentent des teneurs élevées. Pour avoir des vaisseaux sanguins en parfaite santé, mangez chaque jour des fruits et des légumes variés.

● **Croquez du chocolat** Un carré de chocolat (noir uniquement) après le repas réduirait le risque de formation de caillots de sang, en plus de diminuer la tension. En effet, le chocolat noir contient des substances chimiques qui empêcheraient l'oxydation du cholestérol LDL (le « mauvais » cholestérol), l'une des étapes clés dans le processus d'obstruction des artères. Choisissez du chocolat contenant au moins 60 à 70 % de cacao mais mangez-en avec modération…

● **Faites soigner vos varices**
Hormis la chirurgie, il existe deux autres méthodes moins lourdes de traitement des varices : la sclérothérapie et le laser endoveineux. Une étude britannique a montré les avantages de la première méthode sur la seconde : la sclérothérapie entraînerait moins de douleurs liées à l'intervention et permettrait aux patients de reprendre leurs activités après trois jours, contre huit après une opération au laser. Prenez l'avis de votre médecin sur les différentes méthodes proposées en fonction du type de varices dont vous souffrez.

● **Pourquoi pas l'« asticothérapie » ?**
Dans de nombreux hôpitaux, des médecins font appel à une pratique vieille de plusieurs siècles pour débrider (c'est-à-dire nettoyer) des ulcères variqueux infectés, à savoir la pose d'un pansement contenant des asticots. Le pansement est maintenu sur la plaie pendant vingt-quatre à trente-six heures, pour laisser aux larves le temps d'absorber les tissus abîmés. Si l'idée d'un tel traitement vous soulève le cœur, sachez que la plupart des patients traités affirment que l'on ne sent rien !

C'EST DANS LA TÊTE !

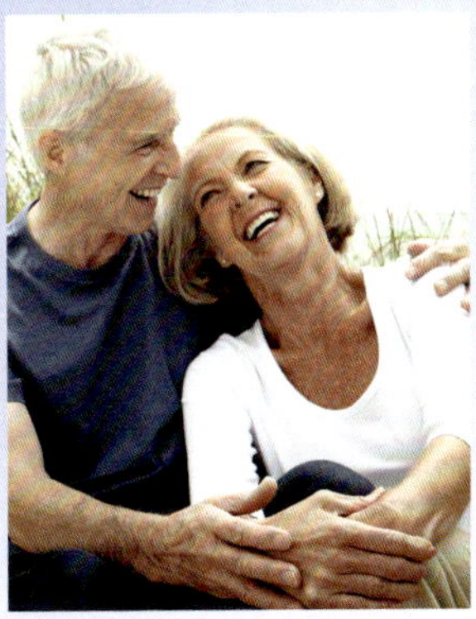

Le rire, un remède contre l'ulcère de jambe

Si l'on en croit une récente étude de l'université de Leeds, au Royaume-Uni, le rire, associé aux soins infirmiers classiques, serait plus efficace pour guérir d'un ulcère de jambe que la thérapie par ultrasons. Rire fait travailler le diaphragme, qui joue un rôle déterminant en faisant circuler le sang dans l'organisme, et accélère ainsi le processus de guérison. Fréquentez des gens drôles, regardez des films comiques, choisissez vos livres dans la catégorie « humour » : c'est bon pour la santé !

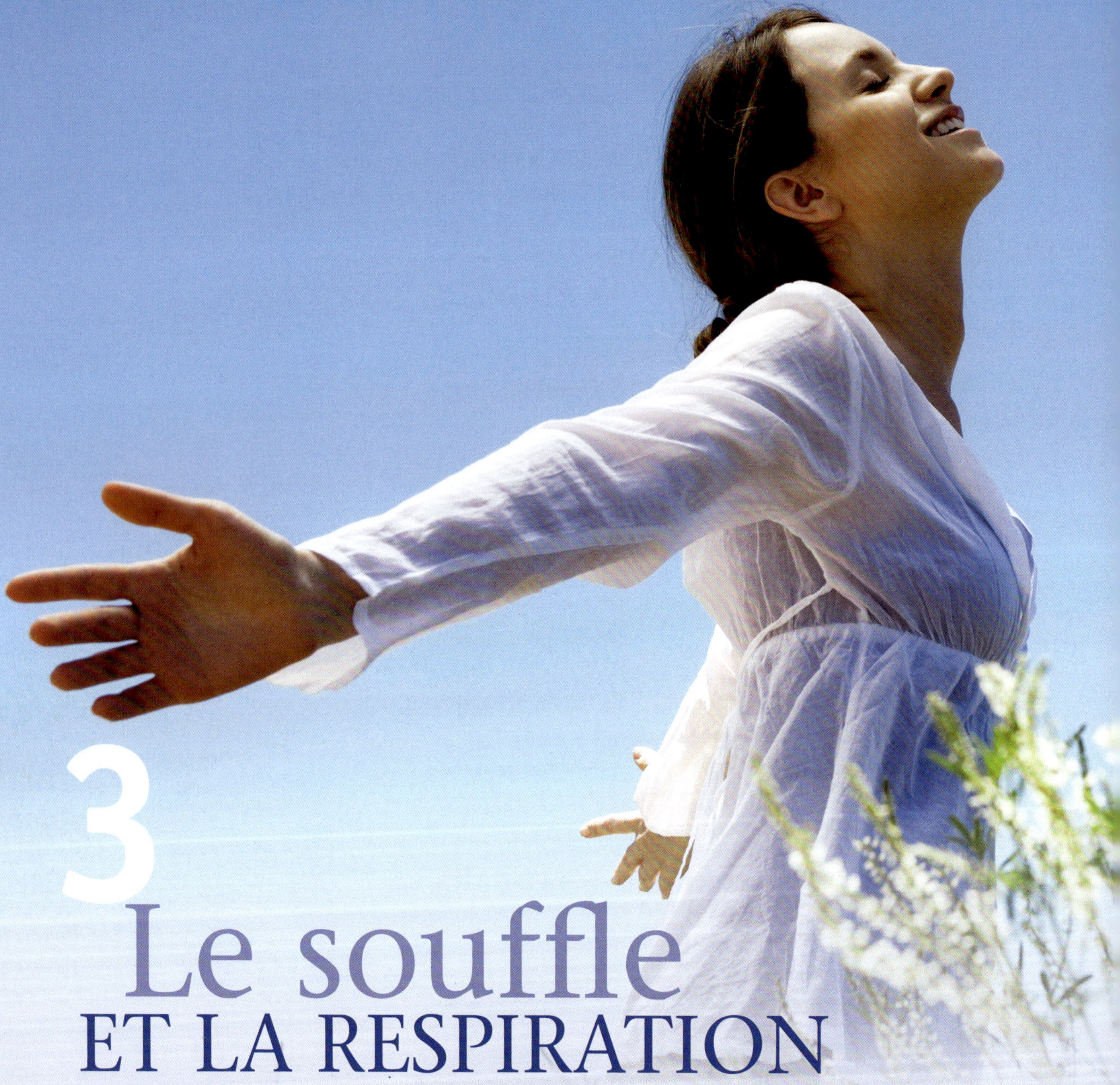

3 Le souffle ET LA RESPIRATION

La respiration est une fonction vitale, car elle apporte à l'organisme l'oxygène dont il a besoin. On respire en moyenne 30 000 fois par jour et l'on inhale jusqu'à 9 000 litres d'air. Pour que les différents organes de votre appareil respiratoire puissent assurer efficacement ce travail, vous pouvez essayer les méthodes présentées dans ce chapitre – certaines connues depuis longtemps, d'autres plus récentes.

Respirer
À PLEINS POUMONS

Pour se sentir bien vingt-quatre heures sur vingt-quatre, il est indispensable d'être en bonne santé sur le plan respiratoire. De nombreuses techniques permettent de garder des poumons en bon état, et de nouvelles méthodes en améliorant le fonctionnement contribuent aussi à évacuer le stress.

ÉTONNANT !

Les rides comme biomarqueur d'une BPCO

Tout le monde sait que fumer provoque la formation de rides. Or, des études récentes ont établi un lien entre des rides très marquées et la bronchopneumopathie chronique obstructive (BPCO). Les chercheurs ont en effet montré que les fumeurs d'âge moyen très ridés avaient une probabilité cinq fois plus élevée d'être atteints de BPCO que ceux qui ont des rides moins nombreuses et moins profondes. On suppose que c'est parce que le tabac nuit à l'élasticité des poumons comme à celle de la peau. Il est désormais recommandé aux médecins de considérer la présence de rides profondes chez leurs patients comme un signe possible de BPCO.

● **Pratiquez le yoga, le qi gong ou la méditation** pour apprendre à maîtriser votre respiration. Ces trois activités apprennent à:

★ **prendre conscience** de chaque inspiration et expiration, et à en augmenter la durée;

★ **inspirer** en gonflant le ventre, puis à expirer en se concentrant sur le souffle, qui remonte dans la poitrine, les épaules et la tête.

Renseignez-vous auprès des associations qui proposent des cours dans votre région.

● **Mangez coloré pour mieux respirer** Selon des chercheurs norvégiens, une alimentation riche en antioxydants et en vitamine C – présents en grande quantité dans les fruits et les légumes colorés – atténue les éternuements et la toux. Alors, n'hésitez pas à créer un arc-en-ciel dans

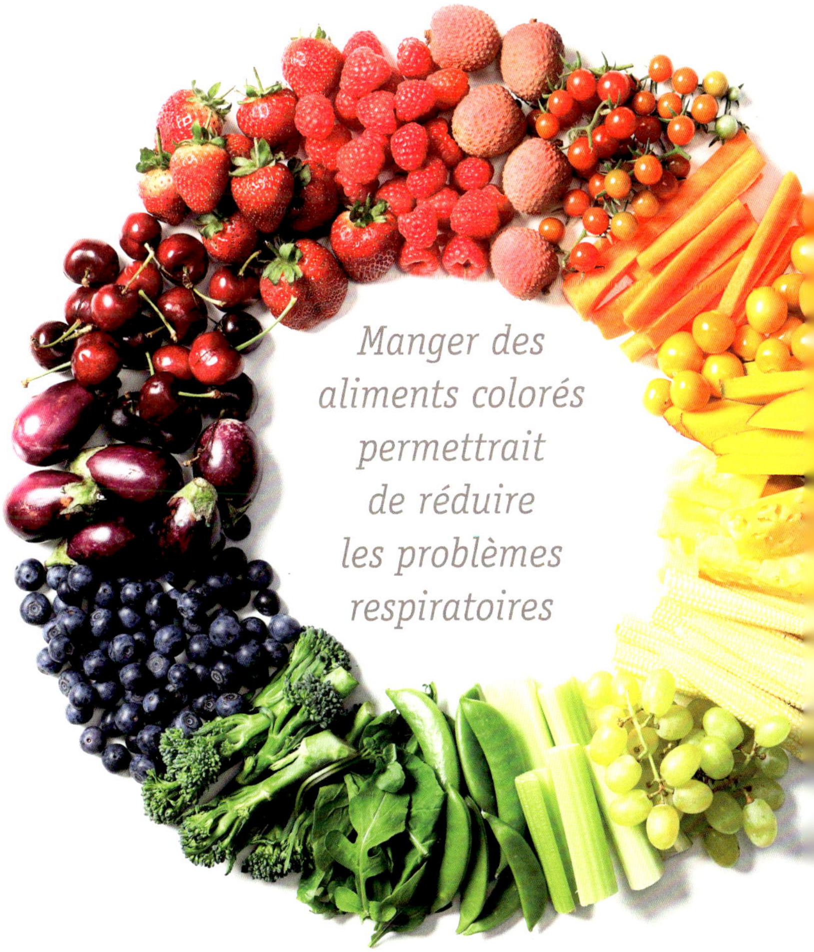

Manger des aliments colorés permettrait de réduire les problèmes respiratoires

C'EST DANS LA TÊTE !

Bougez et respirez grâce au yoga

Le yoga, qui associe la respiration profonde (pranayama) à des mouvements doux et lents, est bien davantage qu'une simple gymnastique. Comme l'explique Caron Ladkin, professeur de yoga, « s'il est correctement pratiqué, le yoga exige une extrême concentration et une réelle interaction entre le corps et l'esprit. Il incite à apporter des changements à sa vie et à trouver la paix intérieure. Plus l'on s'applique à associer la respiration et les mouvements, plus cette pratique s'impose naturellement dans la vie courante. »

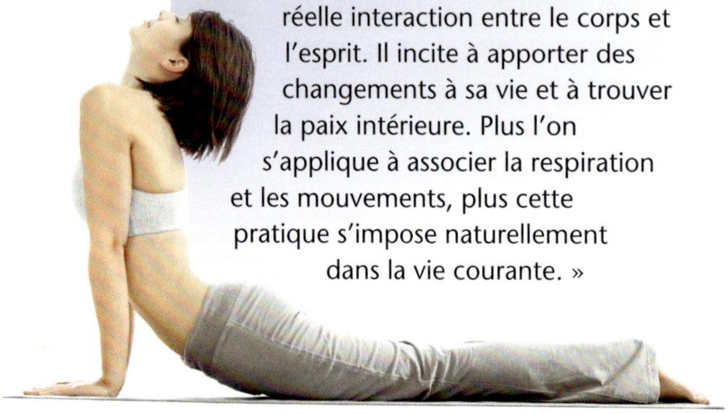

votre assiette en mélangeant des fruits et des légumes rouges, verts, bleus, jaunes et violets !

● **Respirez à fond** La respiration profonde et consciente est bonne pour la santé. Elle contribue à lutter contre le stress et la dépression, fait baisser la tension artérielle, diminue les symptômes de l'asthme, stimule le fonctionnement cérébral et redonne de l'énergie. Lorsque vous respirez normalement, le volume d'air inspiré puis expiré est d'environ 500 cm^3. Si vous inspirez profondément, en jouant sur l'abdomen et le thorax pour atteindre votre capacité maximale, vous pouvez multiplier ce volume par six.

● **Faites le ménage**, en particulier s'il y a des fumeurs à la maison. Il ne s'agit pas seulement d'une question d'esthétique. Des chercheurs américains ont en effet découvert que la nicotine s'imprègne et reste sur les meubles et les sols pendant plusieurs mois. De même, les substances cancérigènes dégagées par la combustion d'une cigarette sont susceptibles d'être absorbées par la peau ou ingérées. Aussi les enfants sont-ils particulièrement exposés. Les scientifiques pensent que ce « tabagisme ultrapassif » ou « de troisième main » explique l'apparition de cancers chez les fumeurs passifs. Interdisez à quiconque de fumer chez vous et, bien sûr, faites le ménage régulièrement.

● **Faites des exercices de relaxation** Voici un exercice qui, en stimulant l'oxygénation de tout l'organisme, détend et favorise la concentration.

★ **Allongez-vous** et placez un livre assez léger sur votre poitrine. Observez qu'il monte et descend au rythme de votre respiration. Continuez pendant quelques minutes.

★ **Inspirez ensuite lentement** par le nez, et sentez le livre qui se soulève sur votre poitrine.

★ **Gonflez le ventre** à la fin de l'inspiration. Il monte légèrement plus haut que le livre au moment où le volume de la cage thoracique augmente sous l'effet de la contraction du diaphragme.

★ **Maintenez les poumons pleins** pendant une seconde, puis expirez lentement par le nez, en relâchant les abdominaux. Évitez de contracter la mâchoire pendant tout l'exercice. Poursuivez jusqu'à ce que vous soyez complètement détendu.

Halte AU RHUME

Les infections des voies aériennes supérieures, communément appelées rhumes, font partie des infections les plus courantes. Suivez ces quelques conseils pour vous protéger contre les virus du rhume et de la grippe.

● **En période de rhumes**, il est préférable de se saluer en se faisant la bise ! En effet, en se frottant le nez ou les yeux sans s'en rendre compte, les personnes enrhumées mettent des microbes sur leurs doigts. Il est donc plus risqué de leur serrer la main que de se trouver à proximité de quelqu'un qui a le nez qui coule ou en face d'une personne qui éternue très fort (à condition qu'aucune gouttelette n'atteigne vos yeux ou votre nez).

● **Sortez plus**... Produite par l'organisme lors de l'exposition au soleil, la vitamine D aide à renforcer l'immunité et protège des rhumes et de la grippe. Or, dans l'hémisphère Nord, l'ensoleillement nécessaire à la production de doses

En faisant la bise à quelqu'un, vous risquez moins de lui transmettre un rhume qu'en lui serrant la main

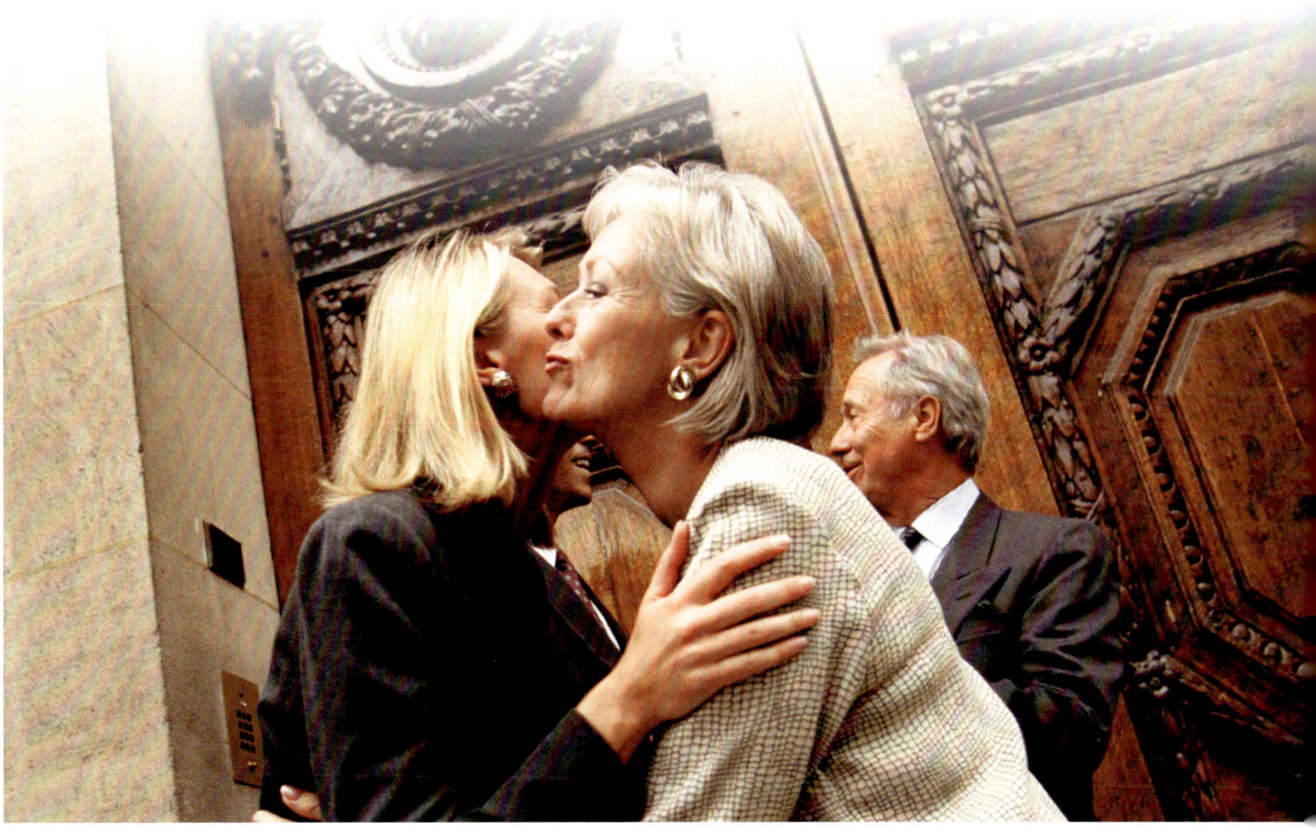

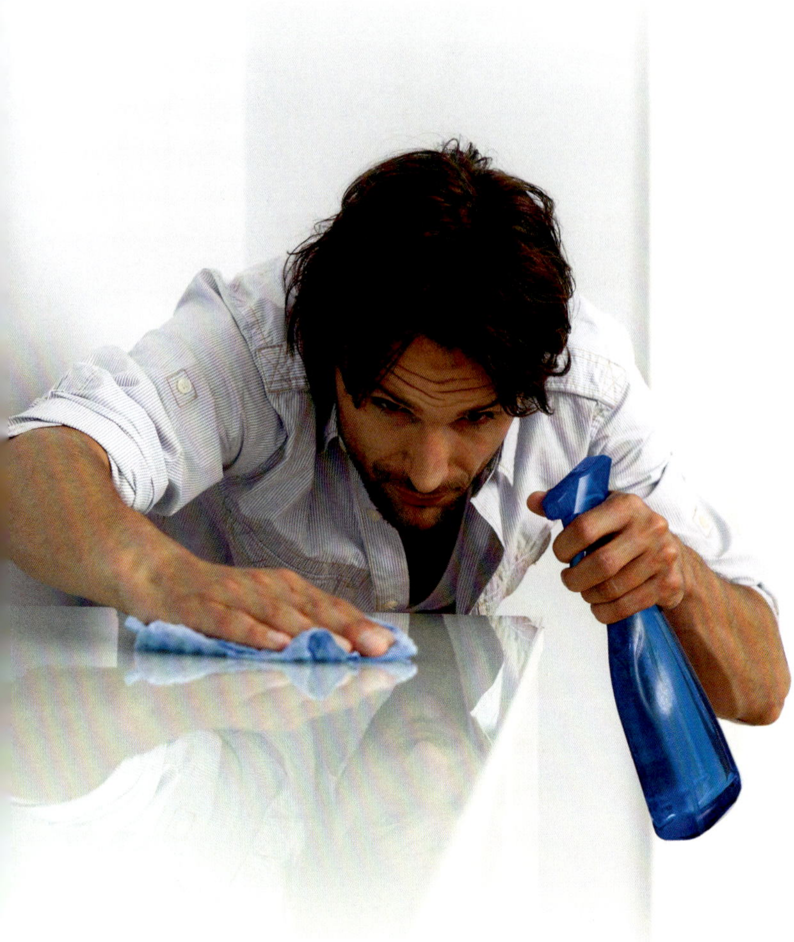

Faites le ménage pour lutter contre les microbes

suffisantes de vitamine D ne dure que d'avril à septembre. Pour compenser ce déficit, prenez un complément de vitamine D en hiver et consommez tout au long de l'année des aliments qui en contiennent beaucoup, comme les poissons gras.

● ... mais n'attrapez pas froid

Lorsque vous sortez, en hiver, portez un chapeau ou un bonnet et une écharpe et protégez-vous le nez, car, en provoquant la constriction des vaisseaux sanguins du nez et en affaiblissant les défenses des fosses nasales contre l'infection, le froid favorise les rhinovirus (virus du rhume).

Vous serez encore mieux armé si vous adoptez un mode de vie sain et une alimentation équilibrée, riche en vitamines, si vous pratiquez une activité physique et si vous consommez des boissons chaudes.

● Faites la chasse aux microbes

Ce n'est pas à cause de la météo que l'hiver est la saison des rhumes. Il n'y a en effet qu'une façon d'attraper un rhume: par contact direct avec le virus. Si cette affection est plus fréquente en hiver, c'est parce que l'on sort moins et que l'on court davantage le risque de se trouver en présence d'une personne contaminée ou en contact avec un objet qu'elle a touché. Pour éviter le rhume, suivez ces quelques recommandations.

★ **Nettoyez les poignées** et les surfaces de travail. Les portes, les fenêtres, les claviers d'ordinateur, les robinets et les téléphones

ÉTONNANT !

Les atouts de l'âge

Les personnes âgées sont tout particulièrement touchées par la grippe saisonnière. Et pourtant, elles ont été moins exposées à la mortalité provoquée par la grippe A (H1N1 – dite « porcine ») que les jeunes de 20 ou 30 ans.
En effet, selon des chercheurs américains, les personnes âgées de plus de 55 ans se sont immunisées, au moins partiellement, lors de la pandémie de grippe de 1957, due à un virus proche du H1N1. Si cette « immunité à médiation cellulaire » ne les protège absolument pas de la contamination par le virus de la grippe A, ils seront toutefois touchés par des formes bénignes de la maladie. Il est également possible que cette immunité soit héréditaire.

sont de véritables nids à virus. Par ailleurs, en hiver, les jeunes enfants et les bébés reviennent souvent de l'école ou de la crèche avec un rhume. Pour éviter la propagation des microbes, il faut nettoyer régulièrement les surfaces le plus souvent touchées avec un produit désinfectant.

★ **Lavez-vous les mains** Au travail et dans les transports en commun, il est inévitable de toucher des surfaces contaminées, aussi est-il essentiel de vous laver soigneusement les mains plusieurs fois par jour.

★ **Si vous n'avez ni eau ni savon,** utilisez une solution hydroalcoolique pour tenir les microbes à distance.

● **Faites de l'exercice** Des chercheurs américains ont mené une étude sur des femmes sédentaires, en surpoids et ménopausées, à qui ils ont fait faire quarante-cinq minutes de marche rapide cinq fois par semaine : le nombre de leurs rhumes a diminué de deux tiers au cours de l'année. Faites l'essai : vous avez toutes les chances d'obtenir les mêmes résultats. En effet, chaque séance d'activité physique provoque une légère stimulation du système immunitaire, ce qui, à terme, espace les périodes où vous risquez d'être terrassé par un gros rhume.

● **Soignez vos dents** Le lien entre les infections des gencives et celles du thorax est désormais bien établi. Les bactéries responsables des infections respiratoires graves prospèrent dans la chaleur et l'humidité de la bouche. En outre, des gencives qui gonflent et qui saignent sont une cause importante de pneumonie, par inhalation de gouttelettes contenant des bactéries. Pour protéger vos poumons autant que vos dents et vos gencives, consultez régulièrement votre dentiste.

ÇA MARCHE !

Le bouillon de poule maison, remède anti-rhume

Si ce remède de grand-mère ne soigne pas forcément le rhume, il possède de nombreuses vertus. Une étude a décrit précisément la manière dont il enraye l'inflammation responsable des symptômes du rhume. La cystéine, un acide aminé que l'on trouve dans les aliments protidiques, casse les liens qui relient les longs brins de protéines constituant le mucus, en diminue la viscosité et contribue à dégager les fosses nasales. Les scientifiques précisent que le bouillon de poule du commerce ne procure sans doute pas les mêmes bienfaits que celui que l'on prépare à la maison.

Des visites régulières chez le dentiste préservent votre santé respiratoire tout autant que celle de vos dents et de vos gencives

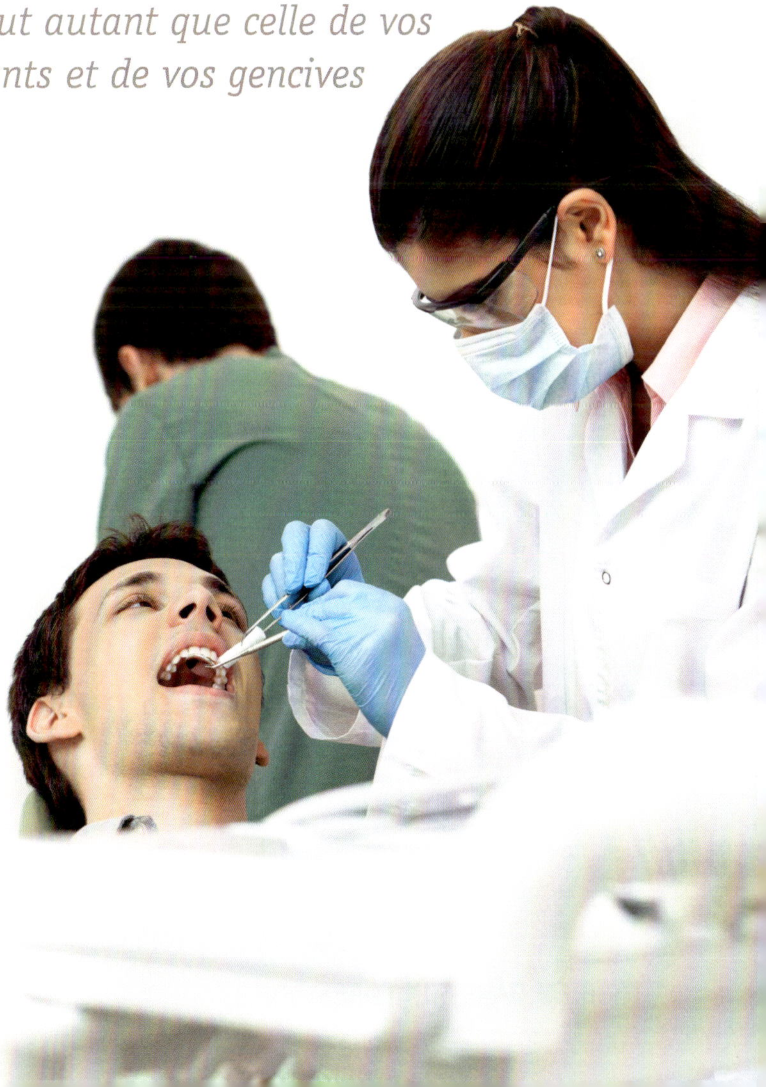

Purifier l'air CHEZ SOI

Selon l'Organisation mondiale de la santé, la pollution de l'air intérieur serait à l'origine de la mort de deux millions de personnes par an, soit davantage que celle de l'air extérieur. Les scientifiques ont découvert la présence de substances chimiques nocives dans les matériaux de construction modernes et imaginé des moyens écologiques pour en combattre les effets.

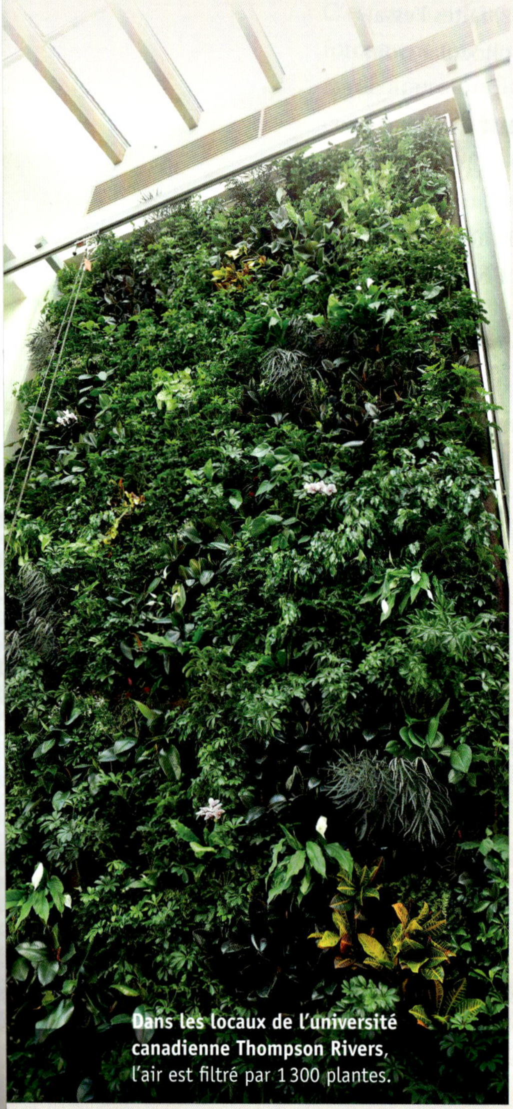

Dans les locaux de l'université canadienne Thompson Rivers, l'air est filtré par 1 300 plantes.

À la fin des années 1960, Bill Wolverton – un ingénieur environnemental travaillant pour l'armée américaine – a montré que des plantes de marais pouvaient décontaminer l'eau polluée par le défoliant controversé appelé « agent orange ». Dans les années 1980, le même Bill Wolverton, alors embauché par la NASA, poursuivit ses travaux sur les propriétés dépolluantes des plantes lors d'une étude sur le BioHome, une petite structure étanche entièrement construite avec des matériaux de synthèse. Les volontaires qui séjournèrent dans le bâtiment développèrent un ensemble de symptômes – irritation oculaire et difficultés respiratoires – désignés sous l'appellation de « syndrome du bâtiment malsain ». Or, Bill Wolverton a constaté que l'introduction de plantes vertes dans le BioHome réduisait considérablement les quantités de composés organiques volatils (COV) contenues dans l'air, en éliminant ces composés par la transpiration et la photosynthèse.

Un air intérieur plus pollué

Avec la crise énergétique des années 1970, l'isolation des immeubles a été améliorée, ce qui a encore aggravé le problème des COV (acétone, ammoniac, benzène, formaldéhyde, trichloréthylène et xylène). De nos jours, ces produits nocifs sont libérés par les innombrables matériaux modernes (moquettes, meubles, peintures, bois traités, colles, produits ménagers et désodorisants) employés dans la construction, la rénovation, l'aménagement et l'entretien des logements, des lieux de travail et des bâtiments publics. Des études ont établi un lien entre ces substances et de nombreux problèmes de santé : asthme, congestion nasale (nez bouché), maux de tête, irritation des yeux et nausée, voire cancer. Certains éléments semblent indiquer également qu'elles sont nocives pour le foie, les reins et le système nerveux central.

Diminuer le risque

Les logements fraîchement décorés et meublés, que l'on imagine propres et sains, présentent en réalité des niveaux élevés d'émanation de COV. Heureusement, de nombreux produits et peintures peu toxiques ou sans COV sont aujourd'hui commercialisés. Ce type de produits est particulièrement recommandé pour les espaces destinés aux enfants, plus sensibles aux polluants et passant beaucoup de temps dans leur chambre. Quels que soient les produits utilisés, aérez le plus longtemps possible après avoir repeint une pièce ou changé la moquette. Vous pouvez éventuellement acheter un purificateur d'air ambiant, ces appareils éliminant, dit-on, la plupart des polluants.

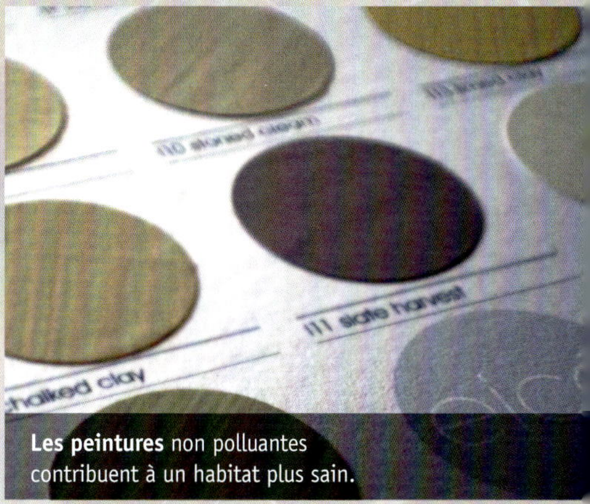

Les peintures non polluantes contribuent à un habitat plus sain.

Des plantes dépolluantes

Les résultats des recherches de la NASA peuvent être facilement appliqués à votre habitation. Décoratives et naturellement dépolluantes, les plantes sont très utiles dans les maisons et les bureaux modernes, désormais tellement bien isolés que les courants d'air n'y assurent plus leur rôle de ventilation naturelle. En voici une sélection.

Aréca Très décoratif, avec ses longues tiges et son feuillage panaché, ce palmier absorbe de nombreuses substances toxiques, tout en étant facile à entretenir.

Caoutchouc Cet arbuste robuste aux grandes feuilles ovales supporte le manque de lumière et excelle à absorber le formaldéhyde.

Chrysanthème En vente toute l'année, le chrysanthème est l'une des plantes fleuries les plus efficaces pour éliminer l'ammoniac, le benzène et le formaldéhyde.

Dracaena deremensis Cette plante capable de vivre pendant des dizaines d'années dans des endroits très sombres ne demande que peu de soins et élimine une bonne partie des substances toxiques, notamment le trichloréthylène.

Fougère de Boston C'est l'une des meilleures armes contre les polluants de l'air intérieur, en particulier le formaldéhyde, mais aussi le xylène et le benzène.

Lierre grimpant Très efficace contre le formaldéhyde, il peut rester à l'extérieur au printemps ou en été, mais apprécie la fraîcheur.

Palmier bambou Ce palmier aux tiges minces et aux feuilles effilées débarrasse du benzène, du formaldéhyde et du trichloréthylène.

Spathiphyllum Avec ses belles fleurs blanches, cette plante est l'ennemie de l'acétone, du benzène, du formaldéhyde et du trichloréthylène.

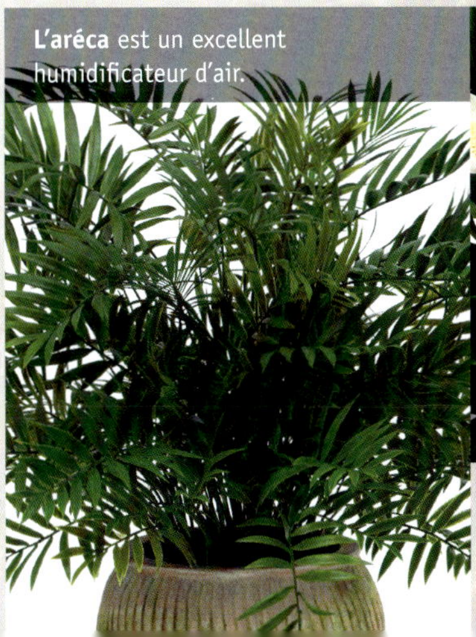

L'aréca est un excellent humidificateur d'air.

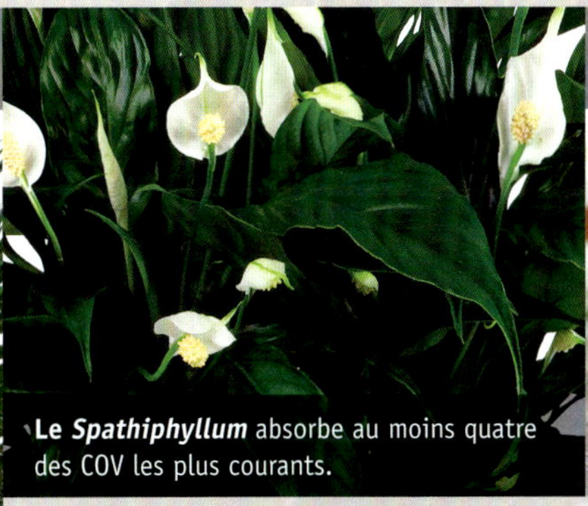

Le *Spathiphyllum* absorbe au moins quatre des COV les plus courants.

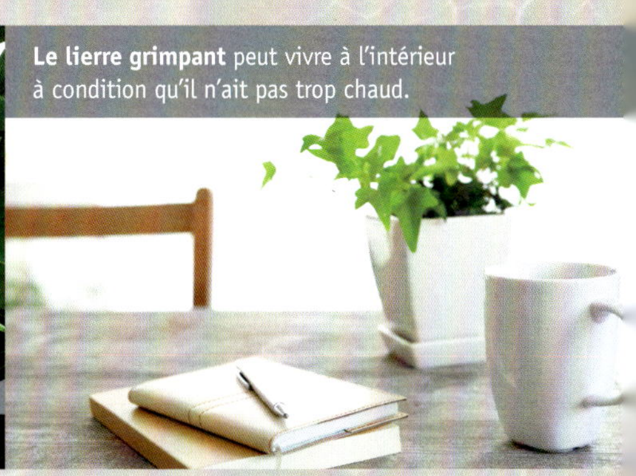

Le lierre grimpant peut vivre à l'intérieur à condition qu'il n'ait pas trop chaud.

Traiter LES ALLERGIES

Un nez qui coule et des yeux larmoyants – typiques du rhume des foins ou des crises d'essoufflement caractéristiques de l'asthme – sont des réactions allergiques qui affectent l'appareil respiratoire. Aujourd'hui, les mécanismes de ces réactions sont mieux connus et des solutions en matière de prévention et de traitement ont été mises au point, qui améliorent considérablement le bien-être des personnes concernées.

ÉTONNANT !

Des acariens pour éviter les allergies

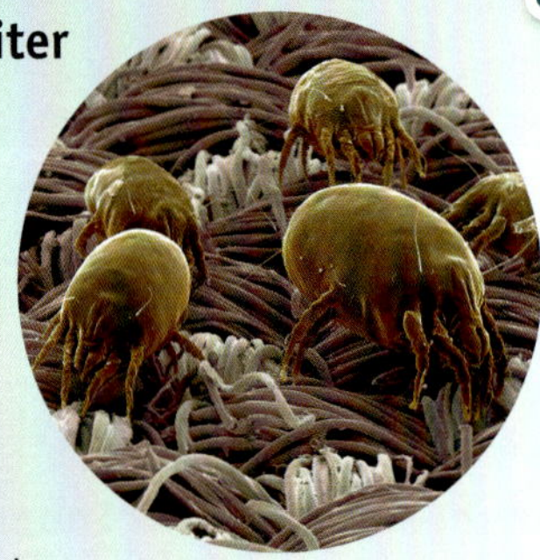

Les acariens sont des organismes microscopiques responsables de maladies allergiques telles que l'asthme, le rhume des foins et l'eczéma. Des chercheurs des hôpitaux universitaires de la région de Southampton, au Royaume-Uni, ont observé qu'actuellement nombre de parents empêchaient leurs enfants de sucer leur « doudou ». Ils ont alors fait avaler des acariens à des bébés afin de vérifier la théorie selon laquelle, si l'on expose des enfants à ces organismes au moment où leur système immunitaire commence à distinguer ce qui est bon de ce qui est nocif pour l'organisme, « ils apprendront à leur corps à les accepter et ne deviendront pas sensibles par la suite », explique le professeur Graham Roberts, spécialiste en maladies respiratoires et en allergologie au service pédiatrique de l'hôpital général de Southampton.

Ces études montrant que les bébés ayant été au contact d'acariens développent moins d'allergies en grandissant, les chercheurs estiment qu'ingérer des substances potentiellement allergènes pourrait à l'avenir se pratiquer davantage au titre de la prévention.

D'autres chercheurs britanniques étudient par ailleurs un procédé inverse, fondé sur l'éviction, avec succès.

● **Le lavage nasal limite les symptômes allergiques** Le lavage nasal peut soulager un rhume des foins. Si l'élimination des mucosités et des impuretés du nez et des sinus n'est pas un geste très agréable, elle est aujourd'hui considérée comme efficace dans la prévention des allergies. Toutefois, il est déconseillé de pratiquer des lavages tous les jours ou si vous souffrez de sinusite. Voici comment procéder.

★ **Utilisez des solutions** de sérum physiologique ou d'eau de mer qui s'achètent en pharmacie ou en parapharmacie, en bouteille ou en unidoses.

★ **Suivez le mode d'emploi** Pulvérisez la solution dans une narine et laissez-la couler par l'autre, en respirant par la bouche.

★ **N'utilisez jamais** d'eau du robinet, qui peut irriter les membranes du nez.

● **Si vous êtes asthmatique, repensez votre intérieur** Si vous vivez avec un asthmatique, que vous l'êtes vous-même, ou si vous avez des enfants qui le sont, les mesures suivantes peuvent éviter l'apparition d'une allergie.

★ **Supprimez les tapis et les moquettes.**

★ **Aspirez** régulièrement les canapés.
★ **Placez les peluches** de votre enfant au congélateur, dans un sachet, pendant au moins six heures toutes les une à deux semaines ou lavez-les à 60 °C toutes les semaines.
★ **Recouvrez de housses antiacariens** les matelas, les couettes et les oreillers: c'est dans la literie que logent ces petites bêtes responsables de l'asthme. Un gramme de poussière domestique peut contenir 2000 à 10000 acariens. Un adulte sur dix est allergique aux déjections de ces organismes microscopiques qui vivent dans la poussière accumulée dans les tapis, les moquettes, les tentures, les articles de literie, les canapés et les fauteuils rembourrés.

● **Évitez les sodas** Une étude australienne a montré qu'une importante consommation quotidienne de soda augmentait le risque d'asthme et de broncopneumopathie chronique obstructive (BPCO). En outre, la surconsommation de boissons sucrées favorise l'obésité et traduit souvent une mauvaise hygiène de vie, deux facteurs à l'origine de nombreuses maladies.

● **Essayez la réglisse** Très utilisée en confiserie, la réglisse est l'un des principaux ingrédients du tsumara saiboku-to, ou TJ-96, une tisane traditionnelle japonaise qui figure parmi les remèdes les mieux étudiés et les plus utilisés contre l'asthme. Or des chercheurs ont découvert que le TJ-96 diminuait effectivement les symptômes de l'asthme, ce qui permet, dans certains cas et uniquement sous contrôle médical, de réduire la prise de médicaments. Demandez des précisions à votre médecin.

Le lavage nasal est efficace dans la prévention des allergies

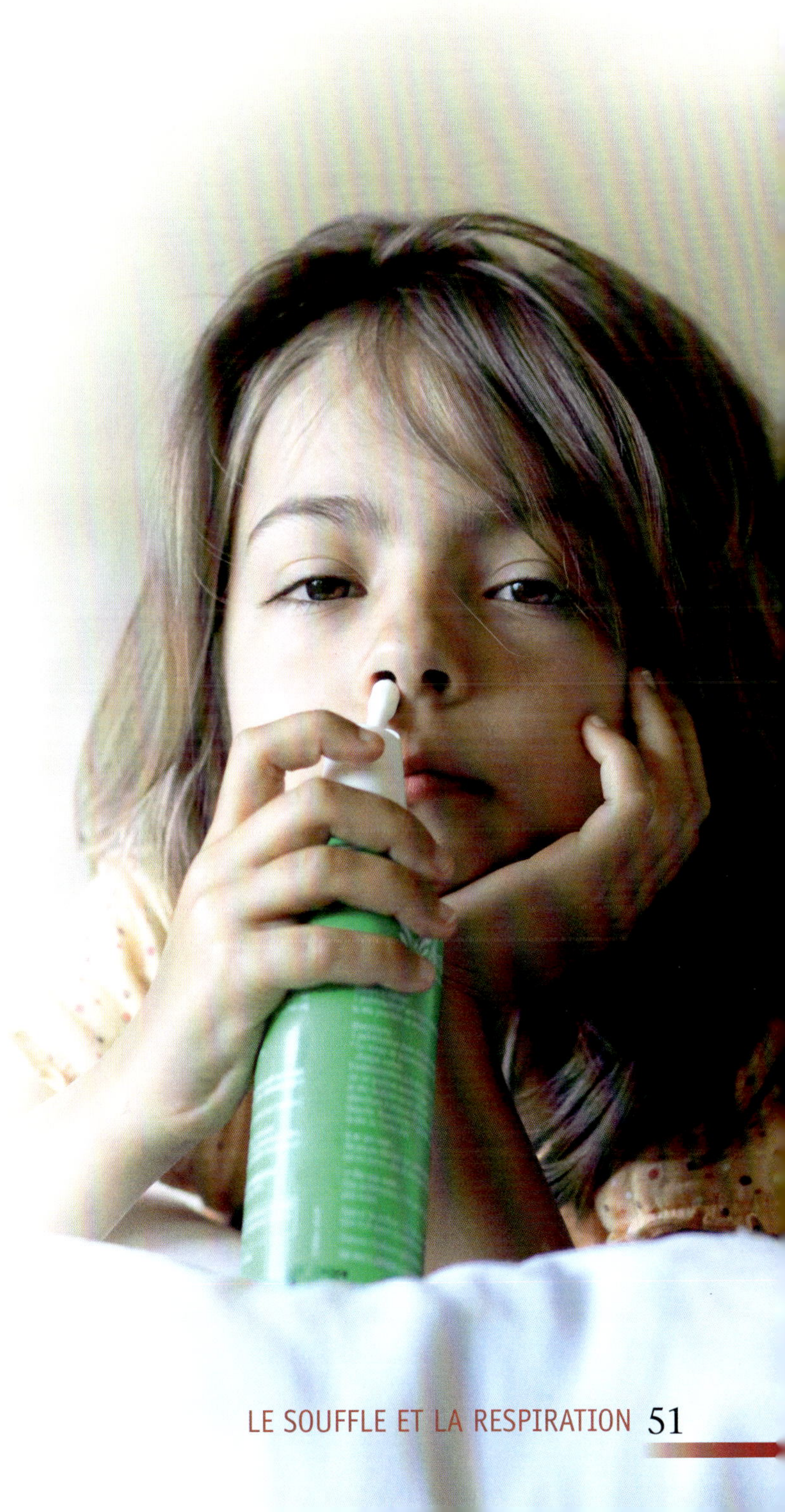

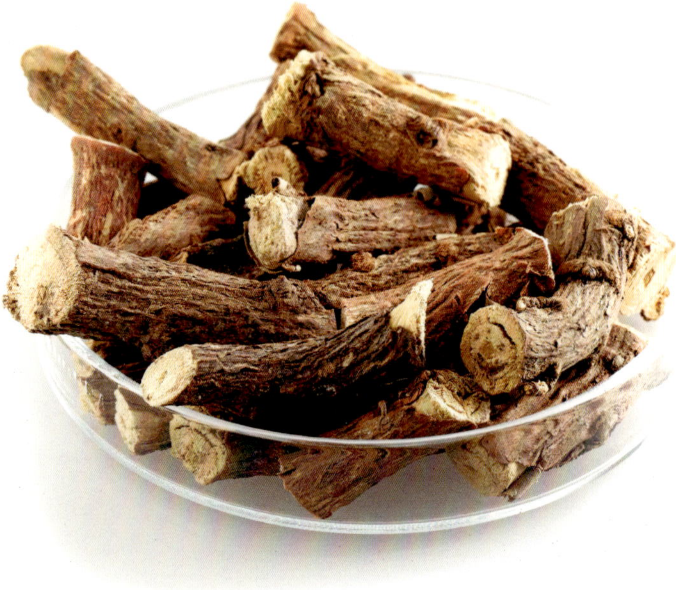

La réglisse peut contribuer à atténuer les symptômes de l'asthme

● **Perdez du poids** Si vous êtes à la fois en surpoids et asthmatique, quelques kilos en moins suffiront peut-être à diminuer vos problèmes respiratoires. Plusieurs études ont montré que les asthmatiques qui perdent du poids ont moins de crises et réussissent donc à contenir leur maladie tout en diminuant leur consommation de médicaments. Maigrir facilite l'activité physique, mais semble aussi éviter la fermeture des bronches au moment de l'expiration.

● **Bannissez les parfums de synthèse** On suppose que les parfums d'intérieur déclenchent des crises chez les personnes sujettes à l'asthme ; ils contiennent en effet souvent des produits chimiques irritants pour les poumons qui, même en faibles quantités, sont susceptibles d'entraîner des difficultés respiratoires, notamment chez les jeunes enfants et les personnes souffrant de problèmes pulmonaires. Privilégiez donc les parfums naturels et aérez votre maison et votre bureau aussi souvent que possible.

● **Faites du sport** Les personnes qui souffrent d'asthme ont souvent peur de déclencher une crise – dite d'effort – en faisant du sport. Mais si l'asthme est bien contrôlé, il n'y a aucune raison de se priver des innombrables bienfaits de l'exercice physique. Voici toutefois quelques précautions à prendre.

★ **La natation** est recommandée, à condition que l'eau ne soit pas trop chlorée. Renseignez-vous, car certaines piscines utilisent des produits moins agressifs que le chlore pour nettoyer l'eau.

★ **Emporter son inhalateur** est indispensable lorsque l'on fait du sport. Par prudence, demandez à votre médecin comment combiner asthme et activité physique.

● **Fuyez la pollution** Les crises d'asthme peuvent être déclenchées ou aggravées par la présence de certains éléments dans l'air que l'on respire.

★ **Des particules fines** Elles proviennent des gaz d'échappement de moteurs Diesel sans filtres et de différents procédés industriels.

★ **De l'ozone** Cette substance chimique irritante se forme dans l'atmosphère sous l'action des rayons du soleil. Si vous souffrez d'asthme ou d'une maladie du même type, évitez, en cas de pic de pollution, de vous exposer à ces polluants en restant le plus possible à l'intérieur, fenêtres fermées.

Certains médicaments provoquent parfois une augmentation des crises d'asthme

C'EST DANS LA TÊTE !

Asthme et dépression

Les asthmatiques ne doivent pas négliger les signes de dépression, car ils sont plus souvent concernés que les autres, en particulier s'ils sont âgés – l'asthme pouvant apparaître assez tard dans la vie. Certains asthmatiques qui souffrent de dépression se retrouvent alors dans l'incapacité à surmonter leurs problèmes de santé, d'autres se mettent à fumer, abandonnent leurs activités physiques ou ne dorment pas suffisamment. Il est donc recommandé aux professionnels de santé, de même qu'à l'entourage des asthmatiques, de surveiller l'apparition de signes de dépression chez leurs proches et chez leurs patients pour permettre un diagnostic et un traitement précoces.

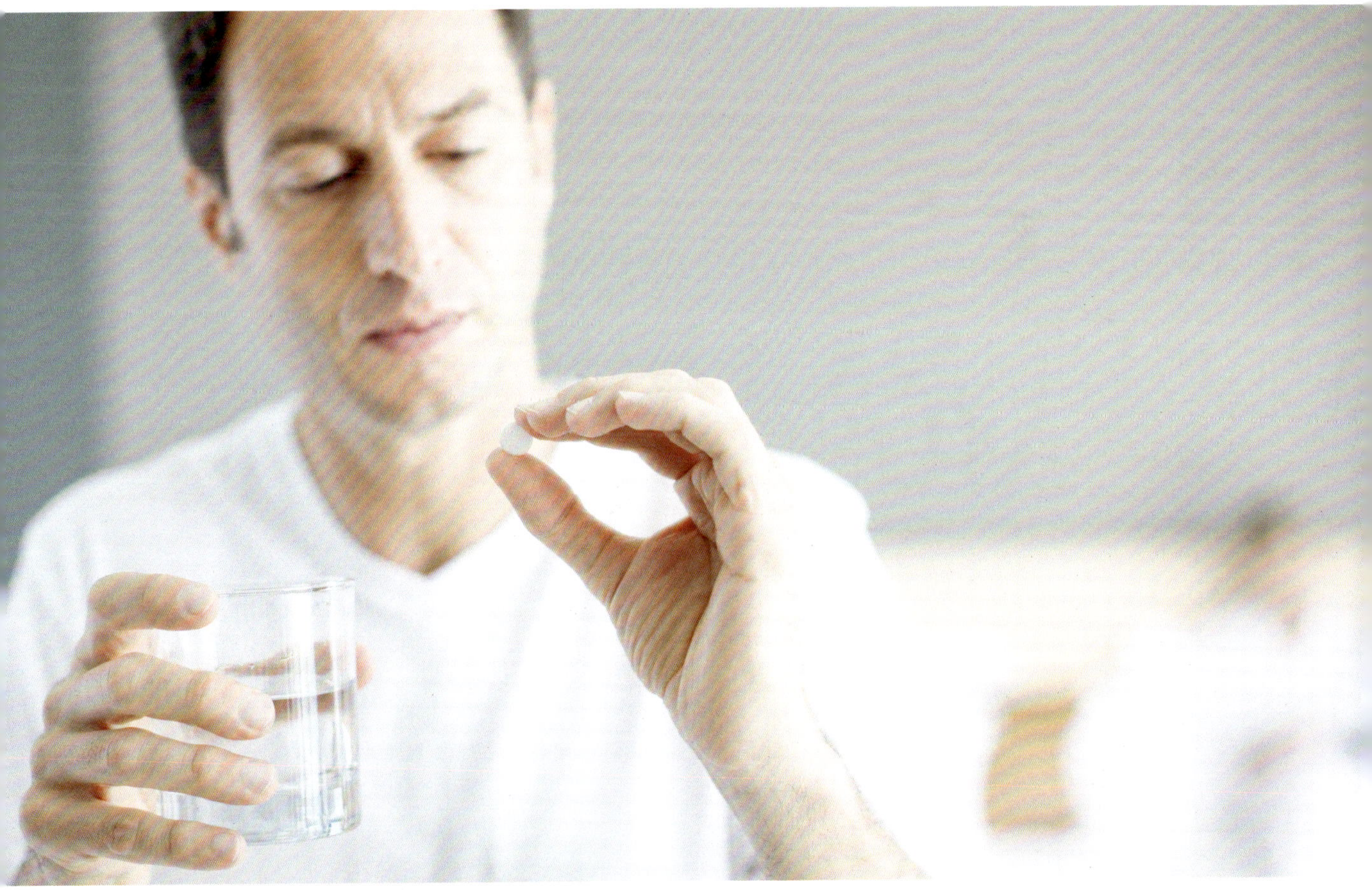

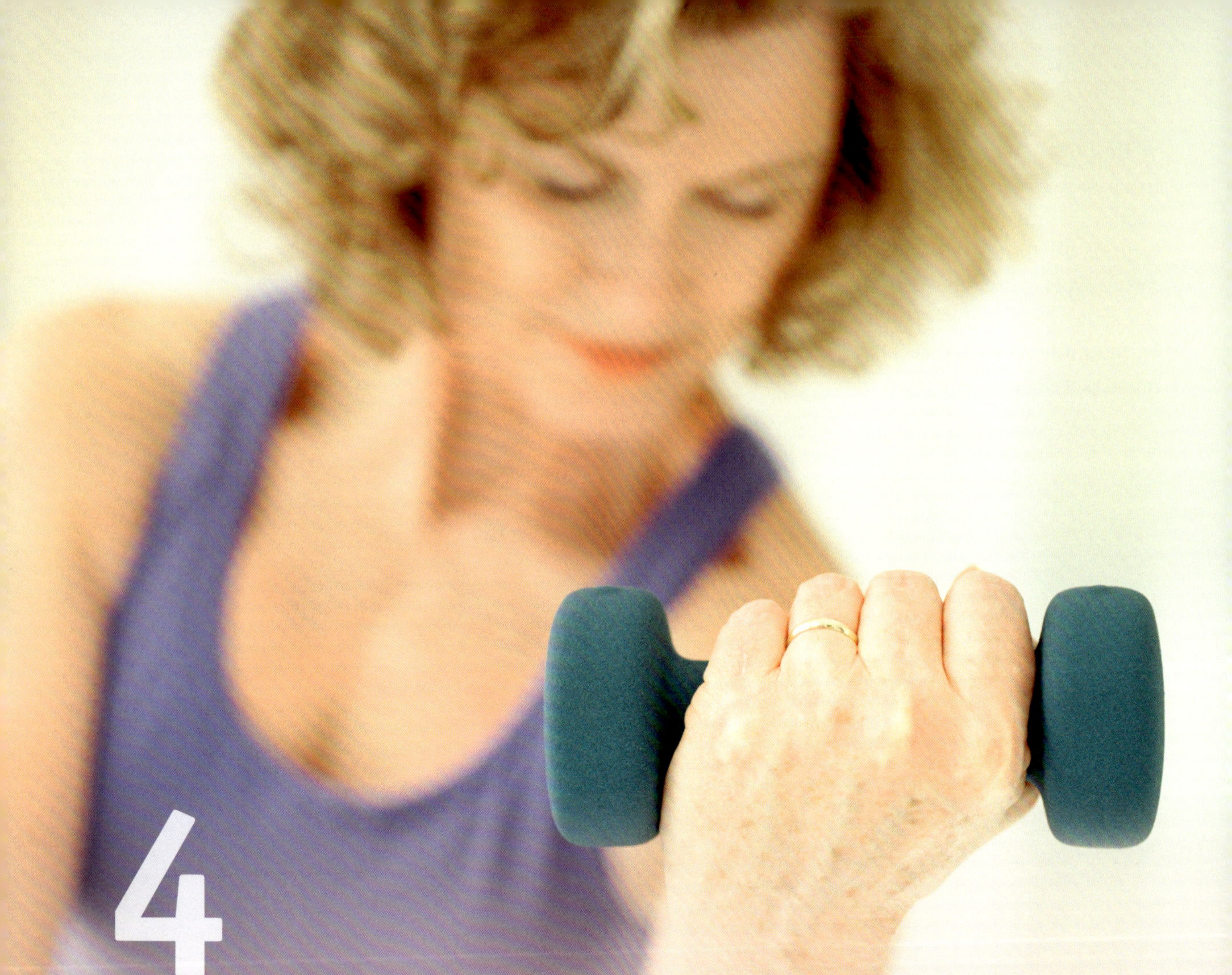

4 Des os solides ET UN CORPS MUSCLÉ

Les os, les muscles et les articulations forment une structure solide très mobile permettant d'accomplir les innombrables gestes de la vie quotidienne. Pour bien se mouvoir le plus longtemps possible, il faut en prendre soin et entretenir leur robustesse.

Renforcer SON OSSATURE

Comme toute partie du corps, les os sont vivants. Ils grandissent, se renouvellent et se réparent tout seuls. Mais avec l'âge, ils perdent parfois de leur densité : c'est ce que l'on appelle l'ostéoporose. Pour garder des os bien solides, mangez des aliments adaptés et faites de l'exercice.

● **Prenez de la vitamine D**
Cette « vitamine du soleil » favorise l'assimilation du calcium et permet aux os de croître et se régénérer. Sans elle, ils peuvent, avec l'âge, devenir fins et cassants ou encore se déformer. Mais la plupart des aliments contiennent peu de vitamine D, c'est pourquoi il faut s'exposer au soleil ou prendre des compléments alimentaires. En France, les besoins quotidiens recommandés sont, pour les adultes, de 10 à 15 µg (microgrammes) par jour. Cependant, les autorités de santé recommandent une supplémentation aux personnes âgées. N'hésitez pas à en parler à votre médecin.

● **Mangez des pruneaux** C'est le résultat d'une étude américaine réalisée auprès de femmes ménopausées. Le premier groupe, qui avait consommé environ dix pruneaux par jour, présentait une teneur minérale dans le cubitus (l'un des deux os de l'avant-bras) et les os de la colonne vertébrale bien supérieure à celle d'un groupe témoin qui avait mangé des pommes séchées. Il semblerait que les substances contenues dans les pruneaux empêchent la résorption osseuse.

● **Vos besoins en calcium**
Le corps humain contient 1 kg de calcium, dont 99 % se trouvent dans les os.

ASTUCE

Des sardines pour le squelette
Les sardines ou le saumon en conserve ont un atout : leurs arêtes, riches en calcium. Alors que l'on enlève précautionneusement les arêtes du poisson frais, on les mange sans y penser avec le reste de la sardine. Ouvrez donc une boîte de sardines le dimanche soir ou préparez-vous un sandwich au saumon en conserve de temps en temps.

Les adultes ont besoin d'absorber au moins 1 g de calcium par jour pour préserver la densité de leurs os et éviter le risque d'ostéoporose – et davantage pour les personnes âgées de plus de 50 ans. Les produits laitiers et le fromage sont évidemment les meilleures sources de calcium. Un verre de lait de 25 cl, deux yaourts et un morceau de fromage suffisent à couvrir vos besoins quotidiens.

● **Les sources de calcium** Les produits laitiers ne sont pas les seuls à être riches en calcium. Vous pouvez également en trouver dans les eaux minérales et dans les aliments suivants.

★ **Figues** Une seule figue sèche en contient environ 150 mg.

C'EST DANS LA TÊTE !

La dépression affaiblit les os
Si vous souffrez de dépression, faites surveiller votre densité osseuse. En effet, selon certaines études, les femmes dépressives sont plus exposées au risque d'ostéoporose (diminution de la masse osseuse). En plus des changements hormonaux associés à la dépression, d'autres facteurs peuvent accentuer ce risque : une diminution de l'activité physique, un manque d'appétit ainsi que les traitements en cours.

★ **Amandes** Une poignée de 30 g apporte plus de 100 mg de calcium. Vous pouvez les cuisiner (tagines, boulettes de viande, pistou...) ou en ajouter à vos céréales, à vos salades et à vos compotes ; c'est aussi un en-cas idéal pour les petites faims.

★ **Légumes verts** Les choux, les brocolis et les haricots verts sont très riches en calcium ; en moyenne, on compte 50 mg de calcium pour 100 g de légumes.

● Faites le plein de magnésium

Ce minéral que l'on trouve dans les os est indispensable à la solidité du squelette. Mangez beaucoup de légumes verts, de haricots, de petits pois, de fruits à coque et de graines, mais aussi des céréales complètes, non raffinées. Le pain complet apporte ainsi plus de magnésium que le pain blanc car le son et le germe du blé, où il est concentré, sont éliminés lors du raffinage du blé et de

Les acides gras oméga-3 protégeraient les os des astronautes... et les nôtres

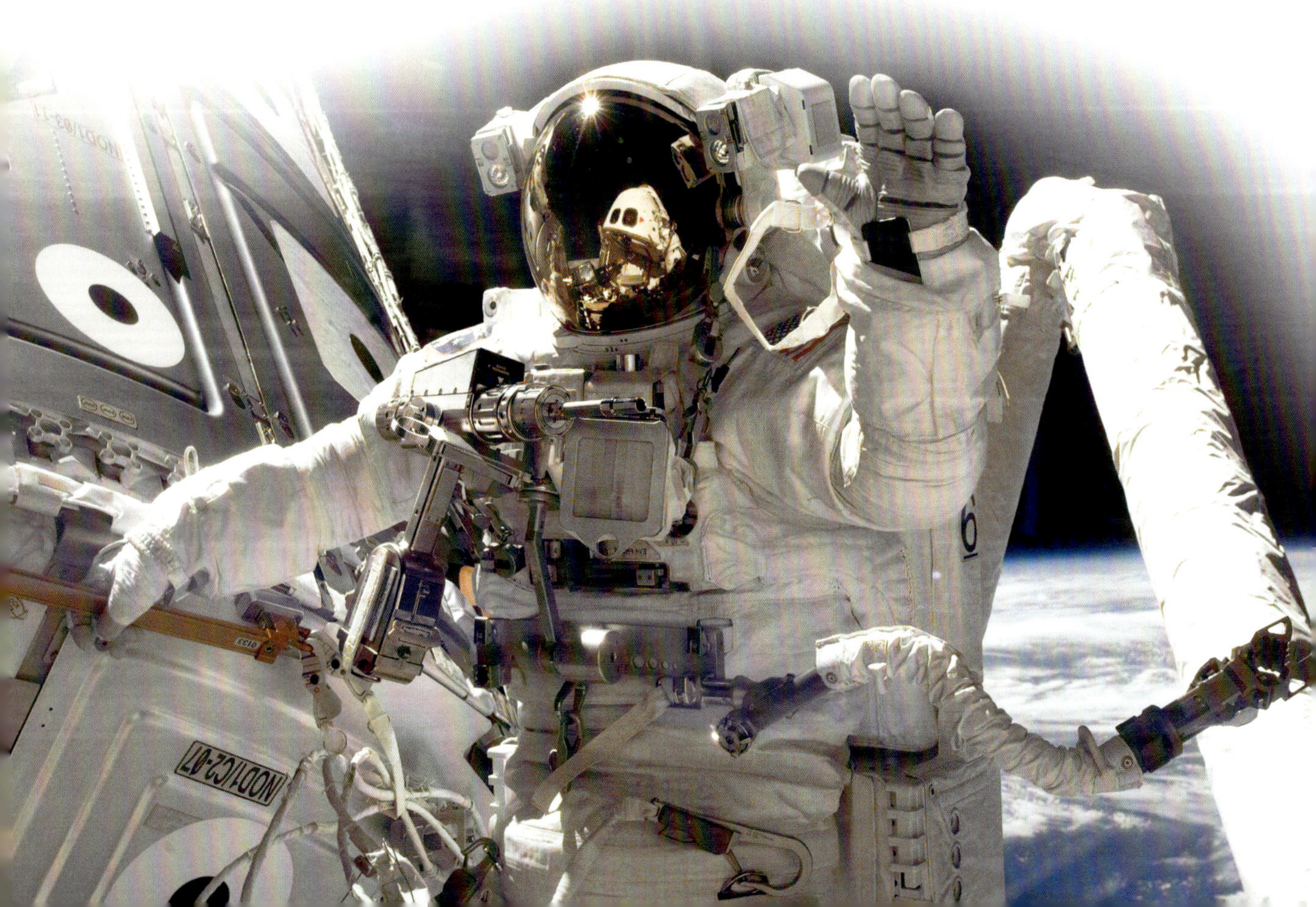

sa transformation en farine. L'apport en magnésium est particulièrement important pour les personnes âgées, car le risque de déficit en magnésium augmente avec l'âge.

Pensez aux oméga-3 Selon des études financées par la NASA, l'agence spatiale américaine, les acides gras oméga-3 réduiraient le phénomène de résorption osseuse dont sont victimes les astronautes lors des vols spatiaux. Les spécialistes en ont conclu que les oméga-3 peuvent être intéressants pour les personnes atteintes d'ostéoporose : ces acides gras essentiels semblent en effet favoriser l'assimilation du calcium, diminuer la déperdition de calcium dans les urines, renforcer les os et favoriser leur croissance. Pour une alimentation riche en oméga-3, cuisinez avec des huiles de noix, de colza ou de lin, grignotez des noix et mangez régulièrement des poissons gras (saumon, maquereau, sardines et harengs).

Misez sur les légumes verts La vitamine K pourrait diminuer le risque de fracture chez les personnes souffrant d'ostéoporose. Elle est essentiellement produite par les « bonnes » bactéries intestinales, mais vous pouvez améliorer votre apport en vitamine K en mangeant beaucoup de légumes verts, par exemple des brocolis, des choux de Bruxelles, des épinards ou du cresson. Le soja fermenté (appelé nattô) en est également très riche.

Limitez les boissons au cola Si certains aliments renforcent notre squelette, d'autres drainent le calcium et empêchent la fixation de celui que nous consommons. Les boissons au cola, l'alcool, la caféine et le sel ont cette propriété, mieux vaut donc ne pas en abuser.

ÉTONNANT !

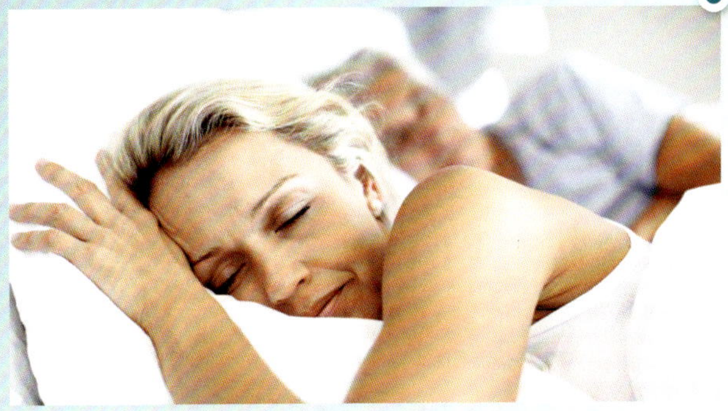

Dormir est bon pour les os
Une récente étude chinoise a mis en évidence un lien étroit entre le fait d'être un petit dormeur et la diminution de la masse osseuse, notamment chez les femmes au-delà de 50 ans. D'autres études ont montré que le manque de sommeil avait une incidence sur la densité osseuse et que les enfants qui dormaient longtemps, notamment ceux qui font la sieste, ont un capital osseux plus important.

Soulevez des poids La quasi-totalité du capital osseux est constituée vers l'âge de 20 ans, raison pour laquelle les apports en calcium sont très importants pendant l'enfance et l'adolescence. Il n'y a cependant pas d'âge pour commencer à faire de la musculation, une activité qui, pratiquée régulièrement, stimule l'assimilation du calcium par les os. Mais vérifiez d'abord auprès de votre médecin que cette pratique ne vous est pas contre-indiquée.

Chaussez vos baskets D'après une étude américaine, les femmes ménopausées qui marchent environ 12 km par semaine (soit une demi-heure quatre fois par semaine) préserveraient mieux leur densité osseuse que celles qui ne marchent pas du tout. Que l'étude ait été réalisée auprès de femmes ne signifie pas que la marche soit mauvaise pour les hommes. Promenez-vous donc en duo !

Raffermir SES MUSCLES

Plus vous faites travailler vos muscles, plus ils se développent. Voici quelques conseils qui vous permettront de les entretenir afin d'éviter les traumatismes et de pouvoir accomplir facilement tous les gestes du quotidien.

● **Pensez aux sels minéraux** Ils sont indispensables au bon fonctionnement de vos muscles. Votre alimentation fournit normalement les quantités nécessaires à vos besoins.

★ **Potassium** Il régule les fonctions musculaires et nerveuses et équilibre le taux de sodium dans les cellules. Une carence en potassium peut entraîner une faiblesse musculaire et des crampes. Vous pouvez en trouver en quantité dans les fruits et légumes, surtout les légumes verts et les légumes secs (lentilles et haricots).

★ **Magnésium** Les crampes sont souvent le signe d'un manque de magnésium. Dans ce cas, il suffit d'ajouter un peu plus de noix, de graines et de légumes secs et verts à vos menus.

★ **Calcium** Outre sa fonction essentielle pour les os, le calcium joue également un rôle clé dans la contraction musculaire. Les produits laitiers, bien sûr, mais aussi les légumes secs, les amandes et les légumes verts sont de très bonnes sources de calcium.

● **Achetez un ballon** Les exercices pratiqués sur un ballon de gymnastique aident à renforcer les muscles abdominaux, dorsaux et lombaires. Travailler sur un ballon permet en effet de solliciter le bas du

Un ballon de gymnastique est un bon moyen de développer les muscles de la zone abdominale

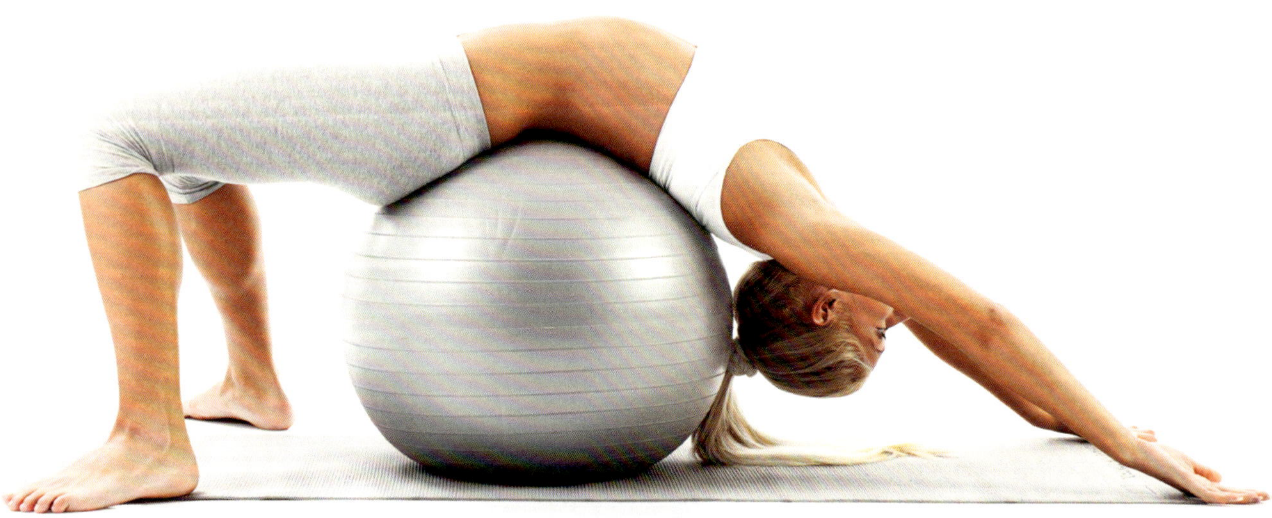

dos et la colonne vertébrale et constitue un bon exercice pour parvenir ensuite à se tenir plus droit et se tourner, s'étirer ou se pencher sans difficulté.

● **Soulevez des poids** Inscrivez-vous à un club de sport et suivez un programme de musculation. Non seulement vous renforcerez vos muscles, mais cela peut également vous faire perdre du poids.

● **Attention aux médicaments** Si vous prenez des diurétiques (des médicaments souvent prescrits aux hypertendus), sachez que certains d'entre eux accélèrent l'élimination du potassium, ce qui peut entraîner crampes et faiblesse musculaire. Dans ce cas, discutez-en avec votre médecin ; il pourra peut-être revoir votre traitement pour corriger ce problème.

● **Pédalez** Pour faire de l'exercice sans vous compliquer la vie, achetez un mini-vélo ou un pédalier d'appartement. Ce dernier, petit et léger, se place soit sur le sol pour faire travailler les jambes, soit sur une table pour muscler le haut du corps. Sculptez votre silhouette et perdez des calories tout en regardant la télévision ou en lisant…

● **Buvez de l'eau plate…** Si vous êtes sujets aux crampes lorsque vous faites du sport, prenez au moins deux grands verres d'eau deux heures avant de commencer. Emportez une bouteille d'eau et buvez 10 à 25 cl toutes les dix à vingt minutes. Si vous transpirez beaucoup, vous pouvez remplacer l'eau plate par une boisson énergétique, qui compensera vos pertes en sels minéraux.

● **… ou un soda dit « tonic »** Si vous souffrez de crampes nocturnes, buvez un grand verre de soda dit « tonic » avant de vous coucher. Il contient en effet de la quinine, un décontractant naturel. Attention, cependant, car la quinine entraîne des réactions allergiques chez certaines personnes.

ÇA MARCHE !

Les atouts d'une bonne musculature

Prenez soin de vos muscles, ils vous le rendront bien. La pratique d'exercices de musculation présente les avantages suivants.

● **Des os solides** La pratique régulière d'une activité – et la musculation qu'elle implique – améliore la densité osseuse et diminue le risque d'ostéoporose et de fractures dues à des chutes ou à des accidents banals.

● **Une force accrue** Avec des muscles toniques, il est plus facile de soulever ou de porter des choses lourdes.

● **Moins de blessures** Une bonne forme physique permet d'effectuer plus facilement les gestes du quotidien sans se faire mal.

● **Davantage de résultats** La musculation permet d'augmenter ses performances sportives.

● **Indépendant plus longtemps** Une bonne musculature permet de conserver l'équilibre, ce qui limite les risques de chutes, causes majeures de blessures et d'hospitalisations chez les personnes âgées.

● **Moins de douleurs dorsales** Renforcer ses abdominaux et ses lombaires permet de se tenir plus droit et diminue donc le risque de lumbago.

● **Un meilleur moral** Comme tout sport, la musculation a une incidence positive sur l'anxiété, sur la dépression et sur l'estime de soi.

ÉTONNANT !

Surprenante moutarde

Des scientifiques ont découvert que l'homobrassinolide, un stéroïde végétal que l'on trouve dans les graines de moutarde, pouvait déclencher une réaction similaire à celle que provoquent les stéroïdes anabolisants et augmenter rapidement la masse musculaire maigre (tout ce qui compose l'organisme, moins la graisse) et les performances physiques. Si cette découverte ne peut pour l'instant pas être appliqué à l'homme – l'étude a été réalisée sur des rats et en utilisant des doses extrêmement concentrées d'homobrassinolide, impossible à obtenir avec plusieurs pots de moutarde –, on peut imaginer utiliser un jour cette substance pour traiter des maladies entraînant une atrophie musculaire.

● **Adoptez la bonne position**
Des draps bordés de manière trop serrée maintiennent vos pieds en tension – une position inconfortable – au risque de provoquer des crampes. Pointez plutôt vos doigts de pied en l'air !

Vos crampes sont peut-être dues à la position de vos pieds dans le lit

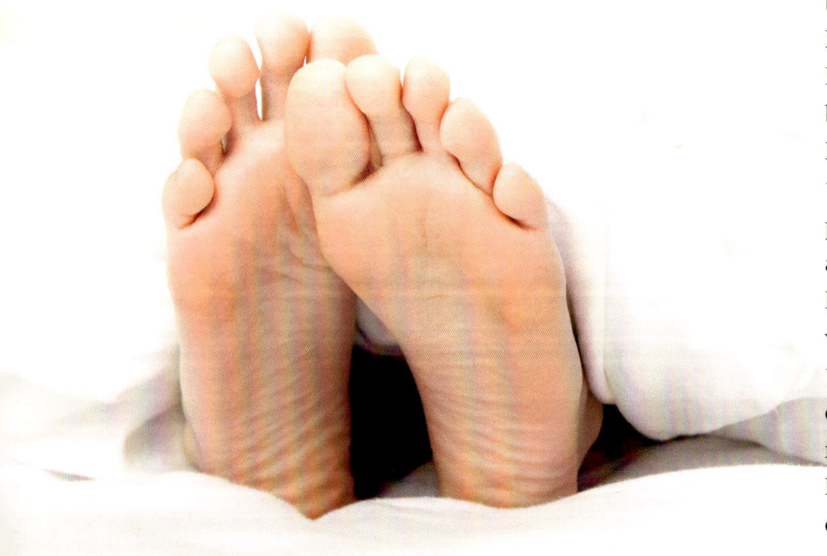

● **Essayez les remèdes de grand-mère** Placer un savon au fond du lit serait infaillible contre les crampes nocturnes, c'est du moins ce qu'affirment nos grands-mères. Aucune preuve n'a encore étayé cette affirmation. En attendant, vous ne risquez absolument rien à essayer…

● **Luttez contre les crampes**
Voici quelques astuces susceptibles de vous soulager.

★ **Étirements préventifs** Faites cet exercice trois fois par jour, y compris avant d'aller vous coucher. Placez-vous à environ 75 cm face à un mur, posez vos mains à hauteur de vos yeux. En conservant les talons au sol, faites glisser vos mains le plus haut possible sur le mur, jusqu'à ce que vous soyez complètement étiré. Tenez quelques secondes, puis revenez à la position de départ.

★ **Agissez vite !** Lorsqu'une crampe se déclare, placez le pouce, le talon de la main ou le poing légèrement serré au centre de la zone touchée. Appuyez puis relâchez toutes les dix secondes. Répétez la manœuvre jusqu'à ce que la douleur cesse.

★ **Mollet** Debout, faites glisser votre jambe douloureuse vers l'arrière en gardant le pied bien à plat. Mettez le poids du corps sur la jambe de devant, en pliant légèrement le genou tout en gardant la jambe arrière bien tendue. Maintenez la position jusqu'à la disparition de la crampe.

★ **Cuisse** En vous tenant à une chaise, pliez la jambe douloureuse vers l'arrière, attrapez votre pied et essayez de coller le talon à la fesse, le genou toujours dirigé vers le sol.

★ **Tendon** Posez le talon de la jambe douloureuse sur un tabouret bas ou une marche. Penchez lentement le buste vers l'avant jusqu'à ce que vous sentiez l'arrière de la jambe s'étirer et la crampe disparaître.

Ménager SES ARTICULATIONS

Pour préserver sa mobilité et sa souplesse tout au long de la vie, il est primordial de prendre soin de ses genoux, de ses hanches, de ses épaules et de toutes ses articulations. Pour cela, il faut les faire travailler régulièrement, sans pour autant les user, et consommer des aliments qui permettent aux tissus de se réparer.

● **Mettez l'accent sur les légumes verts** Des chercheurs qui se sont penchés sur les habitudes alimentaires de près de 700 personnes âgées en moyenne de 65 ans ont découvert que plus celles-ci consommaient de vitamine K, moins elles avaient tendance à avoir de l'arthrose des mains ou des genoux. Cette vitamine se retrouve dans les légumes de la famille du chou, notamment le brocoli, le chou de Bruxelles et le chou vert. Elle est également présente en grande quantité dans les épinards et le cresson.

● **Un peu de piment** La capsaïcine, une substance extraite du piment, active les réserves de substance P, un neurotransmetteur chargé de déclencher la douleur, et de ce fait les épuise. Elle existe sous forme de gel vendu en parapharmacie.

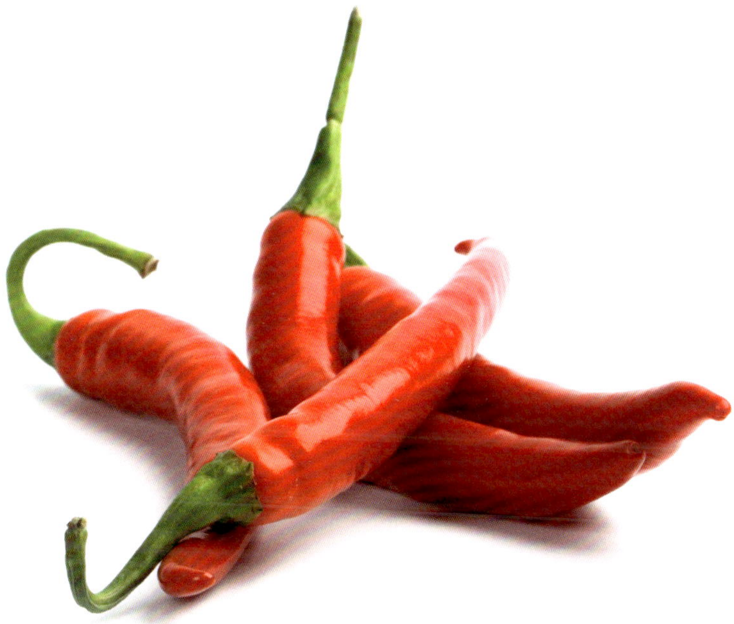

La capsaïcine contenue dans les piments diminue la douleur provoquée par l'arthrose

● **Et les traitements alternatifs ?** L'arnica, l'harpagophyton, l'ortie ou l'écorce de saule blanc sont traditionnellement utilisés pour traiter les douleurs rhumatismales, même si leur action n'est pas toujours intégralement comprise. Par ailleurs, de nombreuses personnes souffrant d'arthrose affirment que leurs douleurs s'atténuent lorsqu'elles portent des aimants ou des bracelets en cuivre. Si l'on ne dispose pas de données fiables sur l'efficacité de ces méthodes, elles sont sans danger et vous conviendront peut-être. Enfin, l'acupuncture est une autre thérapie plébiscitée, à juste titre, par de nombreux malades.

● **Goûtez aux vertus de l'ail** Les légumes de la famille des liliacées, comme l'ail, les oignons et les poireaux, contiennent une substance qui bloque l'action de certaines enzymes responsables de la dégradation du cartilage. Des chercheurs ont ainsi analysé les habitudes alimentaires de 1 000 jumelles puis ont radiographié leurs hanches, leurs genoux et leur colonne vertébrale : les premiers signes d'ostéoporose étaient moins importants chez celles dont le régime alimentaire comportait des liliacées en grande quantité. Accommodez donc vos plats avec de l'ail – et si vous craignez d'avoir mauvaise haleine, mâchez un peu de persil frais après le repas.

● **Restez actifs** Le repos est souvent la meilleure solution pour calmer les douleurs articulaires. Or, le maintien d'une activité physique régulière entretient la souplesse, améliore la mobilité, renforce les muscles et les os et aide à perdre du poids, ce qui soulage les articulations. Essayez donc quelques-unes de ces activités.

★ **La natation** est un sport excellent pour les personnes souffrant d'arthrose, car l'eau les porte et facilite le mouvement des articulations. En outre, elle améliore la souplesse et atténue les douleurs. Si vous

La natation améliore la souplesse et agit sur les douleurs liées à l'arthrose

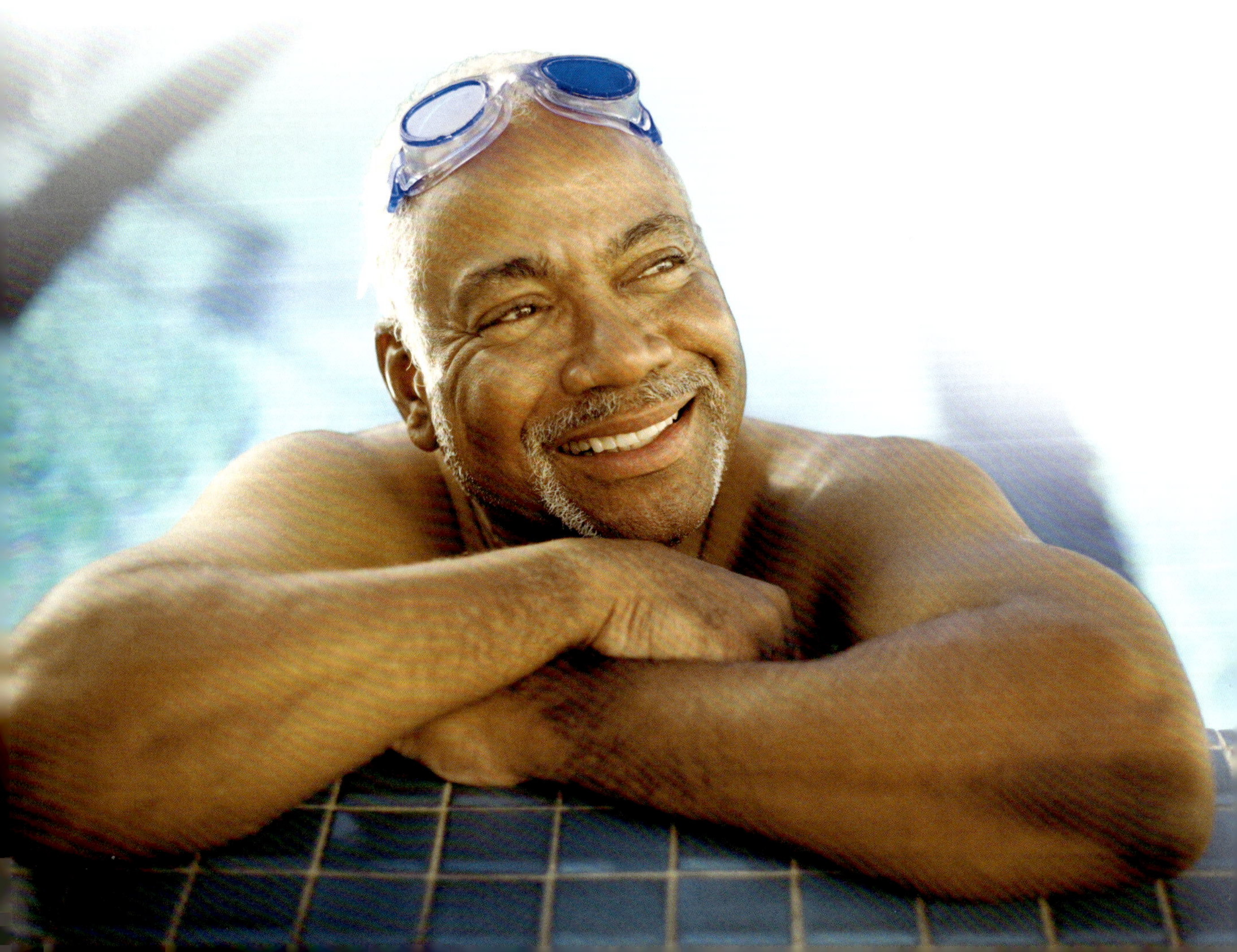

préférez les activités de groupe, regardez s'il n'existe pas des cours d'aquagym proches de chez vous.

★ **La marche** renforce les muscles, les os et les articulations. Augmentez progressivement et le rythme et la distance parcourue, tout en variant les parcours pour ne pas toujours marcher sur terrain plat. Évitez la course à pied, qui peut être traumatisante pour les articulations et aggraver la douleur.

★ **Le vélo** entretient la forme physique et renforce les genoux, mais ne forcez pas, surtout si vous avez justement des problèmes de genoux. Et si vous avez encore plus mal après une séance de vélo, changez d'activité.

★ **La gymnastique** Préférez les cours de yoga ou de gymnastique douce aux cours d'aérobic, qui sollicitent trop les articulations. Si vous faites de la musculation, démarrez doucement et réalisez des mouvements lents et répétitifs.

ÉTONNANT !

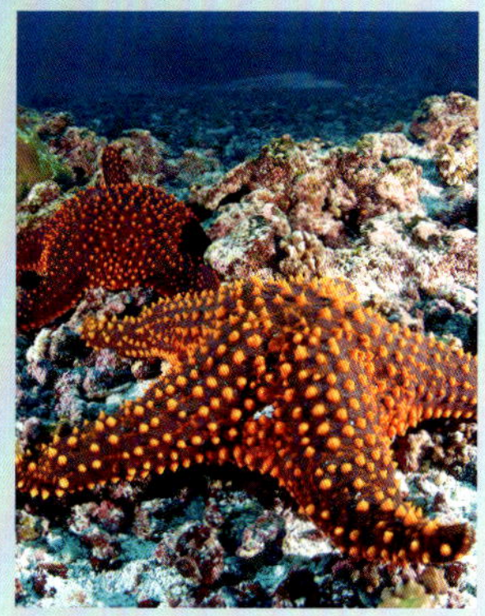

La nature au service de notre santé

La matière visqueuse sécrétée par l'étoile de mer – qui lui évite d'être recouverte de corps étrangers – a intrigué les scientifiques. Ils étudient actuellement les propriétés d'une substance dérivée de cette sécrétion en espérant pouvoir l'appliquer au traitement des maladies inflammatoires. Ces dernières, la polyarthrite rhumatoïde par exemple, surviennent lorsque la réaction immunitaire naturelle de l'organisme contre une infection s'emballe : les globules blancs viennent s'agglomérer sur la paroi interne des vaisseaux sanguins, endommageant les tissus et déclenchant la maladie.

Le coq vient, de la même façon, à notre secours, puisque l'on extrait de sa crête de l'acide hyaluronique, un composant naturel que l'on retrouve dans le liquide qui lubrifie les articulations des genoux. Chez les personnes souffrant d'arthrose, son injection a donné des résultats satisfaisants.

● Ne faites pas craquer vos doigts

Cela ne provoque pas d'arthrose, mais vous risquez d'avoir moins de force dans les mains et de faire enfler vos articulations. Ces dernières sont protégées par une membrane tapissée d'un liquide (la synovie) qui est une sorte de lubrifiant. Lorsque vous tirez sur vos doigts, une bulle de gaz se forme qui, si l'étirement se poursuit, éclate avec ce bruit caractéristique de craquement.

● Et si c'était la goutte ?

On parle de goutte lorsque l'organisme n'arrive pas à évacuer l'excès d'acide urique produit par les cellules et par la décomposition des aliments, et que des cristaux de cet acide s'accumulent dans les articulations en provoquant des crises douloureuses. Votre médecin vous prescrira une prise de sang pour vérifier votre taux d'acide urique.

● Prenez soin de votre cœur

La polyarthrite rhumatoïde est une atteinte inflammatoire sévère des articulations qui est associée à une augmentation du risque de maladies cardiovasculaires : accident vasculaire cérébral, thrombophlébite ou infarctus. Les nouveaux médicaments contre la polyarthrite atténuent ce risque, mais appelez les secours si vous ressentez des douleurs thoraciques ou une douleur qui irradie dans le bras gauche.

Pour en savoir plus sur le cœur, voir *Protéger son cœur* p. 12.

Les secrets et les bienfaits
DES CURES THERMALES

Les vertus apaisantes de l'eau sont connues depuis longtemps pour traiter les douleurs articulaires et musculaires. De nos jours, l'intérêt des thérapies proposées par les centres de cure thermale fait débat, même si le contact avec l'eau atténue certains symptômes.

De l'Amérique du Nord au Japon, des milliers de centres de cure thermale promettent de soulager maux de dos et douleurs dues à l'arthrose, à la polyarthrite rhumatoïde, à la fibromyalgie et aux séquelles de traumatismes. Tout repose sur les propriétés curatives de l'eau, en particulier l'eau minérale des sources thermales, mais aussi l'eau de mer. Outre la balnéothérapie, les centres de cure proposent également toutes sortes de soins : massages, bains de boue, enveloppements d'algues et expositions à des gaz naturels.

Les cures sont-elles efficaces ?

L'efficacité des cures est difficile à quantifier car il existe peu d'essais indiscutables et l'effet placebo de ces thérapies est bien connu. Néanmoins, une étude française a confirmé l'existence d'une « amélioration persistante », après une cure thermale, chez les patients atteints de troubles musculo-squelettiques douloureux. De même, une étude italienne a souligné les « bénéfices nets à long terme » chez des patients souffrant de spondylarthrite ankylosante et qui avaient suivi à la fois une cure et une rééducation. Voici les principaux types de traitements et leurs avantages.

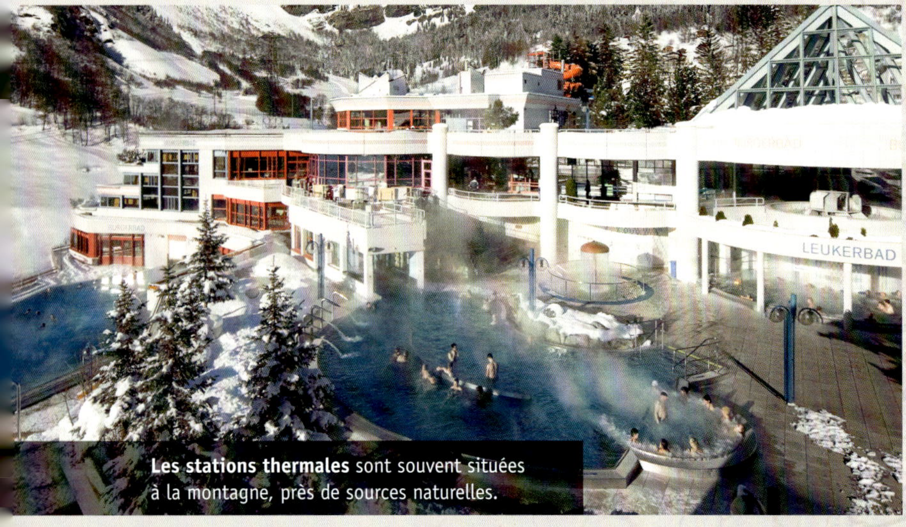

Les stations thermales sont souvent situées à la montagne, près de sources naturelles.

Massages Les bienfaits pour la santé (réduction de l'hypertension et du stress, atténuation des migraines et des douleurs liées aux troubles musculo-squelettiques) sont attestés.

Drainage lymphatique Il peut réduire le gonflement consécutif à l'ablation d'un ganglion, par exemple pour traiter un lymphœdème.

Thalassothérapie Les thérapies à base d'eau salée et d'algues impliquent que l'on touche le patient, ce qui joue un rôle déterminant dans la sensation de bien-être. Une étude brésilienne a montré que les personnes souffrant de fibromyalgie ressentaient une amélioration plus nette de leur état en piscine d'eau salée qu'en piscine d'eau douce.

Thermalisme La chaleur détend les muscles, atténue les douleurs articulaires et favorise la circulation. La rééducation en piscine chauffée est un classique de la balnéothérapie. En fait, elle est même efficace sans les sels minéraux des eaux thermales, et de nombreux hôpitaux et cabinets de kinésithérapie comportent désormais des piscines.

Enveloppements La boue, les algues et l'argile sont utilisées pour soulager diverses maladies articulaires. Une étude italienne a d'ailleurs confirmé l'efficacité des enveloppements de boue dans le traitement de la fibromyalgie.

Prévenir et traiter
LES TRAUMATISMES

Foulures, entorses et fractures sont les traumatismes les plus courants des muscles, des articulations et des os. La plupart sont accidentels, et vous pouvez prendre un certain nombre de précautions pour les éviter.

● **Échauffez-vous...** Afin d'éviter les traumatismes dus à un effort physique intense, accomplissez des mouvements d'échauffement pour vous mettre progressivement en condition, activer l'afflux de sang vers les muscles et augmenter la température de votre corps. N'oubliez pas les étirements, pour la souplesse, et gardez à l'esprit les conseils suivants.

★ **Prenez soin** des grands groupes de muscles (jambes et dos), et pensez à étirer ceux que vous allez faire travailler pendant la séance de sport.

★ **Étirez doucement vos muscles** jusqu'à les tendre, sans vous faire mal, et maintenez la position pendant trente secondes, en bougeant le moins possible.

★ **Adaptez vos exercices** à l'activité ou au sport choisi. Par exemple, si vous vous apprêtez à entamer une marche rapide, commencez lentement pendant dix minutes. Si vous partez pour un jogging, marchez à pas rapides pendant la même durée. Si vous avez opté pour la musculation, faites les mouvements sans haltères au début. En piscine, nagez quelques longueurs à un rythme tranquille avant de passer à votre vitesse d'entraînement.

Les étirements avant et après le sport permettent d'éviter les raideurs et les douleurs musculaires

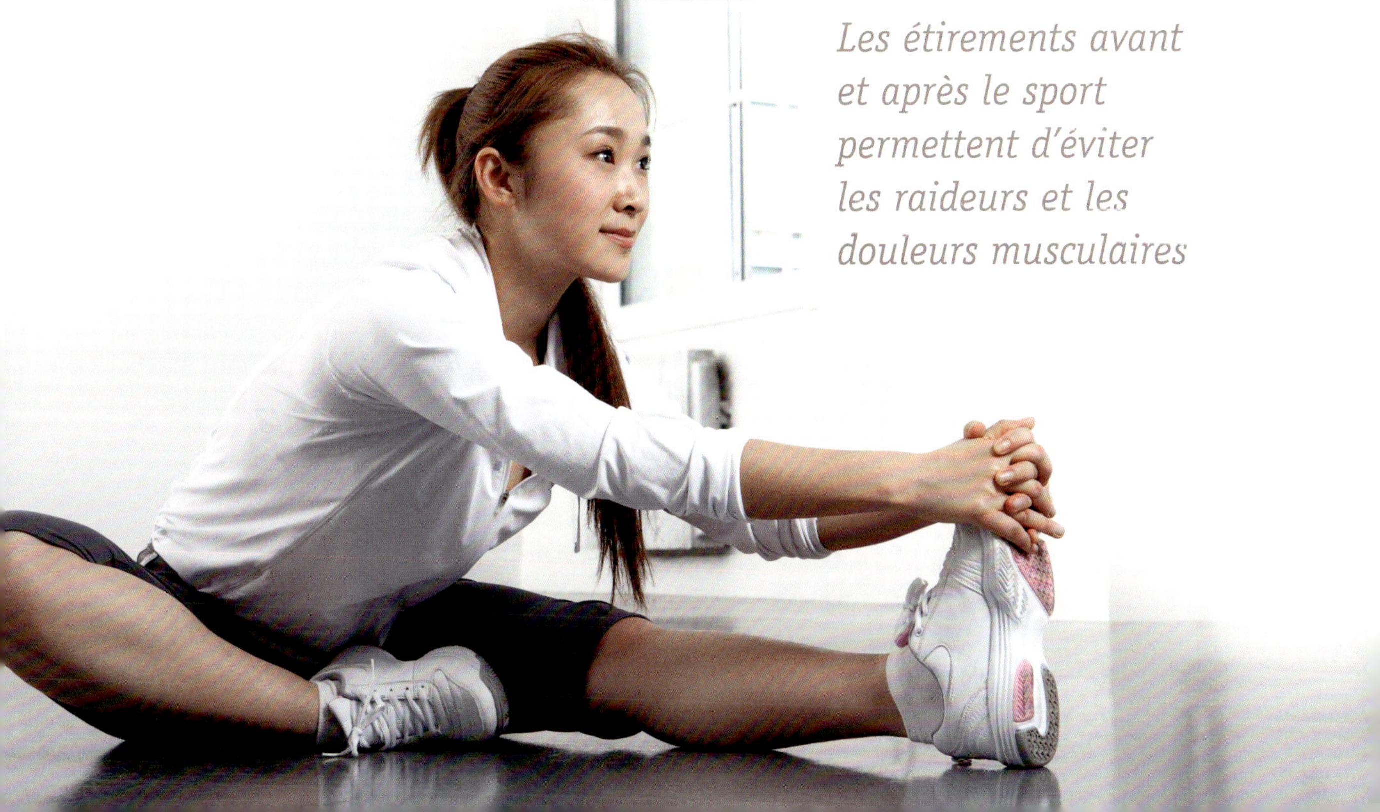

● … puis récupérez Saviez-vous que, pour éviter les blessures, les raideurs et les douleurs musculaires, il est aussi important de récupérer que de s'échauffer ? Cette étape consiste à faire redescendre progressivement la température des muscles et à redonner à la circulation sanguine son rythme normal, surtout en cas d'effort intense. Terminez donc la séance en douceur, en ralentissant par exemple le rythme dans la piscine ou sur le vélo, puis étirez vos muscles et vos articulations dans tous les sens.

● Après le sport, mangez Vous en avez besoin pour reconstituer votre stock de glycogène, le glucose emmagasiné dans le foie et les muscles et qui fournit l'énergie nécessaire à l'effort. Un yaourt aux fruits, une barre énergétique ou une poignée de fruits secs apportent les glucides et les protéines dont l'organisme a besoin.

● Chaussez-vous correctement Quelle que soit l'activité sportive, il faut porter de bonnes chaussures. Elles doivent être parfaitement adaptées à la forme du pied et le soutenir fermement, offrir une bonne stabilité et être équipées de semelles absorbant les chocs.

● Évitez les gestes répétitifs Vous pensez peut-être que les microtraumatismes répétés sont des problèmes liés au travail mais l'utilisation des consoles de jeux, des tablettes et des téléphones portables exposent aussi à ce risque. Les enfants et les adolescents sont particulièrement vulnérables, de même que les personnes qui travaillent en permanence sur ordinateur. Si c'est votre cas, prenez les précautions suivantes.

★ **Adoptez la bonne position** Vérifiez que le siège, l'écran et le bureau sont à la bonne hauteur. Vos yeux doivent être au même niveau que le haut de l'écran.

★ **Détendez-vous** Les poignets doivent être souples, le haut des bras à hauteur du buste plutôt que vers l'avant et les épaules relâchées.

★ **Faites des pauses** Levez-vous toutes les heures, bougez et étirez-vous. Tournez doucement la tête de gauche à droite ; relâchez les poignets, serrez les poings puis tendez les doigts ; étirez vos épaules vers l'arrière pour dégager la poitrine, puis ramenez-les vers l'avant pour arrondir et étirer le haut du dos.

● Ayez le réflexe ananas Les diététiciens qui s'occupent d'athlètes blessés ne tarissent pas d'éloges à son sujet. Les tiges de ce fruit contiennent une enzyme appelée bromélaïne, qui accélérerait la réparation des

ÉTONNANT !

Des lésions traitées par ondes de choc

La perspective de recevoir des ondes électriques a de quoi effrayer, mais ce traitement est aujourd'hui proposé par certains hôpitaux comme alternative à la chirurgie dans le cas de troubles articulaires tels que la capsulite rétractile de l'épaule ou la tendinite.

La thérapie par ondes de choc extracorporelles consiste en une série de séances durant lesquelles des ondes de choc de faible intensité sont envoyées par voie cutanée sur l'articulation malade. Les ondes déclenchent une réaction inflammatoire du tissu lésé et un afflux de sang vers la zone touchée, ce qui dissout les dépôts calcaires et favorise la régénération cellulaire.

On ne s'explique pas bien pourquoi cette technique marche mieux que d'autres, mais si vous êtes intéressé, discutez-en avec votre médecin.

tissus. Vous pouvez consommer de la broméline en poudre sous forme de complément alimentaire.

Soignez vos pieds Les médecins prescrivent souvent une orthèse (une semelle que l'on introduit dans la chaussure) pour soigner l'aponévrosite plantaire, une inflammation douloureuse du tissu conjonctif qui soutient la voûte plantaire, responsable d'une douleur au talon. Si vous souffrez de ce problème, n'attendez donc pas pour consulter votre médecin.

Assouplissez votre cou De petits exercices suffisent parfois à soulager le mal de cou. Des chercheurs ont demandé à des patients d'effectuer des assouplissements – expliqués par un professionnel – chez eux huit fois par jour. Les participants ressentaient plus d'effets bénéfiques que ceux du groupe contrôle qui prenaient de l'aspirine ou de l'ibuprofène. Si vous êtes concerné, demandez à votre médecin de vous conseiller des exercices ou prenez rendez-vous avec un kinésithérapeute.

Trouvez le bon lit Jusqu'à présent, il était conseillé de dormir sur un matelas dur si l'on avait mal au dos, mais les chercheurs ont aujourd'hui un autre avis. Une étude menée sur des personnes souffrant de lombalgies a montré qu'au bout de trois mois celles qui dormaient sur un matelas moyennement dur avaient moins de douleurs pendant la nuit et au réveil que celles équipées d'un matelas dur. Si vous êtes dans ce cas, songez à changer votre literie.

Pratiquez le yoga Une vaste étude britannique a montré que des patients qui avaient suivi un programme spécial de douze semaines de yoga avaient noté une amélioration plus nette de la mobilité de leur dos et se sentaient plus à l'aise pour pratiquer les gestes de la vie quotidienne que ceux qui avaient reçu un traitement médical classique. Après trois mois, les premiers pouvaient accomplir en moyenne 30 % d'activités de plus que les seconds. Si vous souffrez de douleurs dans le bas du dos et que vous êtes tenté par le yoga, prenez d'abord l'avis de votre médecin ou de votre kinésithérapeute et cherchez un professeur spécialisé dans les lombalgies.

ÇA MARCHE !

L'acupuncture, la solution antidouleur

Nombreuses sont les personnes souffrant de douleurs articulaires qui sont soulagées par l'acupuncture. Tandis que la science moderne accorde une valeur grandissante à cette pratique ancestrale chinoise, certains pensent qu'elle n'aurait qu'un effet placebo.

La bromélaïne contenue dans l'ananas semble accélérer la réparation des tissus

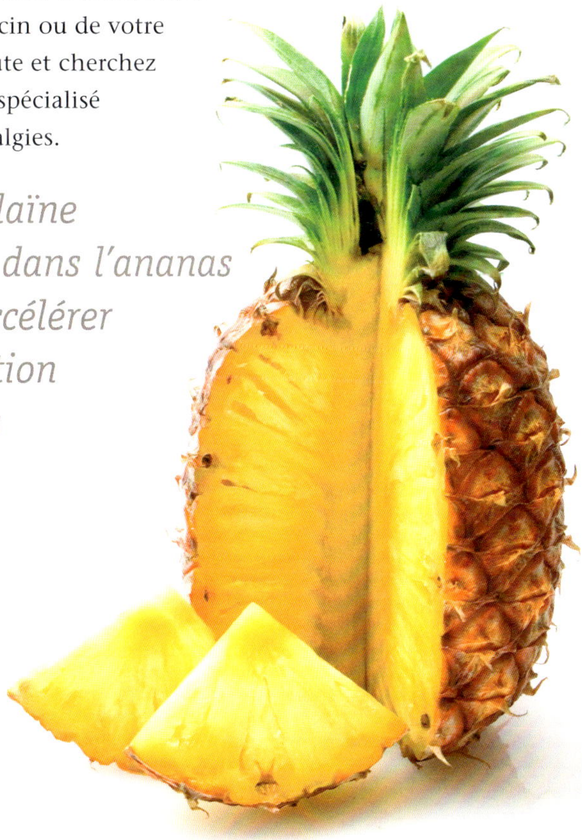

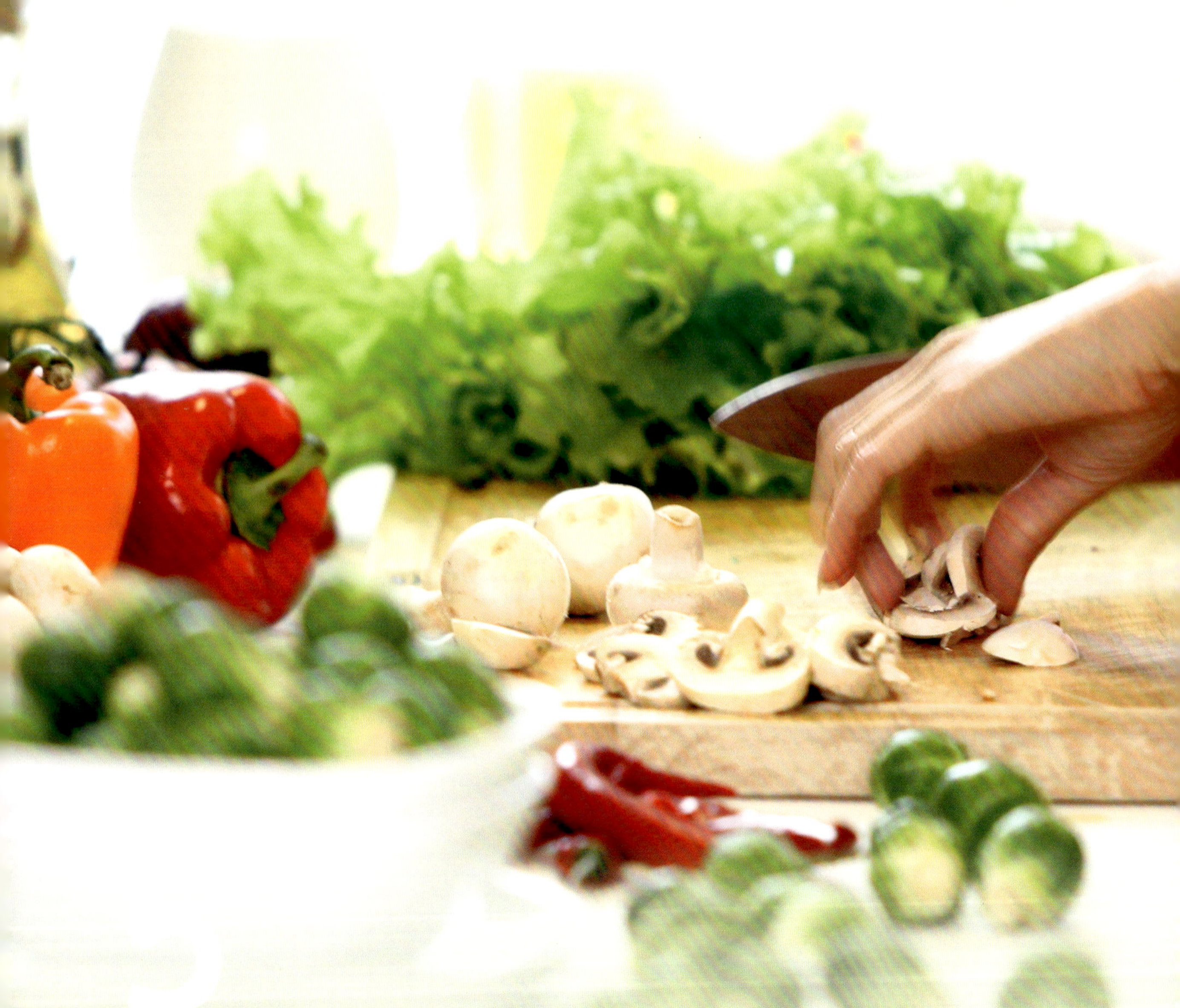

Une alimentation ÉQUILIBRÉE

Ce que vous mangez joue un rôle déterminant pour votre santé. Or, même dans les pays développés, on peut être sujet à des carences en vitamines et en minéraux. Ce chapitre propose des idées pour apporter au corps tout ce dont il a besoin, sans prendre de poids.

Bien manger AU QUOTIDIEN

Comme tout le monde, vous pensez savoir ce qu'est une alimentation équilibrée. Or, la science de la nutrition ne cesse de progresser : peut-être sous-estimez-vous l'importance de certains nutriments et aliments... Voici quelques conseils utiles et des astuces parfois surprenantes pour bien vous alimenter et rester en bonne santé.

● **Huit plutôt que cinq** Si l'on en croit les spécialistes, mieux vaut consommer huit portions de fruits et légumes par jour que les cinq habituellement recommandées.

★ **Multipliez les apports** en préparant des jus multivitaminés avec plusieurs fruits, ou des soupes et des plats contenant différents légumes.

★ **Variez les plaisirs**, car aucun fruit ou légume ne contient à lui seul tous les nutriments dont l'organisme a besoin.

● **Calculez la quantité idéale** Une portion de fruits ou de légumes standard pèse 80 g, ce qui équivaut à une petite banane, une pomme de taille moyenne ou une petite carotte. Conservez ces repères en tête pour vous aider à atteindre la quantité nécessaire afin de rester en bonne santé.

● **Le tout-prêt, c'est permis !** Si vous n'avez ni le temps ni l'envie de laver, d'éplucher et de couper les légumes, sachez que ceux vendus prêts à l'emploi en sachets ou en barquettes sont tout aussi bons pour la santé. Salades, haricots verts, asperges, carottes, maïs, petits pois, fèves: on trouve de tout, et s'ils sont un peu plus chers, ils permettent de manger sainement même lorsque l'on manque de temps.

● **Faites rissoler les carottes** Cuire des carottes avec un peu d'huile augmente leur teneur en bêta-carotène assimilable, car cette vitamine antioxydante est soluble dans la graisse. Notre organisme n'absorbe en effet que 11 % du bêta-carotène contenu dans les carottes crues, mais 75 % de celui présent dans les carottes rissolées. Alors n'hésitez pas à ajouter des carottes à vos poêlées de légumes, à vos soupes, ragoûts, gratins et viandes rôties.

● **Préparez-vous des tisanes** Leurs bienfaits pour la santé sont prouvés, et des études l'ont montré.

★ **La camomille** a une action anti-inflammatoire et renforce le système immunitaire.

★ **La menthe poivrée** aide à lutter contre les infections (toux et rhume) et les digestions difficiles.

★ **L'hibiscus** contribuerait à faire baisser la pression artérielle.

Les carottes cuites dans un peu d'huile apportent davantage de bêta-carotène

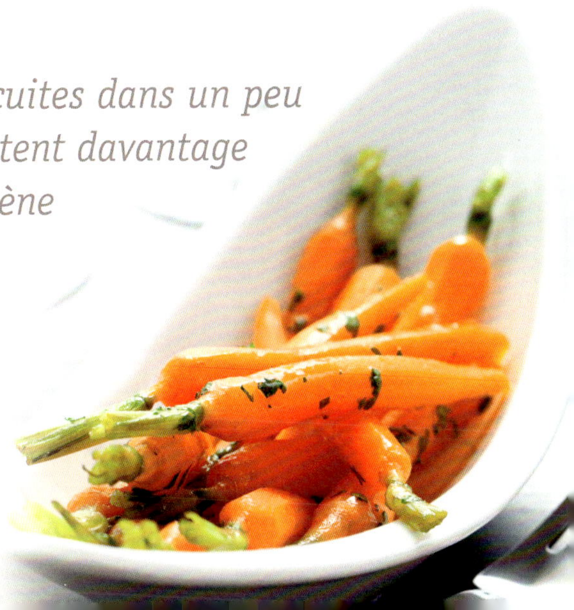

Mangez des amandes pour lutter contre l'inflammation. Dans le cadre d'un régime méditerranéen, la consommation quotidienne de fruits à coque (30 g), notamment les amandes, les noix et les noisettes, peut contribuer à réduire le risque de syndrome métabolique, un ensemble de symptômes qui augmente le risque de diabète de type 2 et de maladies cardiovasculaires. Pensez à en introduire dans vos plats ou à en grignoter en en-cas.

Des lentilles plutôt que du rosbif
L'analyse d'une étude menée sur la consommation de viande rouge pendant plus de vingt ans a montré qu'une portion quotidienne d'agneau, de bœuf ou de porc (environ 80 g) augmentait de 13 % le risque de décès prématuré. Mangez moins de viande rouge et plus de poisson, de volaille et de protéines végétales comme celles contenues dans les fruits à coque et les lentilles. Essayez de réduire votre consommation de viande à 40 g par jour environ, ou réservez-la aux grandes occasions.

Méfiez-vous des produits allégés
Si vous achetez des produits portant les mentions « light », « sans sucres » ou « 0 % », en pensant qu'ils sont meilleurs pour la santé, faites attention : ils peuvent en réalité être très caloriques ou très salés. En outre, les personnes qui achètent des aliments prétendument allégés en matières grasses ont tendance à en manger presque deux fois plus. À moins que votre médecin ne vous ait soumis à un régime maigre, mieux vaut donc vous contenter d'aliments à teneur normale, voire élevée en graisses, mais en plus petite quantité. Voici la signification des mentions les plus couramment apposées sur les étiquettes.

★ **À teneur réduite en matières grasses/sucre/sel** La teneur du nutriment en question est diminuée d'au moins 25 % en poids par rapport au produit de référence, mais ces produits allégés peuvent encore être très gras.

ASTUCE

L'huile de colza : l'aliment-santé par excellence
De toutes les huiles végétales, celle de colza est celle qui contient le moins d'acides gras saturés. Elle est riche en acides gras mono-insaturés et polyinsaturés, qui sont bons pour la santé, et comprend 11 % d'oméga-3, excellents pour le cœur. Elle comporte également de la vitamine E et K, aux propriétés antioxydantes, ce qui en fait l'une des huiles les plus intéressantes sur le plan nutritionnel. Et pour couronner le tout, c'est l'une des moins chères.

L'huile de colza est l'huile végétale qui contient le moins de graisses saturées

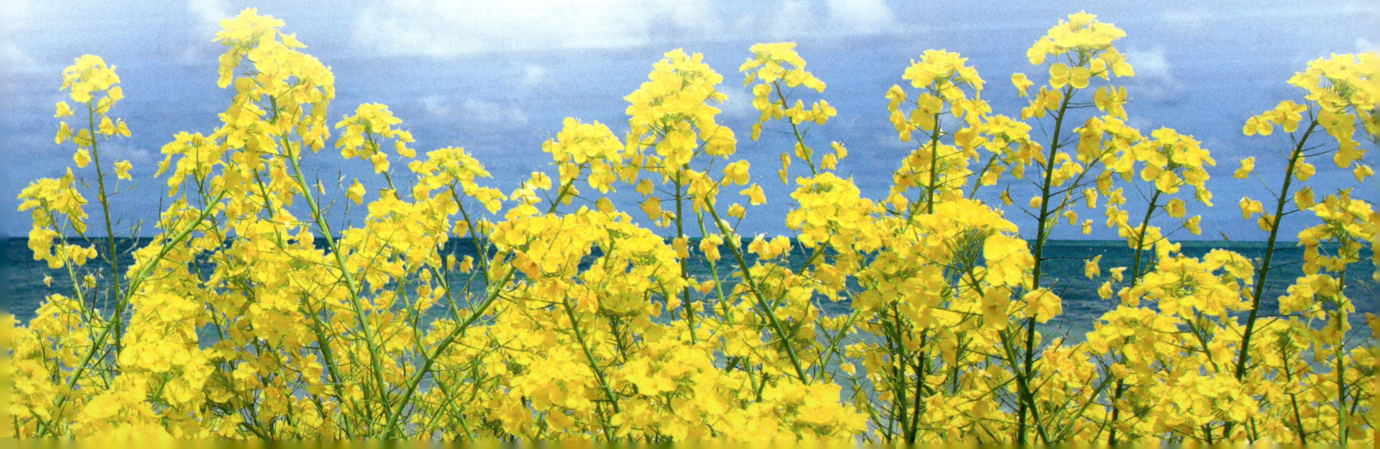

★ **À faible teneur en matières grasses** Le produit ne contient pas plus de 3 g de matières grasses pour 100 g ou, dans le cas des liquides, pas plus de 1,5 g pour 100 ml (pour le lait demi-écrémé : 1,8 g pour 100 ml).

★ **Sans sucres ajoutés** Ces produits peuvent tout de même présenter des teneurs élevées en sucres naturels ; ceux auxquels on ajoute du lait contiennent du lactose et les jus de fruits contiennent du fructose et du glucose.

★ **Allégé (« light »)** Le pouvoir calorique de ces produits est inférieur de 30 % à celui du même produit dans sa version non allégée. Mais sachez que la version « light » d'une marque peut contenir la même quantité de matières grasses, par exemple, ou de calories, que la version classique d'un autre produit. Comparez les produits d'après le nombre de calories pour 100 g.

● **Lisez les étiquettes** Si l'on en croit des chercheurs américains, les personnes qui ont pour habitude de lire les informations nutritionnelles sur les emballages de produits alimentaires consomment près de 5 % de matières grasses en moins que celles qui n'y prêtent pas attention.

● **Un jus de fruits pour une santé de fer** Après le dîner, mieux vaut boire un jus d'orange qu'un thé ou un café. En effet, les substances végétales contenues dans ces deux boissons chaudes perturbent l'assimilation du fer au niveau des intestins, empêchant ainsi votre organisme d'en bénéficier. À l'inverse, la vitamine C améliore cette assimilation, mais attention, le soir, elle peut retarder l'endormissement.

● **Préférez le riz complet** au riz blanc pour diminuer le risque de diabète de type 2. Le riz blanc est en effet moins riche en fibres et a, de ce fait, un indice glycémique plus élevé que le riz brun. Celui-ci contient également davantage de vitamine B, de fibres insolubles et de magnésium, qui diminuent le risque de diabète.

● **Des asperges en hors-d'œuvre** Ce légume est riche en fructo-oligosaccharide, une fibre soluble naturelle qui a la propriété de freiner l'appétit et de stimuler la sensation de satiété. Ainsi, les participants d'une étude qui en avaient consommée sous forme de complément absorbaient 11 % de calories en moins au bout de 13 jours seulement. Faites l'essai, en intégrant des asperges, mais aussi des bananes, des oignons, de la chicorée, de l'orge, du blé et des tomates à vos menus.

● **Passez-vous de sucre** Très calorique, il abîme les dents, n'apporte aucun nutriment et sa consommation excessive entraîne une augmentation du taux de triglycérides dans le sang, ce qui est mauvais pour la santé. Ces graisses sont associées à un faible taux de cholestérol HDL (le « bon » cholestérol, qui protège contre les maladies cardiovasculaires). Pour limiter votre consommation de sucre, suivez ces quelques conseils.

★ **Faites une croix** sur les sodas, les bonbons, les céréales très sucrées du petit déjeuner et les autres aliments contenant des sucres ajoutés comme le glucose, le fructose, le sucre inverti, le maltose et les sirops.

★ **Vérifiez** la teneur en sucres des produits transformés, comme les plats cuisinés congelés, les sauces, les desserts et le pain.

★ **Consommez** uniquement les sucres naturels des fruits et des légumes.

★ **Choisissez** une marque de céréales n'apportant pas plus de 8 g de sucre par portion pour votre petit déjeuner.

★ **Utilisez** des épices (vanille, cannelle ou gingembre) plutôt que du sucre.

Les secrets des PHYTOMICRONUTRIMENTS

Les scientifiques ont longtemps pensé que les vitamines, les sels minéraux et les fibres étaient les principaux composants bénéfiques des fruits et légumes frais, des céréales complètes, des fruits secs et des graines. Or des études récentes ont montré que plusieurs autres substances végétales ont des pouvoirs analogues.

Le docteur James Joseph, chercheur américain spécialisé en nutrition, est l'un des premiers scientifiques à avoir découvert les propriétés de ces composants des végétaux appelés phytomicronutriments. En 1999, avec son équipe, il a ainsi constaté que la consommation de myrtilles pouvait améliorer la motricité et inverser la perte de mémoire à court terme. Ce constat a été effectué dans le cadre d'un travail – toujours en cours – qui consiste à identifier plus de 5 000 substances chimiques protégeant les plantes contre les attaques des insectes, des animaux et des maladies, et à analyser leurs effets sur l'être humain. Les scientifiques pensent aujourd'hui que la plupart des bienfaits des fruits et légumes sont dus aux phytomicronutriments.

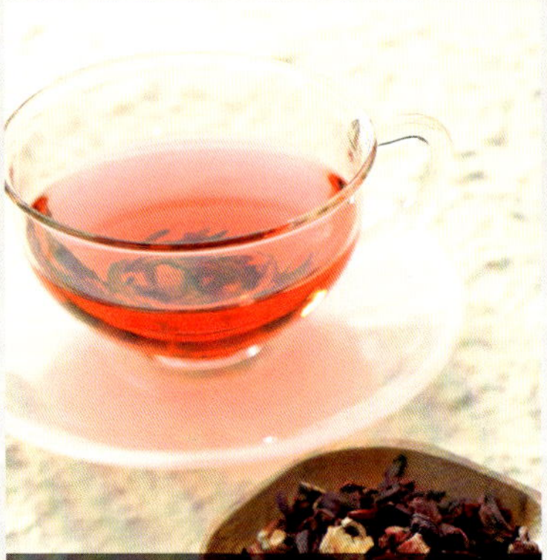

La tisane d'hibiscus apporte des phytomicronutriments susceptibles de protéger le cœur.

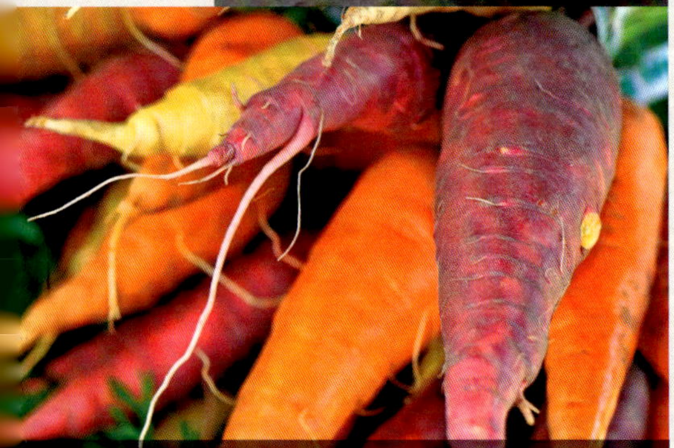

Selon leur couleur, **les carottes** contiennent des phytomicronutriments différents.

La nature transformée

Certains phytomicronutriments ont un goût amer, ce qui explique que les enfants, en particulier, n'aiment pas les légumes comme le brocoli et les choux en général. Pendant des dizaines d'années, l'industrie agroalimentaire a donc produit des variétés hybrides moins amères et travaillé à des procédés visant à modifier la saveur de ces légumes pour nous encourager à en manger plus. Le résultat est qu'ils contiennent beaucoup moins de phytomicronutriments. Aujourd'hui, les chercheurs en nutrition commencent à collaborer avec les agronomes pour retrouver d'anciennes variétés de légumes riches en nutriments et les croiser par pollinisation avec des variétés classiques, de façon à produire des hybrides qui, non seulement contiennent davantage de ces substances chimiques bonnes pour la santé, mais sont aussi meilleures au goût. Ainsi, en 2011, un brocoli hybride contenant un phytomicronutriment appelé glucoraphanine en quantités deux à trois fois plus élevées que la normale a été commercialisé au Royaume-Uni.

Les familles de phytomicronutriments

Des études ont classé ces substances chimiques végétales en plusieurs groupes.

● **Les anthocyanines** se retrouvent dans les aliments bleus ou violets. Ils ont de nombreuses propriétés, notamment celle de combattre l'inflammation qui serait à l'origine d'affections aussi différentes que la maladie d'Alzheimer, le diabète ou les troubles cardiovasculaires.

● **Les caroténoïdes** sont associés à une réduction du risque de maladies cardiovasculaires et de certains cancers: on les trouve essentiellement dans les fruits et légumes orange. Ils comprennent aussi le lycopène (qui diminuerait le risque de certains cancers) présent dans les fruits et légumes rouges.

● **Les polyphénols** (ou flavonoïdes) ont des propriétés anti-inflammatoires et préservent les cellules nerveuses. Certains d'entre eux pourraient avoir un effet protecteur contre le cancer et la maladie d'Alzheimer. On les trouve dans le thé, le vin, le café et les fruits et légumes bleus et violets. Ainsi, le resvératrol, un composant du vin rouge et des produits à base de raisin, aurait un effet protecteur contre certains cancers et contre les maladies cardiovasculaires, le syndrome métabolique et la dégénérescence des cellules nerveuses.

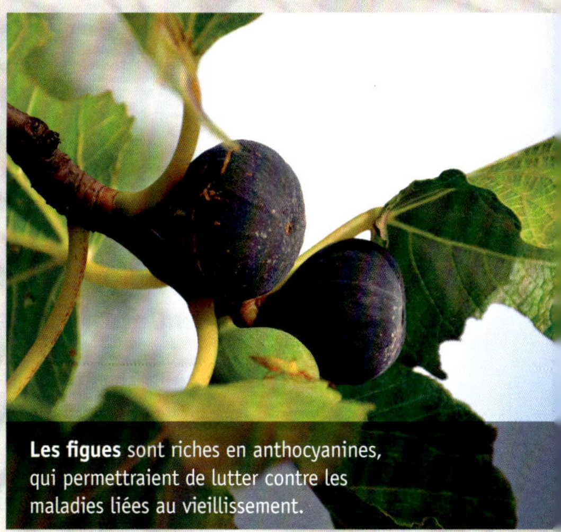

Les figues sont riches en anthocyanines, qui permettraient de lutter contre les maladies liées au vieillissement.

Mettez de la couleur dans vos menus

Il n'existe pas encore de véritable consensus scientifique sur les effets bénéfiques de plusieurs phytomicronutriments. Néanmoins, chaque année, des études révèlent que certains fruits ou légumes semblent offrir une protection contre des maladies liées à l'âge. Les scientifiques regroupent les produits en fonction de leur couleur, cette dernière révélant le type de phytomicronutriments qu'ils contiennent.

Rouge et rose Les fruits et légumes rouges et roses, comme les tomates, les pastèques, les papayes, les goyaves et les pamplemousses roses, sont riches en lycopène, mais ce sont les tomates cuites, y compris sous forme de coulis, qui en contiennent le plus.

Orange Les carottes, les patates douces, les courges, les potirons, les papayes, les mangues et les melons ont tous une teneur élevée en caroténoïdes. Les matières grasses favorisant son assimilation, cuisinez ces légumes avec un peu d'huile végétale.

Jaune Le curcuma, qui parfume le curry et lui donne sa couleur jaune, contient de la curcumine, un phytomicronutriment de la famille des polyphénols.

Bleu et violet Aubergines, myrtilles, mûres, raisins (frais et secs), prunes, cerises burlat, figues, jus de raisin, vin rouge et tisanes d'hibiscus: tous ces produits sont riches en anthocyanines, qui forment un cocktail de phytomicronutriments.
Le vin rouge, le jus de raisin, le raisin noir et certaines baies contiennent également du resvératrol.

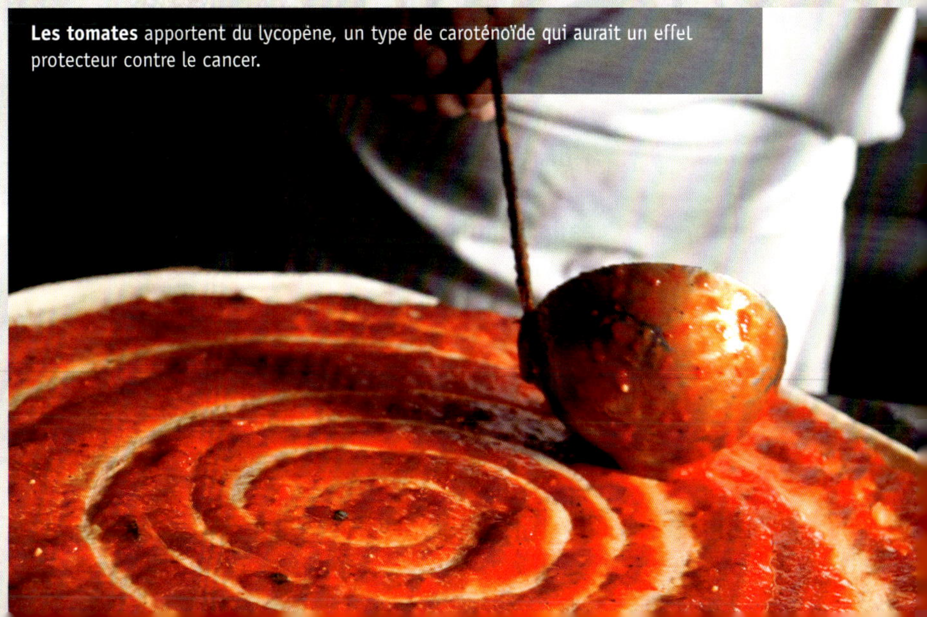

Les tomates apportent du lycopène, un type de caroténoïde qui aurait un effet protecteur contre le cancer.

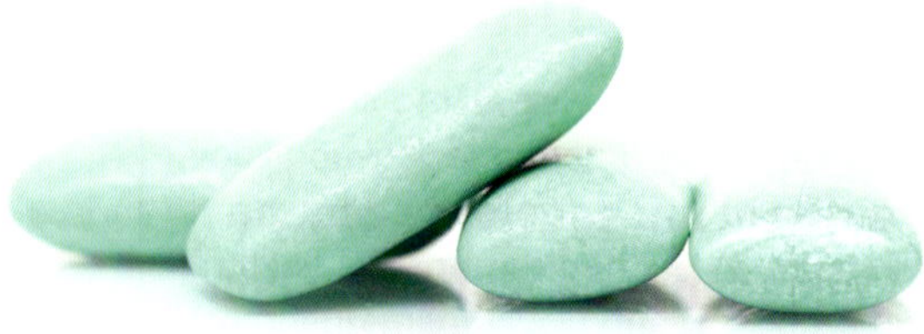

Le chewing-gum aide à résister à l'envie de sucre

● **Des pommes de terre, mais pas frites** L'une des méthodes minceur les plus efficaces consiste à manger des aliments qui – bien que peu caloriques – procurent une sensation de satiété. Mettez l'accent sur les fruits, les légumes, les soupes, les ragoûts, mais aussi le riz et les pâtes, qui absorbent beaucoup d'eau lors de la cuisson; enfin, évitez de manger trop gras ou trop sucré.

● **Mangez lentement** pour manger moins. Une étude américaine l'a confirmé : les personnes qui mangent rapidement consomment environ 90 g d'aliments par minute; celles qui mangent moyennement vite, 70 g; et celles qui mangent lentement, à peine 60 g. Comme il faut au moins vingt minutes à l'estomac pour informer le cerveau qu'il est rassasié, mâchez lentement et faites des pauses entre les bouchées.

ASTUCE

Du piment pour maigrir
Des chercheurs américains pensent que le piment en poudre aurait une action coupe-faim. Apparemment, le piquant du piment favoriserait la digestion et ferait passer l'envie de manger des aliments gras, salés ou sucrés, en particulier chez les personnes peu habituées à manger épicé.

● **Pas de médicament miracle** La pilule magique qui fait maigrir définitivement n'a pas encore vu le jour. Il n'existe en effet aucune preuve que l'on puisse réellement perdre du poids avec tel ou tel produit sans modifier ses habitudes alimentaires et pratiquer une activité physique régulière. Le seul régime qui fonctionne : manger davantage de fruits et de légumes, de céréales complètes et de viandes maigres, éviter les aliments gras et faire de l'exercice tous les jours.

● **Mâchez pour maigrir** Le chewing-gum serait une bonne arme contre le grignotage. Dans le cadre d'une étude, des chercheurs américains ont demandé à un groupe de participants de mâcher du chewing-gum sans sucre quinze minutes par heure pendant trois heures, puis ils leur ont proposé différents en-cas. Il s'est avéré que les mâcheurs de chewing-gum avaient nettement moins faim et moins envie de sucré que le groupe de participants qui n'en avaient pas mâché.

● **Buvez de l'eau** En remplissant l'estomac, l'eau coupe la faim. Rien de plus simple pour perdre du poids!

● **N'éliminez pas les glucides** Les régimes pauvres en glucides, comme la méthode Atkins, ont répandu l'idée qu'il fallait éviter les glucides si l'on voulait perdre du poids. Or, les aliments à faible indice glycémique (indice qui mesure la vitesse d'élévation du glucose dans le sang) mais qui comportent des glucides font figure d'exception. C'est le cas des légumes secs, des fruits à coque, des graines, des pâtes complètes et du boulgour, qui libèrent

C'EST DANS LA TÊTE !

Un coupe-faim psychologique

Des chercheurs américains ont donné à 45 volontaires en bonne santé le même milk-shake contenant 380 kcal. À un premier groupe, ils ont indiqué qu'il était pauvre en calories, et ils ont dit le contraire au second groupe. Ils ont ensuite mesuré, avant et après l'absorption du milk-shake, le taux de ghréline, l'hormone qui déclenche la sensation de faim, des participants.

Ils ont alors constaté que ce taux avait davantage chuté chez les personnes qui pensaient avoir consommé une boisson nourrissante. Ces résultats semblent indiquer que le simple fait de penser que l'on a mangé quelque chose d'« interdit » ou de très calorique peut calmer la faim.

Vous perdrez probablement davantage de kilos si vous notez tout ce que vous mangez

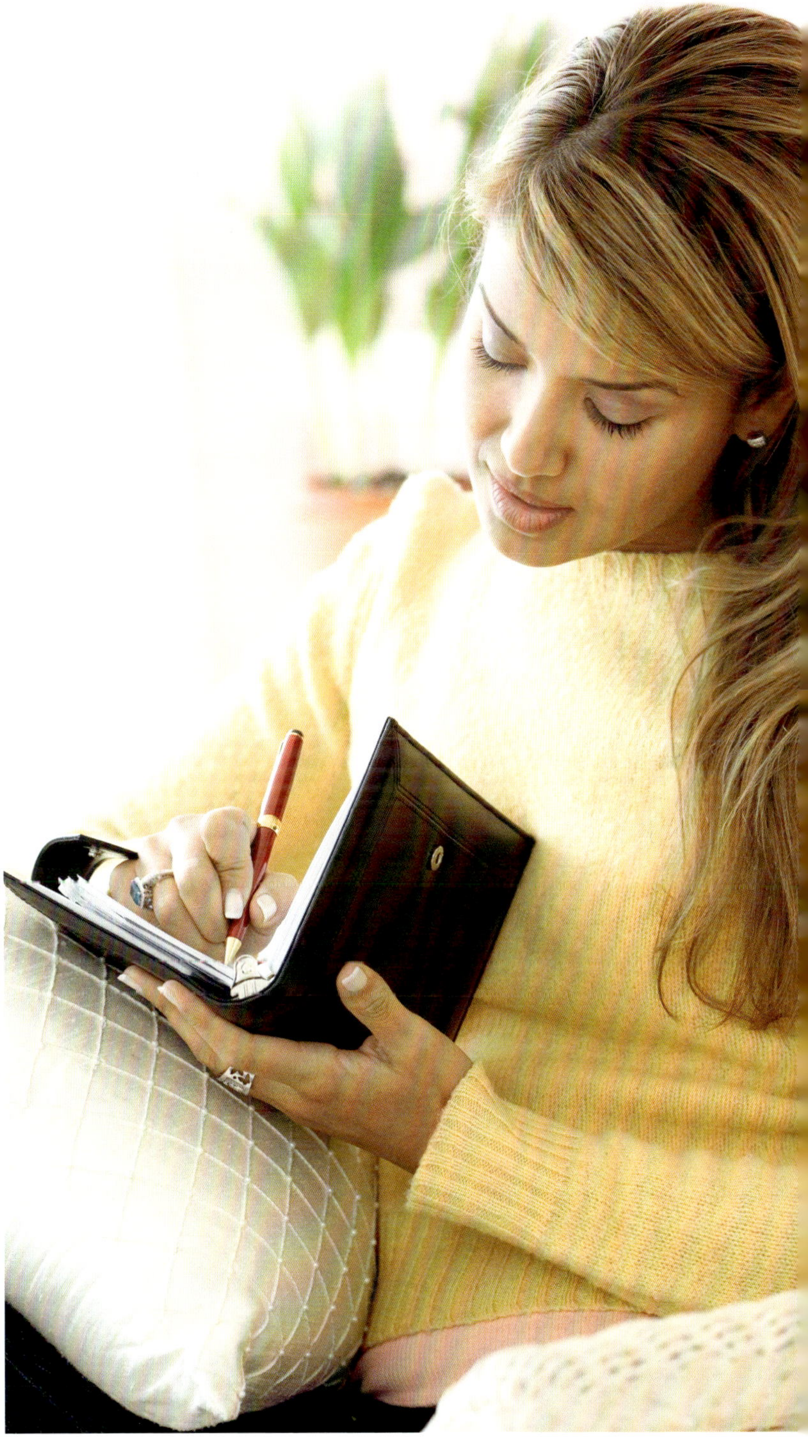

lentement leur énergie, procurant ainsi une sensation de satiété. Consommez-en à tous les repas.

- **Notez ce que vous mangez** Cette méthode serait l'une des plus efficaces pour maigrir et permettrait de doubler la perte de poids. Le simple fait de noter ce que l'on mange, à quel moment et avec qui incite en effet à consommer moins de calories. Faites l'essai pendant quelques semaines, et constatez-le par vous-même.

- **N'oubliez pas les protéines** Pour conserver un poids stable, il faut en consommer à chaque repas : elles provoquent rapidement la satiété, stimulent la combustion des graisses et favorisent la constitution et la préservation de la masse maigre (comme les muscles). Ingrédients indispensables d'une alimentation équilibrée, les protéines se trouvent bien sûr dans la viande et le poisson, mais aussi dans les haricots secs, les lentilles, les fruits à coque, les graines, les œufs et les produits à base de soja.

● **Restez zen** Le stress de la vie quotidienne augmente le taux hormonal de cortisol, et votre organisme réagit en stockant les graisses, selon un mécanisme ancestral de survie en situation d'urgence. Si vous êtes constamment sous pression, votre taux de cortisol sera élevé en permanence et favorisera l'accumulation de graisse abdominale (la plus dangereuse). Alors, trouvez des solutions pour calmer votre anxiété et limiter le stress, et vous perdrez du poids naturellement !

● **Changez vos habitudes en six étapes** Pour perdre du poids, il faut commencer par rompre avec les habitudes qui ont amené à en prendre. James Prochaska, un professeur américain de psychologie, a défini six étapes pour réussir à se débarrasser d'une mauvaise habitude.

★ **Précontemplation** Faites le point en toute honnêteté et commencez à envisager de suivre un régime.

★ **Contemplation** Imaginez les effets positifs de la perte de poids sur votre santé, votre forme et votre silhouette.

★ **Décision** Établissez un calendrier précis : une date de démarrage et des objectifs réalisables au bout d'un jour, d'une semaine, du premier mois et de trois mois. Il peut

CONNAISSEZ-VOUS VOTRE IMC ?

Vous avez envie de perdre du poids, mais avez-vous vraiment des kilos en trop ? Repérez votre indice de masse corporelle (IMC) sur le tableau ci-dessous et observez s'il est dangereux pour votre santé.

Attention : ce tableau ne peut pas être utilisé tel quel par les personnes minces mais très musclées. De nombreux sites Internet vous proposent des outils pour calculer votre IMC.

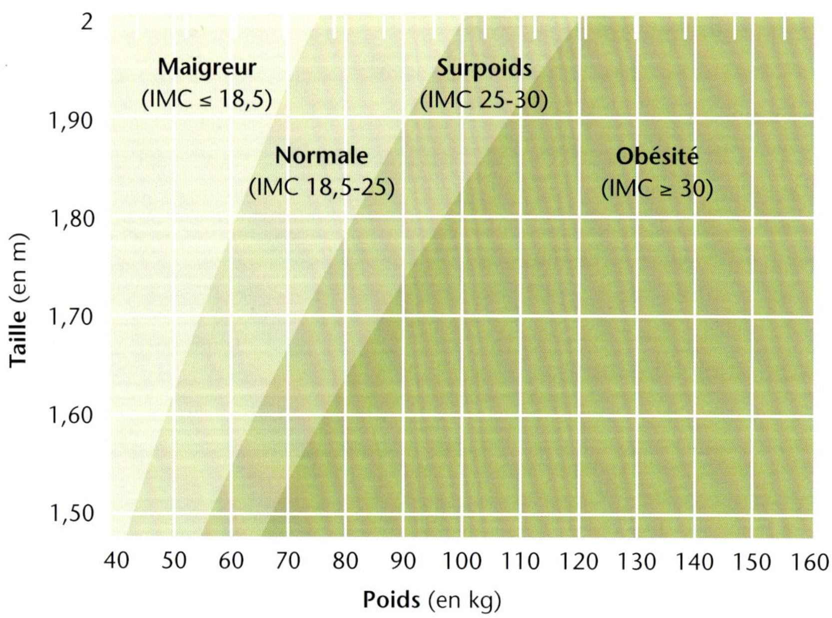

ÉTONNANT !

L'appétit, une histoire familiale

On le soupçonnait depuis longtemps et on en a aujourd'hui des preuves : il y a bien des familles de gros mangeurs. Une équipe britannique a identifié des gènes anormaux susceptibles de favoriser l'obésité, en particulier le gène FTO, surnommé par les Anglo-Saxons « gène de la malbouffe », qui pousse à aimer les aliments gras et sucrés.

Les chercheurs estiment que les personnes porteuses d'une mutation de ce gène peuvent absorber 100 kcal de plus par repas. Sur une semaine, cela représente 2100 kcal, soit ce qu'il faut normalement consommer en une journée. La solution, pour ces gros mangeurs, est de faire de l'exercice et de suivre un régime équilibré. Car n'oublions pas que les habitudes alimentaires, comme les gènes, se transmettent de parents à enfants.

s'agir d'objectifs aussi modestes et précis qu'acheter une balance de cuisine ou remplacer une barre chocolatée par un fruit. Ajoutez ensuite des objectifs à six mois et un an. Parlez-en à votre famille, à vos amis et à vos collègues, et demandez-leur de vous aider.

★ **Action** Planifiez vos menus pour la semaine, rédigez la liste des courses et ne la modifiez pas. Faites du sport, si possible avec une autre personne pour vous motiver. Ménagez-vous des petits plaisirs, par exemple un carré de chocolat, pour vous récompenser d'avoir respecté votre programme. Soyez patient, car il faut un peu de temps pour se faire à de nouvelles habitudes.

★ **Maintien** Les nouvelles habitudes étant bien ancrées, vous pouvez vous considérer comme une personne sportive qui s'alimente bien.

★ **Accomplissement** Vous êtes en meilleure forme et en meilleure santé, et vos éventuels écarts ne sont pas des signes d'échec.

Pour perdre du poids, tenez-vous-en strictement à votre liste des courses et aux menus prévus

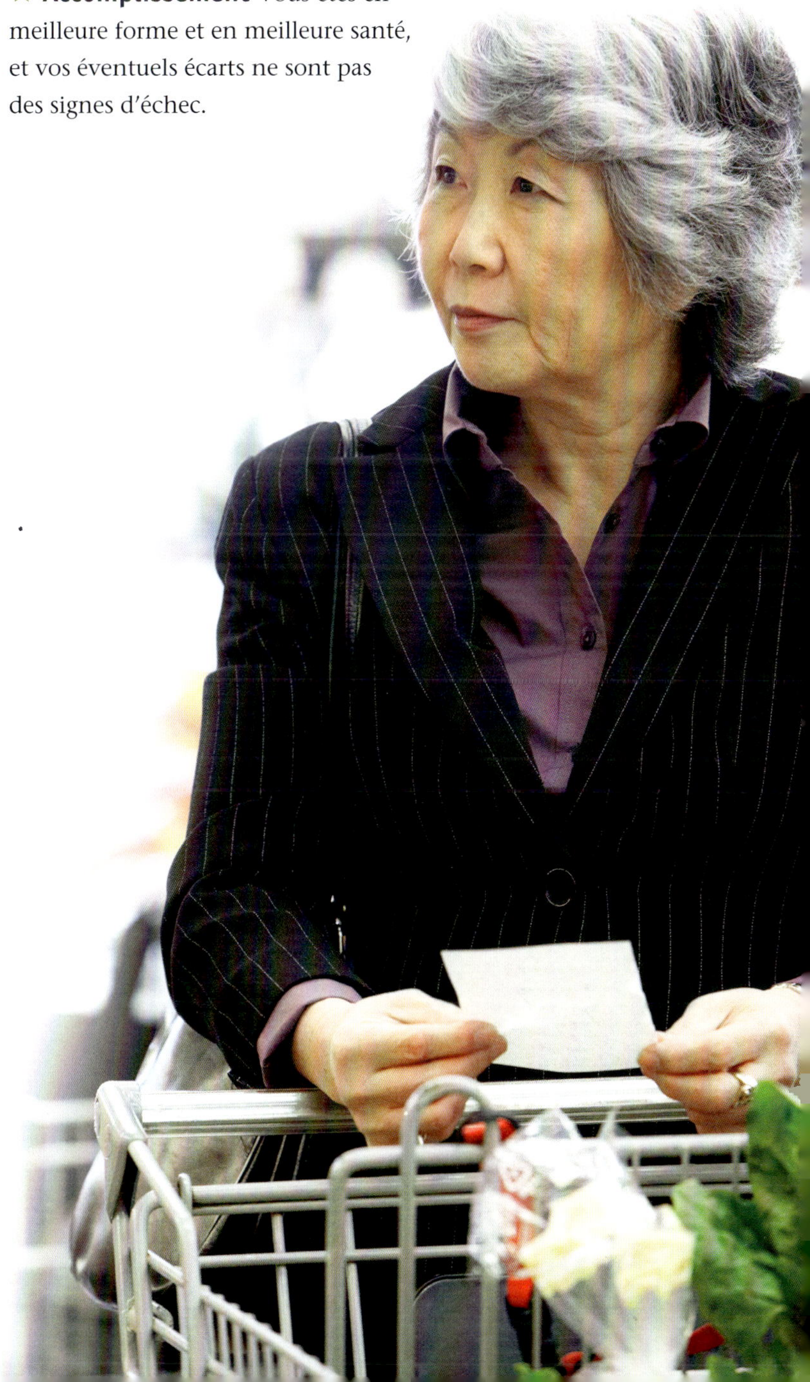

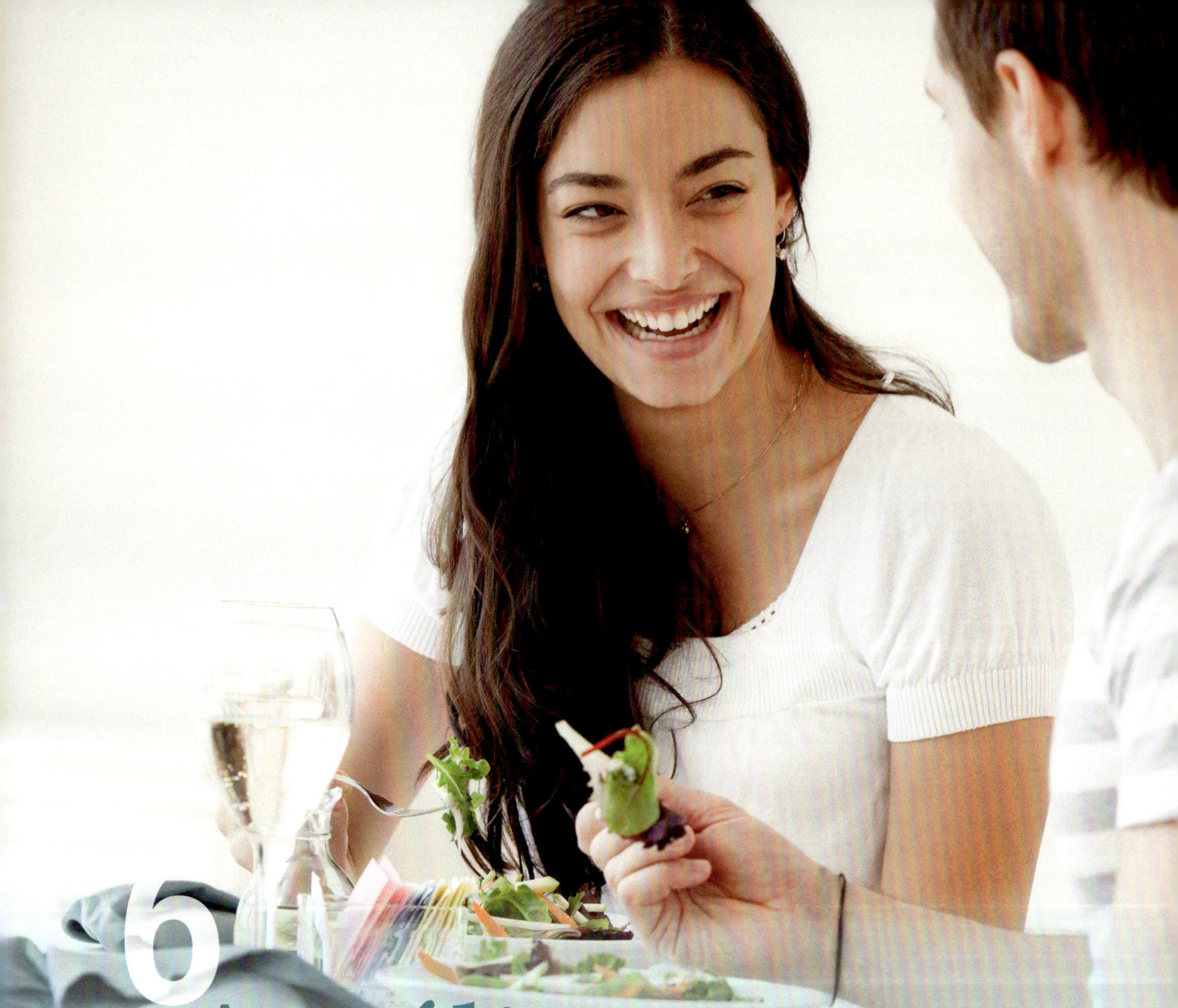

6 Améliorer SA DIGESTION

La nourriture est en quelque sorte notre carburant. Un mauvais fonctionnement des organes digestifs peut nuire au bien-être et provoquer inconfort et douleurs. Heureusement, de nombreuses méthodes (remèdes maison et nouveaux traitements) peuvent apporter des solutions à la plupart des troubles.

Prendre soin DE SON ESTOMAC

L'estomac produit un acide qui permet la transformation des aliments pour en extraire les nutriments. Nécessaire à la digestion, cet acide est cependant à l'origine de troubles, comme les ulcères, lorsqu'il est associé aux bactéries de la paroi gastrique. Voici quelques conseils pour vous protéger de ce risque et vous soulager de divers maux.

• Soignez votre estomac en dormant Toutes les nuits, le corps répare les dommages sur les parois gastrique et intestinale en augmentant la production de TFF2, une protéine qui atteint sa pleine efficacité pendant le sommeil, d'où l'importance de dormir sept à huit heures par nuit.

• Mangez des fraises Selon des études européennes récentes, ce fruit estival apaiserait l'estomac : les fraises pourraient protéger des ulcères en réduisant les dommages subis par la muqueuse gastrique. Même si ces résultats n'ont pas encore été confirmés, savourer ce fruit délicieux tout au long de l'été ne peut pas nuire !

• Améliorez l'efficacité de votre traitement antiulcéreux Certains aliments accroissent l'efficacité des médicaments prescrits contre l'ulcère peptique. Une trithérapie (deux antibiotiques associés à un inhibiteur de la pompe à protons) est couramment prescrite pendant sept jours. Durant ce traitement, le jus de canneberge, le yaourt aux probiotiques et le curcuma, tout comme les poissons gras et quantité de légumes verts, pourraient contribuer à réparer la paroi gastrique.

ÉTONNANT !

Les soucis ne donnent pas d'ulcères

Quantité d'idées fausses circulent sur les causes de l'ulcère peptique, qui touche généralement l'estomac ou l'intestin grêle. Ainsi, on lui attribue souvent pour origine l'anxiété chronique ou la colère. Les émotions fortes peuvent, certes, resserrer les vaisseaux et réduire l'approvisionnement en sang des tissus, conduisant à terme à une ulcération, mais c'est rare.

En revanche, l'aspirine, l'ibuprofène et certains autres médicaments favorisent l'apparition de ce trouble. Mais la majorité des ulcères peptiques est due à *Helicobacter pylori*, une bactérie qui infecte neuf personnes sur dix atteintes d'ulcères. Les antibiotiques prescrits pour éliminer la bactérie et réduire la production d'acide dans l'estomac sont généralement efficaces.

• Respirez pour soulager les brûlures d'estomac Respirer profondément pourrait réduire la quantité d'acide gastrique remontant dans l'œsophage. Si vous souffrez de brûlures d'estomac chroniques, pratiquez trente minutes de respiration profonde par jour : cela améliorera votre qualité de vie et vous aidera à réduire votre consommation de médicaments. Autre avantage, vous atteindrez un état de relaxation apaisant.

• Posez votre fourchette Si ce conseil était un médicament, son inventeur aurait fait fortune ! Accordez-vous au moins vingt

Le chardon-Marie favoriserait l'élimination naturelle des calculs biliaires

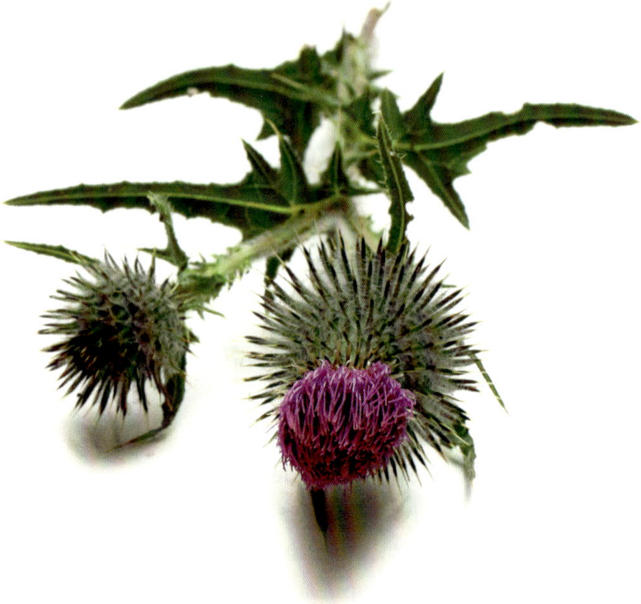

digestif, car elle dégrade le cholestérol en acides biliaires. Des études ont montré que, chez les personnes qui n'en consomment pas assez, le risque de calculs augmente. Ajoutez donc des agrumes (oranges, citrons, pamplemousses), des poivrons et des brocolis à votre menu.

N'oubliez pas les plantes

En cas de calculs biliaires douloureux, une ablation de la vésicule s'imposera peut-être. Mais pour prévenir leur apparition, essayez ces remèdes naturels qui incitent la vésicule à libérer de la bile.

★ **Pissenlit ou chardon-Marie** Prenez-en sous forme de teinture mère ou de gélules pour favoriser l'élimination des calculs.

★ **Lécithine** Ce corps gras naturellement présent dans le foie, le jaune d'œuf et le soja est un composant important de la bile. Pris sous forme de complément alimentaire, il favorise la dégradation des graisses et prévient la formation de calculs.

Mangez régulièrement Les personnes souffrant de problèmes de vésicule biliaire ne seront pas surprises d'apprendre qu'elles doivent surveiller leur alimentation. L'heure des repas a, elle aussi, de l'importance. Manger régulièrement, sans sauter le petit déjeuner, stimule la libération dans l'intestin grêle de bile, qui ne stagnera pas dans la vésicule biliaire – un autre facteur de risque de formation de calculs.

Devenez végétarien En effet, les végétariens souffrent moins de problèmes digestifs, en raison notamment de la forte teneur en fibres des légumes, qui favorise une digestion plus rapide et limite les problèmes de constipation. Autre conséquence directe du fait que les végétariens ne consomment pas de viande : un moindre risque de développer des calculs biliaires. S'il existe de bonnes raisons de consommer un peu de viande, quantité d'études démontrent que les Occidentaux en mangent trop – notamment de la viande rouge. Une alimentation plus pauvre en viande et plus riche en légumes permet une meilleure digestion.

Limitez le risque de calculs biliaires Privilégiez une alimentation pauvre en graisses saturées et en glucides raffinés, comme le sucre, et suivez ces deux autres conseils utiles.

★ **Réduisez votre taux de cholestérol** Des calculs biliaires peuvent se former lorsqu'il y a trop de cholestérol dans la bile ; ce phénomène est dû, notamment, aux œstrogènes et affecte donc davantage les femmes.

★ **Luttez contre le surpoids**, qui double le risque de formation des calculs. Perdez vos kilos superflus grâce à une alimentation

saine et équilibrée, et à une activité physique régulière.
C'est entre 55 et 65 ans que le risque de calculs biliaires est le plus élevé et qu'il est d'autant plus important de surveiller son alimentation et son hygiène de vie.

• Proscrivez les régimes drastiques

En effet, lors de pertes de poids trop rapides (au-delà de 1,5 kg par semaine), le foie sécrète davantage de cholestérol dans la bile, ce qui conduit à la formation de calculs. En outre, ces régimes peuvent rendre douloureux des calculs jusque-là « silencieux ». Une personne sur quatre suivant un régime hypocalorique développe des calculs, et un individu concerné sur trois doit subir une intervention chirurgicale de la vésicule.

• « Nettoyez » votre vésicule biliaire Boire 60 à 120 ml d'huile d'olive par jour lors des crises pourrait inciter la vésicule à libérer davantage de bile et permettre d'éliminer les petits calculs. Avant de suivre ce traitement, demandez conseil à votre médecin.

ÇA MARCHE !

L'huile de poisson pourrait prévenir les calculs biliaires
Si nul n'ignore les avantages du régime crétois, on connaît moins le régime arctique et ses bienfaits sur la vésicule biliaire. Les peuples indigènes du Canada et de l'Alaska ont une alimentation très riche en poissons gras, qui contiennent une huile pouvant expliquer la très faible prévalence de calculs biliaires dans cette population. Plus précisément, ce sont les acides gras oméga-3 de ces poissons qui, selon les chercheurs, empêcheraient le cholestérol de se solidifier pour former des calculs biliaires.

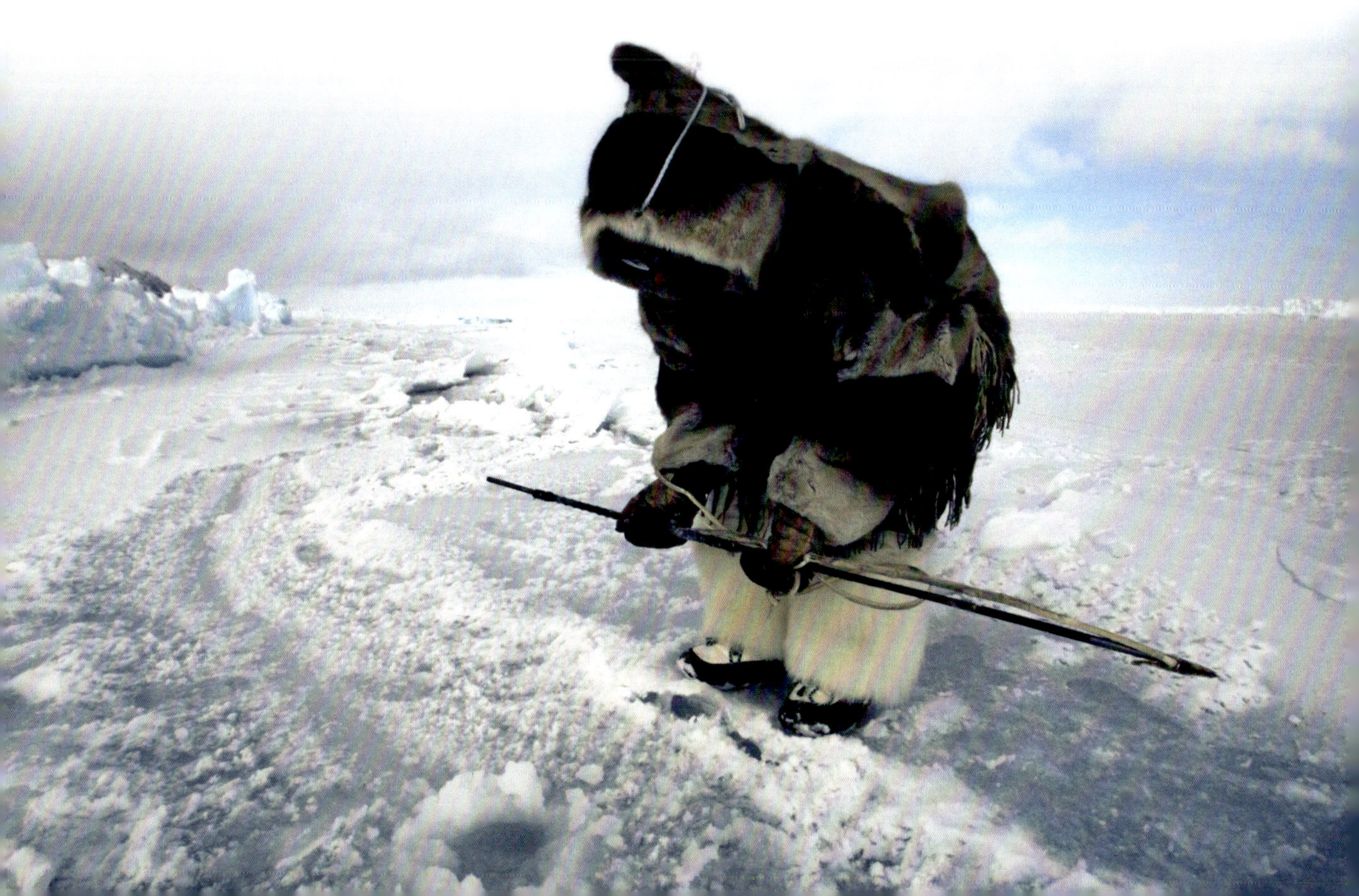

Les secrets de la MÉDECINE AYURVÉDIQUE

Les bienfaits de la médecine holistique – qui traite à la fois le corps, le cerveau et l'esprit – sont de mieux en mieux connus – et reconnus en Occident. Découvrez la médecine ayurvédique, l'un des systèmes de soin ancestraux les plus respectés, qui repose sur une approche globale de l'être humain, source de bien-être, et ses principaux bienfaits sur la santé digestive.

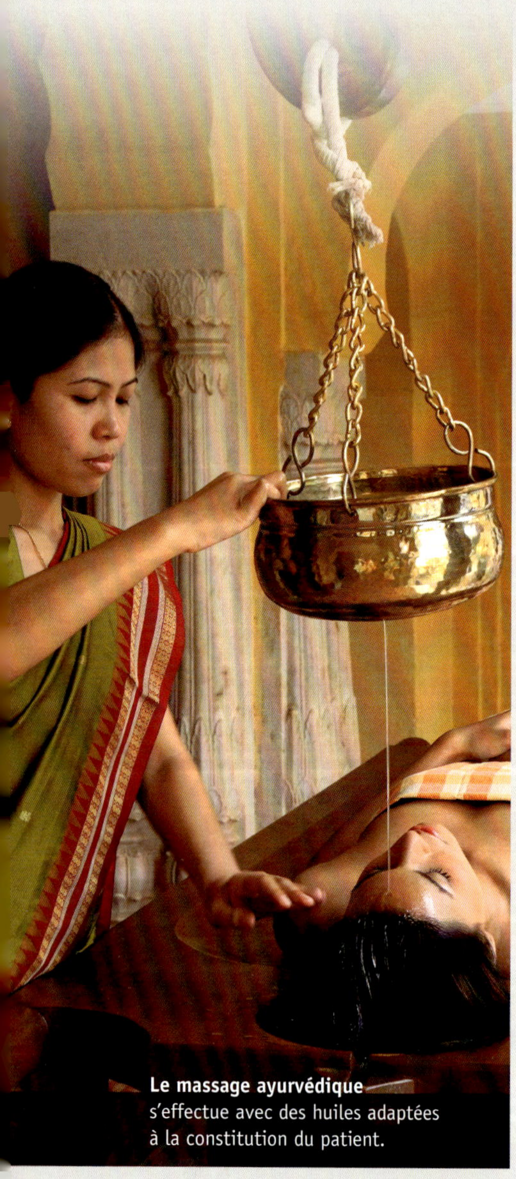

Le massage ayurvédique s'effectue avec des huiles adaptées à la constitution du patient.

L'Ayurveda est né voici environ cinq millénaires, de la tradition des prophètes indiens partis dans l'Himalaya, dit-on, méditer sur la santé et la longévité. Composé des mots sanscrits *ayur*, vie, et *veda*, savoir, l'Ayurveda met l'accent sur l'unité du corps, du cerveau et de l'esprit. Cette médecine s'attache autant à la prévention qu'à la guérison des maladies.

Pour déterminer la *prakriti* (la constitution) d'un individu, et décider du traitement le mieux adapté à un mal, le praticien ayurvédique tient compte des antécédents médicaux, de l'alimentation et du mode de vie de la personne. Il (ou elle, les femmes pratiquant désormais cette discipline traditionnellement masculine) effectue aussi un examen du patient, observe ses yeux, sa voix, sa peau, ses dents et sa langue, et vérifie les fonctions urinaire et digestive.

Les soins holistiques des troubles digestifs

L'objectif de la médecine ayurvédique est de déterminer la nature du *vikruti* (déséquilibre) de l'individu, afin de conseiller un traitement (comme des remèdes à base de plantes), un mode de vie et une alimentation adaptés. Les praticiens jugent l'approche holistique particulièrement pertinente dans le cas de problèmes digestifs, et estiment que quantité de troubles identifiés par la médecine occidentale sont dus à de mauvaises habitudes alimentaires.

Dans cette médecine, les herbes aromatiques, les huiles végétales et les épices jouent un rôle essentiel. Nombre de celles prescrites pour les troubles digestifs, comme le triphala (association de trois herbes aromatiques indiennes) et le curcuma, ont vu leur efficacité démontrée par des études cliniques.

Certains préceptes d'hygiène de vie et d'alimentation rejoignent ceux préconisés en Occident. Ainsi, le California College of Ayurveda recommande de « prendre le principal repas de la journée vers midi, lorsque le soleil est haut dans le ciel et que l'*agni* (le feu digestif) est le plus puissant ». Il conseille de manger sans excès, dans le silence et le calme, sans distractions comme la télévision ou des « conversations excessives », de « mastiquer soigneusement » la nourriture et de se reposer après les repas.

L'Ayurveda en cuisine

Pour trouver un praticien de médecine ayurvédique, vous pouvez consulter l'annuaire de l'association des professionnels en Ayurveda (www.ayurveda-france.org). Mais mieux vaut en parler avec votre médecin traitant avant de commencer un tel traitement. Cependant, nombre d'herbes aromatiques et d'épices ayurvédiques peuvent être utilisées quotidiennement dans l'alimentation. En voici quelques-unes.

Cannelle Ce stimulant parfumé et « réchauffant » combat la fatigue et les troubles digestifs. À utiliser dans les desserts, les biscuits et les pâtisseries.

Cardamome Efficace contre les maux de gorge, cette épice améliore la digestion. Elle est bonne aussi pour le cœur.

Coriandre en graines
Elle améliore l'absorption des aliments, contribue à soigner la diarrhée et possède des propriétés antibactériennes. Parfumez-en tous vos currys.

Cumin Utilisé dans les currys, on le retrouve aussi dans la cuisine grecque, latino-américaine et du Maghreb. Il facilite la digestion, prévient les nausées, soulage la douleur et favorise la réparation des tissus.

Curcuma Ce composant du curry est renommé pour ses propriétés médicinales, de la cicatrisation jusqu'au traitement des problèmes respiratoires. Il stimule aussi le système immunitaire.

Fenouil (graines) Se mariant avec le poisson aussi bien qu'avec les viandes, les graines de fenouil, mastiquées après le repas, rafraîchissent et apaisent l'estomac.

Fenugrec Recommandé aux personnes souffrant d'arthrose, il peut aussi aider à perdre du poids ou à maîtriser le diabète de type 2, car il accélère le métabolisme et contribue à réduire la glycémie. Il agrémente les viandes, les poissons et les pâtisseries.

Gingembre (racine)
Cet ingrédient qui accompagne quantité de plats salés et sucrés favorise la digestion et soulage les symptômes du rhume, de la grippe, des maux de tête et de l'arthrite.

Moutarde (graines)
Ajoutez-en aux sautés, aux currys et à tous les légumes. Elle stimule l'appétit, soulage les douleurs musculaires et améliore le sommeil.

Piment Cet ingrédient du curry active la circulation, stimule le métabolisme et ouvre l'appétit.

Tamarin Largement utilisée dans les currys, les chutneys et les samoussas, cette épice acide est un excellent laxatif. On l'utilise aussi pour favoriser la cicatrisation.

Le curcuma possède des propriétés antibactériennes et anti-inflammatoires.

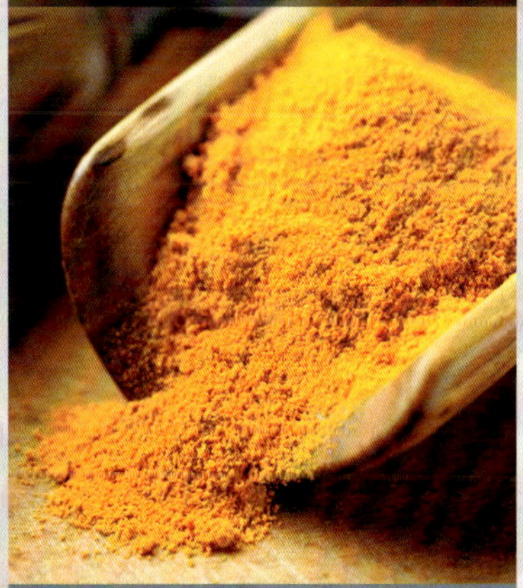

La cannelle est utilisée en médecine ayurvédique pour favoriser la digestion.

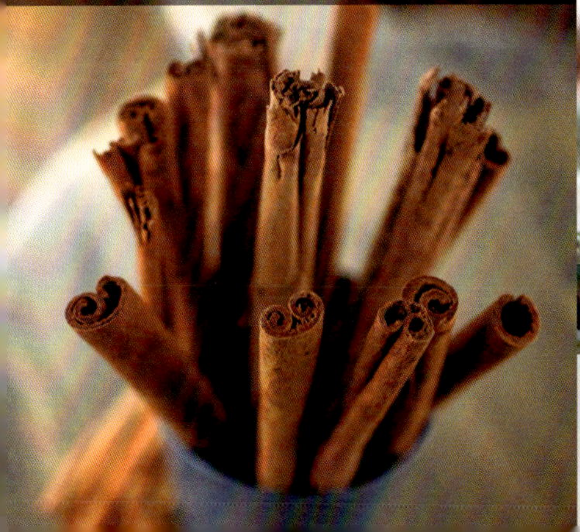

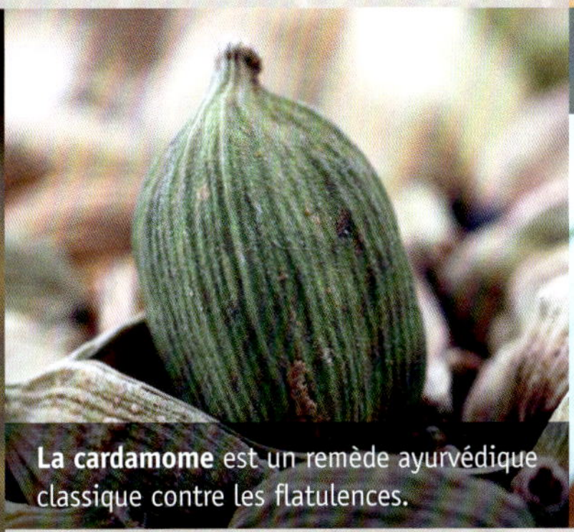

La cardamome est un remède ayurvédique classique contre les flatulences.

Le piment stimule le système digestif, selon l'Ayurveda.

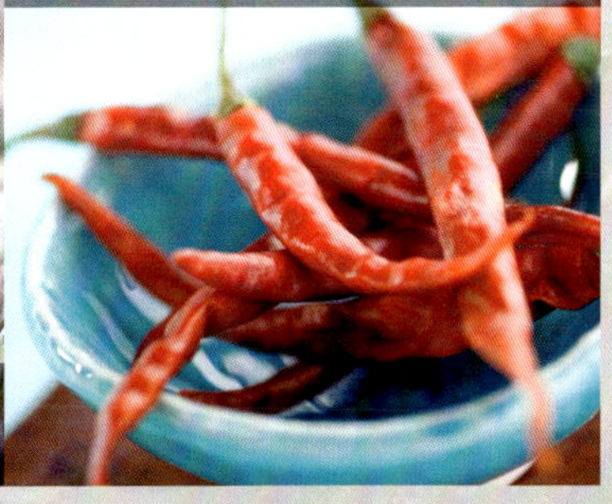

Une question DE RYTHME

Les résidus des aliments transitent par les intestins grâce à des contractions régulières quasi imperceptibles. Une perturbation de ce processus peut entraîner douleurs, constipation ou diarrhée. Vous trouverez ici divers conseils pour rétablir le bon fonctionnement de vos intestins.

● **Tonifiez vos abdominaux** Il ne s'agit pas que d'une question d'esthétique. En effet, des abdominaux toniques garantissent une bonne posture, un plancher pelvien solide et une digestion de qualité. Les contractions contre le gros intestin (dues aux exercices physiques) favorise le déplacement de son contenu. Aussi, faites des exercices pour raffermir votre ventre et profiter de leurs effets bénéfiques sur la digestion.

● **Mangez des fibres** Une alimentation riche en fibres est essentielle à une bonne digestion et permet d'éviter divers problèmes, de la constipation au cancer de l'intestin. S'il est conseillé de consommer au moins 25 à 30 g de fibres par jour (céréales, d'une part, et fruits et légumes, d'autre part), les chiffres montrent que nous sommes nombreux à n'en absorber que 18 à 20 g par jour. Voici quelques conseils pour enrichir votre alimentation en fibres.

★ **Préférez** le pain complet au pain blanc, le riz brun au riz blanc.

★ **Ajoutez** des graines, comme du lin, aux céréales du petit déjeuner.

★ **Agrémentez** vos soupes et ragoûts de légumes secs (haricots et lentilles).

★ **Consommez** des fruits en en-cas.

Si vous enrichissez votre alimentation en fibres, buvez davantage.

● **Privilégiez les bonnes fibres** Toutes les fibres ne facilitent pas la digestion, et des quantités trop importantes de ce que l'on appelle les fibres insolubles (présentes dans les céréales complètes comme le riz brun et le pain complet) peuvent provoquer de réels désagréments chez les personnes souffrant du syndrome

Pour certaines personnes, le pain blanc est préférable au pain complet

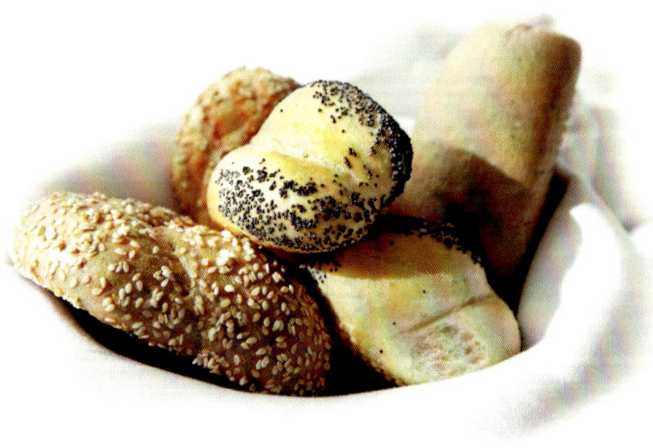

ÇA MARCHE !

Des boissons stimulantes

Le café favorise le transit intestinal. Cet effet est dû à l'action stimulante de la caféine sur le côlon. Attention cependant à ne pas trop en boire. Pour stimuler vos intestins, préférez les infusions ou le thé déthéiné chaud additionné de jus de citron.

de l'intestin irritable. En cas de réaction douloureuse due à l'absorption de ce type de fibres, limitez-vous aux sources de fibres solubles : lentilles, pommes, fraises, flocons d'avoine. Attention : les jeunes enfants, notamment ceux de moins de 2 ans, n'ont pas les mêmes besoins alimentaires que les adultes. Même s'ils ont un petit appétit, ne les incitez pas à consommer trop de fibres.

ASTUCE

Coup de pouce

En cas de constipation, voici une astuce qui peut vous soulager : utilisez le pouce et l'index d'une main pour appuyer sur la partie charnue de l'autre main, là où la base du pouce et l'index se rejoignent. Posez votre pouce sur le dos de la main, l'index sur la paume, puis exercez de petits mouvements circulaires pour localiser ce point précis, qui peut être tendre. Une fois que vous l'avez repéré, appuyez doucement dessus. Maintenez la pression pendant dix ou quinze secondes, voire pendant plusieurs minutes si vos mains restent détendues.

- **Limitez les FODMAP** Cette abréviation désigne les oligosaccharides, les disaccharides, les monosaccharides et les polyols fermentables que l'on trouve, notamment, dans la poire, l'oignon, l'ail, le haricot blanc, le porc, l'alcool, l'orge ou le blé. Des chercheurs australiens ont constaté que, chez les individus atteints du syndrome de l'intestin irritable, ces aliments peuvent fermenter dans les intestins, produisant de l'hydrogène et du méthane, causes de douleurs, de ballonnements et de diarrhées. Mais ces désagréments ne surviennent que si l'on en mange de trop grandes quantités. Aussi, avant de les supprimer de votre alimentation, parlez-en à votre médecin.

- **N'accusez pas votre âge** si vous êtes souvent constipé. Il est vrai que certaines personnes âgées souffrent de constipation chronique parce qu'elles sont moins actives, mangent moins sainement et prennent

Travailler ses abdominaux peut améliorer la digestion

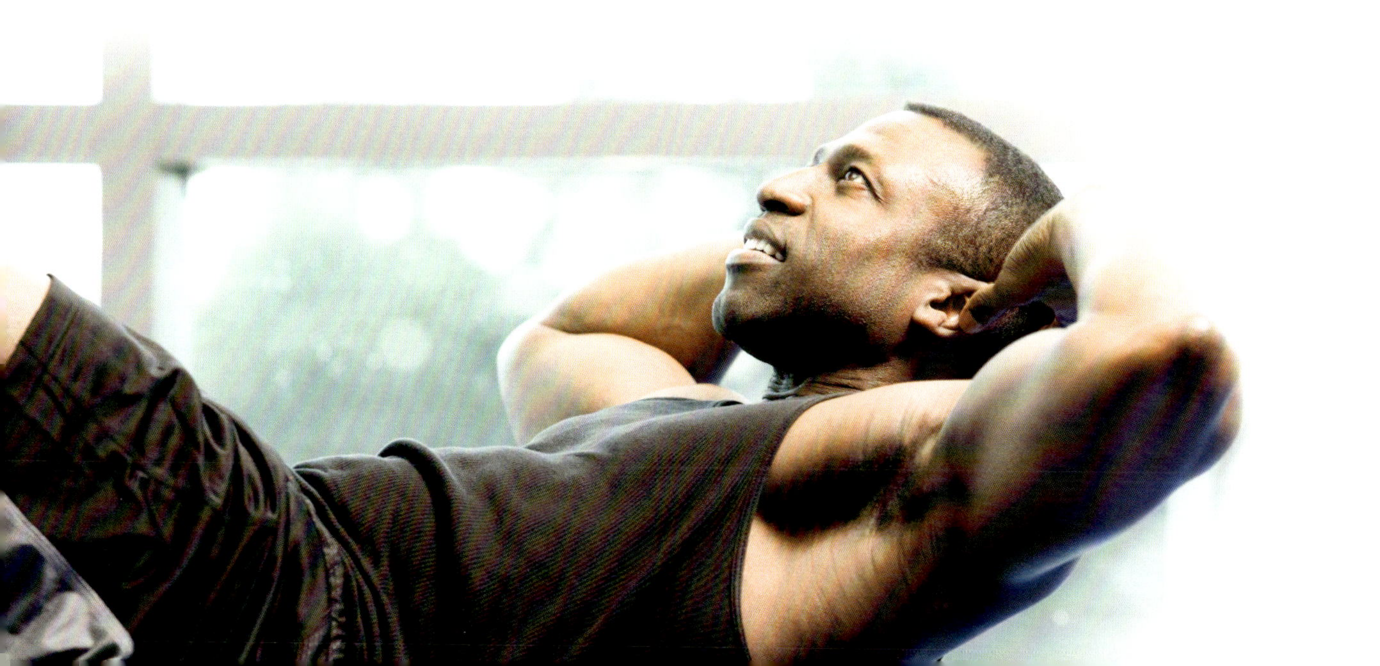

ÇA MARCHE !

Un même médicament pour la maladie de Crohn et la polyarthrite rhumatoïde
La polyarthrite rhumatoïde et la maladie de Crohn ont en commun de provoquer une inflammation – des articulations pour la première, et du système digestif pour la seconde. Relativement récentes et appelées inhibiteurs du TNF (facteur de nécrose tumoral), les substances que contient le médicament utilisé dans le traitement de la polyarthrite rhumatoïde ont démontré leur efficacité dans le traitement de la maladie de Crohn, réduisant le recours à la chirurgie. De nombreux patients se voient donc prescrire ce médicament.

davantage de médicaments. Demandez plutôt à votre médecin s'il existe des alternatives à votre traitement. En parallèle, faites davantage d'exercice et augmentez la quantité de fibres dans votre alimentation tout en veillant à vous hydrater correctement.

- **Buvez une boisson apaisante** En cas de problèmes intestinaux, essayez le thé à la menthe, des gouttes de teinture mère de passiflore ou une infusion de graines de fenouil écrasées dans de l'eau bouillante – autant de boissons pouvant améliorer la digestion et atténuer les symptômes déplaisants. Divers produits naturels permettent de nettoyer le côlon, comme le tégument de psyllium, les graines de lin ou l'aloe vera.

- **Ne créez pas d'accoutumance** Certains médicaments ont pour effet secondaire de provoquer une constipation, ce qui peut vous rendre tributaire de laxatifs, mauvais pour la santé. Demandez plutôt à votre médecin s'il existe d'autres traitements dénués d'effets indésirables.

- **Méfiez-vous de l'hydrothérapie du côlon** Appelée aussi lavement, il s'agit d'une méthode ancestrale qui a connu un regain de popularité dans les années 1990. Toutefois, l'opération consistant à injecter de l'eau tiède dans le côlon pour le nettoyer et, dit-on, stimuler le système immunitaire tout en favorisant la perte de poids, peut s'avérer dangereuse. Plusieurs études ont en effet montré que l'hydrothérapie s'accompagne souvent d'effets secondaires comme des nausées, des crampes, des vomissements, voire une insuffisance rénale.

- **Abstenez-vous de boire de l'alcool** si vous souffrez de prolifération bactérienne de l'intestin grêle. Même en petites quantités, l'alcool provoque des ballonnements, des flatulences, des douleurs abdominales, une constipation et des diarrhées, dus à l'excès de bactéries dans l'intestin grêle. Cette affection est généralement traitée par antibiotiques. Les spécialistes s'accordent désormais à dire qu'il est possible de faire disparaître les symptômes simplement en renonçant à l'alcool.

La teinture mère de passiflore peut calmer les douleurs dues aux troubles digestifs

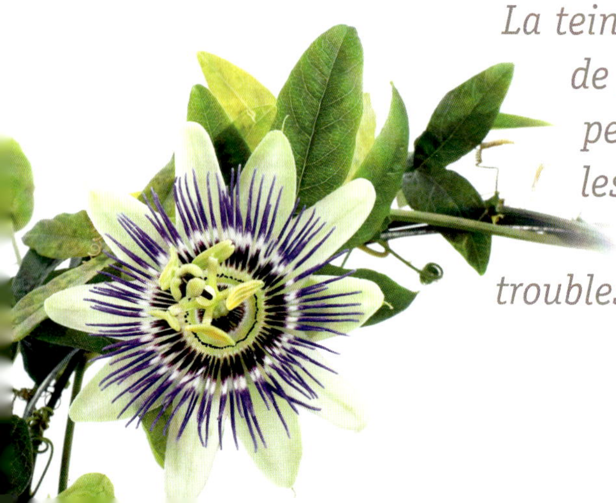

C'EST DANS LA TÊTE !

Quel est le lien entre l'humeur et les problèmes digestifs ?

Si vous souffrez du syndrome de l'intestin irritable ou de troubles digestifs chroniques (crampes d'estomac, ballonnements, diarrhées ou constipation), votre médecin vous conseillera peut-être de rechercher des solutions pour diminuer votre stress. Les scientifiques le savent depuis longtemps: les tensions nerveuses peuvent provoquer des troubles digestifs; aussi la gestion du stress constitue-t-elle une option thérapeutique souvent envisagée.

Des chercheurs américains explorent actuellement la piste inverse, afin de déterminer si les problèmes digestifs sont susceptibles de conduire à la dépression. La stimulation du nerf vague, dit aussi pneumogastrique – qui va de l'abdomen jusqu'au cerveau – a été utilisée dans le traitement de la dépression, un procédé jugé prometteur.

● **Effectuez un dépistage** Il est difficile de distinguer la maladie cœliaque (intolérance au gluten) du syndrome de l'intestin irritable, leurs symptômes étant très comparables: douleurs abdominales, ballonnements, diarrhées et constipation. Cependant, la maladie cœliaque touche l'intestin grêle tandis que le syndrome de l'intestin irritable affecte généralement le côlon. Selon les spécialistes, toute personne souffrant du syndrome de l'intestin irritable devrait envisager un dépistage d'une éventuelle intolérance au gluten. Pour cela, un examen sanguin suffit. Parlez-en à votre médecin.

● **Attention aux cosmétiques** En cas de symptômes d'intolérance au gluten – complications digestives et rougeurs – alors que vous observez strictement un régime sans gluten, le coupable est peut-être votre rouge à lèvres. Certaines personnes réagissent à la plus infime quantité présente dans certains cosmétiques. Or la vérification scrupuleuse des composants de chaque produit de maquillage ne permet pas d'exclure totalement la présence de gluten. Le seul moyen de savoir si un produit en contient est de cesser de l'utiliser, pour voir si les symptômes disparaissent.

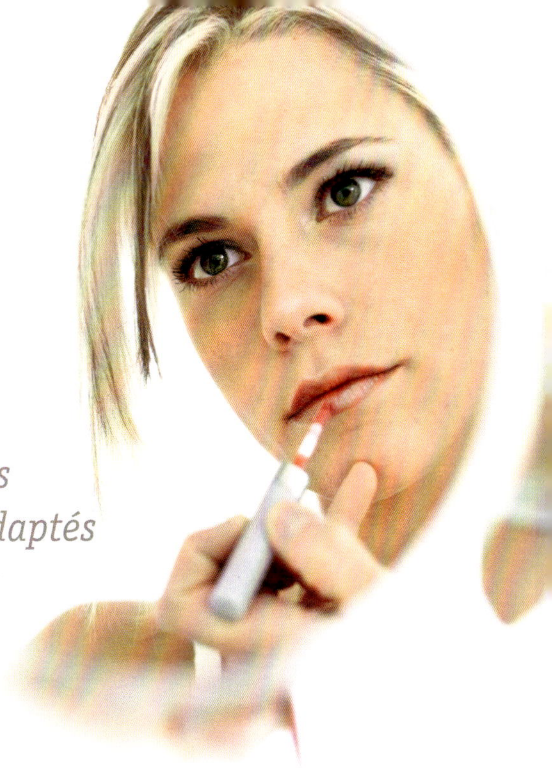

Il existe des rouges à lèvres sans gluten adaptés aux personnes intolérantes

● **Pensez à la rééducation intestinale** Elle peut apporter une aide en cas de constipation chronique: il faut boire beaucoup d'eau et consommer des fibres avec discernement, respecter des horaires de repas réguliers et se rendre aux toilettes au même moment tous les jours – le matin au lever ou juste après le repas, à votre convenance. En cas de constipation passagère, un repas copieux et gras, associé à une tasse de café juste avant cette heure, pourra stimuler les contractions intestinales. Aux toilettes, détendez-vous en faisant des exercices de relaxation ou en écoutant de la musique douce.

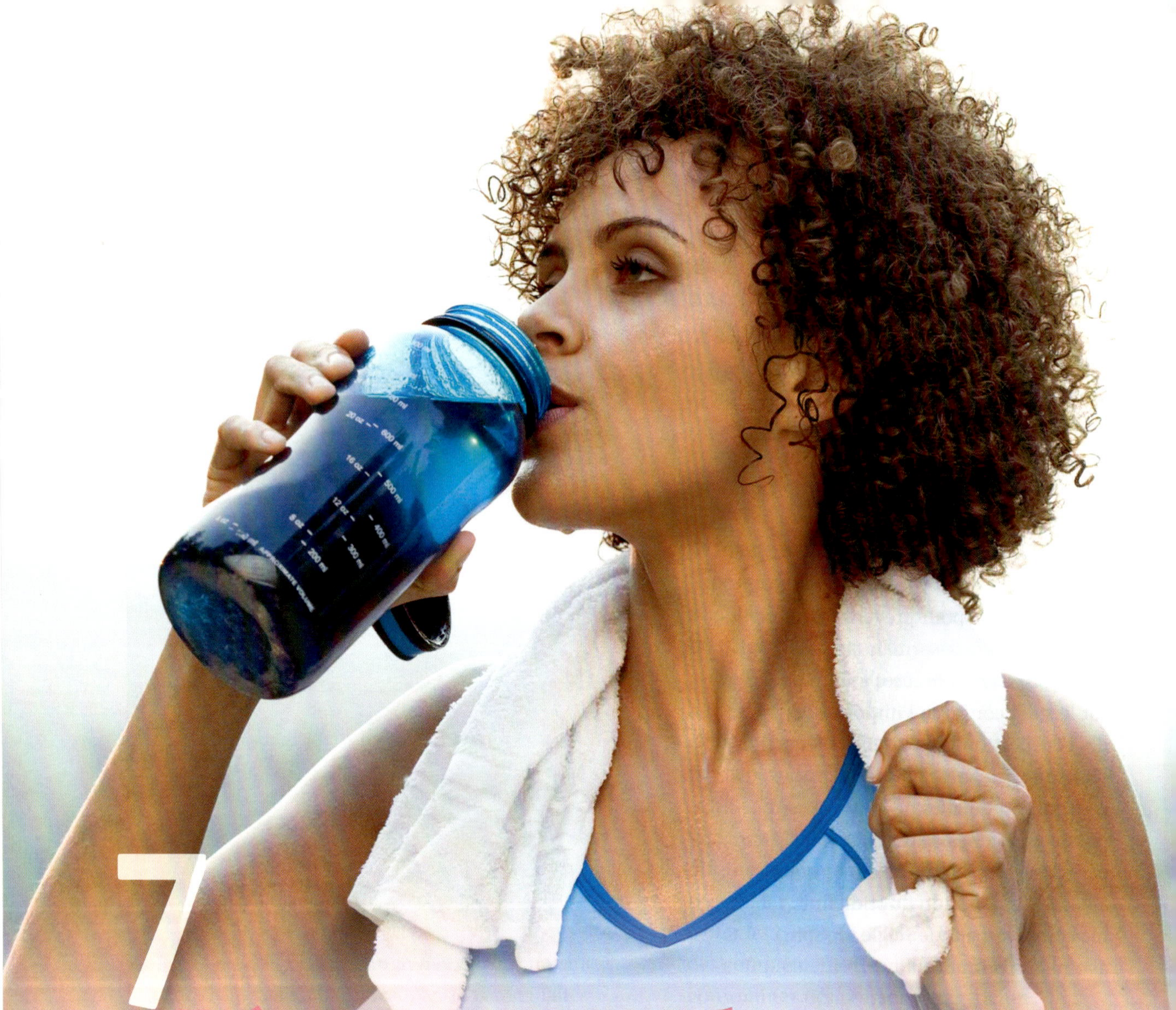

7 L'appareil URINAIRE

Les reins jouent un rôle majeur dans le corps humain. Ses filtres « intelligents » éliminent continuellement les déchets présents dans le sang. D'autres parties du système urinaire stockent, puis évacuent les déchets liquides, sous forme d'urine. Découvrez de nombreux conseils destinés à assurer, quel que soit votre âge, le bon déroulement de ce processus.

Prendre soin DE SES REINS

Pour des raisons encore inexpliquées, la prévalence des calculs rénaux, une affection extrêmement douloureuse, augmente. Que vous soyez ou non concerné par ce problème qui peut devenir chronique, voici quelques conseils pour en réduire le risque.

● **Découvrez le *haramaki*** À l'époque médiévale, au Japon, les samouraïs portaient cette large ceinture constituée de plaques de métal reliées entre elles pour protéger le bas de leur abdomen. De nouveau en vogue sous la forme d'une simple bande de coton, ce sous-vêtement, qui couvre l'abdomen et le bas du dos pour protéger les reins, n'est pas sans rappeler la ceinture de flanelle de nos aïeux. Le *haramaki* faciliterait la digestion, soulagerait des crampes menstruelles, assurerait un sommeil paisible et éviterait de prendre froid. Cela vaut la peine d'essayer…

Entre autres bienfaits, le haramaki, *sous-vêtement japonais couvrant l'abdomen et le bas du dos, protège les reins*

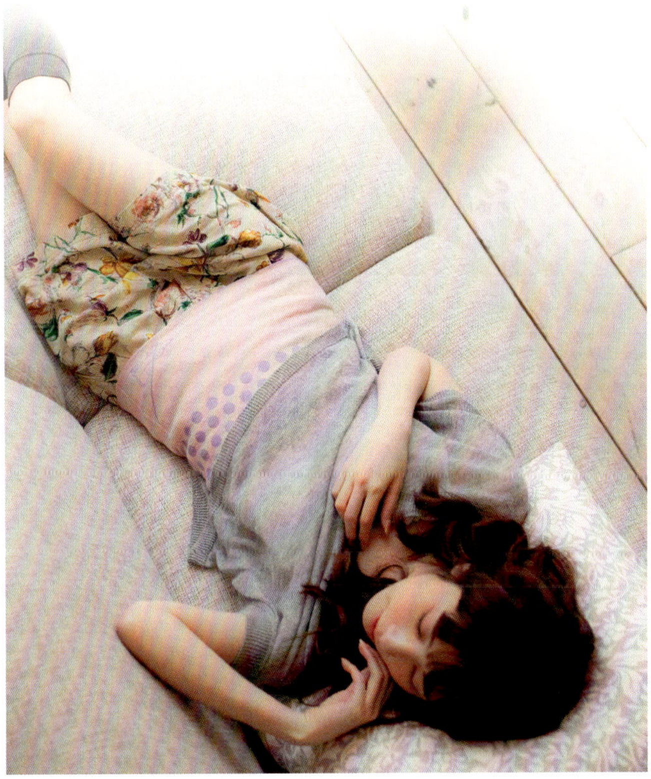

● **Évitez les sodas de type cola**
Boire beaucoup, notamment de l'eau, est essentiel pour prévenir tous les types de calculs rénaux. On pensait autrefois que le thé, le café et l'alcool favorisaient l'apparition de ces concrétions, mais ce n'est plus le cas aujourd'hui. Consommés avec modération, la bière et le vin pourraient même avoir un effet protecteur. En revanche, les boissons de type cola accroissent le risque de calculs.

● **Bougez !** Même si vous n'avez pas forcément envie de faire de l'exercice quand vous souffrez de calculs rénaux, la marche à pied peut contribuer à les déloger et à les éliminer plus rapidement.

● **Ne renoncez pas aux laitages**
On conseillait autrefois aux personnes souffrant de calculs rénaux (composés de phosphate de calcium ou d'oxalate de calcium) d'éviter les produits laitiers et tout aliment riche en calcium.

Or, des études récentes ont démontré que ces produits étaient susceptibles de prévenir l'apparition de certains types de calculs. Les calculs composés d'oxalate de calcium doivent inciter à renoncer à la rhubarbe, aux épinards, aux noix et au son de blé, riches en oxalate.

● **Attention au sel** Bien qu'il n'entre pas dans la composition des calculs rénaux, le sodium (la principale composante du sel) augmente les quantités de calcium dans l'urine lorsqu'il est excrété par les reins. Présent en concentrations importantes, le sodium peut s'associer à l'oxalate et au phosphore pour former des calculs. Si vous souffrez de calculs calciques, il est donc préférable de réduire votre consommation de sel – ce qui, en outre, ne peut qu'être bénéfique pour votre pression sanguine.

Pour en savoir plus sur le sel, voir *La circulation sanguine* p. 20 et 35.

● **Arrêtez de fumer** Le tabac n'est pas mauvais que pour nos poumons. Il a aussi des conséquences néfastes sur notre appareil urinaire.

Les agrumes pourraient protéger des calculs oxalocalciques et uriques

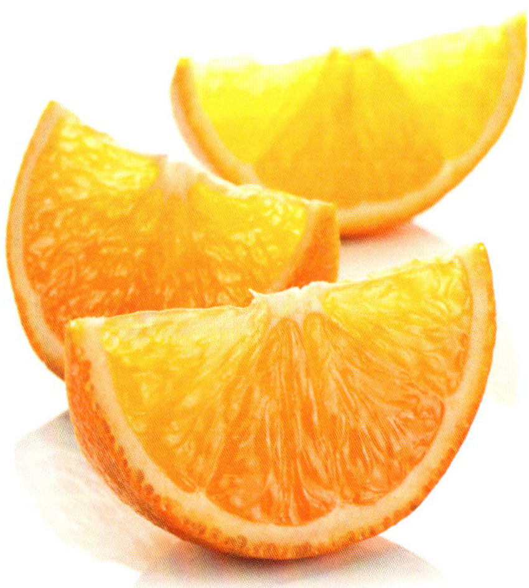

★ **Le risque de cancer du rein** est deux fois plus élevé chez les fumeurs que chez les non-fumeurs.

★ **Le risque de cancer de la vessie** est quatre fois plus élevé chez les fumeurs.

Pour plus d'informations sur les méthodes permettant d'arrêter de fumer, consultez le site www.tabac-info-service.fr.

● **Conservez vos calculs rénaux** lorsque cela est possible, car votre médecin peut en identifier la nature. Pour cela, collectez vos urines dans un bocal et filtrez-les avec un morceau de gaze pour recueillir le calcul. Son analyse permettra de définir le régime alimentaire le mieux adapté.

● **Agrumes : pour ou contre ?** Selon un centre de recherche américain, si les agrumes et les boissons aux agrumes sont susceptibles de prévenir les calculs oxalocalciques et uriques, ils sont déconseillés aux personnes sujettes aux calculs phosphocalciques. Votre médecin saura vous conseiller.

● **Réduisez votre consommation d'abats** Une alimentation riche en protéines animales et en purines – présentes en grandes quantités dans les abats, le poisson et les crustacés – accroît l'acidité de l'urine, celle-ci pouvant augmenter le risque de calculs d'urate (acide urique).

● **Buvez** Une étude américaine récente a montré que boire beaucoup pouvait protéger du cancer de la vessie. Les liquides élimineraient de l'organisme les substances potentiellement cancérigènes avant qu'elles aient le temps de léser les tissus et de provoquer un cancer. Selon cette étude, boire plus de 2,5 litres par jour réduit de 24 % le risque de cancer de la vessie.

Boire au moins 2,5 litres par jour pourrait réduire le risque de cancer de la vessie

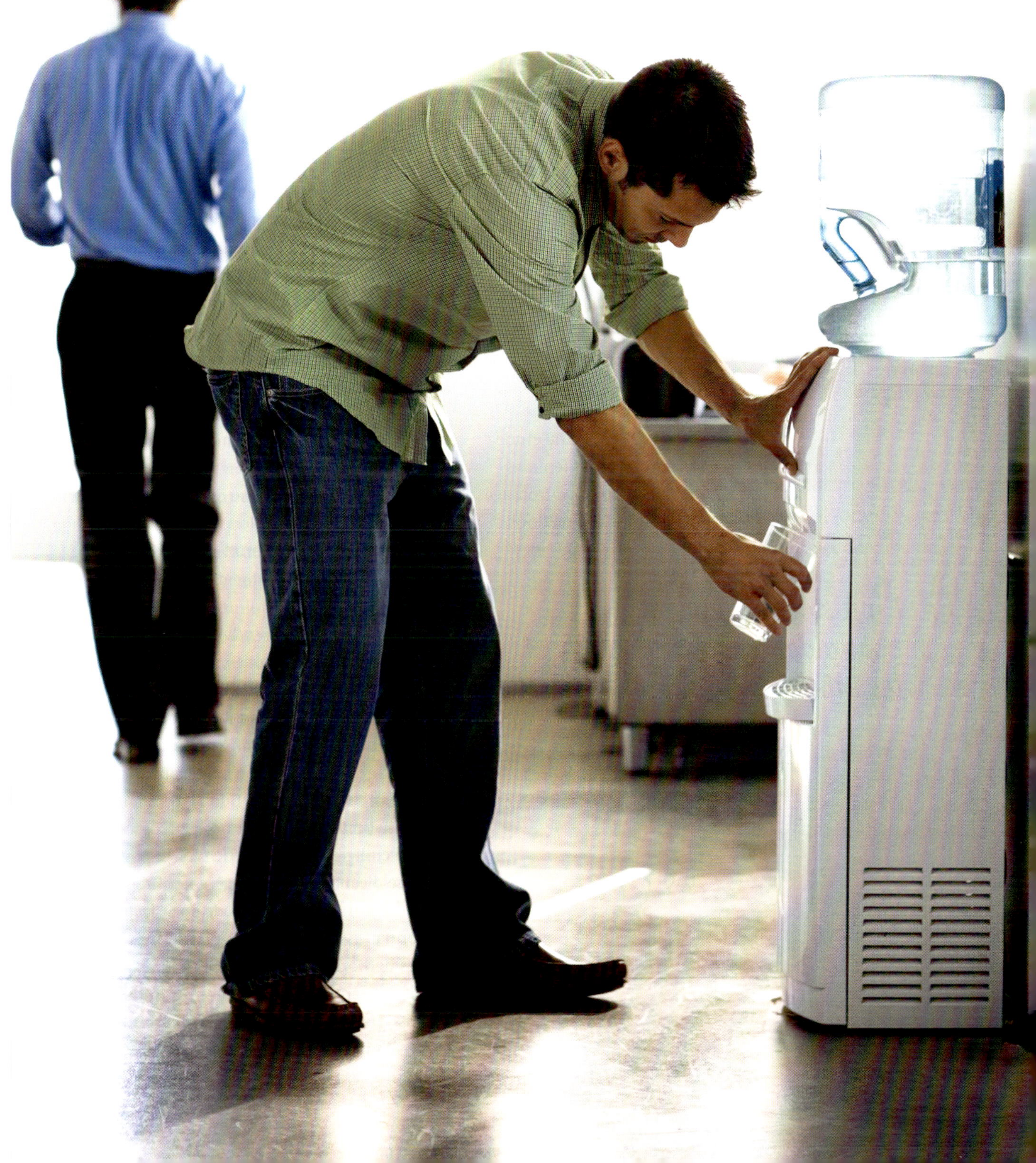

Les secrets d'un PÉRINÉE TONIQUE

Pendant des siècles, les femmes ont souffert de problèmes d'incontinence après l'accouchement. Dans les années 1950, un gynécologue américain a cherché à en comprendre la raison et a mis au point une solution qui a profité à des milliers de mères et, désormais, aussi aux hommes.

À la fin des années 1950, le traitement de l'incontinence après un accouchement était le plus souvent soit médicamenteux, soit chirurgical. À l'issue de ses recherches sur le sujet, le Dr Arnold Kegel, professeur assistant de gynécologie à l'école de médecine de l'université de Californie du Sud, proposa alors une autre solution. Il avait en effet découvert que ce trouble était dû à la faiblesse d'un muscle spécifique du périnée : le muscle pubo-coccygien, jusque-là méconnu. En forme de hamac, celui-ci s'étend de l'os pubien jusqu'à la colonne vertébrale et soutient les organes pelviens. Dans un article publié en 1948, et qui fut jugé révolutionnaire à l'époque, le Dr Kegel préconisait donc de simples exercices de musculation pour traiter l'incontinence.

Les recherches du Dr Kegel ont ainsi permis de comprendre que ces muscles, comme tous les autres, pouvaient être tonifiés et renforcés. Aujourd'hui, les médecins du monde entier recommandent ces exercices. Outre l'accouchement, la prise de poids, l'âge, le diabète et, chez l'homme, l'ablation de la prostate peuvent affaiblir les muscles du périnée.

Les atouts d'un périnée tonique

Si l'efficacité des exercices du Dr Kegel n'est plus à démontrer dans la prévention et la réduction de l'incontinence chez les femmes comme chez les hommes, d'autres applications concernant ces derniers sont explorées. Ainsi, une étude britannique réalisée à petite échelle sur des hommes de 59 ans en moyenne a démontré que, réalisés

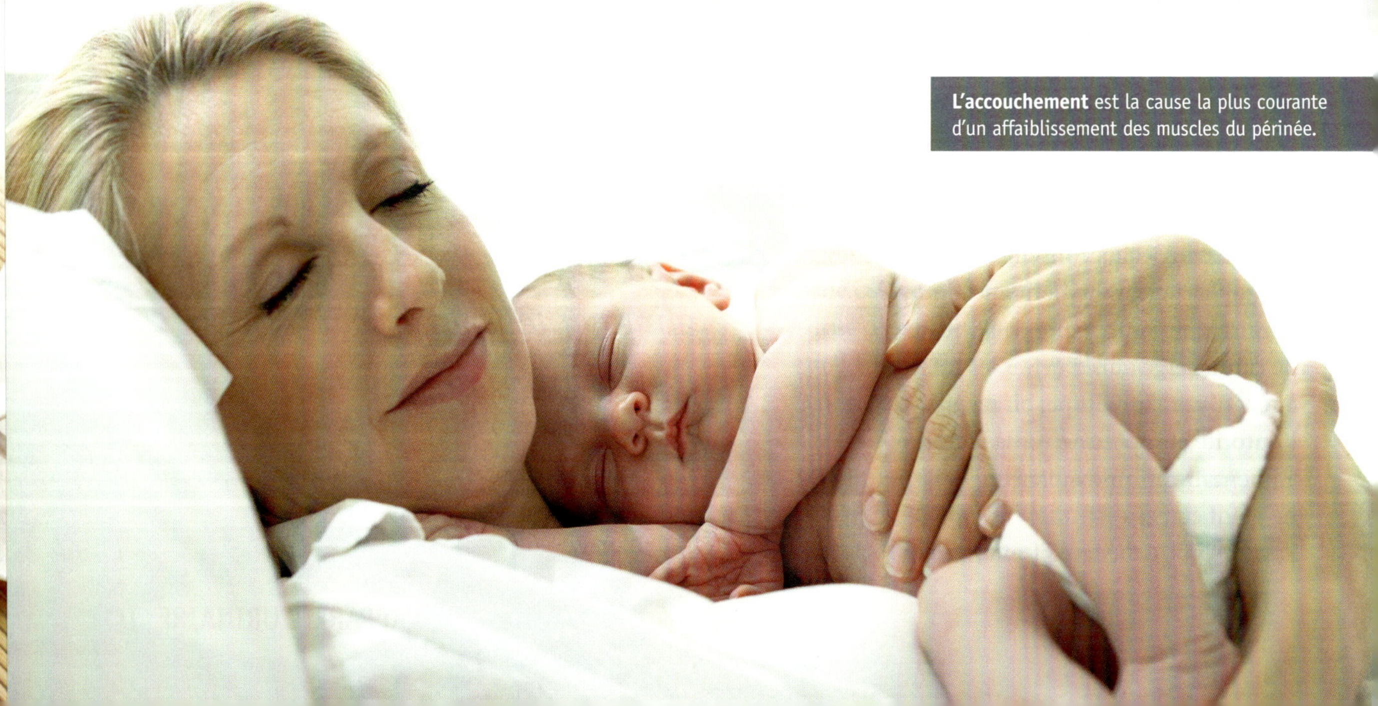

L'accouchement est la cause la plus courante d'un affaiblissement des muscles du périnée.

régulièrement, ces exercices étaient aussi efficaces que le Viagra® dans le traitement des dysfonctions érectiles.

Pour résumer, voici ce que permettent les exercices de Kegel.

- Améliorer le contrôle de la vessie et de l'intestin.
- Prévenir un prolapsus (une descente d'organe).
- Soutenir et stabiliser la colonne vertébrale.
- Améliorer la qualité des relations sexuelles en accroissant les sensations chez la femme et en combattant les dysfonctions érectiles chez l'homme.
- Tonifier le périnée après l'accouchement.

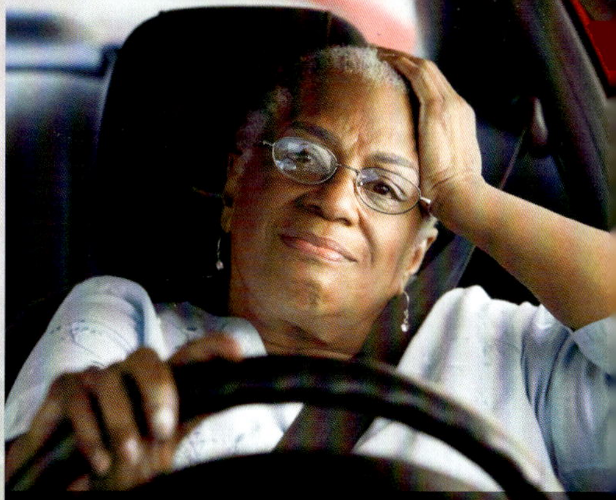

Les embouteillages sont l'occasion de pratiquer ses exercices de musculation du périnée.

Comment muscler votre périnée ?

Commencez par bien localiser les muscles concernés, puis effectuez vos exercices quotidiennement. Voici quelques conseils pour vous aider.

Identifiez les bons muscles Pour cela, il suffit d'arrêter le flot d'urine pendant la miction, sans pour autant :

- retenir sa respiration ;
- presser ses jambes l'une contre l'autre ;
- serrer les fesses, le ventre ou les muscles des cuisses.

Les exercices Contractez brièvement les muscles du périnée puis relâchez. Répétez l'exercice dix à quinze fois, en respirant naturellement. Après quelques semaines, réalisez trois séries d'exercices par jour en maintenant le muscle contracté pendant cinq secondes. Par la suite, augmentez le temps de contraction à dix secondes.

Quand vous exercer ? En faisant la cuisine, en voiture dans les embouteillages ou en regardant la télévision. Si vous faites vos exercices aux toilettes, commencez par vider entièrement votre vessie : n'interrompez pas le flot d'urine, cela peut irriter la vessie. Et si vous souffrez d'incontinence, répétez ces exercices six à dix fois par jour.

D'autres pistes à explorer

Que vous souffriez d'incontinence d'effort (fuite d'urine au moment d'une quinte de toux ou d'un accès de rire) ou d'incontinence par impériosité (contraction involontaire de la vessie, avant même que vous n'ayez le temps d'arriver aux toilettes), plusieurs solutions sont à envisager. Parlez-en à votre médecin, qui pourra vous orienter vers un spécialiste.

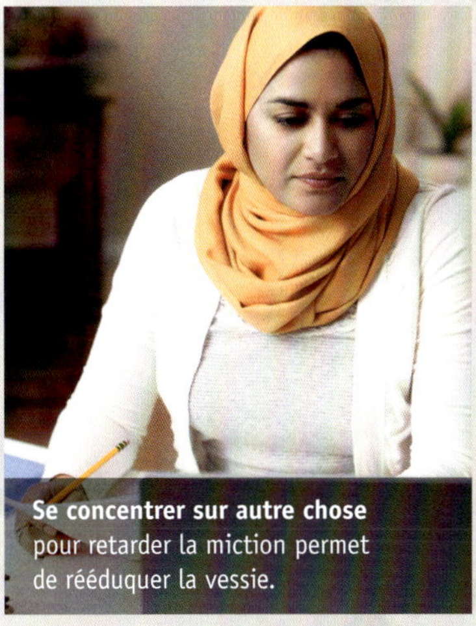

Se concentrer sur autre chose pour retarder la miction permet de rééduquer la vessie.

Rééduquez la vessie Si vous souffrez d'incontinence par impériosité, il est possible de rééduquer votre vessie. Il s'agit d'apprendre à vous retenir, en pensant à autre chose, pour n'aller aux toilettes qu'à heures fixes. Progressivement, vous réussirez à augmenter l'intervalle entre deux passages aux toilettes, pour ne plus y aller que lorsque votre vessie sera pleine. Parlez-en à votre médecin.

L'électrostimulation En France, la rééducation se pratique chez un thérapeute, médecin ou kinésithérapeute, qui explique et fait faire les exercices, à pratiquer ensuite à la maison. La technique la plus couramment utilisée est l'électrostimulation. Il s'agit, à l'aide d'une sonde vaginale, de provoquer la contraction du muscle périnéal par stimulation électrique. L'appareil peut être prescrit (uniquement sur ordonnance) pour des exercices à la maison.

Éviter LES PROBLÈMES DE PROSTATE

La plupart des hommes d'âge mûr sont confrontés à des problèmes de prostate, voire à un cancer. En effet, avec les années, le volume de cette glande augmente, ce qui peut accroître la fréquence des mictions et perturber l'écoulement du flux urinaire. Heureusement, de nombreuses mesures permettent de préserver la santé de cet organe au fil du temps.

- **Vos médicaments sont-ils en cause ?** Si vous avez des problèmes de miction, parlez-en à votre médecin. En effet, des médicaments courants délivrés sur ordonnance (antidépresseurs, antihistaminiques, bronchodilatateurs et diurétiques) sont responsables de 10 % des complications du système urinaire chez les hommes. Un changement de traitement est susceptible de corriger le problème.

- **Testez les pouvoirs du prunier d'Afrique** L'extrait de l'écorce de cet arbre peut en effet faire diminuer une prostate hypertrophiée. Très utilisé en France dans cette indication, le prunier d'Afrique regorge de phytostérols anti-inflammatoires, peut-être à l'origine de son efficacité. Discutez-en avec votre médecin.

ÉTONNANT !

Le botox, pas seulement pour les rides...
L'injection intraprostatique de botox peut être envisagée pour traiter l'hypertrophie de la prostate à l'origine des problèmes mictionnels. Une étude a montré que cette injection réduirait divers troubles – comme des mictions trop fréquentes et des infections urinaires – jusqu'à un an après l'injection et ne présentait pas d'effets secondaires significatifs.

- **Consommez davantage de poissons gras** Il y a quantité de bonnes raisons de manger des poissons gras (excellentes sources d'acides gras oméga-3), comme le maquereau et le saumon, ou de prendre des compléments d'huile de poisson. En voici une de plus : des chercheurs américains ont étudié l'impact, avant une ablation de la prostate, d'un régime pauvre en graisses associé à une supplémentation en huile de poisson pendant quatre à six semaines : le développement du cancer sur l'organe retiré était moins avancé que chez ceux qui n'avaient pas suivi ce régime. Outre les poissons, l'huile de graines de lin est une autre excellente source d'oméga-3. Discutez avec votre médecin de l'intérêt de cette mesure dans votre cas.

- **Manger des tomates** au cours de dix repas (ou plus) par semaine réduirait le risque de développer un cancer de la prostate. Les tomates en conserve et cuites, tout comme les sauces, semblent avoir un effet plus marqué que les tomates fraîches.

Prenez de longs bains C'est excellent pour la prostate: cela réduit les inflammations et les gonflements. Offrez-vous un bain relaxant de vingt à quarante-cinq minutes tous les jours.

Essayez l'huile de *Croton tiglium* Des chercheurs ont découvert que l'huile extraite de cet arbuste originaire d'Asie du Sud-Est détruit les cellules cancéreuses de la prostate et réduit la taille des tumeurs de cet organe. Consultez votre médecin pour savoir si ce remède est indiqué dans votre cas.

ÇA MARCHE !

Bandelettes sous-urétrales
Après une intervention chirurgicale de la prostate, environ 10 % des hommes souffrent d'incontinence d'effort – des fuites urinaires dues à un éternuement ou à la toux, par exemple. Une intervention chirurgicale supplémentaire consiste à insérer sous l'urètre une bandelette dont la pression va fermer celui-ci évitant des fuites gênantes. Les résultats de cette technique semblent prometteurs.

Détendez-vous La biopsie de la prostate est une intervention jugée extrêmement stressante par 20 % environ des hommes. Alors munissez-vous d'un casque à réduction de bruit et écoutez de la musique classique. En effet, une étude américaine a montré que la pression sanguine diastolique des hommes subissant cette biopsie était nettement moins élevée dans ce cas que chez ceux qui n'avaient pas écouté du Bach.

Un long bain relaxant peut réduire l'inflammation de la prostate

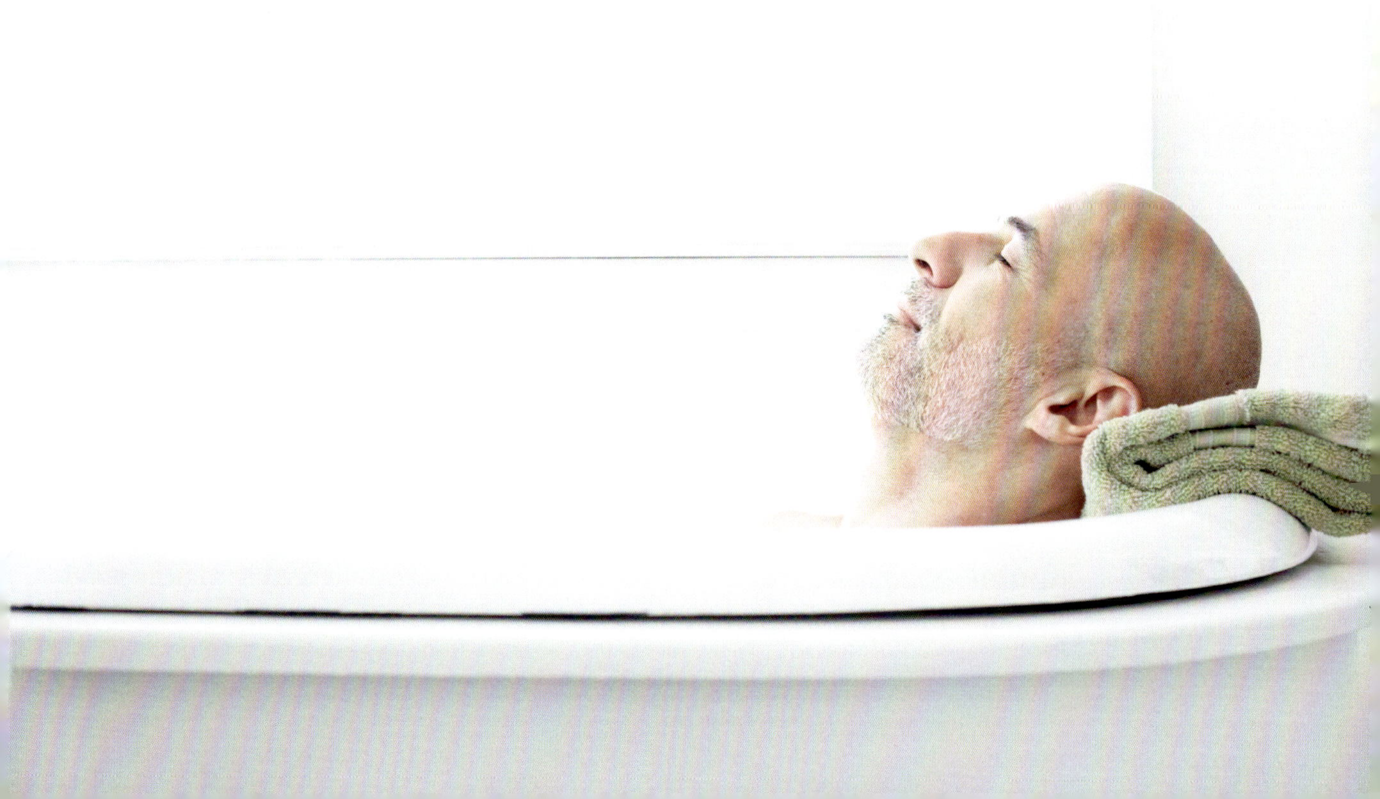

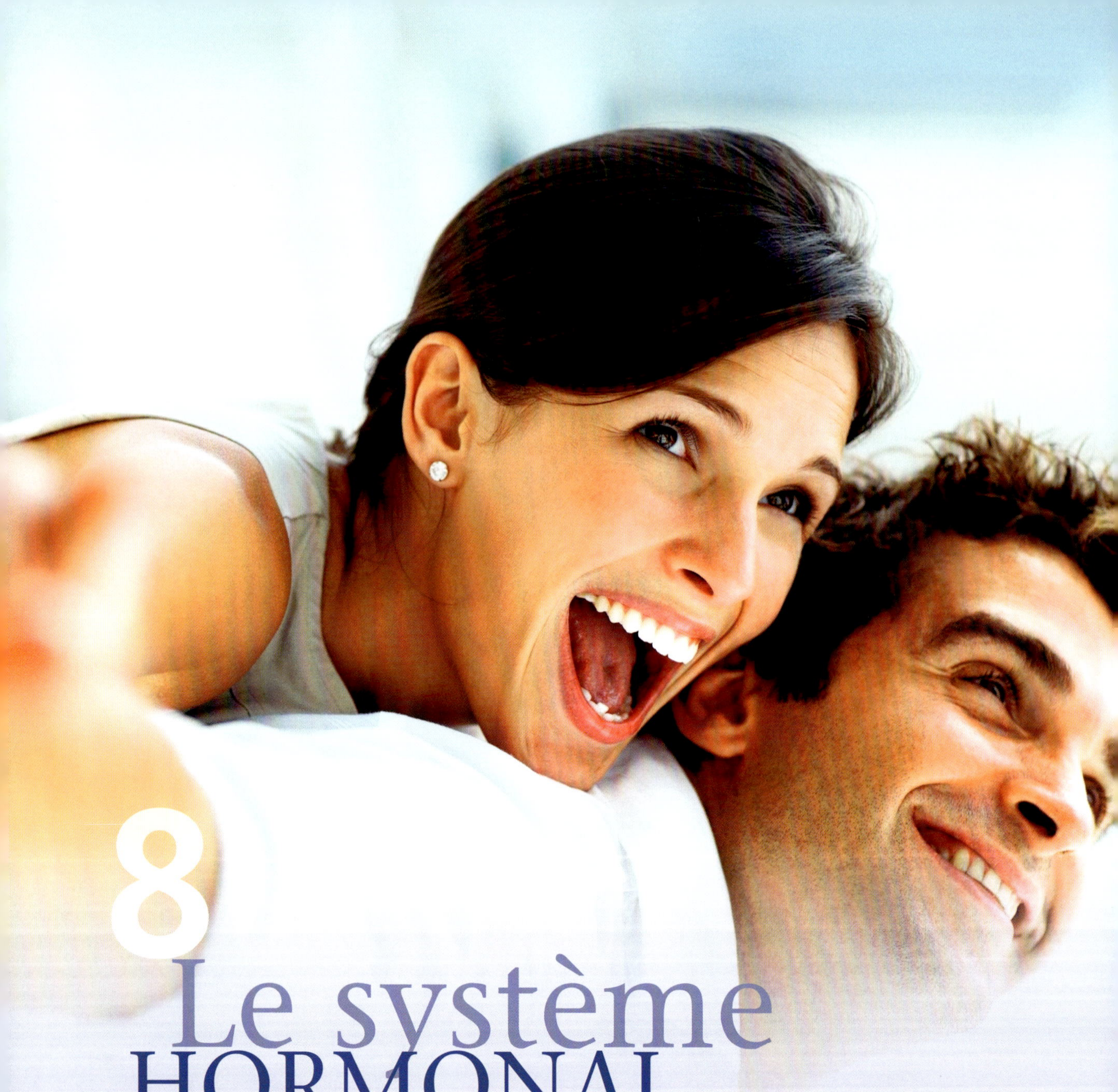

8 Le système HORMONAL

Les glandes endocrines sécrètent des dizaines d'hormones, véritables messagers chimiques qui circulent dans le sang. Celles-ci influent sur la croissance, le métabolisme, la reproduction et quantité d'autres processus. Un déséquilibre hormonal – voire une déficience – peut entraîner de graves problèmes de santé. Voici comment identifier les symptômes d'éventuels dysfonctionnements et comment les traiter.

Vaincre LE DIABÈTE

Cette pathologie de plus en plus courante survient lorsque l'organisme produit trop peu d'insuline pour transformer la totalité du sucre (glucose) présent dans le sang. On distingue le diabète de type 1 et celui de type 2. Dans les deux cas, il faut savoir équilibrer son alimentation et adapter son activité physique pour préserver sa santé à long terme.

● Surveillez votre alimentation

Le nombre de personnes touchées par le diabète de type 2 – celui qui survient généralement plus tardivement dans la vie – explose : en France, les diabétiques sont passés de 1,6 à 2,9 millions en dix ans. Quatre conseils tout simples permettent de prévenir l'apparition de la maladie – ou de mieux la gérer.

★ **Petit-déjeunez** Commencer la journée le ventre vide accroît le risque d'obésité et de résistance à l'insuline. De plus, manger le matin permet d'éviter le grignotage entre les repas, le plus souvent composé d'aliments gras et caloriques…

★ **Privilégiez les céréales complètes** Une alimentation riche en fibres aide à réduire la glycémie, diminue le risque de maladies cardiovasculaires et favorise la perte de poids, car elle procure une sensation de satiété. Hormis les céréales complètes, les fruits et les légumes, les noix et les graines sont également riches en fibres.

Un petit déjeuner riche en nutriments peut aider à résister aux grignotages caloriques pendant la journée

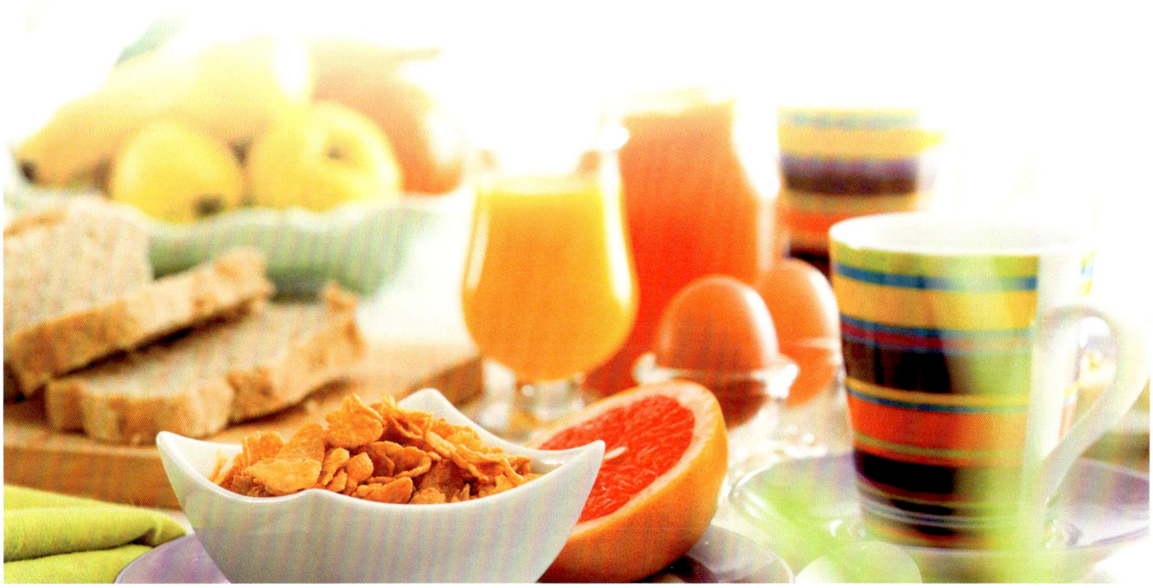

★ **Consommez des glucides** Les aliments riches en glucides – le pain, les pâtes, les pommes de terre, le riz et les céréales – aident eux aussi à faire baisser la glycémie. Il est donc important d'en consommer à chaque repas. Privilégiez les aliments absorbés plus lentement par l'organisme (avec un indice glycémique plus bas), comme les produits aux céréales complètes. Pour un bon équilibre alimentaire, associez les glucides à d'autres aliments : des laitages, des fruits, des légumes, de la viande ou du poisson.

★ **Mangez moins gras** Réduisez votre consommation de lipides. Pour cela, préférez les viandes maigres et consommez avec modération beurre, fromage et crème fraîche. Faites plutôt griller, cuire à l'eau ou à la vapeur les aliments, au lieu de les frire ou de les rôtir.

● **Bougez** Les diabétiques craignent parfois que l'activité ne perturbe leur glycémie sanguine. Or, l'exercice physique, associé à une alimentation saine et aux médicaments, permet de mieux gérer la maladie et de prévenir les complications

REVOYEZ VOTRE ALIMENTATION

Pour réduire le risque de diabète de type 2, remplacez certains produits par d'autres. Des études ont montré que ceux de la catégorie « Délaissez » nuisent à une bonne maîtrise de la glycémie, tandis que ceux de la colonne « Préférez » sont bénéfiques pour les diabétiques ou les personnes à risque.

Délaissez	Préférez	Pourquoi ?
L'huile de tournesol	L'huile d'olive	Une étude italienne récente a montré que les personnes qui suivaient un régime méditerranéen – riche en fruits et légumes, légumineuses, noix, poissons et crustacés, pain, le tout associé à l'huile d'olive – avaient 11 % de risque en moins de développer un diabète.
Les céréales sucrées	Les flocons d'avoine	L'avoine est riche en fibres insolubles, qui contribuent à normaliser le taux sanguin de glucose et d'insuline. De plus, les flocons d'avoine réduisent le taux de cholestérol LDL (« mauvais » cholestérol).
Le fromage au lait entier	Le fromage allégé	Les acides gras saturés nuisent à l'action de l'insuline et rendent la glycémie plus difficile à maîtriser.
Les chips et autres en-cas salés	Les noix non salées	Vous remplacerez les mauvaises graisses par des bonnes, tout en stabilisant la glycémie. Attention, les noix sont caloriques : limitez la portion d'un en-cas à 25 g, soit une poignée environ.

à long terme, dans les deux types de diabète. Cependant, consultez un médecin avant de changer vos habitudes sportives, et cela surtout dans les cas suivants.

★ **Vous prenez des médicaments**.

★ **Vous êtes sujet aux crises** d'hypoglycémie.

★ **Vous souffrez de complications** liées au diabète (par exemple, le pied « diabétique » ou des problèmes oculaires).

★ **Vous avez une autre maladie**, comme une affection cardiaque ou pulmonaire, empêchant la pratique d'une activité physique. Votre médecin traitant ou votre diabétologue vous conseilleront.

● **Buvez de l'eau en quantité** Si vous êtes diabétique, absorbez environ 50 cl d'eau avant de faire de l'exercice. Et emportez de l'eau ou une boisson sucrée.

● **Veillez à votre sécurité** Si vous pratiquez seul une activité physique intensive – comme du jogging en rase campagne –, emportez un en-cas riche en glucides ainsi que votre téléphone mobile et votre carte signalant que vous êtes diabétique.

ÉTONNANT !

La dérivation gastrique contre le diabète

La dérivation gastrique de Roux-en-Y est une opération chirurgicale proposée, en France, aux personnes obèses. Cette intervention, qui réduit la taille de l'estomac et contourne une partie de l'intestin, a un impact sur le diabète de type 2. Les scientifiques pensent avoir découvert l'explication : elle diminue l'apport de certains nutriments dans le sang, les acides aminés ramifiés. Ce phénomène agit à son tour contre l'insulinorésistance et normalise la glycémie.

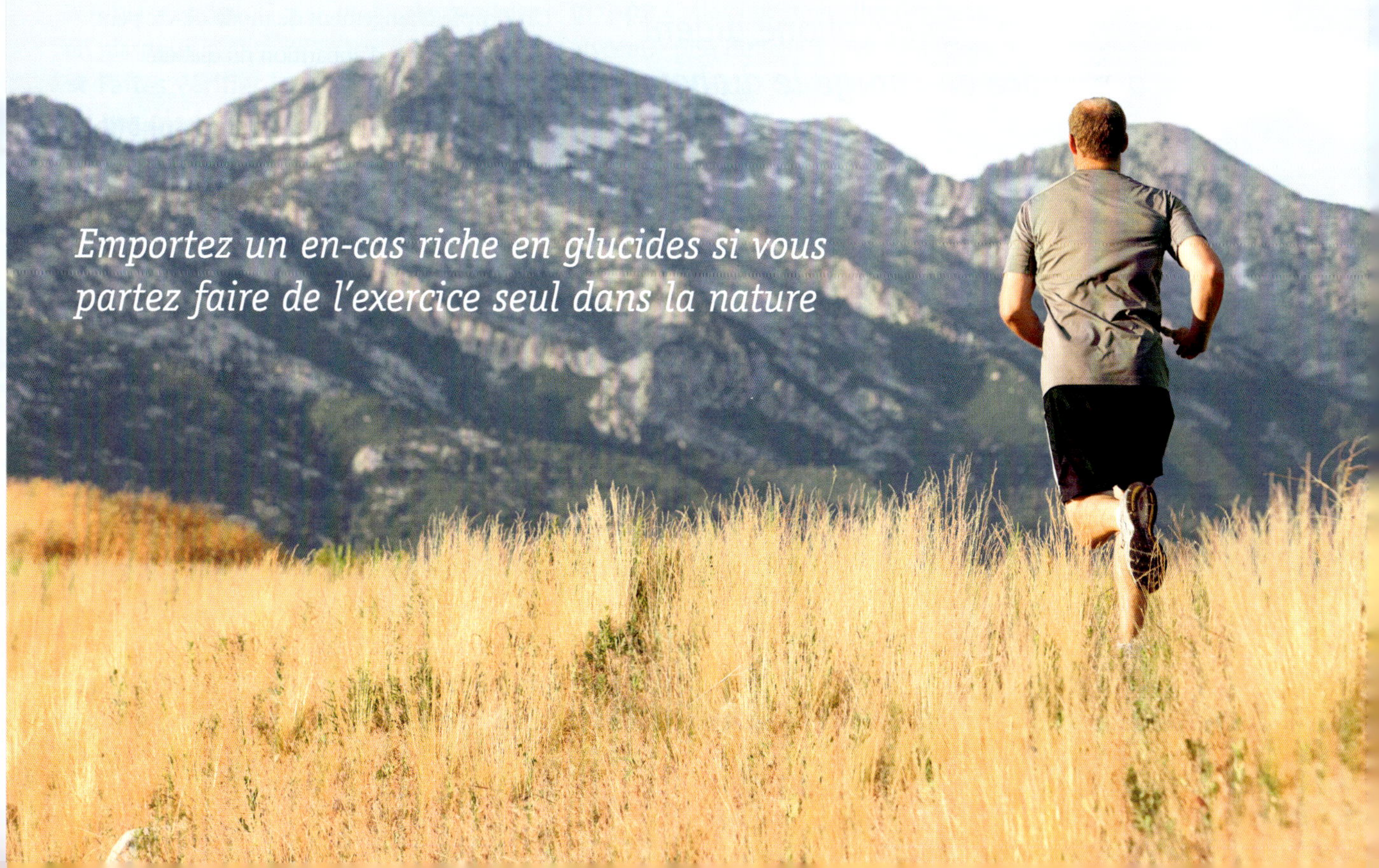

Emportez un en-cas riche en glucides si vous partez faire de l'exercice seul dans la nature

La thyroïde ET LES GLANDES SURRÉNALES

La thyroïde, une glande située dans le cou, sécrète des hormones qui influencent notre métabolisme – la manière dont fonctionne notre organisme. Les glandes surrénales, placées au-dessus des reins, produisent des hormones aidant l'organisme à gérer le stress. Voici quelques conseils pour résoudre les troubles associés à ces hormones.

● **Consultez votre médecin** si vous pensez présenter les symptômes d'une insuffisance en hormones thyroïdiennes: fatigue, sensibilité accrue au froid, peau et cheveux secs. Si nécessaire, il vous prescrira un bilan sanguin.

● **Prenez vos médicaments à jeun** Certains aliments diminuent l'efficacité du traitement contre l'hypothyroïdie (insuffisance du fonctionnement de la thyroïde). Ainsi, les aliments riches en fibres ou à base de soja, le café, les compléments en fer et en calcium, comme les anti-acides (substances qui lient et neutralisent l'acide gastrique) contenant de l'aluminium ou du magnésium peuvent interférer sur l'absorption des médicaments.

● **Pensez au sélénium** Les yeux globuleux (exophtalmie) et secs, caractéristiques de la maladie de Basedow, une affection de la thyroïde, peuvent être gênants. Dans ce cas, une supplémentation en sélénium pendant six mois peut être efficace: elle réduit les symptômes de la maladie et améliore la qualité de vie. Les bienfaits restent visibles un an durant et les effets secondaires sont nuls. Si vous souffrez d'exophtalmie modérée, discutez-en avec votre médecin.

● **Ne prenez pas d'iode** Si une alimentation carencée en iode peut être à l'origine de troubles de la thyroïde, une supplémentation n'est pas indiquée, l'excès d'iode risquant d'entraîner des problèmes chez les personnes qui ont une thyroïde trop ou trop peu active. C'est vrai aussi pour les compléments en kelp, une algue souvent présentée comme une solution pour « booster » une thyroïde paresseuse. L'extrait de kelp étant riche en iode, il risque de provoquer une activité excessive de la thyroïde.

● **Vous êtes enceinte ? Faites doser vos hormones thyroïdiennes** Un mauvais équilibre de ces hormones peut avoir un impact sérieux sur la santé du bébé, notamment un retard intellectuel. Jusqu'à présent, le dépistage thyroïdien avant ou durant la grossesse était controversé et

C'EST DANS LA TÊTE !

Des hormones thyroïdiennes qui dépriment
Le trouble affectif saisonnier, ou dépression saisonnière, pourrait être lié à l'activité de la thyréostimuline. C'est en tout cas ce qu'affirment des chercheurs écossais. Cette hormone influencerait le comportement et la sécrétion d'autres hormones. Cette découverte, si elle est confirmée, pourrait conduire à de nouvelles pistes de traitement.

Que faire en cas de CARENCE EN IODE ?

Le manque d'iode – un oligoélément essentiel au bon fonctionnement de la thyroïde et l'une des causes importantes de handicap mental à l'échelle mondiale – est une carence facile à prévenir. Les programmes de l'Organisation mondiale de la santé (OMS) visant à combattre ce problème ont été couronnés de succès. Cependant, certaines régions, notamment dans les pays développés, restent à la traîne.

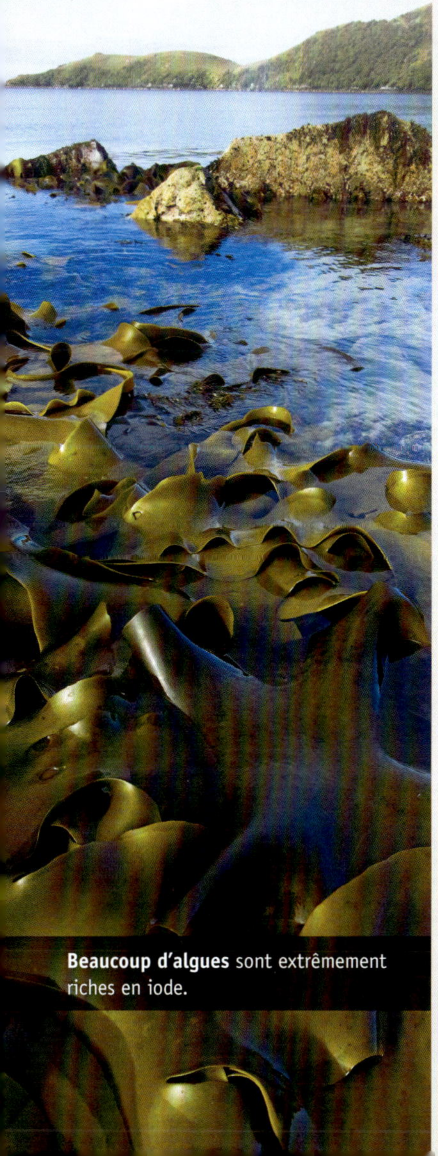

Beaucoup d'algues sont extrêmement riches en iode.

Étonnamment, l'Europe, l'Australie et les États-Unis comptent parmi les régions du monde où les carences en iode sont en augmentation. Or, chez les femmes, d'importantes carences en iode s'accompagnent d'un risque plus important d'infertilité, de fausse couche et de handicap mental pour l'enfant qu'elles portent. Même de faibles déficiences en iode peuvent affecter le cerveau de l'enfant en développement. Selon l'OMS, accroître les apports en iode dans les populations carencées amène une élévation du QI moyen de 13 points. En outre, les carences peuvent aussi conduire à une hypothyroïdie, entraînant fatigue, sensibilité au froid et sécheresse de la peau. Elles touchent davantage les femmes que les hommes, et plus particulièrement les femmes enceintes et les adolescentes.

Sources d'iode

Présent dans l'eau de mer, les minéraux et certains sols, l'iode est un oligoélément nécessaire au fonctionnement de notre organisme.
Les conseils suivants vous permettront d'en retrouver dans votre assiette.

- Mangez des aliments riches en iode, comme les laitages – notamment le lait –, les fruits de mer, les poissons gras et les œufs. En revanche, évitez les compléments en iode et la surconsommation d'algues, qui peuvent entraîner un excédent en iode.
- Utilisez exclusivement du sel de table iodé (pas plus de 6 g par jour).
- Évitez les plats cuisinés, souvent préparés avec du sel non iodé.

Des mesures mondiales

Selon l'OMS, l'utilisation généralisée de sel iodé permettrait de résoudre les carences en iode à l'échelle mondiale. Cela exigerait toutefois l'adoption de nouvelles législations, et notamment d'imposer l'usage systématique du sel iodé dans notre alimentation. Les recommandations de l'OMS ont démontré leur efficacité dans les pays qui les appliquent. Cependant, leur généralisation à l'échelle mondiale prendra sans doute encore de nombreuses années.

réservé aux personnes à risque. Or, selon des chercheurs tchèques, un test sanguin plus systématique permettrait de dépister les femmes à risque.

En France, les analyses sanguines prescrites aux femmes enceintes ne comportent pas de dosage systématique des hormones thyroïdiennes. On recommande toutefois des examens avant la conception ou l'accouchement chez les femmes qui présentent les risques et les pathologies ci-dessous.

★ **Un diabète de type 1**.

★ **Des antécédents personnels ou familiaux de maladie thyroïdienne**.

★ **Une maladie thyroïdienne**.

★ **Un goitre**.

★ **Des symptômes d'hypothyroïdie**.

Si c'est votre cas, parlez-en à votre médecin.

● **Envisagez la chirurgie** D'après une étude américaine, l'ablation des ganglions lymphatiques du cou lors d'une intervention en cas de cancer de la thyroïde pourrait empêcher une récidive de la maladie. Seuls 1,5 % des patients dans ce cas avaient eu besoin d'une seconde opération, contre 6,1 % chez ceux qui avaient subi uniquement une résection de la thyroïde.

● **Mangez ce qui vous plaît** Peut-être avez-vous lu ou entendu dire que certains aliments comme le soja, les poires,

Pour la santé de votre bébé, faites faire un dosage de vos hormones thyroïdiennes pendant la grossesse

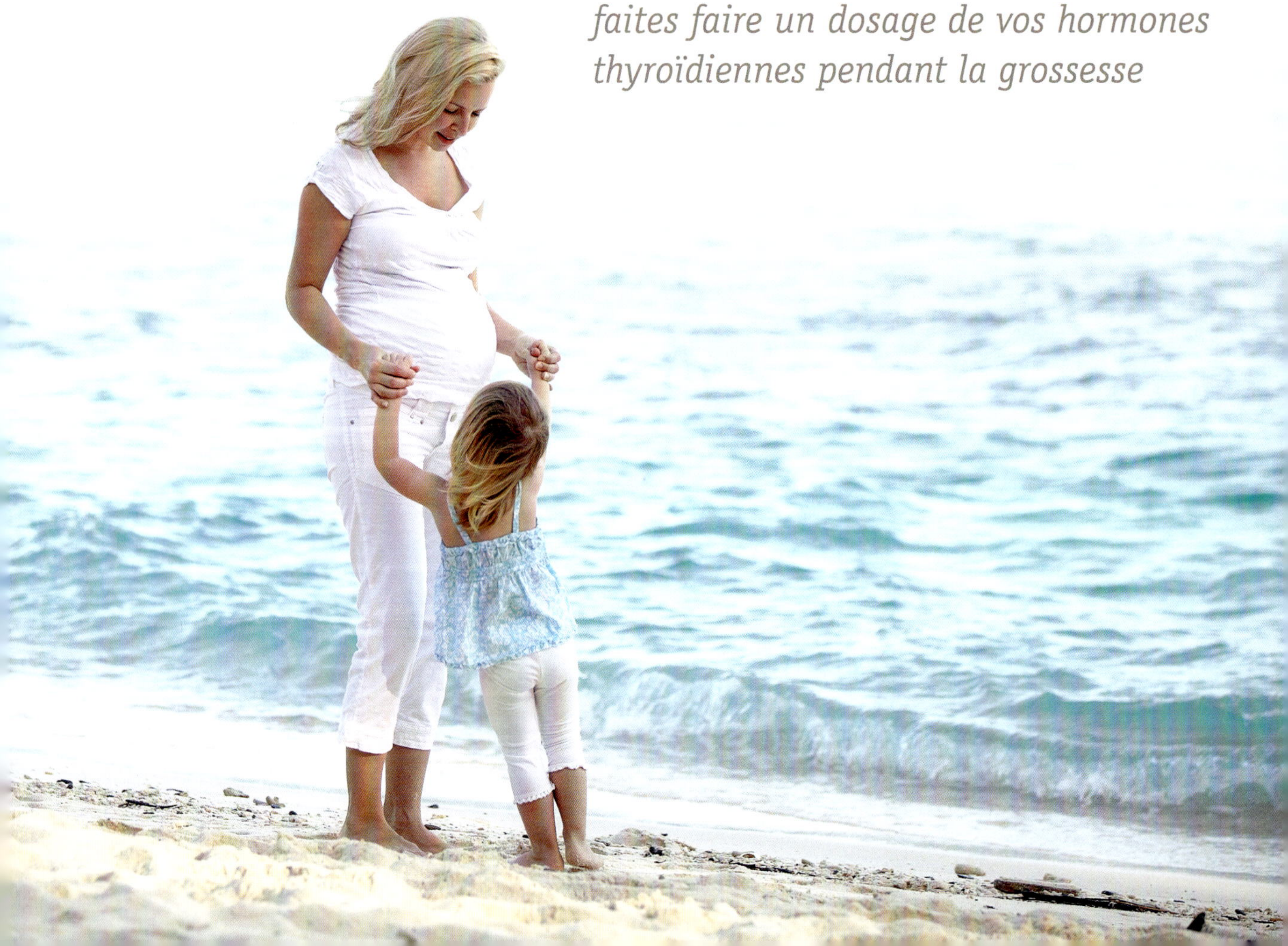

les pêches et les légumes de la famille du chou pouvaient réduire le taux d'hormones thyroïdiennes. Ne vous privez plus, car aucune preuve scientifique ne confirme cette assertion.

● **Fatigue surrénale ? N'en croyez pas un mot !** Certains praticiens de médecine alternative parlent, en cas d'épuisement, de stress ou d'insomnies, de « fatigue surrénale », et proposent un ou des compléments alimentaires pour remédier à ce problème. Or, selon les endocrinologues, les glandes surrénales ne peuvent être « fatiguées ». Soit elles fonctionnent normalement et aucun traitement n'est nécessaire, soit il existe une insuffisance surrénale due à une défaillance surrénale ou pituitaire, auquel cas une prise en charge médicale est indispensable. Quantité d'affections peuvent entraîner les mêmes symptômes que la prétendue « fatigue surrénale ». Faites donc un bilan avec votre médecin.

● **Attention aux microbes**
Les personnes souffrant de la maladie d'Addison, un trouble rare qui affecte la production de deux hormones, le cortisol et l'aldostérone, sont une fois et demie plus sujettes que les autres aux infections. Ces dernières peuvent provoquer une insuffisance surrénale potentiellement mortelle. Si vous êtes atteint de cette maladie, protégez-vous des rhumes et de la grippe : évitez de côtoyer des personnes infectées et faites-vous vacciner.

● **Ayez toujours votre kit sous la main** Si vous souffrez de la maladie d'Addison (voir ci-dessus), gardez systématiquement avec vous un kit d'urgence contenant une ampoule d'hydrocortisone. Celle-ci pourra vous être injectée immédiatement en cas de chute subite des taux hormonaux – ce phénomène, appelé crise d'insuffisance surrénale aiguë, peut se produire suite à une blessure ou à une infection, voire à un stress émotionnel. Assurez-vous que votre famille, vos amis et vos collègues sont bien informés de votre pathologie et connaissent les mesures à prendre. Portez toujours une carte sur laquelle est indiqué votre traitement au cas où vous auriez besoin de soins médicaux d'urgence loin de personnes informées de votre maladie.

C'EST DANS LA TÊTE !

Fièvre footballistique

Si tout le monde peut se laisser emporter par un match palpitant, le problème prend une forme extrêmement grave chez certaines personnes.

Ainsi, une passionnée de football qui souffrait d'angoisses, de palpitations, de crises de panique, de vertiges et d'une sensation de catastrophe imminente à la fin des matchs importants a finalement été diagnostiquée comme souffrant de la maladie d'Addison. Ses symptômes étaient particulièrement marqués lors des matchs à suspense. En revanche, ils étaient à peine perceptibles lorsque l'écart entre les deux équipes était important.

Potentiellement mortelle, la maladie d'Addison est une affection au cours de laquelle les glandes surrénales ne produisent plus assez de cortisol, l'hormone du stress. Cela peut entraîner une pression sanguine très basse, voire un coma. La passionnée de foot en question prend désormais des médicaments au milieu des matchs importants pour pouvoir les apprécier sans problème.

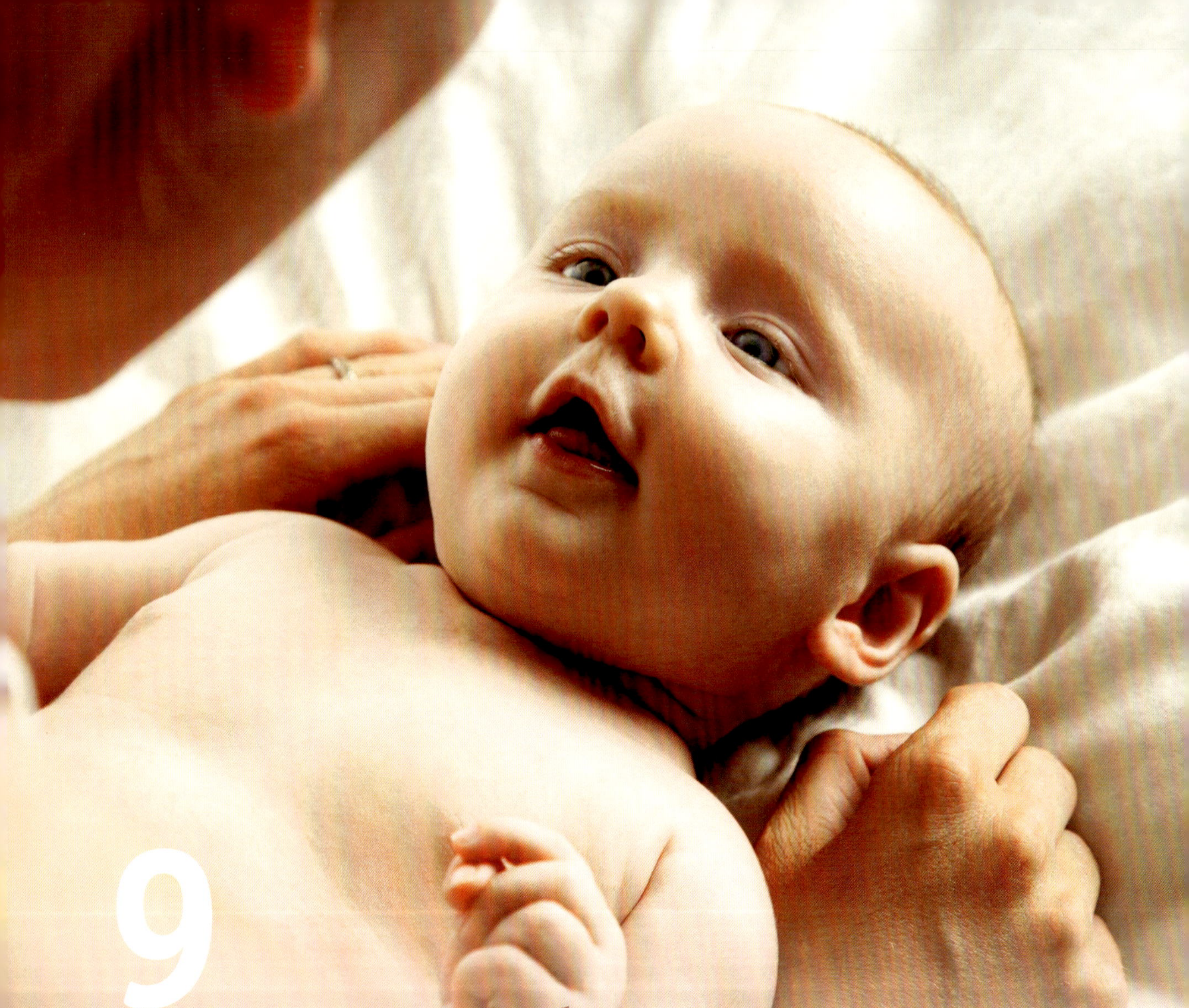

9 Le cycle DE LA VIE

Se reproduire est l'un des instincts les plus puissants, chez l'homme comme chez l'animal. Découvrez ici des conseils – des plus traditionnels aux plus récents – permettant de résoudre de nombreuses difficultés liées à la reproduction et à la sexualité.

Un système reproducteur BIEN RÉGULÉ

Associer une alimentation saine et une activité physique régulière est déterminant pour la santé du système reproducteur. De même, il est important d'être vigilant à tout changement touchant les seins et les autres organes génitaux, car cela peut révéler un problème. Si la plupart des conseils suivants s'appliquent aux femmes, les hommes, eux aussi, doivent être attentifs à certaines modifications de leur corps.

● **Apprenez à connaître votre poitrine** Quel que soit votre âge, prenez l'habitude de palper régulièrement vos seins au moment de la toilette, afin de vous familiariser avec leur aspect et leur texture habituels (pour connaître les gestes à effectuer, consultez le site www.cancerdusein.org). Cela vous permettra d'identifier d'éventuelles modifications et d'en informer votre médecin. Cette pratique n'est pas réservée aux femmes, les hommes, eux aussi, doivent signaler toute boule ou grosseur. Soyez en particulier attentif aux éléments suivants.

★ **Changement de l'aspect des mamelons.**
★ **Écoulement des mamelons.**
★ **Rides de la peau.**

● **Mangez équilibré** Vous réduirez le risque de cancer du sein en mangeant plus de fruits et de légumes, riches en vitamine C, et moins de graisses animales (saturées). Le surpoids et l'obésité, notamment après la ménopause, sont un facteur de risque.

● **Protégez-vous avec des fibres** La consommation de fibres régulerait la production et le traitement des œstrogènes par l'organisme, tout en réduisant le risque de cancer du sein. Privilégiez le pain complet au petit déjeuner et mangez cinq portions de fruits et légumes par jour.

● **Consommez davantage de champignons** Une étude chinoise a montré que les femmes mangeant au moins 10 g de champignons frais par jour ont moins de risque de développer le cancer du sein que celles qui n'en consomment pas. Parlez-en à votre médecin.

Manger une petite portion de champignons par jour pourrait réduire le risque de cancer du sein

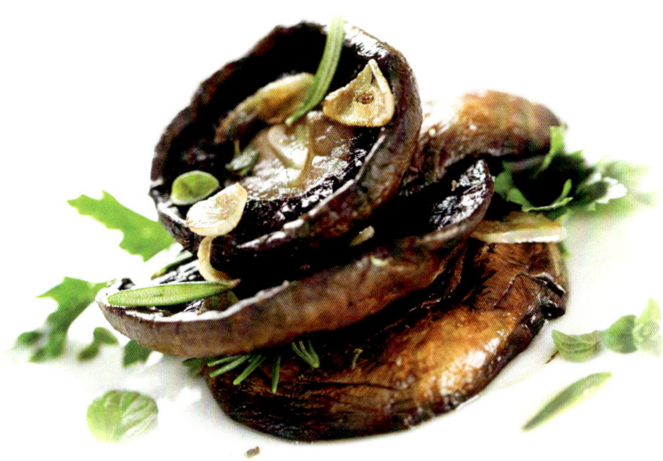

C'EST DANS LA TÊTE !

La méditation

Chez beaucoup de femmes, le diagnostic et le traitement d'un cancer du sein entraînent dépression, stress et isolement. La méditation fait partie des techniques de relaxation qui permettent de lutter contre la douleur. Elle doit être pratiquée régulièrement, quinze à vingt minutes par jour, dans une position assise confortable, les yeux fermés. À mesure que le corps se détend, les pensées s'apaisent, apportant une sensation de calme.

● **Surveillez votre poids** Maîtriser son poids et avoir une activité physique régulière réduit le risque de cancer du sein de manière significative. L'organisme d'une femme en surpoids (avec un indice de masse corporelle supérieur à 25) convertit l'excédent de graisse en œstrogènes, ce qui peut être un élément déclencheur de ce type de cancer. L'exercice abaisse le niveau d'œstrogènes. Essayez donc de faire du sport au moins trente minutes cinq jours par semaine.

● Buvez de l'alcool avec modération

Une étude réalisée en 2011 au Royaume-Uni a montré que 6 % des cancers du sein chez la femme étaient directement liés à une consommation excessive d'alcool. Réservez les boissons alcoolisées aux repas de fête, par exemple, et sans faire d'excès : ce n'est pas parce que vous buvez moins souvent que vous devez boire plus…

● Combattez le syndrome prémenstruel de façon naturelle

De nombreuses plantes permettent de lutter contre ce syndrome – un ensemble de symptômes précédant souvent les règles (seins tendus, maux de tête, ballonnements et/ou nausées). Avant de vous soigner grâce aux plantes, demandez toujours conseil à un médecin, surtout si vous suivez un traitement ou si les symptômes persistent. Utilisé depuis l'époque gréco-romaine, le gattilier atténue, par exemple, les symptômes du syndrome prémenstruel en agissant sur l'hypophyse, ce qui abaisse le taux d'œstrogènes et réduit les ballonnements et les douleurs aux seins. N'en consommez pas si vous prenez la pilule ou si vous allaitez.

● Méfiez-vous du sport intensif

Si l'activité physique maintient en forme, les femmes qui font du sport intensément, comme les athlètes, peuvent perdre trop de poids et souffrir d'aménorrhée (absence de règles). Ce phénomène est associé à une baisse de la densité osseuse, à un risque de fractures et d'autres blessures. Si vous êtes en sous-poids (avec un IMC inférieur ou égal à 18,5) et si vos règles cessent, suivez ces conseils.

ÉTONNANT !

Le cancer du sein chez l'homme

Bien que rare, cette maladie peut tout de même survenir chez l'homme. Soyez donc vigilant aux symptômes, surtout en cas de cancers du sein dans votre famille et si vous avez entre 60 et 70 ans. Comme pour les femmes, le symptôme le plus courant est une grosseur dans la poitrine. Mais un écoulement du mamelon, un mamelon rétracté ou un nodule sous le bras sont aussi des signes qui exigent des examens et, éventuellement, une prise en charge rapide.

★ **Faites moins d'exercice**.

★ **Augmentez** votre apport calorique de 15 % (dans l'idéal, avec des protéines et des glucides non raffinés).

★ **Prenez** des compléments en calcium.

Si les règles ne réapparaissent pas dans les six mois ou si vous remarquez d'autres symptômes, consultez impérativement un médecin.

● **Luttez contre le SOPK avec des glucides (non raffinés)** Modifier la nature des glucides consommés peut constituer un élément important du traitement des femmes atteintes du syndrome des ovaires polykystiques (SOPK) – une maladie au cours de laquelle des kystes se développent sur les ovaires, entraînant prise de poids, pilosité excessive et troubles de la fertilité. Remplacez donc les glucides raffinés par d'autres ayant un indice glycémique plus bas, comme les légumes secs, les céréales ou les pâtes et le pain complets. Le SOPK rend également l'organisme résistant à l'insuline, qu'il produit alors en plus grande quantité, et sécrète un excédent de testostérone, favorisant le développement des kystes. Une alimentation à base de produits à indice glycémique bas pourrait ralentir la libération de sucre dans le sang, ce qui abaisserait le taux d'insuline et de testostérone et freinerait le développement de kystes.

● **Utilisez de la camomille pour soulager les douleurs menstruelles** Ce remède traditionnel a des propriétés antispasmodiques et anti-inflammatoires. Consultez votre médecin avant d'en prendre pour connaître la meilleure

Une infusion à la camomille aide à soulager les douleurs menstruelles

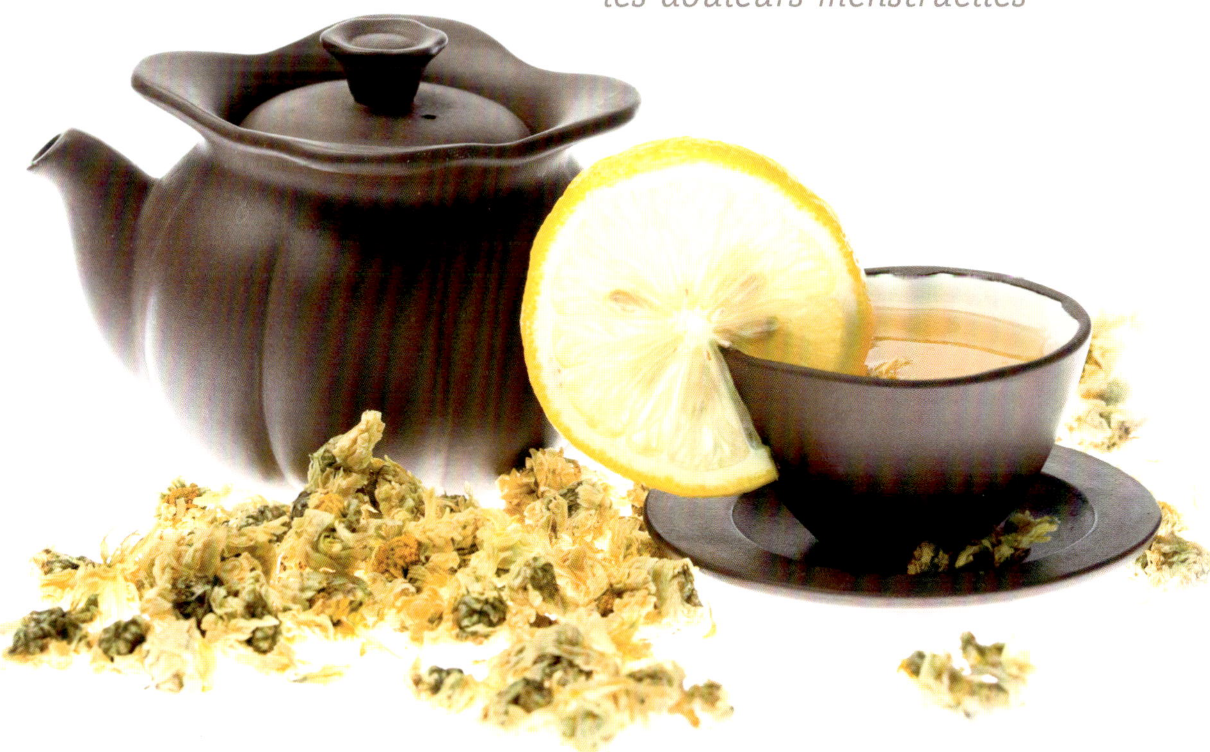

ÇA MARCHE !

Une intervention non chirurgicale contre les fibromes

La taille des fibromes (tumeurs bénignes de l'utérus) est très variable, allant de celle d'un petit pois à celle d'un pamplemousse. Ces tumeurs touchent près de la moitié des femmes en âge de procréer, causant saignements abondants, douleurs et anémie. Autrefois, l'hystérectomie (ablation chirurgicale de l'utérus) était la seule solution durable, mais il existe désormais une intervention beaucoup moins lourde: l'embolisation des artères utérines.

Sous anesthésie locale, de fines particules sont injectées dans les vaisseaux sanguins irriguant l'utérus afin de les boucher et d'entraîner un rétrécissement progressif des fibromes au cours d'une période de douze mois environ. En général, les patientes peuvent reprendre le travail après deux semaines.

posologie. Par ailleurs, n'en consommez pas si vous prenez la pilule.

● **Anticipez** Si vous souffrez de règles douloureuses, prendre des anti-inflammatoires non stéroïdiens, comme de l'ibuprofène, un à deux jours avant la date prévue du début des règles contribue à réduire les crampes. Continuez pendant les deux ou trois premiers jours des règles car cela réduit le taux de prostaglandines, à l'origine des douleurs.

● **Prenez de l'aspirine** Une petite dose d'aspirine prise chaque jour pourrait suffire à protéger du cancer de l'ovaire. Assurez-vous toutefois auprès de votre médecin que cela est sans danger, en raison du risque d'hémorragie interne associé à ce médicament.

● **Faites-vous prescrire la pilule**

Chez les femmes préménopausées, la prise d'une contraception orale pendant dix ans ou plus diminue de moitié le risque de cancer de l'ovaire. Comme la pilule contraceptive présente aussi certains risques, votre médecin évaluera les avantages et les inconvénients avant de vous la prescrire.

● **Réduisez les risques en arrêtant de fumer** Il existe un lien étroit entre le tabac et le cancer du col de l'utérus. Arrêter de fumer en diminue le risque de manière significative. Le tabac nuit en effet au système immunitaire, permettant aux cellules cancéreuses de se multiplier. De plus, les substances chimiques contenues dans la fumée peuvent empirer les choses, en neutralisant les gènes qui éliminent naturellement les tumeurs.

● **Pensez à vous faire vacciner** Si le vaccin contre la rougeole, les oreillons et la rubéole (ROR) prévient les effets immédiats de ces maladies, il permet également de préserver la fertilité. Chez les garçons, les oreillons peuvent causer des dommages permanents sur les testicules et, chez les filles, entraîner un gonflement des ovaires et, éventuellement, une infertilité. Par ailleurs, la rubéole peut avoir des effets dévastateurs pour le fœtus (cécité, surdité, problèmes cardiaques et lésions au cerveau) si la mère contracte la maladie au cours des seize premières semaines de grossesse. Le vaccin ROR n'est pas obligatoire en France, mais il est très vivement conseillé. Parlez-en à votre médecin.

Améliorer SA VIE SEXUELLE

Le stress et les contraintes de la vie quotidienne ont des répercussions négatives sur la sexualité. Les conseils suivants vous permettront de les écarter sans recourir aux médicaments. Et si vous êtes en bonne santé, il n'y a aucune raison de ne pas profiter d'une sexualité active très longtemps.

● **Mettez de l'ordre dans vos finances** Les problèmes d'argent arrivent en bonne place dans la liste des causes de stress nuisant à la sexualité. Au cours d'une étude réalisée en 2011 auprès de couples britanniques sur les causes d'une vie sexuelle moins active, l'inquiétude concernant les finances est arrivée en première place, suivie des horaires de travail prolongés et de la difficulté à concilier vie professionnelle et vie privée. Les soucis d'argent sont particulièrement importants dans la baisse de la libido masculine. Pour booster votre vie sexuelle, mettez de l'ordre dans vos comptes – et dans vos priorités.

● **Pimentez votre vie sexuelle** Les aphrodisiaques sont utilisés depuis des siècles pour accroître le désir et le plaisir sexuel. Aujourd'hui, la recherche commence à expliquer le fonctionnement de certains d'entre eux.

★ **Café** Il réveille et accroît le niveau de dopamine, le neurotransmetteur associé aux centres du plaisir dans le cerveau. En outre, il intensifie le plaisir sexuel en accroissant le flux sanguin, essentiel pour arriver à l'orgasme, chez l'homme comme chez la femme.

★ **Ginseng** Cette racine, l'un des aphrodisiaques les plus anciens, améliorerait la fonction érectile.

ÉTONNANT !

« L'hormone de l'amour » contre les dysfonctions érectiles
Des chercheurs américains étudient l'utilisation de l'ocytocine contre les troubles de l'érection. Surnommée l'« hormone de l'amour », elle est produite par l'homme et la femme pendant les relations sexuelles, et par les mères lors de l'accouchement et de l'allaitement. Elle jouerait un rôle important dans le sentiment d'attachement.

★ **Safran** Utilisée par Cléopâtre dans son bain, c'est l'épice la plus chère au monde. Ajoutée à la nourriture, elle réduirait les dysfonctions érectiles.

Très apprécié de Cléopâtre, le safran pourrait stimuler la libido

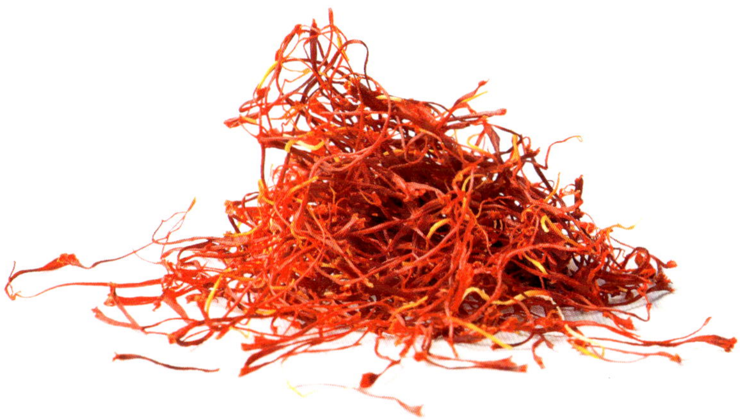

ASTUCE

Un périnée tonique, gage d'une vie sexuelle épanouie

Renforcer les muscles pelviens grâce à des exercices spécifiques, développés à l'origine pour améliorer le contrôle de la vessie, peut considérablement améliorer la satisfaction sexuelle, en permettant aux femmes d'atteindre l'orgasme plus facilement. Pour découvrir ces exercices, voir *Les secrets d'un périnée tonique*, p. 102.

★ **Ginkgo biloba** Ses feuilles sont utilisées par les herboristes dans diverses préparations, notamment pour améliorer la circulation sanguine. Cela pourrait accroître le flux sanguin dans le pénis, réduisant les dysfonctions érectiles. Sachez toutefois qu'il peut présenter des effets secondaires, comme la diarrhée et l'irritabilité.

● **Changez de traitement** L'incapacité à obtenir une érection affecte environ un homme de plus de 40 ans sur trois – ceux de plus de 50 ans étant particulièrement concernés. Cela est souvent dû à l'effet secondaire de médicaments, qui gênent l'innervation du pénis. Les principaux « coupables » sont les bêtabloquants, prescrits pour traiter les problèmes cardiaques et l'hypertension, les antihistaminiques, administrés en cas d'allergie, et les antidépresseurs. Si vous souffrez de dysfonction érectile, n'arrêtez pas votre traitement, mais parlez-en à votre médecin pour, éventuellement, l'adapter.

● **Ne vous inquiétez pas pour votre cœur** Un orgasme ne présente pas plus de risques d'être à l'origine d'une crise cardiaque que le fait de monter rapidement les escaliers ou de faire une séance de gym

Les hommes qui font des câlins à leur partenaire sont trois fois plus heureux que ceux qui n'en font pas

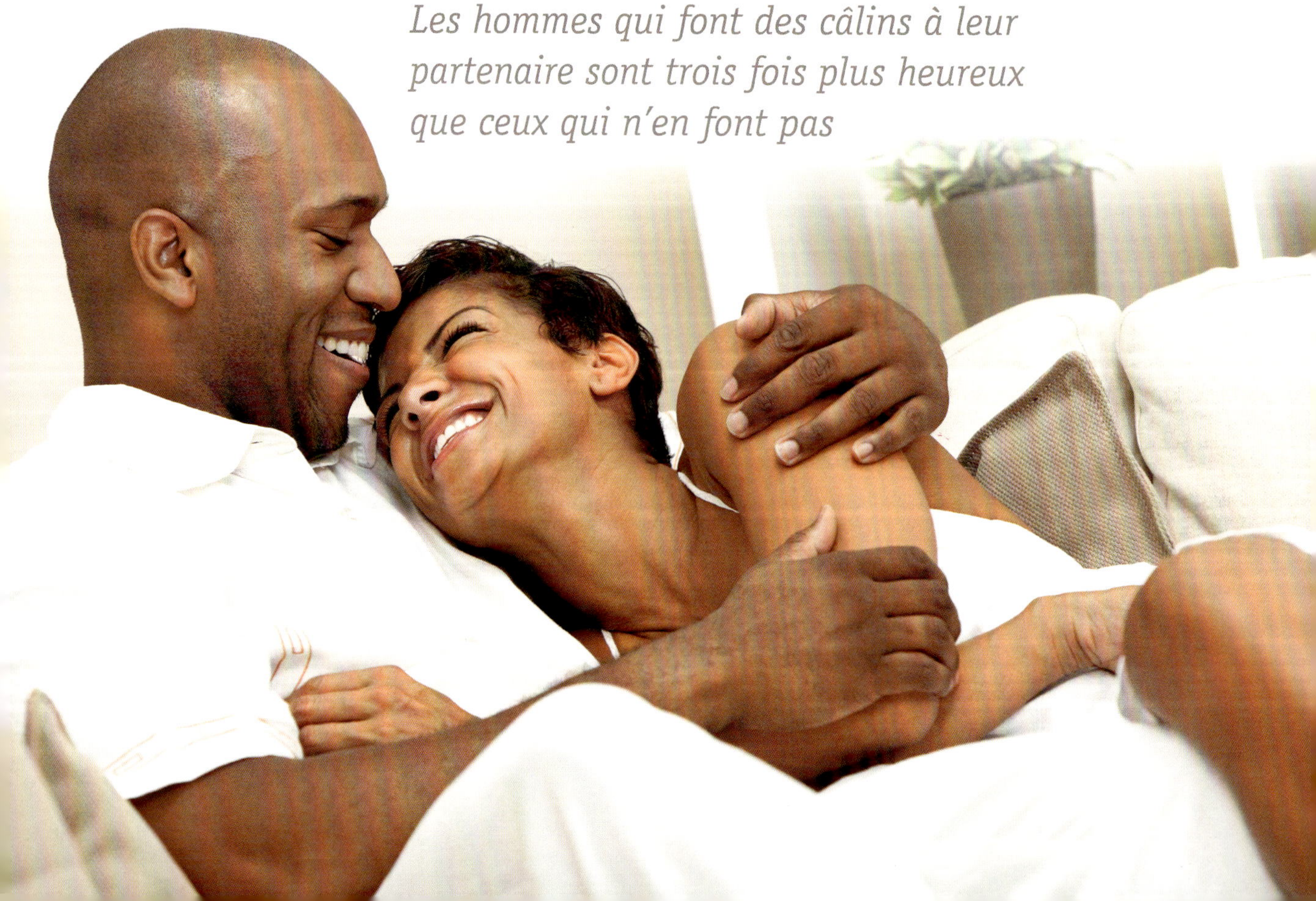

d'une demi-heure. Si vous souffrez d'une maladie du cœur, ne vous inquiétez pas trop pour votre santé lors d'une relation sexuelle, l'essentiel étant de rester en forme et actif dans tous les domaines de la vie ! En outre, une étude britannique a montré que des relations sexuelles régulières peuvent être bénéfiques pour la santé du cœur.

- **Consultez votre médecin** Il existe plusieurs types de médicaments pour traiter les troubles de l'érection, mais attention, certains ont des effets indésirables. En France, ils ne sont disponibles que sur ordonnance. Votre médecin vous conseillera en fonction de votre état de santé et vous expliquera comment les prendre.

- **Utilisez le produit adéquat** Si vous souhaitez utiliser un lubrifiant vaginal, choisissez-en un à base d'eau. Ceux contenant des corps gras peuvent endommager le latex du préservatif : alors rendu poreux, celui-ci risque de se rompre.

- **Messieurs, faites des câlins** Contrairement à ce que l'on pourrait croire, les hommes ont davantage besoin de câlins que les femmes. Une étude réalisée aux États-Unis auprès de couples hétérosexuels a montré que les hommes qui embrassent leur partenaire et lui font souvent des câlins étaient, en moyenne, trois fois plus heureux dans leur couple que ceux qui le faisaient rarement. Pour les femmes, l'élément déterminant du bonheur est une relation de longue durée avec des relations sexuelles satisfaisantes.

- **Faites de l'exercice quatre fois par semaine** L'activité physique aide à rester en forme, mais aussi à améliorer substantiellement la vie sexuelle. Une étude a montré que 88 % des femmes et 69 % des hommes qui faisaient de l'exercice physique quatre ou cinq fois par semaine jugeaient leurs performances sexuelles supérieures à la moyenne. Et ceux qui faisaient du sport avaient davantage de relations sexuelles que les autres. Chez l'homme, l'un des principaux bienfaits de l'exercice est d'augmenter le flux de sang vers le pénis, ce qui protège des dysfonctions érectiles.

- **Pratiquez le yoga** Une étude a montré que des femmes en bonne santé ayant suivi un programme de yoga de douze semaines avaient amélioré leur sexualité sur six plans : désir, excitation, lubrification, orgasme, absence de douleur et satisfaction globale. Par ailleurs, c'est la vie sexuelle des femmes de plus de 45 ans qui a le plus profité de cet exercice.

ÇA MARCHE !

Le maquillage décrypté

Le maquillage reproduit les subtils changements survenant chez la femme pendant l'ovulation. À cette période du cycle, la plus fertile, les lèvres sont un peu plus grandes, plus charnues et plus rouges (comme au moment de l'excitation sexuelle), un effet imité et amplifié par le rouge à lèvres. À cette même période, le contour des yeux devient un peu plus sombre, ce qui les fait paraître plus grands, exactement comme lorsque l'œil est maquillé. Enfin, le blush reproduit l'apparence rosée des joues pendant l'amour.

Les secrets d'une MEILLEURE FERTILITÉ

Toutes les civilisations ont élaboré des recettes traditionnelles, à base de plantes ou d'aliments, pour améliorer la fertilité et favoriser une grossesse. Certains traitements de la médecine traditionnelle chinoise sont utilisés depuis plus de deux millénaires. Aujourd'hui, la science permet d'expliquer les fondements de ces solutions naturelles.

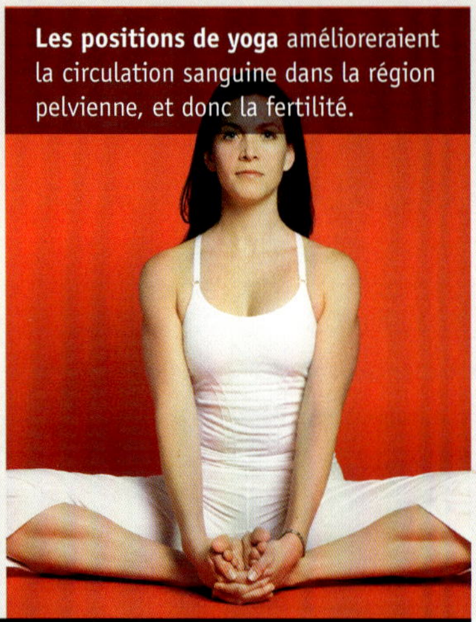

Les positions de yoga amélioreraient la circulation sanguine dans la région pelvienne, et donc la fertilité.

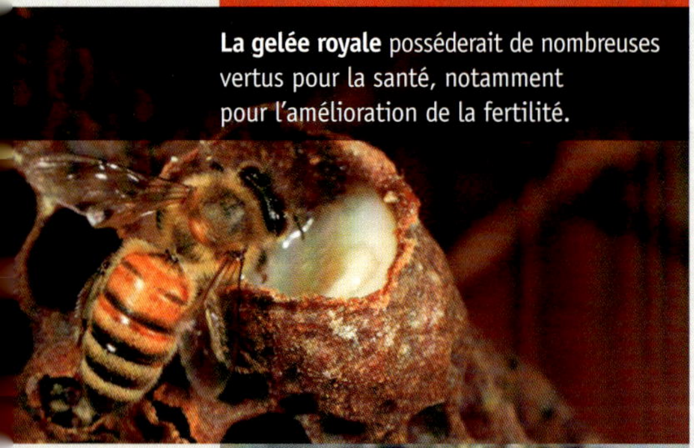

La gelée royale posséderait de nombreuses vertus pour la santé, notamment pour l'amélioration de la fertilité.

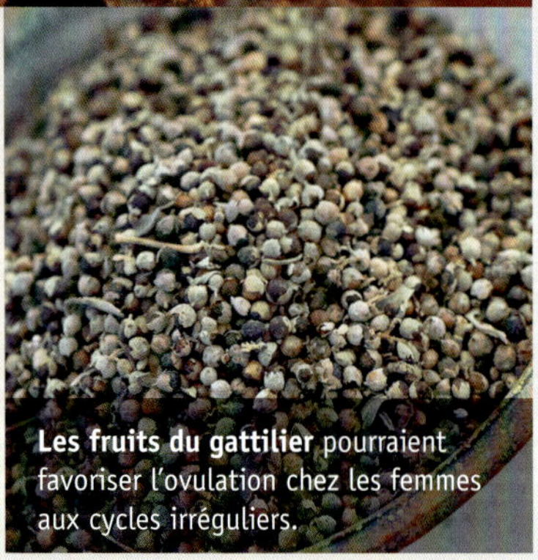

Les fruits du gattilier pourraient favoriser l'ovulation chez les femmes aux cycles irréguliers.

Pour influer sur la conception, on pratiquait autrefois des danses rituelles et des sacrifices aux divinités, et on confectionnait des remèdes, qui sont toujours recommandés par les herboristes (voir ci-contre).

Combiner les approches

Les solutions proposées par la médecine moderne pour lutter contre l'infertilité étant coûteuses et éprouvantes, de nombreux couples préfèrent commencer par une approche plus douce. L'association de méthodes naturelles et conventionnelles donne parfois de bons résultats. Ainsi, une étude israélienne a montré que le taux de conception était plus élevé chez les femmes qui recouraient à une fécondation in vitro en y associant de l'acupuncture et un traitement à base de plantes chinoises (de la livèche de Szechuan et de la pivoine blanche notamment). Ce résultat pourrait s'expliquer par un accroissement du flux sanguin dans l'utérus et un meilleur équilibre hormonal.

Améliorer naturellement la fertilité

Si ces traitements naturels peuvent augmenter la fertilité, parlez-en d'abord avec votre médecin et arrêtez immédiatement en cas d'effets indésirables. Si votre grossesse ne se déclare toujours pas, consultez un spécialiste.

Gelée royale Chez les abeilles, les reines sont nourries avec de la gelée royale, riche en vitamines, en oligoéléments, en acides aminés et en hormones proches de l'œstrogène, pour accroître leur production d'œufs. Ce remède ancestral chinois pourrait améliorer la fertilité masculine comme féminine.

Zinc et acide folique L'effet du zinc, essentiel à la production de la testostérone et des spermatozoïdes, est amplifié par l'acide folique. Une étude néerlandaise a montré que des hommes prenant 66 mg de zinc et 5 mg d'acide folique par jour pendant vingt-six semaines voyaient le nombre de leurs spermatozoïdes augmenter de 74 %. Vous trouverez du zinc dans les huîtres, le bœuf maigre, les cuisses de dinde, les œufs et les lentilles, et de l'acide folique dans les légumes verts et les céréales complètes.

Ginseng de Sibérie Depuis plus de deux millénaires, les Chinois utilisent cette racine en complément alimentaire pour traiter l'infertilité due au stress de ne pas concevoir. Cette plante permettrait aussi de régler le cycle menstruel et de favoriser l'implantation de l'embryon.

Gattilier Répandu dans le bassin méditerranéen, le fruit du gattilier (*Vitex agnus-castus*) régulerait le cycle menstruel, équilibrerait la production d'œstrogènes et de progestérone, et stimulerait l'ovulation.

Graines et noix Dans la médecine chinoise, les graines de tournesol et de potiron, riches en arginine – un acide aminé essentiel à la production des spermatozoïdes –, sont prescrites pour améliorer la fertilité masculine. Vous trouverez aussi de l'arginine dans les arachides et les noix, du Brésil notamment, qui contiennent par ailleurs du sélénium – un oligoélément favorisant la qualité du sperme.

Vitamines La vitamine C augmente le taux de progestérone chez la femme et peut favoriser l'ovulation, il faut cependant faire attention à la quantité de cette supplémentation. Parlez-en à votre médecin. Par ailleurs, selon certaines études, la vitamine E pourrait améliorer la mobilité des spermatozoïdes – un effet accru en cas de prise conjointe avec le coenzyme Q10. Enfin, la vitamine B12 pourrait augmenter le nombre de spermatozoïdes et améliorer leur mobilité.

Feuilles de framboisier

L'infusion de feuilles de framboisier renforcerait l'utérus et améliorerait l'irrigation sanguine de sa muqueuse, aidant l'embryon à s'implanter et réduisant le risque de fausse couche.

Approche ayurvédique

Conjuguer le yoga à une alimentation saine améliorerait la fertilité. Le yoga renforcerait la région pelvienne et favoriserait ainsi la circulation sanguine dans l'utérus. Pour augmenter vos chances de concevoir un enfant, consommez des fruits et des légumes bio (asperges et brocolis notamment), du lait, du riz au lait et des mangues.

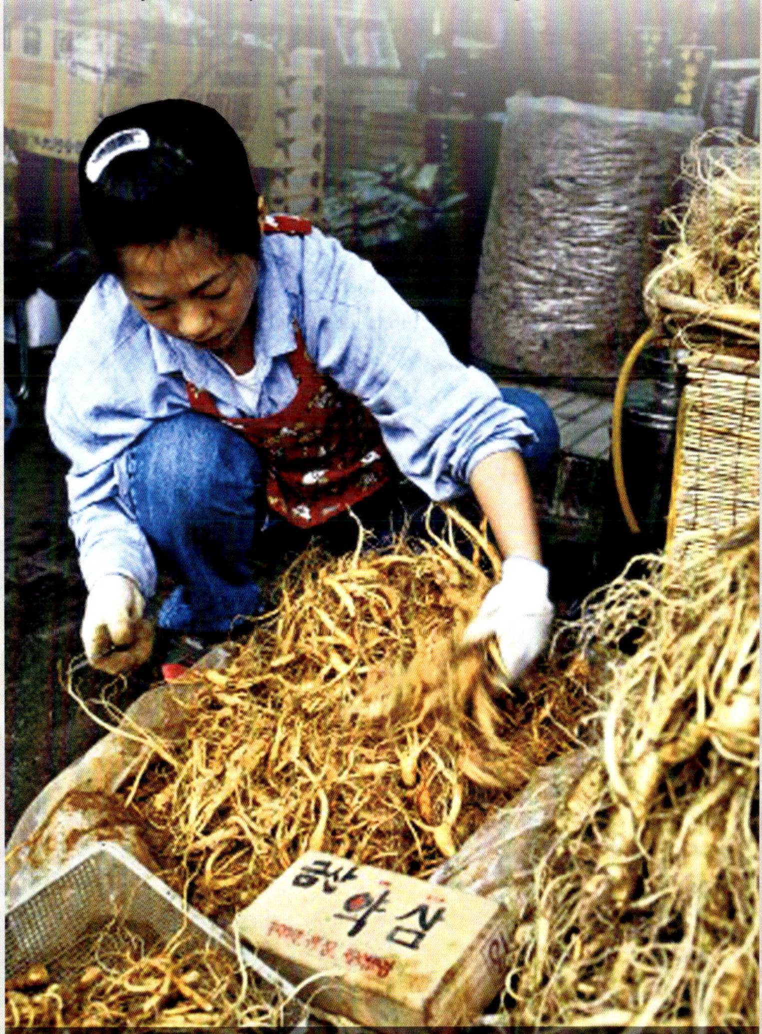

Le ginseng de Sibérie pourrait atténuer le stress lié à l'infertilité.

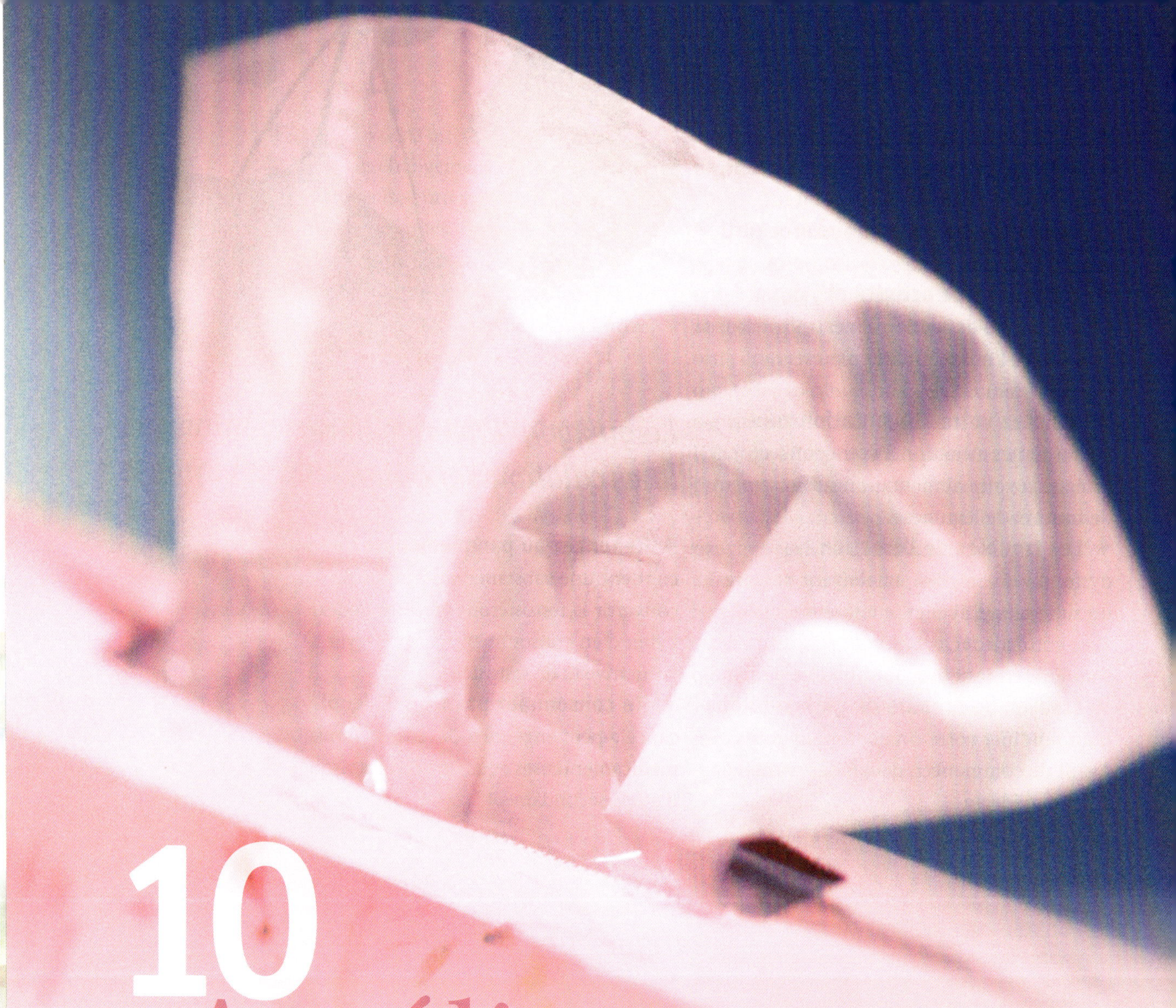

10 Améliorer LES DÉFENSES DE L'ORGANISME

Le système immunitaire protège des infections et des risques de cancer grâce à des cellules et des substances qui permettent de lutter contre les microbes et les allergènes. Si son fonctionnement continue de faire l'objet de recherches, les scientifiques s'intéressent également aux remèdes traditionnels.

Stimuler SON SYSTÈME IMMUNITAIRE

Le système immunitaire affronte d'innombrables envahisseurs et lutte en permanence contre les infections. Découvrez comment l'alimentation, le moral et l'exercice physique contribuent à renforcer vos défenses.

● **Riez** Le rire améliore l'immunité en augmentant le niveau d'anticorps dans le sang, les muqueuses nasales et les voies respiratoires, point d'entrée de nombreux microbes, et celui des globules blancs qui attaquent et détruisent les bactéries et les virus.

● **Chantez** Une étude allemande réalisée auprès des membres d'une chorale a montré que le chant stimule la rate, véritable réservoir d'anticorps, ce qui accroît leur concentration dans le sang. Mais si vous n'avez pas envie de faire partie d'un chœur, chantez sous la douche !

ÉTONNANT !

Attention au surdosage en vitamines
Les vitamines sont excellentes pour le système immunitaire… sauf si l'on en prend trop. Privilégiez donc les apports alimentaires et limitez les supplémentations. Soyez particulièrement vigilant avec les vitamines E et A, car elles sont stockées dans l'organisme et non évacuées par les urines. Au-delà de 250 mg par jour, la vitamine E peut provoquer des effets indésirables. Quant à la vitamine A, si elle est nécessaire à la formation de cellules immunitaires, une supplémentation supérieure à 1 000 µg par jour est susceptible d'entraîner de graves maladies du foie. Demandez toujours l'avis de votre médecin avant de commencer une cure de vitamines.

● **Privilégiez les bons lipides**
Certains d'entre eux sont essentiels à la formation des cellules et à la production de prostaglandines. Ces substances contribuent à réguler la réaction du système immunitaire face aux infections, notamment la production de globules blancs qui combattent les intrus. Choisissez soigneusement les acides gras qui composent votre alimentation.

★ **Privilégiez les acides gras insaturés** Préférez les graisses végétales non saturées aux graisses animales saturées, qui réduisent l'aptitude des globules blancs à détruire les bactéries et augmentent le risque de maladies cardiovasculaires et de cancer.

★ **Évitez les acides gras trans**, c'est-à-dire les graisses « hydrogénées » et les graisses « partiellement hydrogénées ». Souvent présentes dans les aliments industriels et les viennoiseries, elles peuvent interférer avec le système immunitaire. Apprenez à les repérer sur les emballages.

● **Du sucre ? Non merci !** Il suffit de 75 g de sucre – l'équivalent de 10 cuillerées à café ou de 2 canettes de soda – pour altérer la capacité des globules blancs à détruire les bactéries. Si vous avez du mal à diminuer votre consommation de sucre, utilisez des édulcorants naturels, comme le stévia, plutôt que chimiques, comme l'aspartame.

C'EST DANS LA TÊTE !

Améliorez votre humeur et votre santé
Lorsqu'on est déprimé, l'organisme produit trop de cortisol et d'adrénaline, deux hormones liées au stress qui retardent la production d'anticorps et nuisent à l'activité des cellules assurant l'immunité. Ces hormones entravent aussi la production d'interférons, des protéines essentielles dans la lutte contre les infections virales. Par ailleurs, la dépression peut engendrer une surproduction d'interleukine 6, une substance inflammatoire en cause dans des maladies liées au système immunitaire, comme l'arthrite, la gingivite et même certains cancers. Traiter la dépression améliore donc à la fois l'humeur et la santé.

Des champignons magiques

Le reishi, un champignon rare qui présenterait des effets bénéfiques sur le système immunitaire, est utilisé en Asie depuis plus de deux millénaires. Vous pourrez en trouver dans les magasins diététiques. Consultez votre médecin si vous prenez un traitement médicamenteux afin de vérifier que ce champignon ne crée pas de mauvaises interactions.

Le reishi, un champignon rare, peut être un allié efficace contre les infections et le stress

Consommez davantage d'agrumes

Riches en vitamine C, ils stimulent l'activité des phagocytes (les cellules qui emprisonnent et digèrent les bactéries) dans le sang. Comme l'organisme ne stocke pas cette vitamine, n'hésitez pas à manger des oranges, des citrons, des citrons verts et des pamplemousses chaque jour.

Faites de l'exercice... Le système immunitaire réagit à l'activité physique en produisant davantage de globules blancs, qui attaquent les bactéries. Plus la pratique est régulière, plus ces changements sont durables. Ainsi, les personnes ayant une activité modérée cinq ou six jours par semaine ont deux fois moins de rhumes et de maux de gorge que les autres.

... sans oublier de vous reposer

Comme toujours, la modération est de rigueur. En effet, au bout d'une heure et demie d'activité intensive, la production de macrophages, les cellules qui combattent les microbes, chute temporairement, ce qui augmente le risque d'infection. Alternez donc les périodes d'activité et de repos.

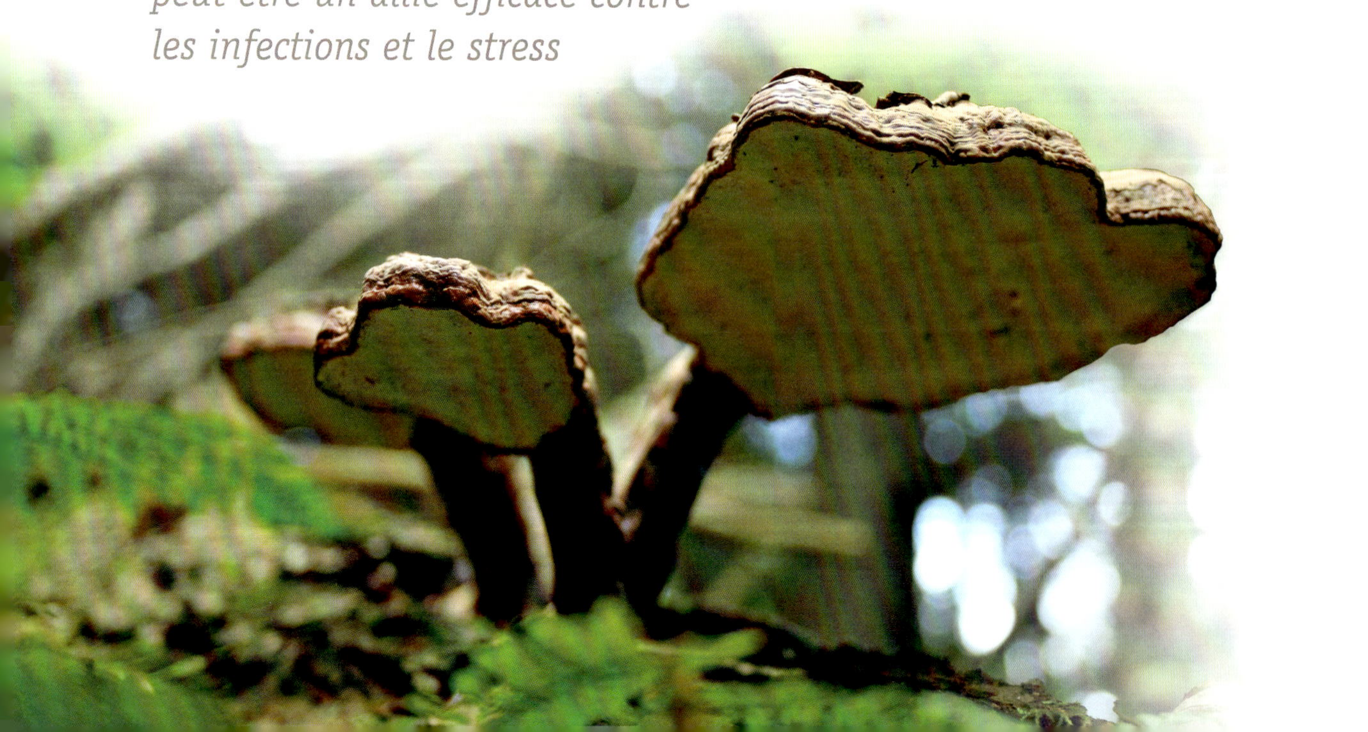

Combattre LES INFECTIONS

Alimentation saine, bonne hygiène de vie et propreté du logement permettent de lutter contre les agents pathogènes. Si ceux-ci parviennent malgré tout à franchir les barrières de votre organisme, votre alimentation peut vous aider à les neutraliser.

● **Couvrez-vous** Le risque d'attraper une infection est plus élevé si vous avez froid. Une expérience très simple a été réalisée auprès de volontaires. Pendant vingt minutes, un premier groupe de personnes a plongé les pieds dans une bassine d'eau froide, tandis qu'un deuxième groupe les a placés dans une bassine vide. Cinq jours plus tard, 20 % des individus ayant eu les pieds glacés avaient développé un rhume, contre 9 % pour les autres. Avoir les extrémités froides réduirait l'approvisionnement en globules blancs, qui défendent l'organisme contre les virus.

● **Les vertus des amandes** La substance contenue dans la peau de l'amande contribuerait à la propagation des globules blancs dans le corps et améliorerait leur capacité à détecter les virus, mais aussi à bloquer leur réplication. Si la quantité d'amandes nécessaire à cet effet reste encore à déterminer, n'hésitez pas à en croquer une petite poignée (avec la peau) chaque jour.

● **Protégez-vous des *Giardia* avec du soja** Les enfants sont particulièrement sensibles aux *Giardia*, des protozoaires (des organismes à une seule cellule) pouvant provoquer des diarrhées et des vomissements. Courants dans les régions tropicales, ils

Bien vous couvrir en hiver vous protégera réellement des microbes

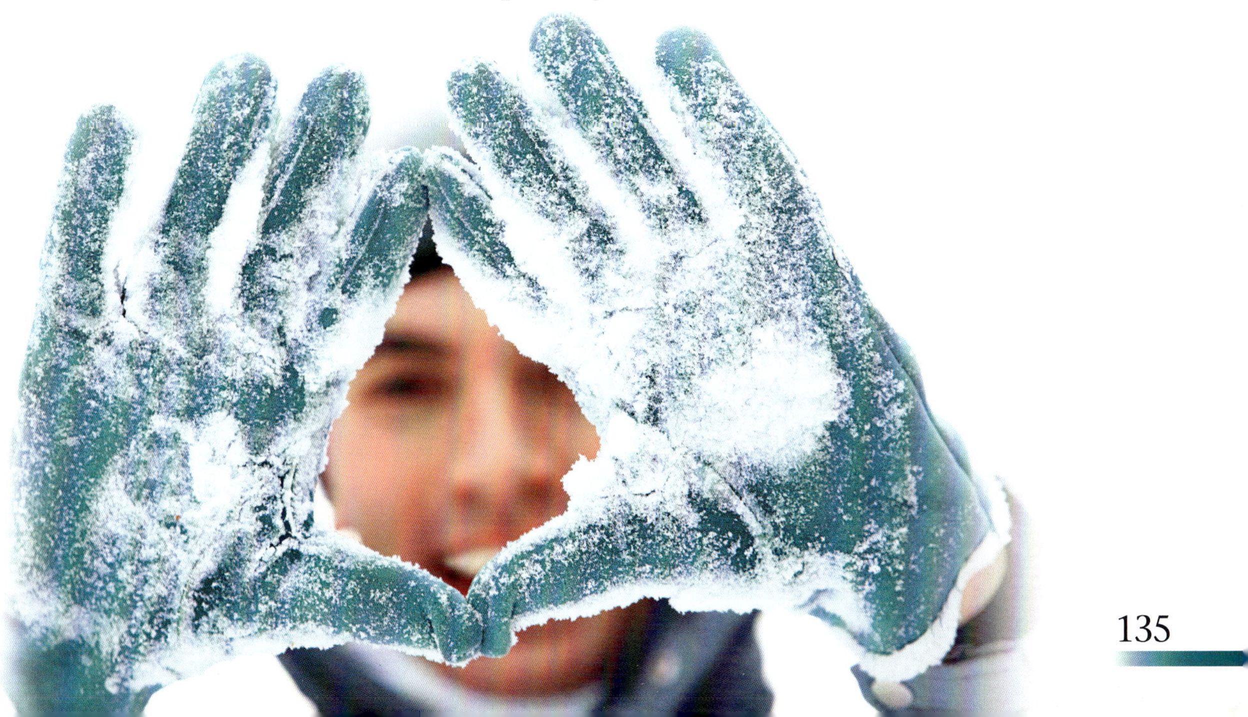

ÇA MARCHE !

Nourrir son rhume pour affamer sa fièvre
Un repas de 1 000 kcal environ incite l'organisme à augmenter sa production d'interférons gamma, des substances nécessaires pour combattre les virus à l'origine du rhume et de la grippe. Par ailleurs, si vous jeûnez pendant douze heures, votre corps produira davantage d'interleukine 4 pour lutter contre les infections dangereuses entraînant de fortes fièvres, comme la typhoïde.

prolifèrent aussi dans les cours d'eau, les lacs et les rivières des régions tempérées, ou lorsque les conditions sanitaires sont mauvaises. Les saponines, des substances présentes dans les légumineuses comme le soja, permettent de combattre ces organismes. Dans les régions à risque, consommer des aliments à base de soja, comme le lait de soja ou le tofu, pourrait protéger de cette infection gastro-intestinale qui fragilise l'organisme.

Faites tourner la machine à vide, sur un programme chaud, pour éliminer les microbes

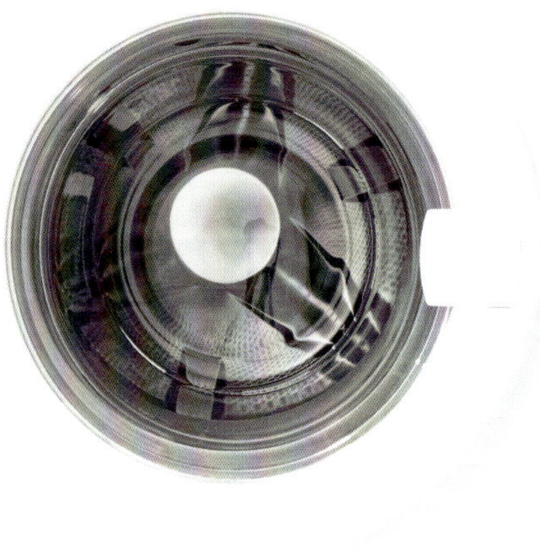

● Luttez contre les infections grâce aux légumes L'ail et l'oignon, à ajouter dans vos soupes et vos plats mijotés, sont des sources de substances antivirales puissantes, qui peuvent améliorer la résistance aux infections. Quantité d'autres légumes ont les mêmes effets, comme les carottes et les patates douces, riches en bêta-carotène, un anti-inflammatoire qui accélère aussi la production des globules blancs. Voici d'autres de ces puissants alliés et leurs effets.

★ **Le piment** fluidifie rapidement le mucus nasal.

★ **Le shiitaké** favorise la production de globules blancs.

★ **Le gingembre** lutte contre les inflammations.

★ **La baie de goji** (disponible sous forme séchée) stimule la production de globules blancs.

● Allez au bout de votre traitement Chaque année, les bactéries deviennent plus résistantes aux antibiotiques, car on a tendance à mal et trop utiliser ces médicaments. Ainsi, lorsque vous ne suivez pas votre traitement jusqu'au bout – le plus souvent parce que vous vous sentez mieux –, l'infection peut ne pas être complètement éradiquée et une souche de bactérie potentiellement résistante au médicament se multiplier. En outre, plus on utilise les antibiotiques, plus les bactéries vont essayer de contourner ces barrières en modifiant leur ADN. Souvenez-vous du slogan : « Les antibiotiques, c'est pas automatique. »

● Faites tourner votre machine à 90 °C Si vos vêtements sont propres, ils ne sont pas pour autant à l'abri des microbes. En effet, nombreux sont ceux qui peuvent survivre jusqu'à plus de 80 °C au lavage. Le virus de la grippe, par exemple, supporte des températures allant jusqu'à

La solution la plus efficace pour vous débarrasser des bactéries et des virus reste de vous laver les mains au savon et à l'eau

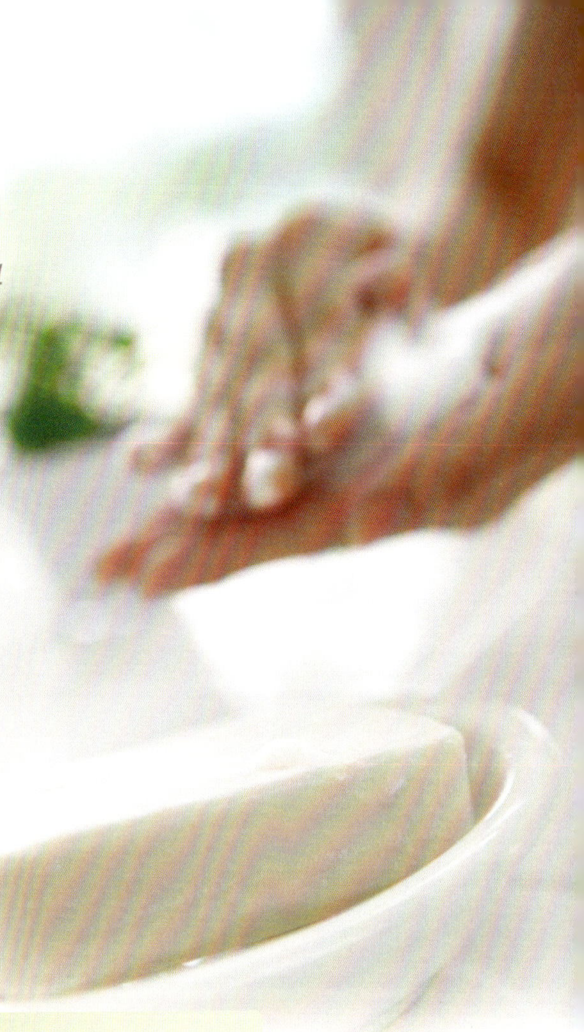

100 °C ! Pour une hygiène maximale, faites donc tourner votre machine à vide, sur le cycle long le plus chaud et avec de l'eau de Javel.

● **Lavez-vous soigneusement les mains** Les produits d'hygiène ne manquent pas sur les rayonnages des magasins, et pourtant, se laver les mains à l'eau et au savon reste le moyen le plus efficace pour se débarrasser des bactéries et des virus, sans oublier de retirer vos bijoux qui recèlent des bactéries. Voici la marche à suivre.

★ **Mouillez vos mains et savonnez-les** des deux côtés.

★ **Frottez-les** l'une contre l'autre, sans oublier de nettoyer entre les doigts et autour des ongles – au besoin utilisez une brosse.

★ **Rincez soigneusement** et séchez-vous avec un linge propre.

Attention, les droitiers lavent généralement mieux la main gauche que la droite, et réciproquement pour les gauchers.

● **Choisissez le gel adéquat** Si vous n'avez pas accès à un lavabo, vous pouvez utiliser un produit dit hydroalcoolique pour vous laver les mains. Vérifiez sa composition : pour être efficace contre les microbes, il doit contenir au moins 60 % d'alcool.

● **Mesdames, nettoyez-vous plus souvent les mains** Alors que les femmes se lavent plus souvent les mains que les hommes, leurs mains abritent plus de bactéries. Cela est dû au fait que la peau des hommes est plus acide – ce qui entrave le développement bactérien.

ASTUCE

Le vaccin des jardiniers

Si vous jardinez ou si vous pratiquez des activités de plein air, assurez-vous d'être bien vacciné contre le tétanos. La bactérie responsable de cette infection potentiellement mortelle vit en effet dans la terre et peut pénétrer facilement dans l'organisme lors de blessures provoquées par des clous ou des épines de rose. En France, la vaccination est obligatoire dans la petite enfance, mais bien des adultes oublient de faire leur rappel (tous les dix ans à l'âge adulte, plus souvent à l'adolescence). Profitez donc d'une visite chez votre médecin traitant pour mettre à jour vos vaccins et consultez-le systématiquement pour toute plaie grave entraînant une rigidité des muscles près de la blessure, ou longue à cicatriser.

Les secrets des ANTIBIOTIQUES NATURELS

Avant la découverte de la pénicilline par l'Écossais Alexander Fleming, en 1928, les hommes utilisaient des remèdes naturels pour lutter contre les infections. Aujourd'hui, malgré la disponibilité de nombreux antibiotiques, les chercheurs étudient et redécouvrent les pouvoirs curatifs de ces substances.

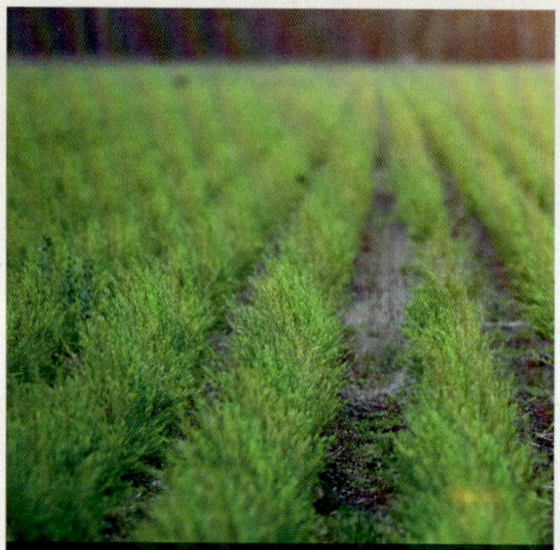

L'huile essentielle d'arbre à thé est un remède aborigène très en vogue.

Le développement des antibiotiques, au XXe siècle, a radicalement transformé la prise en charge des maladies infectieuses, comme la tuberculose, la syphilis et la méningite. Toutefois, les scientifiques qui les ont découverts étaient loin de se douter que plusieurs souches de bactéries deviendraient résistantes, ce qui oblige à développer de nouveaux antibiotiques. En outre, l'impact de ces médicaments sur le système digestif et leurs effets secondaires sont préoccupants. En quête de solutions, les chercheurs se tournent vers les remèdes traditionnels, et leurs découvertes semblent aujourd'hui indiquer que les plantes et d'autres substances naturelles pourraient être efficaces contre les infections.

Retour à la nature

Voici une sélection de remèdes venus des quatre coins du monde pour lesquels des études scientifiques ont montré qu'ils peuvent soit détruire des bactéries indésirables, soit les empêcher de se multiplier. Cependant, si vous êtes malade, vous aurez aussi besoin des médicaments prescrits par votre médecin. Consultez-le en cas de symptômes inhabituels et parlez-lui de ce que vous envisagez d'utiliser.

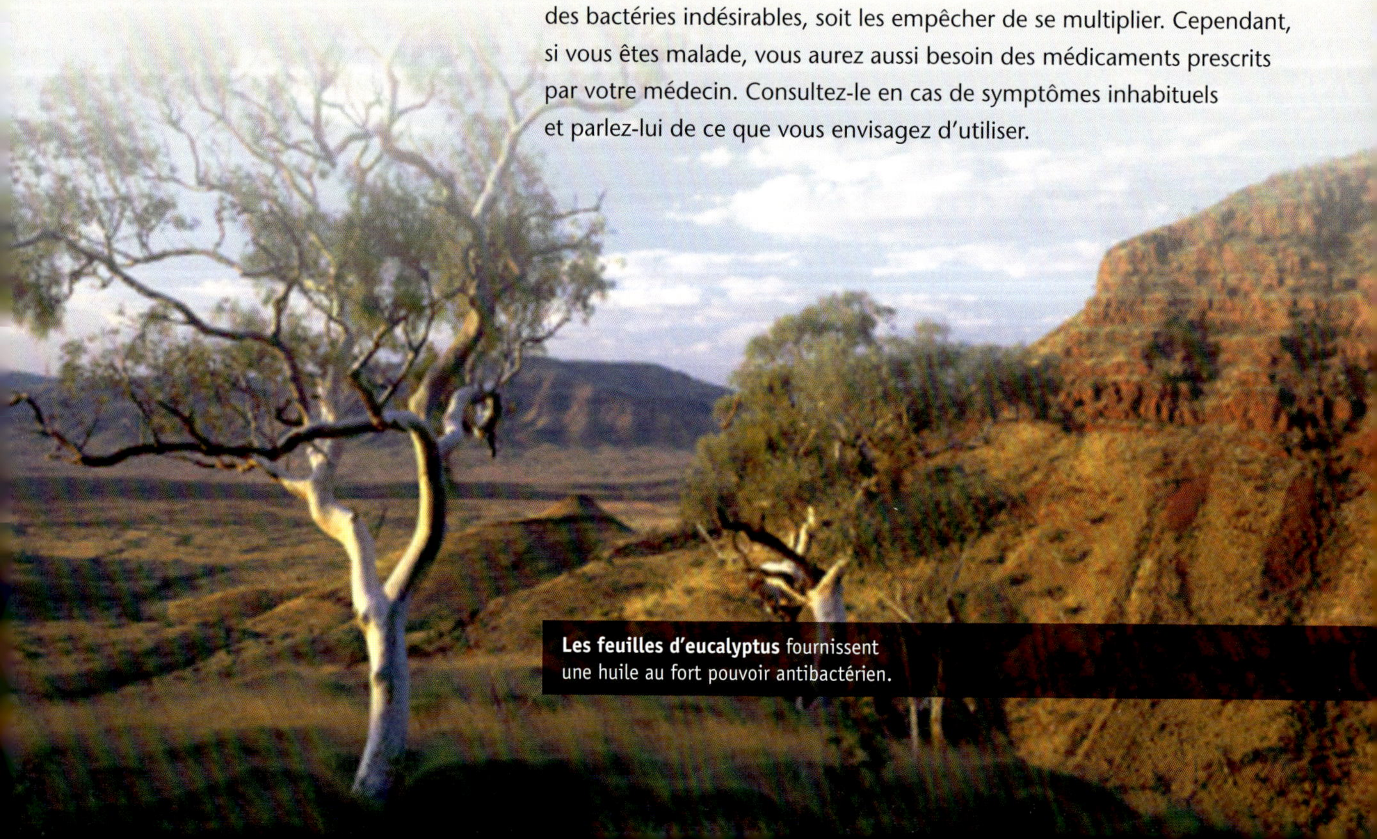

Les feuilles d'eucalyptus fournissent une huile au fort pouvoir antibactérien.

Ail Riche en allicine, un composé antibactérien, l'ail est utilisé depuis des siècles pour soigner des maladies potentiellement mortelles et pour empêcher les plaies de s'infecter. À manger cru ou cuit.

Arbre à thé En application externe, l'huile essentielle de cette plante originaire d'Australie, aux puissantes propriétés antiseptiques et antibactériennes, soigne les infections de la peau et des plaies.

Asperge L'extrait d'asperge accroît le nombre de globules blancs et leur efficacité pour protéger l'organisme de diverses bactéries, comme *Escherichia coli* et le staphylocoque doré.

Basilic Les feuilles et les graines de cette plante aromatique originaire d'Inde possèdent des propriétés antibactériennes. À utiliser en cuisine ou en onguent sur les blessures.

Busserole Cette plante très répandue dans l'hémisphère Nord contient de l'hydroquinone, qui combat les infections urinaires et intestinales. On la trouve sous forme d'infusion ou de poudre.

Canneberge Cette petite baie rouge originaire d'Amérique du Nord contiendrait des substances empêchant la bactérie *Escherichia coli* de s'installer dans l'appareil urinaire. Elle serait particulièrement efficace sous forme d'extrait concentré ou de jus non dilué.

Cerise Le jus de cerise noire bloque l'activité bactérienne qui conduit à la formation de la plaque dentaire, contribuant ainsi à la prévention de la gingivite.

Échinacée Utilisée par les Amérindiens, cette plante stimule le processus de destruction des bactéries par les globules blancs. L'échinacée se prend généralement sous forme de teinture mère.

Eucalyptus Les feuilles aromatiques de cet arbre originaire d'Australie sont riches en eucalyptol, un antibactérien puissant. L'eucalyptus s'utilise en inhalation pour traiter les problèmes respiratoires ou en application externe pour prévenir l'infection des plaies.

Grenade Mélangée à de la vitamine C et à des sels de fer pour former un onguent, l'écorce de grenade détruit le microbe du staphylocoque doré résistant à la méthicilline (SARM). Le jus préviendrait l'infection de la bouche et des gencives, un usage répandu en Chine ancienne.

Hydrastis Utilisée depuis longtemps par les Amérindiens pour traiter les infections, cette plante contient de la berbérine, un alcaloïde qui attaque les bactéries et stimulerait le système immunitaire.

Miel Il possède des propriétés antibactériennes qui empêchent les plaies de s'infecter. Le plus efficace serait le miel de manuka, utilisé par les Maori de Nouvelle-Zélande et qui viendrait à bout du staphylocoque doré résistant à la méthicilline (SARM).

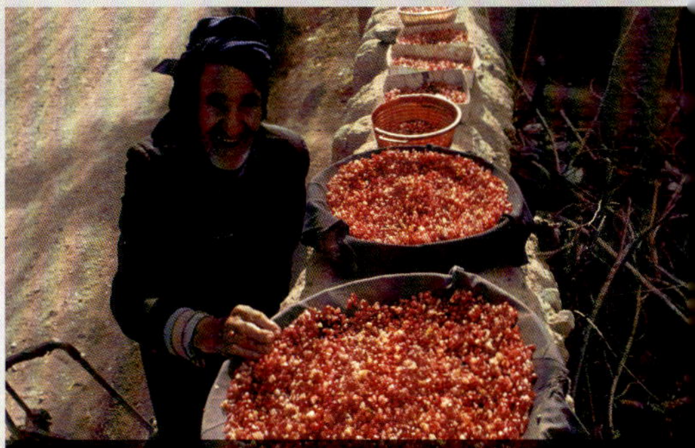

La grenade est gorgée de substances antibactériennes.

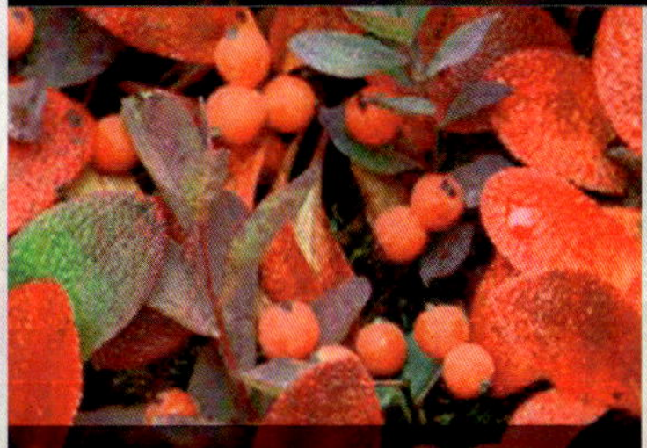

La busserole est utilisée à des fins médicinales depuis deux mille ans.

Myrtille Elle contiendrait des substances qui aident à lutter contre les infections dues à la bactérie intestinale *Escherichia coli*. Ses tanins inhiberaient le développement des bactéries et empêcheraient celles-ci d'adhérer aux cellules qui tapissent les voies urinaires.

Piment de la Jamaïque Cette épice pourrait empêcher les bactéries de se multiplier dans la nourriture. Excellent dans les plats asiatiques et antillais.

Thé vert Il contient des polyphénols, des agents antibactériens qui perturberaient le métabolisme des bactéries, et les empêcheraient de se multiplier.

Se protéger DU CANCER

Des progrès considérables ont été accomplis dans le traitement du cancer – lorsque des cellules anormales se développent et se multiplient de manière incontrôlée, détruisant les organes et les tissus sains. Mais vous pouvez aussi, par votre alimentation et votre hygiène de vie, réduire le risque de développer la maladie.

Cuisinez des pousses de brocoli

Des chercheurs américains ont montré que les pousses de brocoli contiennent dix fois plus de sulforaphane que les têtes.
Ce composé neutraliserait les substances chimiques cancérigènes. Vous pouvez facilement en faire pousser chez vous, en pot ou en germoir. N'oubliez pas de les arroser soigneusement deux fois par jour.

Les pousses de brocoli, très savoureuses, contiennent d'étonnantes quantités de substances anticancéreuses

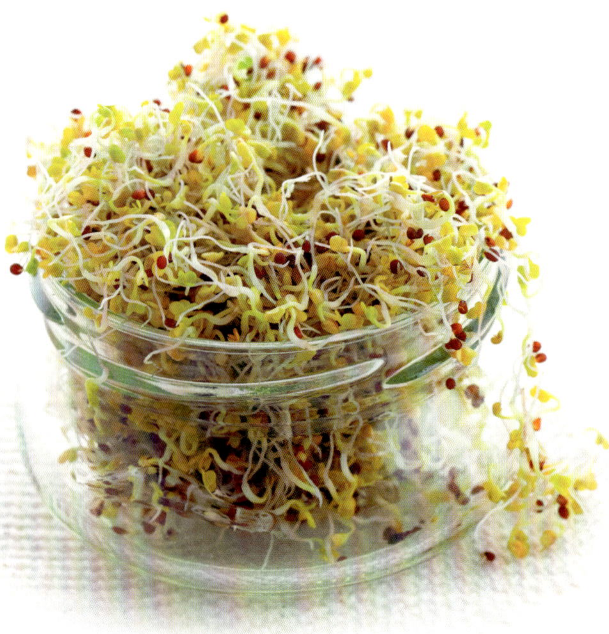

ÉTONNANT !

Dépistage du cancer

Un test sanguin permettant de dépister le cancer du poumon cinq ans avant l'apparition des symptômes vient d'être mis au point. En 2012, il a été testé sur 10 000 fumeurs en Écosse. Les chercheurs ont pu remarquer que, dès leur apparition, les cellules cancéreuses sécrètent des protéines appelées antigènes. Ces derniers sont détectés par le système immunitaire de l'organisme, qui réagit en produisant d'importantes quantités d'anticorps. Les scientifiques travaillent actuellement à la conception d'une palette de protéines auxquelles les anticorps se lieront s'ils sont présents dans le sang, révélant la présence de cellules cancéreuses. Un test comparable pour le cancer du sein est actuellement à l'étude.

Consommez des agrumes

Les oranges et les pamplemousses sont une excellente source de vitamine C, mais aussi de naringénine, une substance qui inhiberait le développement du cancer et aurait des propriétés anti-infectieuses.

Prenez de l'aspirine Des chercheurs britanniques estiment qu'une faible dose quotidienne d'aspirine permettrait de lutter contre le cancer. Voici quelques-uns des bienfaits de ce produit.

★ **Interruption de la dissémination** L'aspirine freine l'agglutination des plaquettes sanguines, ce qui empêcherait les cellules cancéreuses de se propager vers les organes.

★ **Protection de l'intestin** L'aspirine est particulièrement efficace pour les personnes atteintes du syndrome de Lynch, ou cancer colorectal héréditaire sans polypose. Par ailleurs, les chercheurs ont découvert qu'en prendre 75 mg par jour pendant plusieurs années réduirait de 25 % le risque de cancer de l'intestin.

★ **Réduction du développement des tumeurs** Une dose quotidienne d'aspirine pourrait prévenir la croissance des tumeurs du sein, de la prostate et de l'œsophage, et empêcher la propagation de certains cancers du poumon.

Attention cependant, la prise régulière d'aspirine peut provoquer des hémorragies internes. Consultez toujours votre médecin avant de pratiquer une automédication.

● Réduisez le risque de cancer grâce aux légumes secs

Les haricots, les pois et les lentilles contiennent de puissantes substances anticancéreuses.

★ **Des saponines**, qui peuvent empêcher les cellules cancéreuses de se multiplier et ralentir la croissance des tumeurs.

★ **Des inhibiteurs de protéases**, capables de freiner la division des cellules cancéreuses et d'éviter que celles-ci ne détruisent leurs voisines saines.

★ **De l'acide phytique**, pouvant retarder la croissance des tumeurs.

En outre, les légumes secs sont riches en fibres, efficaces pour réduire le risque de cancer de l'intestin, mais aussi de l'œsophage, de l'estomac, du sein et de la prostate.

Les légumes secs sont riches en substances pouvant protéger du cancer. N'hésitez pas à en consommer !

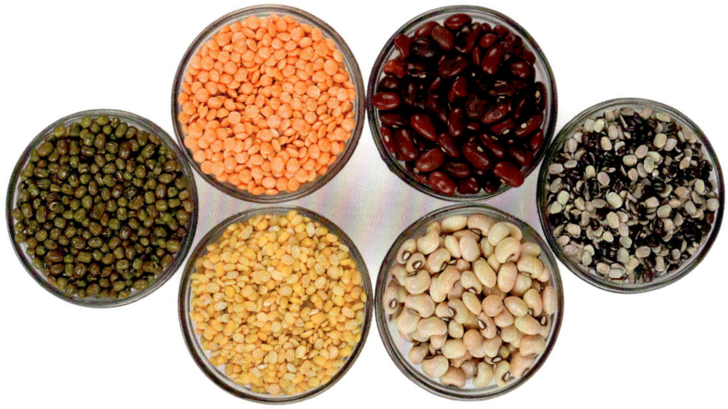

● Limitez votre consommation d'alcool

pour éviter de développer des cancers de la gorge, de l'œsophage, du larynx et du foie, mais aussi du côlon et du sein. L'organisme convertit l'alcool en acétaldéhyde, qui peut avoir un effet délétère sur l'ADN. L'alcool conduit aussi les cellules du foie à se multiplier plus vite, ce qui peut provoquer un cancer.
Voici les limites recommandées.

★ **Homme** : pas plus de 3 unités par jour.

★ **Femme** : pas plus de 2 unités par jour.

Une unité d'alcool correspond à 10 g d'alcool pur, c'est-à-dire à 10 cl de vin à 12°, par exemple. Pour calculer votre consommation, rendez-vous sur le site www.alcoolinfoservice.fr/alcoometre/definir/identification.php.

● Mesdames, privilégiez les boissons non alcoolisées

L'organisme féminin comporte plus de tissus adipeux, dans lesquels l'alcool peut se concentrer, que celui des hommes. En outre, il augmente le taux d'œstrogènes, les hormones impliquées dans le cancer

ÉTONNANT !

Identifier le meilleur traitement grâce à un test
En étudiant les gènes des cellules des cancers du sein et du côlon, les médecins peuvent désormais déterminer si une chimiothérapie – qui peut entraîner chute de cheveux, infertilité et affaiblissement du système immunitaire – aura des effets bénéfiques à long terme. Le matériel génétique d'un échantillon tumoral est analysé afin d'évaluer le risque de récidive du cancer. Si le risque est faible, la chimiothérapie et ses effets secondaires désagréables pourront être évités. Ce test onéreux n'est pour l'instant pas remboursé en France.

La cuisson des tomates augmente leur teneur en lycopène, une substance qui peut réduire le risque de cancer

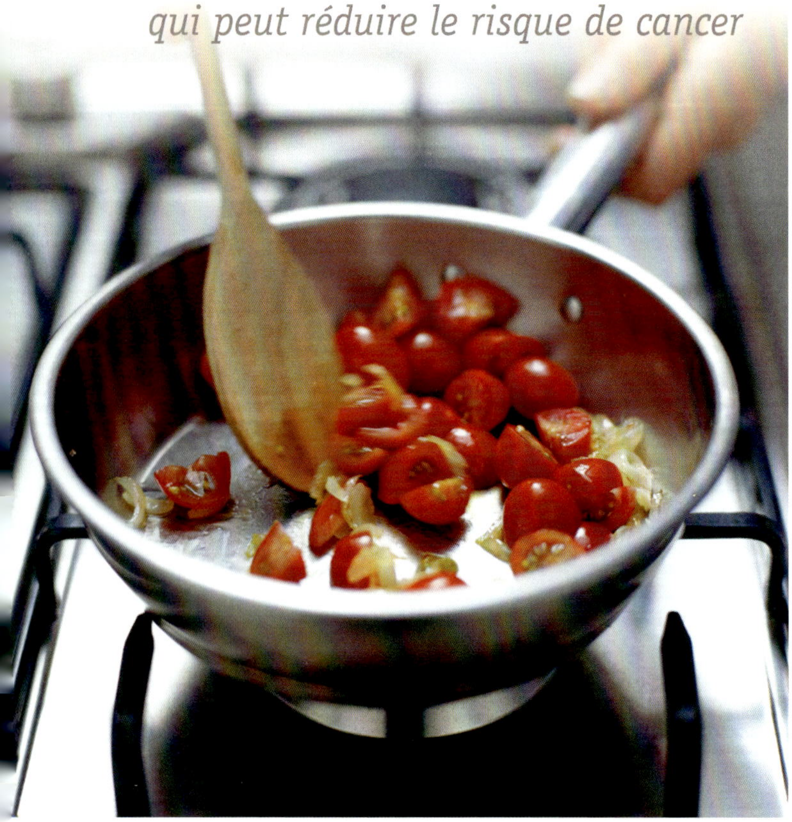

du sein. Préférez donc une limonade ou un thé glacé lorsque vous sortez prendre un verre.

● **Mangez des tomates** Le composant le plus efficace de la tomate est le lycopène, un antioxydant capable de protéger l'organisme du risque de cancer. La tomate contient également de la quercétine et du kaempférol (deux flavonoïdes) ainsi que du bêta-carotène – autant de substances qui inhiberaient le développement des cellules cancéreuses. Des études ont montré que les hommes qui consomment au moins deux fois par semaine des plats avec de la sauce tomate pourraient réduire d'un tiers le risque de cancer de la prostate. De même, le risque de cancer du sein serait moindre chez les femmes présentant un niveau de lycopène élevé. Voici quelques conseils pour profiter au mieux de ses bienfaits.

★ **Faites cuire** les tomates pour augmenter leur teneur en lycopène.

★ **Cuisinez** à l'huile d'olive. Liposoluble, le lycopène est mieux assimilé lorsque les tomates sont cuites avec un peu de matière grasse.

● **Faites-vous plaisir** À condition de ne pas en abuser, le chocolat est bon pour la santé. Il est riche en flavonoïdes – des antioxydants qui protégeraient les cellules des dégâts des radicaux libres et les empêcheraient de devenir cancéreuses. Pour votre ligne, privilégiez le chocolat noir, qui contient huit fois plus d'antioxydants que les fraises et les myrtilles, par exemple.

● **N'amplifiez pas les risques** Les fumeurs qui boivent de l'alcool multiplient les risques de cancer, car l'alcool favorise l'absorption des substances cancérigènes par les tissus de la bouche et de la gorge.

C'EST DANS LA TÊTE !

Techniques antistress

Le stress amoindrit la capacité de l'organisme à empêcher les cellules cancéreuses de se multiplier, à réparer l'ADN défectueux et à produire des cellules tueuses, comme les lymphocytes T. Voici quelques conseils pour vous détendre.

- Posez les mains sur votre ventre, inspirez lentement par le nez, puis expirez doucement, pendant dix à vingt minutes ; à faire chaque jour.
- Méditez : asseyez-vous dans une pièce au calme et choisissez un mot ou une phrase à répéter mentalement, au rythme de votre respiration (inspiration et expiration). Réalisez cet exercice pendant vingt minutes, tout en visualisant une scène qui vous apaise.

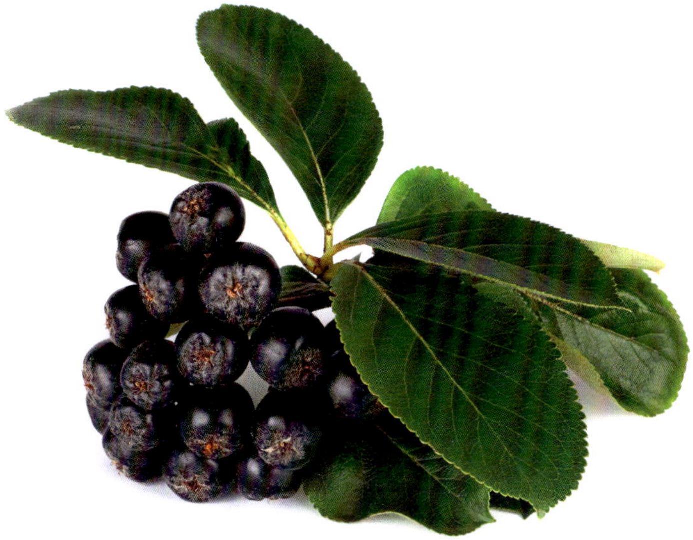

L'aronia contient plus de flavonoïdes, qui protègent du cancer, que tout autre fruit

● **Découvrez les pouvoirs de l'aronia** Cette baie d'Amérique du Nord était traditionnellement utilisée par les Amérindiens comme stimulant et aphrodisiaque. Elle contient plus de flavonoïdes, aux vertus protectrices, que tout autre fruit. Pour bien commencer la journée, buvez du jus d'aronia (que vous trouverez dans les boutiques diététiques) nature ou mélangé avec du jus de pomme.

● **Évitez la cuisson au barbecue** Les émissions produites par combustion lors d'un barbecue de deux heures peuvent libérer des niveaux élevés de dioxines, susceptibles de favoriser le développement de cellules cancéreuses. Les températures élevées – nécessaires à la cuisson de la viande – produisent aussi des amines hétérocycliques, cancérigènes. Et plus les aliments cuisent longtemps, plus la formation de ces amines est importante. Enfin, des hydrocarbures polycycliques aromatiques provenant des fumées peuvent se déposer sur la viande, augmentant le risque de cancer de l'estomac. Voici quelques conseils pour réduire la nocivité des barbecues.

★ **Utilisez** de la viande maigre.
★ **Préférez** les portions plus petites, qui cuiront plus rapidement.
★ **Précuisez partiellement** les viandes à cuisson longue.

● **Croquez des noix du Brésil** Augmentez votre consommation de sélénium, un oligoélément dont les noix du Brésil sont la meilleure source : une noix en contient environ 75 µg. Le risque de décès par cancer serait en effet réduit de moitié chez les personnes ayant pris 200 µg de sélénium par jour pendant sept ans.

Les allergies et LES INTOLÉRANCES

Une allergie survient lorsqu'un élément anodin – comme un aliment ou un pollen – provoque une réponse anormale de l'organisme. Pour prévenir ces réactions, identifiez, puis évitez la substance responsable et entretenez votre système immunitaire.

● **Mangez du yaourt** pour combattre l'intolérance au lactose. Si vous souffrez de ballonnements, de selles molles ou de diarrhées, sans raison apparente ou après une gastro-entérite, vous êtes peut-être devenu – temporairement – intolérant au lactose. Prenez alors rendez-vous avec votre médecin et, en attendant, mangez du yaourt. Les « bonnes » bactéries qu'il contient pourraient aider à rétablir la flore intestinale et, l'essentiel du lactose ayant été converti en acide lactique, il ne provoquera pas de réaction.

● **Éliminez les moisissures** Si vous toussez, avez les yeux et la gorge qui piquent et le nez qui coule toute l'année, ou si ces symptômes empirent par temps humide, vous êtes peut-être allergique aux spores des moisissures (des champignons microscopiques). De couleur noire, orange, verte ou brune, elles se développent dans les endroits sombres et humides – sous les tapis de douche, dans les recoins des cuisines, dans les machines à laver et même sur les joints des réfrigérateurs. Les problèmes d'étanchéité et les fuites empirent les choses. Pour en venir à bout, essayez les astuces suivantes :

★ **Récurez** Avec de l'eau, du savon et une brosse dure, frottez les surfaces sujettes aux moisissures. Vaporisez un produit antimoisissures sur les plus récalcitrantes.

★ **Nettoyez vos tapis** très soigneusement.

★ **Réparez les fuites** et toutes les autres causes d'humidité ; améliorez la ventilation.

★ **Installez un déshumidificateur** et veillez à maintenir propre le réservoir d'eau.

★ **Testez votre habitat** Si l'allergie persiste, un kit d'analyse peut vous permettre d'identifier les spores des moisissures.

● **Ne vous inquiétez pas trop des rhumes ou de la toux** de votre bébé ou de votre enfant. Ces infections sont susceptibles de le rendre plus résistant à l'asthme par la suite. Elles stimuleraient en effet la production et l'action de cellules du système immunitaire, les lymphocytes T, produits dans le thymus, une glande particulièrement active pendant la petite enfance.

Frotter toutes les surfaces susceptibles d'accueillir des moisissures peut réduire les symptômes allergiques

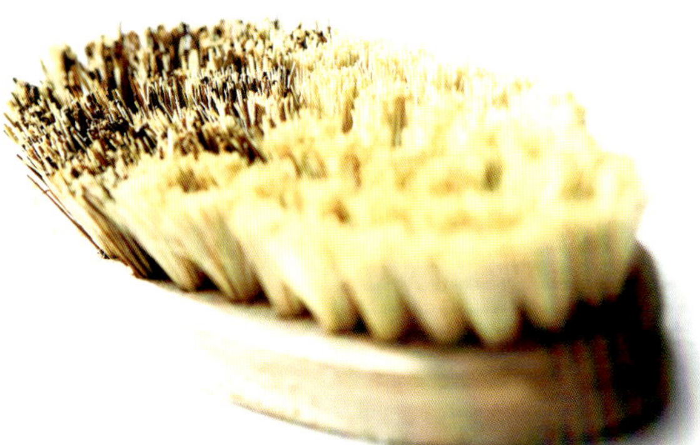

ALLERGIE, SENSIBILITÉ OU INTOLÉRANCE ?

On confond souvent allergie alimentaire et sensibilité ou intolérance à certains aliments. Pourtant, le temps d'apparition des symptômes ainsi que le rôle du système immunitaire dans leur manifestation sont très différents.

Allergie

Les véritables allergies surviennent rapidement. Lorsque le corps réagit mal à une piqûre d'insecte, à un médicament ou à un aliment, le système immunitaire libère de l'histamine et d'autres substances comme l'immunoglobuline (Ig) E. Apparaissent alors de manière quasi immédiate des rougeurs, associées à un gonflement rapide et important, notamment de la bouche et de la gorge, qui peut entraver la respiration. Potentiellement mortel, cet état, appelé choc anaphylactique, exige des soins médicaux d'urgence.

Sensibilité

La sensibilité – ou allergie retardée dans le temps – à un aliment ou à un médicament (souvent qualifiée à tort d'intolérance) survient plus lentement, dans les quarante-cinq minutes à trois jours. Ses effets varient considérablement, du gonflement aux rougeurs en passant par des maux de tête, des ballonnements, des troubles digestifs sérieux ou une diarrhée. Le système immunitaire est impliqué dans cette réaction, surproduisant d'autres sortes d'immunoglobulines (IgG et IgM) et libérant des protéines inflammatoires du système du complément (un groupe de 35 protéines faisant partie de l'immunité innée). Le meilleur moyen d'identifier une sensibilité est de procéder à une recherche par élimination, en supprimant certains aliments pendant six semaines au moins, et de réaliser des analyses sanguines pour évaluer la réaction du système immunitaire. Tenir un carnet de bord de ce que vous mangez peut aussi être utile.

Intolérance

Une authentique intolérance alimentaire ne fait pas intervenir le système immunitaire, mais survient lorsque le système digestif ne parvient pas à absorber un type d'aliments. Par exemple, dans le cas de l'intolérance au lactose, le corps ne produit pas suffisamment de lactase, l'enzyme essentiel à la digestion du lactose (le sucre naturellement présent dans le lait). Les intolérances peuvent être d'origine génétique.

- **Trouvez le juste équilibre** entre les dangers d'une mauvaise hygiène et les bienfaits d'une exposition raisonnable aux allergènes potentiels. Il ne faut pas hésiter à laisser les enfants se salir en jouant à l'extérieur, dans des conditions normales, pour stimuler leur système immunitaire – tant que vous les plongez dans un bain ensuite…

- **Consommez des fibres** Des études menées en Australie ont montré que les aliments riches en fibres renforcent le système immunitaire. Dans l'intestin, les bactéries décomposent les fibres en acides gras à courte chaîne – des composants essentiels au système immunitaire et qui protègent des maladies auto-immunes (dérèglement du système immunitaire). Sans ces acides gras, les cellules du système immunitaire fonctionnent mal, ce qui peut provoquer toutes sortes de maladies, comme de l'asthme, des maladies inflammatoires chroniques intestinales ou une sclérose en plaques. Un adulte a besoin en moyenne

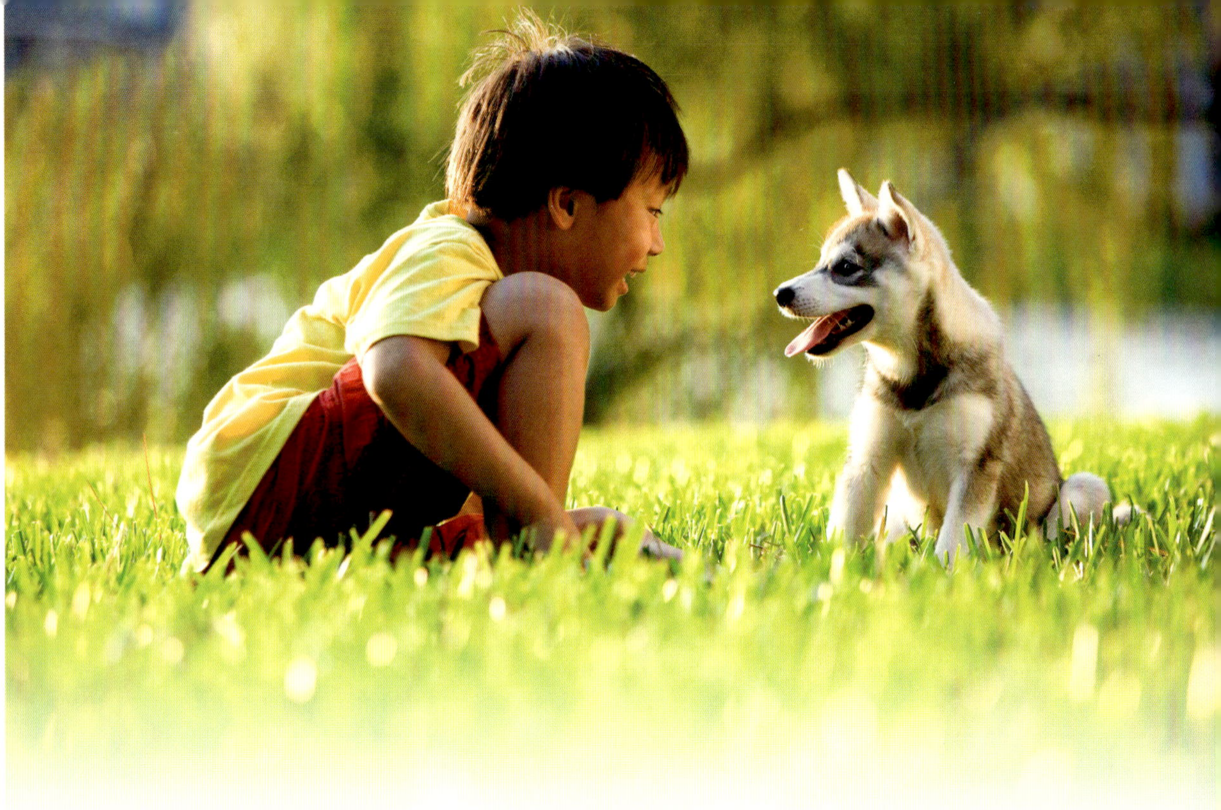

Un animal de compagnie pourrait protéger votre enfant des allergies

ÇA MARCHE !

Un vaccin contre le rhume des foins

Jusqu'à présent, contre le rhume des foins (ou rhinite allergique), on préconisait un traitement médicamenteux ou, s'il s'avérait insuffisant, une désensibilisation. Cette procédure impliquait des injections sous-cutanées répétées d'allergènes, qui comportaient un risque de choc anaphylactique. Un nouveau traitement, d'une ou de deux injections, est en phase de test. Les piqûres se feraient dans l'épiderme, où les allergènes « apprendraient » au système immunitaire à ne pas réagir aux pollens de l'air. Les résultats de ce vaccin ont montré qu'il supprimerait ou réduirait les symptômes. Les chercheurs espèrent qu'il pourra bientôt protéger de l'asthme et d'autres allergies.

d'au moins 30 g de fibres par jour, que vous trouverez dans les fruits et les légumes frais, mais aussi dans les céréales complètes, les légumes secs, les noix et les graines. À titre d'exemple, une tranche de pain complet contient 3 à 4 g de fibres.

- **Adoptez des animaux de compagnie**, car ils renforceront le système immunitaire de votre enfant. L'exposition à au moins deux chats ou chiens au cours des douze premiers mois de leur vie rend les enfants moins fragiles à divers allergènes, comme les acariens. Certains scientifiques estiment que les endotoxines – des composants bactériens – rapportées en grand nombre par l'animal dans la maison préserveraient le système immunitaire des enfants des réactions allergiques.

● Préférez l'accouchement par voie basse Alors que le recours à la césarienne augmente, il semble qu'accoucher par voie basse serait bénéfique à la santé de l'enfant. En effet, votre bébé entre alors en contact avec la flore intestinale et vaginale de sa mère, qui colonise son tube digestif et ses intestins. Cela amorcerait son système immunitaire et le protégerait des allergènes. L'effet est renforcé chez les bébés nourris au sein, car le lait maternel comporte de nombreux anticorps.

● Attention aux histamines cachées Ces substances responsables des allergies sont présentes dans de nombreux aliments et peuvent être à l'origine de divers symptômes : maux de tête, éruptions cutanées, asthme, voire, dans les cas les plus graves, choc anaphylactique – une réaction allergique potentiellement mortelle. Voici les principaux aliments riches en histamines.

★ **Les boissons et les aliments fermentés** comme le vin rouge, le fromage bien fait et les produits contenant de la levure.

★ **Certains légumes**, comme les épinards et les tomates.

Par ailleurs, certains aliments qui ne contiennent pas d'histamines peuvent en déclencher la libération, comme les agrumes par exemple. N'hésitez pas à consulter votre médecin pour en savoir plus.

● Un allié dans votre assiette Si votre allergie aux histamines est modérée et que les symptômes se limitent à un écoulement nasal, des larmoiements ou des démangeaisons mineures, certains aliments, dotés de propriétés antihistaminiques, pourront peut-être remplacer vos médicaments. Sachez par exemple que la peau de la pomme contient beaucoup de quercétine et de vitamine C, deux antihistaminiques naturels.

● Lisez les étiquettes On trouve des sulfites – des conservateurs à base de soufre – dans de nombreux aliments du commerce : les fruits secs, les légumes en conserve, les sauces tomate, les gâteaux et les pâtisseries, les confitures, mais aussi dans le vin et la bière. Ils sont présents naturellement, ou ont parfois été ajoutés, mais dans les deux cas, ils peuvent déclencher des crises d'asthme, voire provoquer un choc anaphylactique.
La présence de sulfites est mentionnée sur l'étiquette. Si vous êtes allergique, lisez-les attentivement.

● Que boire si vous êtes allergique au gluten ? Vous aviez fait une croix sur la bière, composée d'orge ou de blé et donc de gluten… Il en existe désormais à base de sorgho, de sarrasin ou de malt de riz. Le vin, lui, ne contient pas de gluten, de même que d'autres boissons alcoolisées. Lisez attentivement les étiquettes et buvez tout de même avec modération…

La bière au sorgho peut être une solution alternative pour les personnes intolérantes au gluten

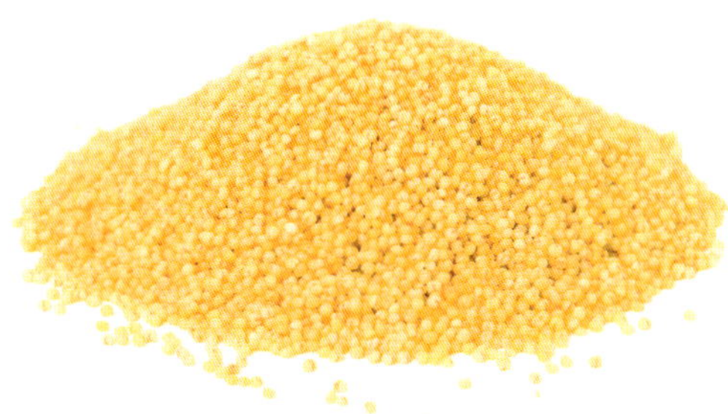

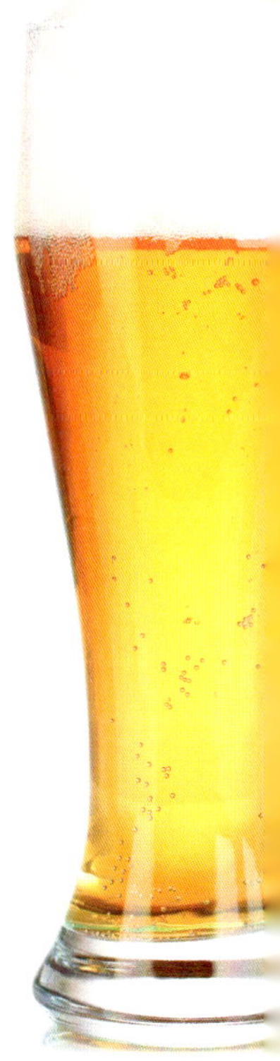

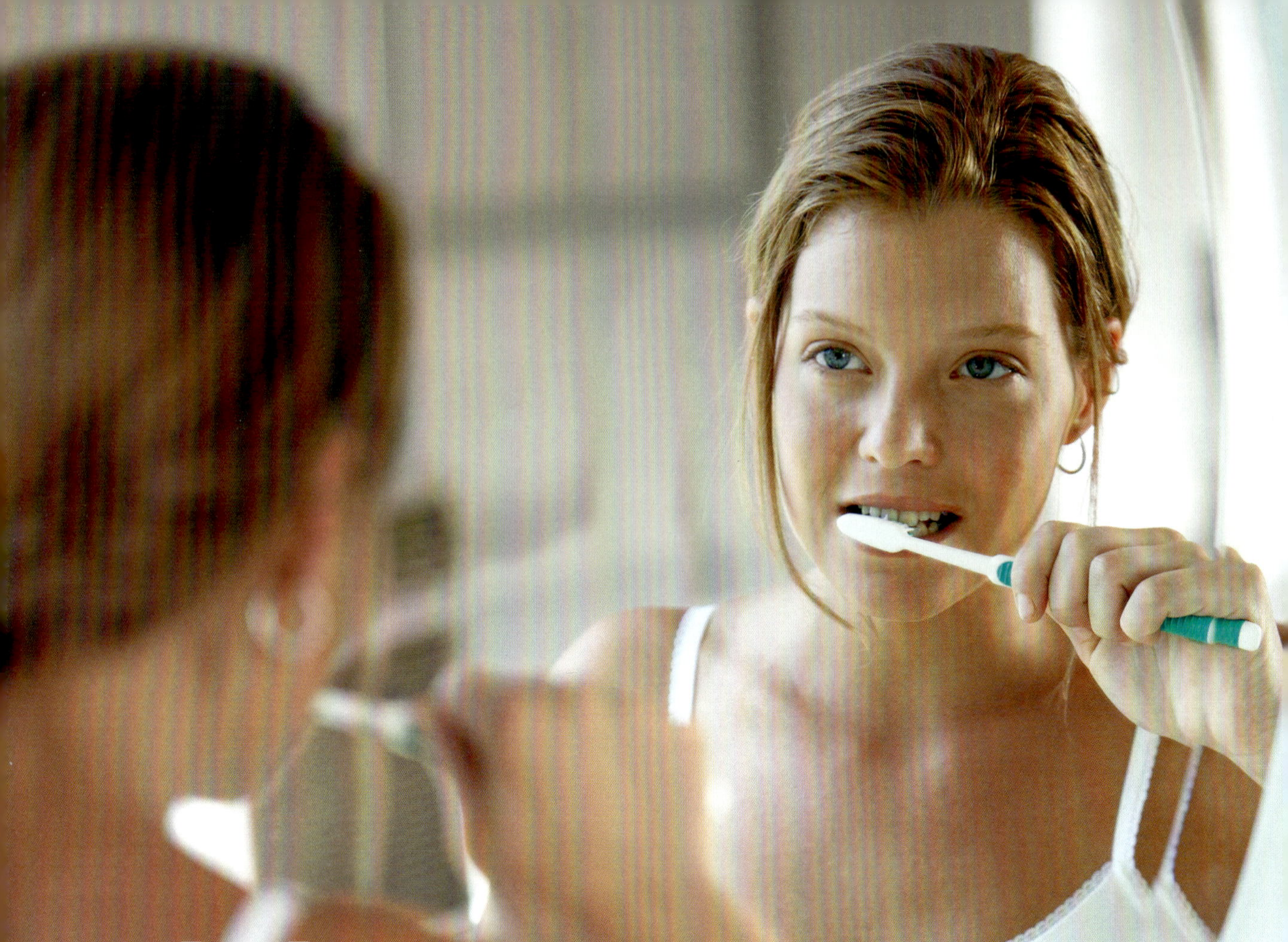

11

Des dents étincelantes
ET UNE BOUCHE SAINE

Une bonne hygiène dentaire est le gage d'un sourire éclatant et d'une haleine fraîche, mais c'est essentiel aussi pour éviter les infections. En outre, cela constitue une protection contre les maladies graves, notamment certains problèmes cardiaques. Des astuces de grand-mère aux recherches les plus récentes, ce chapitre vous donne les clés pour garder des dents et des gencives saines.

Des dents et des gencives SAINES

Certains fruits et légumes, les céréales entières, les noix – qui représentent une part importante d'un régime équilibré – sont croquants : il faut avoir des dents solides pour les manger. Quant aux gencives, elles constituent un rempart contre des problèmes plus sérieux, comme des artères bouchées et certains cancers.

- **Ne vous précipitez pas pour vous brosser les dents** Après le repas, attendez au moins vingt minutes, voire une heure : pendant ce laps de temps, la bouche continue à produire de la salive, ce qui la protège des microbes. En vous lavant les dents immédiatement après le repas, vous gêneriez ce précieux processus.

- **Un premier brossage au sel** Cette méthode traditionnelle repose sur l'extrême efficacité du sel pour éliminer la plaque dentaire, à l'origine des gingivites. Fabriquez une pâte en mélangeant du sel et un peu d'eau et brossez-vous les dents avec. Ensuite, procédez à un deuxième brossage avec votre dentifrice habituel. Vous pouvez également dissoudre une cuillerée à café de sel dans un petit verre d'eau tiède, et utiliser ce mélange en bain de bouche, au quotidien.

- **Fabriquez votre dentifrice** Mélangez la pulpe écrasée d'un citron avec une cuillerée à café de feuilles de sauge ciselée. Ajoutez une demi-cuillerée à café d'huile essentielle de cannelle et une cuillerée à café de poudre de racine d'iris, puis incorporez une cuillerée à soupe d'eau distillée afin d'obtenir une pâte épaisse. Utilisée comme un dentifrice, cette préparation permet d'enlever les taches brunes et de lutter contre les bactéries responsables de l'inflammation des gencives. La pâte se conserve pendant douze mois dans un bocal stérilisé fermé hermétiquement.

- **Essayez l'hydropulseur** Un brossage, même efficace, ne permet d'atteindre qu'environ 60 % de la surface des dents, d'où l'importance de l'utilisation du fil dentaire – une pratique dont on trouve des traces remontant à plus de deux mille ans ! En projetant de l'air et de l'eau entre les dents, l'hydropulseur enlève bien plus de plaque que le brossage manuel.

ÉTONNANT !

Une innovation contre la plaque dentaire
Le dentifrice de l'avenir contiendra peut-être de l'extrait de canneberge. En effet, des chercheurs américains ont découvert que ce fruit inhibe les enzymes bactériennes à l'origine de la plaque dentaire, tout en rendant les dents lisses, ce qui empêche les bactéries de s'y fixer. Le jus de canneberge, sucré et dilué, n'est bien sûr pas efficace.

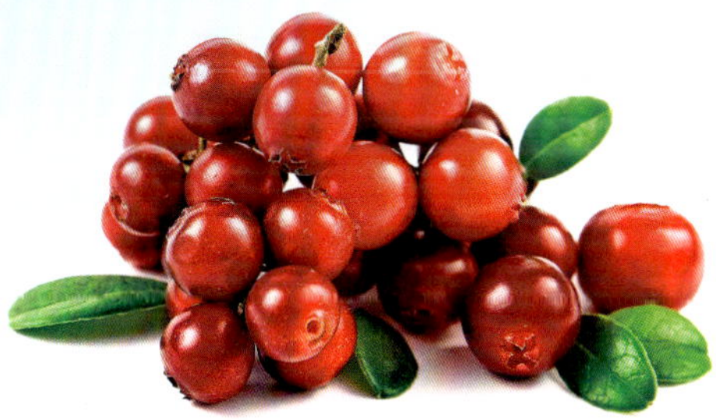

ÉTONNANT !

Une algue contre les caries ?
Des chercheurs britanniques qui travaillaient sur de nouveaux procédés destinés à protéger les coques de bateaux ont découvert que l'enzyme d'une bactérie présente dans les algues, *Bacillus lichenformis,* pourrait nuire aux bactéries de la plaque dentaire. On l'utilisera donc peut-être un jour dans les bains de bouche ou les dentifrices.

● **Utilisez une minuterie** Deux minutes, c'est le temps nécessaire pour un brossage efficace des dents, bien loin du temps de brossage moyen des Français : quarante-six secondes. Les brosses à dents électriques seraient plus performantes et certaines sont même dotées d'un minuteur préréglé. Les brosses électriques à vibrations soniques assurent un meilleur nettoyage, en délogeant davantage de plaque dentaire.

● **Mâchez du chewing-gum pour prévenir les infections** Après un repas – surtout si vous n'avez pas la possibilité de vous brosser les dents – la mastication d'un chewing-gum augmente la production de salive, ce qui est excellent pour les dents. Choisissez un chewing-gum au xylitol – extrait de l'écorce du bouleau, sans risque pour les enfants –, qui bloque l'action de *Streptococcus mutans*, l'une des principales bactéries responsables de la carie dentaire, et contribue à réparer l'émail dentaire endommagé.

● **Sirotez du thé vert** Des recherches menées au Japon sur des hommes âgés de 49 à 59 ans ont montré que ceux qui buvaient le plus de thé vert présentaient moins de symptômes de gingivite que les autres. Les bienfaits de cette boisson seraient dus à un antioxydant, la catéchine, qui réduirait l'effet inflammatoire des bactéries buccales.

● **Buvez une infusion de réglisse** La racine de réglisse contient de la licoricidine et du licorisoflavane A, efficaces contre la bactérie à l'origine des caries et de la gingivite. Pour profiter des bienfaits de ce

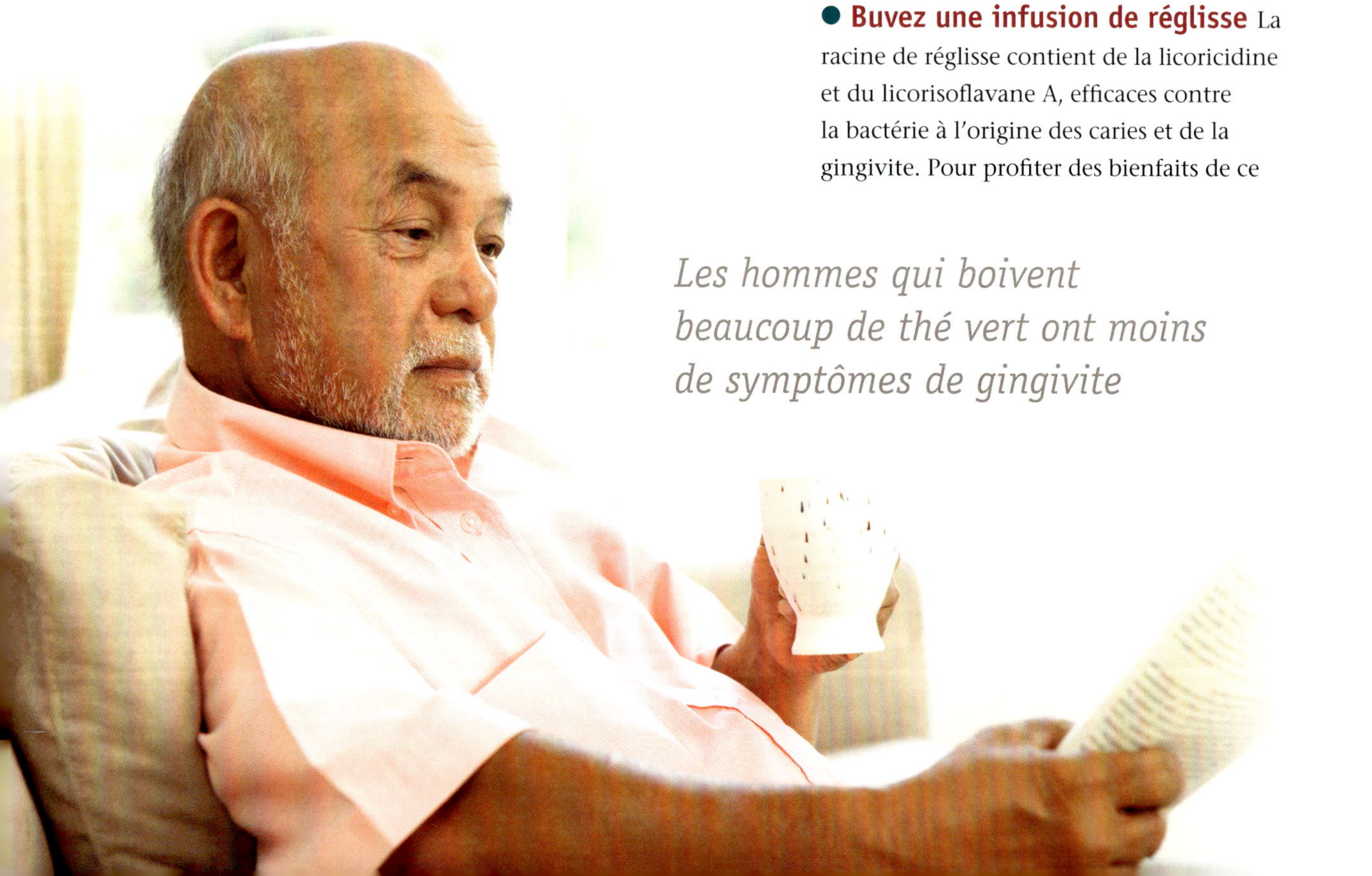

Les hommes qui boivent beaucoup de thé vert ont moins de symptômes de gingivite

POURQUOI LES BACTÉRIES BUCCALES SONT-ELLES MAUVAISES POUR LA SANTÉ ?

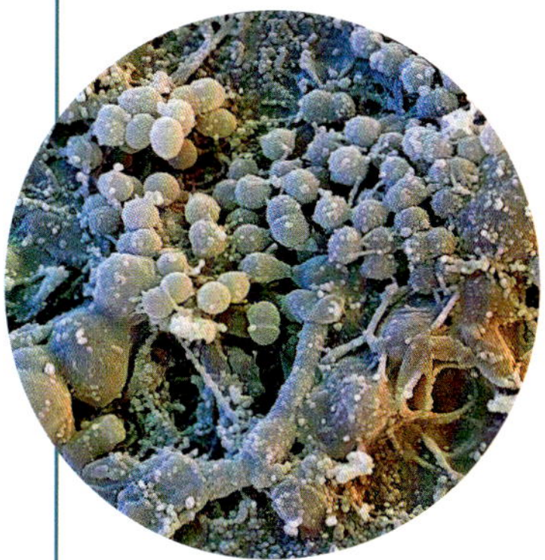

Des dents négligées peuvent avoir un impact dévastateur sur l'état de santé général. En effet, les streptocoques, des bactéries qui prolifèrent dans notre bouche, sont à l'origine de la plaque dentaire (voir photo) et de la gingivite. Lorsque les gencives s'infectent, elles saignent, ce qui permet aux bactéries de pénétrer dans le sang. Là, les streptocoques créent une protéine à l'origine de l'agglutination des plaquettes sanguines. Cela peut créer des caillots sanguins et des dépôts sur les valves cardiaques qui empêchent leur bon fonctionnement ou l'inflammation de vaisseaux sanguins, qui gonflent et bloquent l'irrigation du cœur et du cerveau. Ainsi, *Streptococcus tigurinus* a été retrouvé chez des personnes souffrant d'une endocardite, d'une méningite ou d'une infection vertébrale.

Lors d'une étude menée en 2011, des scientifiques américains ont découvert dans certains échantillons de tissus de personnes atteintes de cancer de l'intestin d'importantes concentrations de *Fusobacterium nucleatum*, une bactérie souvent présente dans la plaque dentaire et qui pourrait jouer un rôle dans le développement de ce cancer.

Enfin, l'inflammation produite par l'infection bactérienne des gencives peut contribuer à l'apparition du diabète de type 2 et, chez la femme enceinte, à un faible poids du bébé à la naissance.

traitement naturel, buvez deux fois par jour une tasse d'infusion de réglisse. Mais avant d'en prendre régulièrement, demandez l'avis de votre médecin, car elle est susceptible d'aggraver des problèmes d'hypertension.

● **Mangez les fruits pendant les repas** Riches en nutriments et en fibres, les fruits sont essentiels à notre alimentation. Mais consommez-les plutôt lors des repas qu'en dehors. En effet, même si leurs sucres sont moins nocifs pour les dents que ceux, raffinés, des aliments industriels, ils n'en fournissent pas moins un terrain favorable aux bactéries à l'origine de la plaque dentaire et de la gingivite. En outre, si vous en mangez en trop grande quantité entre les repas, l'acidité des fruits peut abîmer l'émail dentaire.

● **Soulagez votre bébé de manière naturelle** Pour aider votre enfant lorsque ses dents poussent, essayez l'un de ces deux remèdes.

★ **Clou de girofle** Délayez deux gouttes d'huile essentielle de clou de girofle dans une cuillerée à soupe d'huile végétale, et frottez-en ses gencives (testez d'abord le mélange, pour vous assurer qu'il n'est pas trop fort).

★ **Camomille** Frottez ses gencives une ou deux fois par jour avec un disque de coton humide sur lequel vous avez versé une ou deux gouttes d'huile essentielle de camomille.

● **Attention au péroxyde d'hydrogène** Plus communément appelé eau oxygénée, ce produit est

ÉTONNANT !

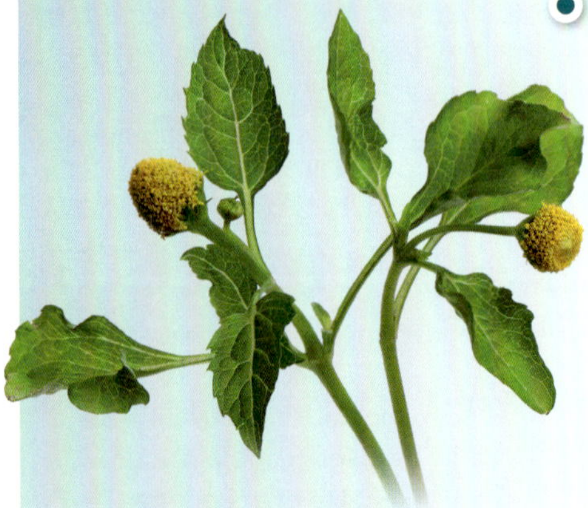

Un anesthésiant naturel

Un onguent à base d'*Acmella oleracea*, une plante d'Amérique du Sud utilisée autrefois par les Incas pour soulager le mal de dents, pourrait signifier la fin des piqûres chez le dentiste. En effet, cette plante contient du spilanthol, une substance qui bloque les récepteurs de la douleur dans les nerfs des gencives. En 2012, une équipe de l'université de Cambridge, au Royaume-Uni, a réussi à produire, à partir de cette plante, un gel encore actuellement au stade des essais cliniques.

couramment utilisé pour le blanchiment des dents. En France, la concentration maximale autorisée est de 0,1 %. En effet, au-delà, il peut rendre les dents ultrasensibles au froid et au chaud, aggraver une gingivite et, à forte concentration, provoquer des brûlures. Si vous achetez des kits de blanchiment sur Internet, vérifiez bien la composition du produit. Mieux vaut donc faire réaliser ce soin par votre dentiste.

● Attention aux dents qui grincent

Si cela vous arrive la nuit, vous ne dérangez pas seulement votre conjoint, vous risquez aussi d'user et de casser vos dents, de souffrir de maux de tête, de migraines et d'acouphènes, voire d'endommager les articulations de votre mâchoire. Les causes les plus courantes du bruxisme (grincement des dents) sont le stress, l'anxiété, le tabac et l'alcool. Mais ce phénomène peut aussi être dû à un mauvais alignement des dents et de la mâchoire, qui nécessite l'intervention d'un professionnel. Celui-ci peut vous faire porter une gouttière la nuit, pour protéger vos dents, ou une « orthèse d'avancée mandibulaire », qui maintient la mâchoire inférieure et la langue en avant. Et, contre le stress et l'anxiété, la thérapie comportementale et l'hypnose donnent également de bons résultats.

● Des remèdes à portée de main

En attendant le rendez-vous chez le dentiste, pensez aux remèdes de grand-mère pour soulager votre mal de dents.

★ **Clous de girofle** Faute d'huile essentielle de clou de girofle, vous pouvez utiliser des clous de girofle entiers. Mettez-en quelques-uns dans votre bouche, et dès qu'ils sont mous, écrasez-les entre les dents du fond pour libérer leur huile. Conservez-les contre la dent douloureuse pendant trente minutes, ou jusqu'à ce que la douleur s'apaise.

★ **Gingembre et piment de Cayenne** Délayez du gingembre en poudre et du piment de Cayenne dans un peu d'eau de manière à obtenir une pâte, dont vous tamponnerez votre dent avec un morceau de coton.

★ **Chou** Écrasez des feuilles de chou dont vous aurez retiré les nervures et mettez-les dans un sachet de lin. Maintenez-le contre votre joue, à l'endroit de la dent douloureuse.

Prendre soin DE SA BOUCHE

La mauvaise haleine, ou halitose, est non seulement gênante, mais elle peut aussi être le symptôme d'un problème de santé. Prenez donc soin de votre bouche et de votre langue, sans oublier vos lèvres.

● **Stimulez la production de salive**
Si vous n'avez pas la possibilité de vous laver les dents, un chewing-gum sans sucre augmentera la production de salive et empêchera votre bouche de se dessécher, ce qui purifie naturellement l'haleine.

● **Les risques de l'alcool**
La dégradation de cette boisson dans l'organisme produit de l'acétaldéhyde. En réagissant avec les protéines de la bouche, ce composé chimique crée des substances qui bloquent la réparation de l'ADN dans les cellules tapissant la bouche et la gorge qui produisent du mucus. Ce phénomène entraîne des mutations susceptibles de provoquer un cancer.

● **Choisissez bien votre bain de bouche** En effet, de nombreux bains de bouche contiennent de l'alcool. Non seulement ces produits présentent un risque pour les cellules buccales, mais ils assèchent la bouche, ralentissant la production de salive et créant donc finalement un environnement susceptible de provoquer une mauvaise haleine et d'exacerber la gingivite.

● **Gargarisez-vous à l'anis** De nombreux aliments, comme l'ail et l'oignon, donnent mauvaise haleine. Mais d'autres peuvent aussi vous aider. Fabriquez donc vous-même votre bain de bouche à base de graines d'anis : versez deux cuillerées à soupe de graines d'anis dans 14 cl d'eau minérale ou d'eau filtrée bouillante. Laissez refroidir, filtrez, puis ajoutez 5 cl d'eau de rose. Versez le tout dans une bouteille en verre sombre et mélangez énergiquement. Après vous être brossé les dents, diluez un peu de ce liquide dans un verre d'eau, et rincez-vous

Un bain de bouche anisé peut lutter contre la mauvaise haleine

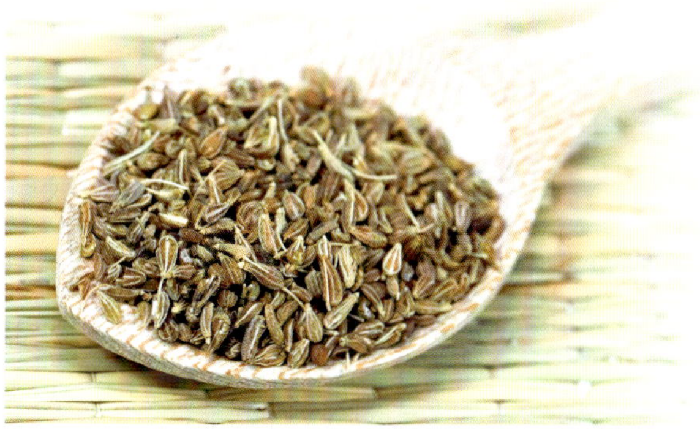

ASTUCE

Vérifiez votre haleine
Léchez la paume de votre main et sentez-la pendant qu'elle est encore humide. Si l'odeur vous semble désagréable, brossez-vous les dents ou mâchez un chewing-gum.

L'aloe vera, un remède traditionnel utilisé pour les problèmes de peau, soulage aussi l'herpès labial

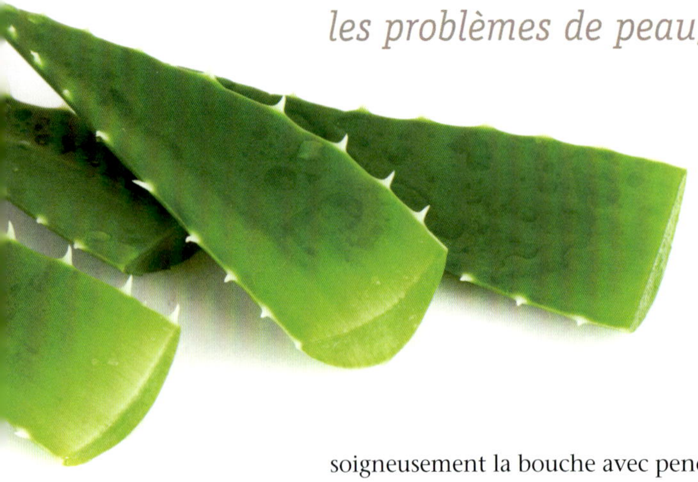

soigneusement la bouche avec pendant une minute, puis recrachez. Comme beaucoup de bains de bouche, il ne faut surtout pas l'avaler.

● **Déterminez l'origine de l'halitose** Une mauvaise haleine peut être le symptôme de diverses maladies, comme la sinusite, la bronchite ou l'amygdalite, voire un simple rhume. Certaines odeurs correspondent à des problèmes précis: les affections de la vésicule biliaire provoquent une odeur forte et pénétrante, les problèmes rénaux chroniques produisent une odeur fétide de poisson ; l'haleine des diabétiques en manque d'insuline sent le dissolvant (acétone). Ce phénomène survient aussi chez les personnes qui suivent un régime amincissant riche en protéines et pauvre en glucides, comme le régime Atkins. Si vous avez souvent mauvaise haleine, consultez votre médecin.

● **Nettoyez votre langue** Le brossage des dents et l'utilisation de fil dentaire doivent être des habitudes quotidiennes. Mais il faut aussi y ajouter le brossage de la langue, où les bactéries s'accumulent tout autant que sur les dents. Avec votre brosse à dents, frottez doucement votre langue, en insistant particulièrement sur le milieu et l'arrière. Vous pouvez également vous procurer des grattes-langue en pharmacie.

● **Arrêtez de fumer** C'est bon non seulement pour le cœur et les poumons, mais aussi pour votre bouche. Des études récentes ont montré que la bouche des fumeurs abrite un vaste « écosystème » de bactéries nocives, qui entraînent des gingivites et détruisent des bactéries buccales bénéfiques. En France, 60 % des cancers de la bouche et de la gorge chez les hommes, et 16 % chez les femmes sont dus au tabac. Même le tabagisme passif représente un risque. Si vous n'avez jamais fumé tout en étant perpétuellement exposé à la fumée d'autrui à la maison ou en voiture, le risque de cancer de la bouche est augmenté.

● **Apaisez vos gencives avec de l'aloe vera** Depuis plus de deux millénaires, le suc d'aloe vera est utilisé pour traiter les problèmes de peau. Désormais, il est aussi recommandé contre l'herpès, la gingivite et l'irritation de l'intérieur de la bouche, caractéristique du lichen plan (maladie inflammatoire touchant la peau et les muqueuses). Des études réalisées aux États-Unis ont montré que boire 60 ml de jus d'aloe vera chaque jour ou s'appliquer sur les lèvres du baume à l'aloe vera soulage efficacement ces problèmes buccaux.

● **Herpès de type 1 ou 2 ?** Le virus de l'herpès est responsable de deux maladies: l'herpès labial (appelé aussi bouton de fièvre), dû à l'herpès simplex 1 (HSV-1), et l'herpès génital, dû à l'HSV-2. Tous deux sont contagieux et peuvent affecter la bouche et la zone génitale. En effet, lorsque l'HSV-1 d'une vésicule (bouton) entre en contact avec la région génitale, il peut provoquer un herpès génital – qui sera tout de même moins sévère que celui dû à l'HSV-2. Quant à l'herpès labial, il peut – rarement – être déclenché par l'HSV-2. Le risque de contamination est à son comble lorsque les vésicules sont en cours de formation, moment où vous devez éviter d'embrasser qui que ce soit. Ce risque de transmission est aussi une raison supplémentaire pour utiliser un préservatif.

C'EST DANS LA TÊTE !

Le stress à l'origine d'une mauvaise haleine

L'adrénaline libérée par l'organisme en cas d'anxiété assèche notamment la bouche en inhibant la production de salive. Or les enzymes de la salive qui facilitent la digestion luttent aussi contre le développement de bactéries buccales et préservent ainsi la fraîcheur de l'haleine. Si le stress perturbe votre sommeil, cela peut en outre exacerber le problème en interférant avec l'activité du système immunitaire.

• N'oubliez pas vos lèvres

Une exposition soudaine au soleil (ou au vent) peut réactiver rapidement le virus dormant de l'herpès labial, entraînant l'apparition d'un bouton de fièvre.

• Changez de dentifrice en cas d'herpès Dans les ingrédients de votre dentifrice, recherchez la présence du laurylsulfate de sodium, l'ingrédient qui produit la mousse lorsque vous vous brossez les dents. En effet, il peut réactiver le virus de l'herpès en créant des dommages microscopiques à l'intérieur de la bouche. Des chercheurs danois ont découvert que des personnes souffrant d'herpès labial qui ont cessé d'utiliser ce type de dentifrice pendant trois mois ont constaté une amélioration. Comme cette substance assèche aussi la bouche, elle peut également entraîner des problèmes de gencives et une mauvaise haleine.

Le soleil et le vent peuvent réactiver un herpès buccal : protégez vos lèvres avec un écran solaire

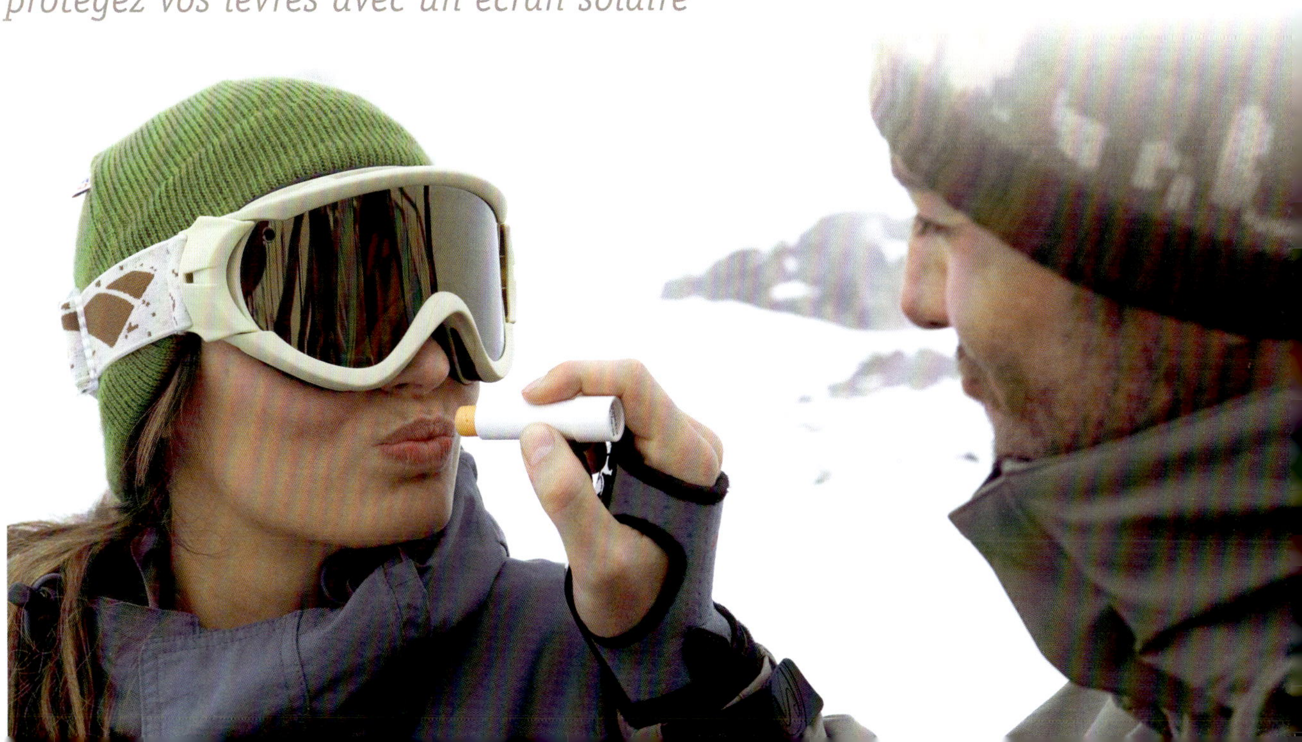

Les secrets de DENTS EN BONNE SANTÉ

On a tendance à penser que les habitants des pays riches ont des dents très saines. Pourtant, les statistiques mondiales révèlent une réalité très différente : la santé dentaire dans de nombreux pays parmi les plus pauvres de la planète – certaines régions d'Afrique et d'Asie notamment – est bien meilleure qu'en Occident. Pourquoi ?

Les bâtons de margousier sont vendus en bottes sur les marchés d'Inde et de Pakistan.

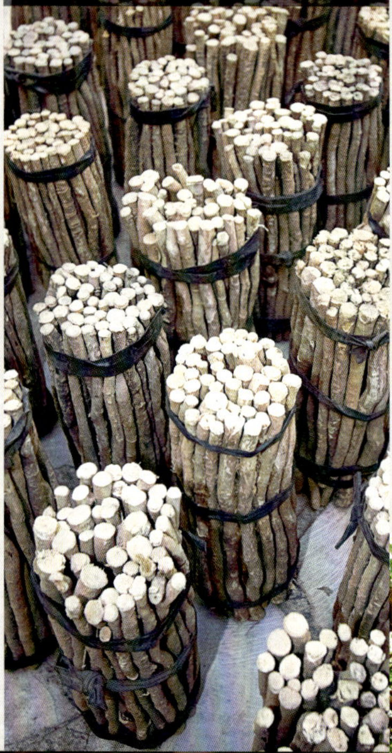

Les tiges du cornouiller étaient utilisées par les Amérindiens pour nettoyer leurs dents.

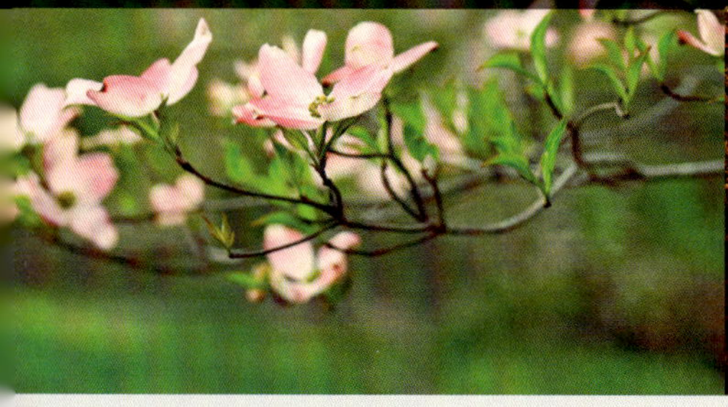

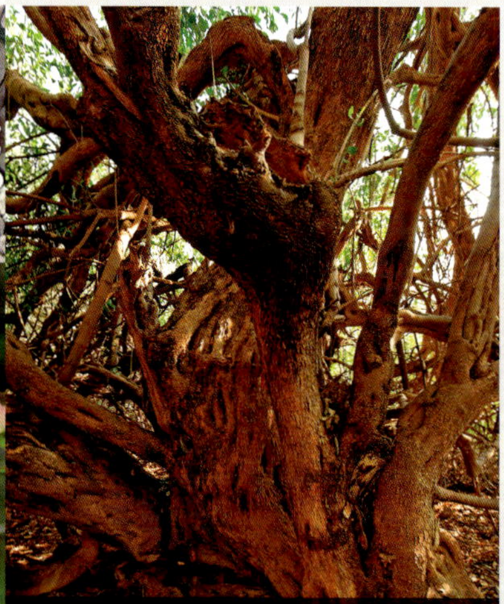

L'écorce d'arak est riche en agents blanchissants et en substances qui protègent des caries et de la gingivite.

Au début du xxe siècle, le Dr Weston A. Price, un dentiste américain, a voyagé aux quatre coins du monde auprès de populations reculées, des Indiens d'Amérique du Sud jusqu'aux Polynésiens, en passant par les tribus africaines. Sa mission : découvrir pourquoi, comparées aux citadins des pays riches, ces populations avaient d'aussi bonnes dents. Leurs points communs ? Une alimentation beaucoup plus riche en oligoéléments, comme le calcium, le phosphore, le fer et le magnésium, que celle du monde occidental industrialisé, ainsi qu'un apport plus de dix fois supérieur en vitamines liposolubles (A, D, E et K), essentiellement d'origine animale (beurre, poisson, œufs, crustacés et viande, notamment les abats).

Cartographie de la carie

L'Organisation mondiale de la santé (OMS) a étudié pendant quarante ans la santé bucco-dentaire des enfants de 12 ans et des adultes à travers le monde et a ainsi établi l'indice CAO (dents cariées, tombées à cause d'une carie ou obturées). Dans les pays industrialisés, cet indice était plus élevé que dans les pays en développement, chez les enfants comme chez les adultes –, la différence étant même accentuée pour ces derniers sur le continent américain, en Europe occidentale et en Australie. Mais durant ces dernières décennies, l'indice CAO a chuté chez les enfants des pays industrialisés, grâce à une amélioration de l'hygiène dentaire, du mode de vie et à des mesures de santé publique, comme l'ajout de fluor dans l'eau ou le sel, selon les pays.

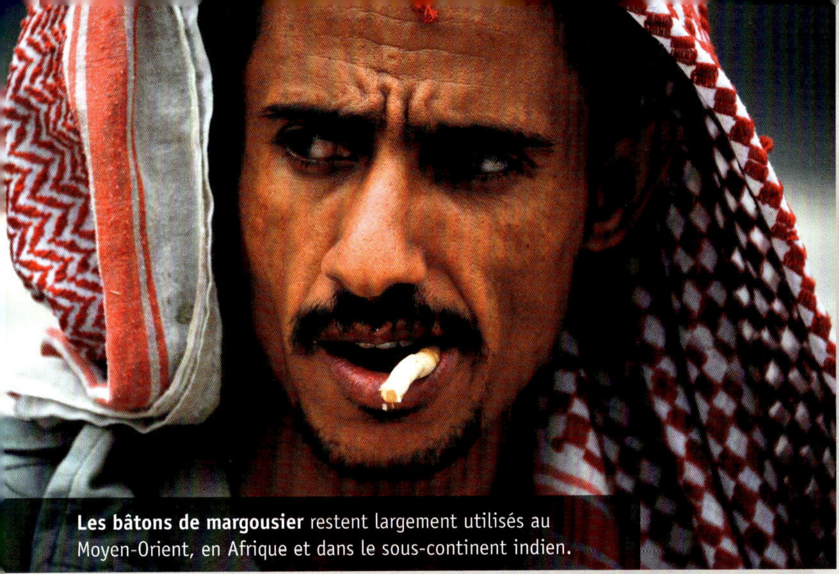
Les bâtons de margousier restent largement utilisés au Moyen-Orient, en Afrique et dans le sous-continent indien.

Des dents et des gencives saines sans dentiste

Dans les pays en développement, où l'alimentation repose encore largement sur des produits frais, les populations utilisent des méthodes naturelles – bâtons à mâcher et bains de bouche à base de plantes – pour entretenir leurs dents et leurs gencives. Toutefois, l'indice CAO y a augmenté, lentement mais régulièrement, chez les enfants de 12 ans, une tendance attribuée par l'OMS à des changements dans l'alimentation, et qui devrait se poursuivre, notamment en raison d'une consommation croissante de sucres et d'une exposition inadéquate au fluor.

Des méthodes traditionnelles

Le *miswak*, ou bâton à mâcher, assure la propreté et la santé des dents et des gencives des populations vivant en Afrique, au Moyen-Orient et dans certaines régions d'Asie. Il est issu des racines, des branches ou de l'écorce d'arbres ou de plantes aux propriétés bénéfiques. D'ailleurs, les brosses à dents et les brossettes interdentaires modernes reposent sur des principes comparables pour nettoyer dents et gencives et préserver des caries et des infections. Voici comment fabriquer et utiliser ces bâtons, ainsi que d'autres astuces.

Brosse à dents naturelle

Achetez les bâtons cités ci-après dans un magasin d'alimentation exotique. Mâchez-en un morceau jusqu'à ce que l'extrémité s'effiloche, puis utilisez-le pour nettoyer vos dents et masser vos gencives.

● **Arak** C'est le nom arabe de *Salvadora persica*, également appelé *mswaki* en swahili. Il est utilisé au Moyen-Orient et dans de nombreux pays d'Afrique. Il contiendrait de nombreuses substances : de la silice et du bicarbonate de sodium, qui blanchissent les dents ; de l'acide tannique, qui combat la plaque dentaire et protège de la gingivite ; des composés soufrés, antibactériens ; du fluor, qui prévient les caries ; enfin du calcium, bénéfique pour l'émail dentaire. Les bâtons d'arak sont si efficaces que leur utilisation est recommandée par l'OMS.

● **Racine de réglisse** Les bâtons de réglisse (*Glycyrrhiza glabra*) ont connu un grand succès en Europe au XVe siècle. Toujours utilisés en Inde de nos jours, ils réduisent la plaque dentaire et ont une action antibactérienne.

● **Margousier** Mastiqué à longueur de journée par les populations rurales en Inde et au Pakistan, le bois de cet arbre tropical persistant, *Azadirachta indica*, libère une huile très efficace contre la bactérie *Staphylococcus mutans*, responsable de la plaque dentaire et des caries. De plus, en stimulant la production de salive, la mastication préserve la santé buccale.

Bain de bouche naturel

Faites infuser des baies d'aubépine (séchées ou en teinture mère) ou un bâton de réglisse ou de cannelle dans de l'eau chaude pour obtenir un bain de bouche végétal naturel à 100 %.

Mangez sainement La consommation de fruits et de légumes frais en abondance, associée à celle des protéines de la viande, du poisson et des produits laitiers, fournit les sels minéraux et les vitamines nécessaires pour conserver des dents et des gencives en bonne santé. Attention, cependant, les acides de fruits attaquant l'émail des dents, évitez de consommer fruits et jus de fruits en dehors des repas. Enfin, essayez de réduire votre consommation d'aliments industriels.

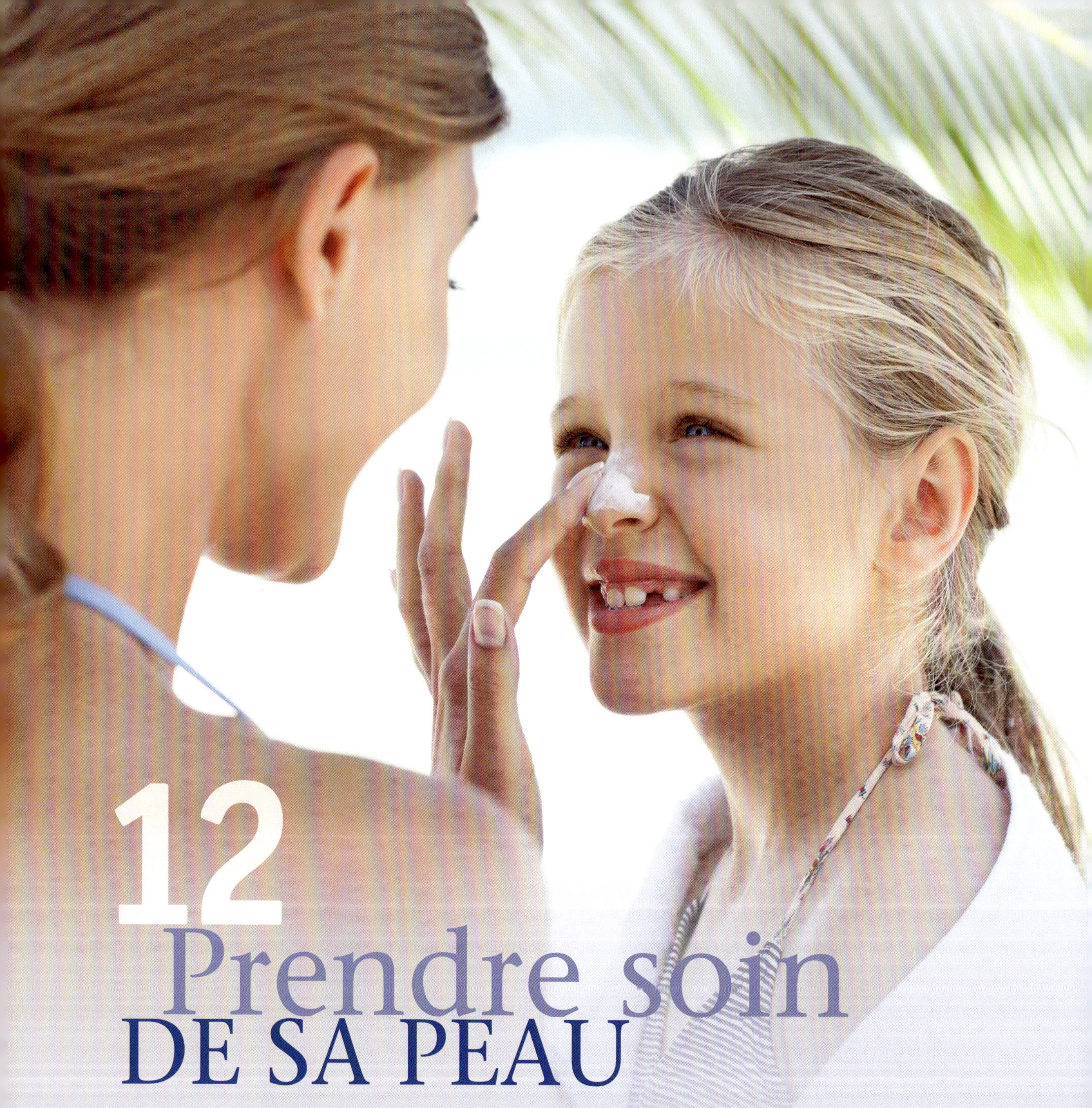

12 Prendre soin DE SA PEAU

La peau est l'organe le plus étendu du corps humain. Non seulement elle contient des tissus fragiles, mais elle constitue aussi la première barrière contre les éléments extérieurs, les microbes et la pollution. Or, si les dermatologues traitent les problèmes spécifiques, ils prodiguent rarement des conseils pour les soins courants. Voici comment garder une peau saine quel que soit votre âge.

Se protéger la peau AU QUOTIDIEN

Protégée des agressions du quotidien par un film lipidique naturel, la peau se régénère et se répare en permanence. Les quelques mesures suivantes, simples à mettre en œuvre, vous aideront à stimuler ces processus spontanés et à détecter le moindre signe de maladie.

● **Transpirez** En dépit de son image négative, la sueur joue un rôle majeur : elle permet d'éliminer les toxines qui s'accumulent sous la peau. Même s'il fait chaud, dépensez-vous régulièrement : course à pied, vélo, jardinage… Tout est bon ! Le sauna et le hammam favorisent également la transpiration et ont donc des effets bénéfiques similaires.

● **Évitez les coups de soleil, pas le soleil !** Certains fuient totalement le soleil par peur de ses effets néfastes. Pourtant, ses rayons sont indispensables à l'organisme et les recherches médicales les plus récentes préconisent une exposition sans crème solaire d'environ dix minutes par jour (moins pour les peaux très claires, plus pour les teints mats). Ce court laps de temps est en effet suffisant pour augmenter la production de vitamine D, qui protège contre certains cancers et renforce les os. Si vous prolongez votre bain de soleil, cependant, certaines précautions sont indispensables.

★ **Appliquez une crème solaire** avec un indice de protection supérieur à 15.

★ **Choisissez un produit à large spectre** qui protège à la fois contre les UVA et les UVB.

★ **Enduisez-vous généreusement** sur toutes les parties du corps exposées.

★ **Renouvelez l'application** au moins toutes les deux heures et après chaque

Aimez le soleil : il vous apporte une vitamine essentielle

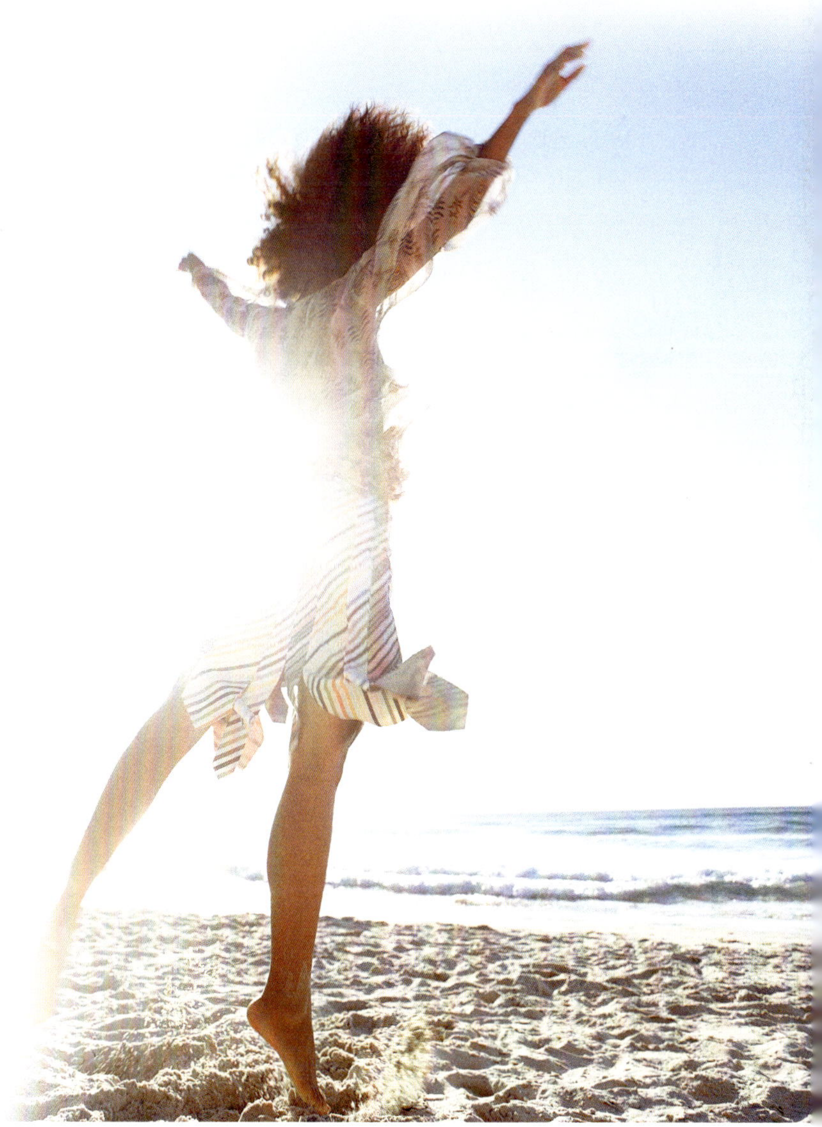

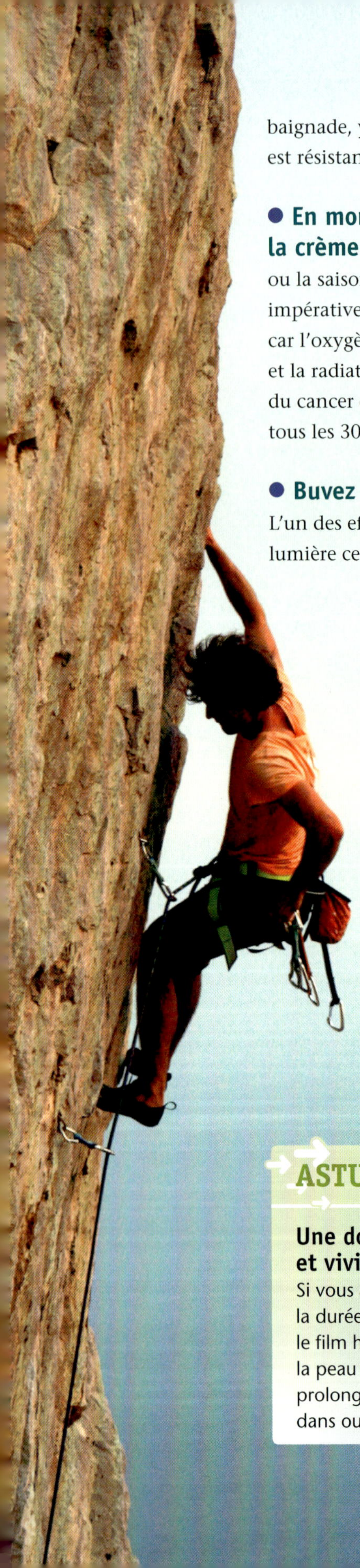

baignade, y compris si votre crème est résistante à l'eau.

● **En montagne, ne lésinez pas sur la crème solaire** Quel que soit le temps ou la saison, les alpinistes doivent impérativement renouveler l'application, car l'oxygène se fait plus rare en altitude et la radiation des ultraviolets responsables du cancer de la peau augmente de 4 % tous les 300 m.

● **Buvez une tasse de café par jour** L'un des effets bénéfiques du café mis en lumière ces dernières années serait de protéger contre une forme courante de cancer de la peau : le carcinome basocellulaire. Environ 30 % des individus à peau blanche développent ce type de lésion, notamment sur le visage. Or, selon une étude américaine, une tasse de café quotidienne réduirait de 20 % le risque de voir apparaître un carcinome.

● **Profitez des effets bénéfiques du THS** Prescrit pour limiter les symptômes de la ménopause tels que le ralentissement de la production de sébum, le traitement hormonal de la ménopause (THS, traitement hormonal de substitution) contient des œstrogènes qui permettent à la peau de conserver souplesse et fermeté. Il vous est toujours possible de faire adapter votre traitement afin d'obtenir ces effets bénéfiques. Il est cependant recommandé aujourd'hui de limiter la quantité comme la durée d'un THS. Demandez conseil à votre médecin. Sachez toutefois que les œstrogènes ne peuvent être prescrits à des fins esthétiques.

Plus on monte en altitude, plus il faut appliquer de crème solaire

● **Faites des économies sur les cosmétiques** Certaines crèmes anti-âge sont efficaces contre les rides car elles encouragent la production de fibrilline, une protéine qui restaure l'élasticité de l'épiderme. Ainsi, une étude menée par l'université de Manchester, au Royaume-Uni, a montré que 70 % des personnes ayant utilisé une crème antirides avaient moins de rides que celles qui avaient utilisé un placebo.

ASTUCE

Une douche rapide et vivifiante

Si vous avez la peau sèche, limitez la durée de vos bains et de vos douches : le film hydrolipidique qui protège la peau ne résiste pas à un passage prolongé (plus de quinze minutes) dans ou sous l'eau chaude.

DÉPISTER UN CANCER DE LA PEAU

Pour détecter une anomalie, il faut bien sûr connaître l'aspect habituel de sa peau. Consultez rapidement un médecin si vous constatez certains changements sur vos grains de beauté.

- Démangeaison, douleur, saignement, croûte.
- Inflammation.
- Augmentation de taille ou changement de forme, particulièrement si les contours sont irréguliers.
- Couleur, aspect différents (plus foncé, plus dur ou tacheté).

Consultez également si vous remarquez, sous un ongle, une zone foncée qui se développe alors que vous ne vous êtes pas blessé. Un cancer de la peau peut aussi avoir d'autres aspects.

- Petite boule rose ou rouge, avec un saignement éventuel.
- Bouton, inflammation ou ulcère (une lésion en train de se creuser) qui ne disparaît pas ou continue de démanger au bout d'un mois.
- Plaque rouge ou blanche qui démange, y compris dans la bouche ou sur les parties génitales.

Demandez à une personne de confiance d'examiner les zones que vous ne voyez pas, votre dos, par exemple, surtout si vous passez beaucoup de temps au soleil. La moindre modification mérite un examen médical.

Mais lorsque des études comparatives sont effectuées sur plusieurs crèmes antirides, on ne note aucune différence notable, quel que soit leur prix. Alors, inutile de dépenser des fortunes en crèmes anti-âge.

Remplacez votre crème pour le visage par une crème solaire

Pour éviter les rides, l'arme la plus efficace est une bonne crème solaire ! Les dermatologues reconnaissent qu'elle constitue le meilleur moyen de retarder le vieillissement de la peau, car elle limite la perte de collagène et d'élastine tout en protégeant des rayons UVA et UVB.

Pensez aux plantes vertes

Les plantes humidifient l'air de la maison à travers l'eau que dégagent leurs feuilles et l'évaporation provenant de la terre. Or, une atmosphère humide contribue à l'hydratation de la peau.

Bougez pour éviter les cernes

Si vous accumulez fatigue, cernes, poches sous les yeux et teint terne, faites donc un peu d'exercice chaque soir. En stimulant la circulation sanguine, cela permet

Une crème antirides bon marché est souvent aussi efficace qu'un produit très coûteux

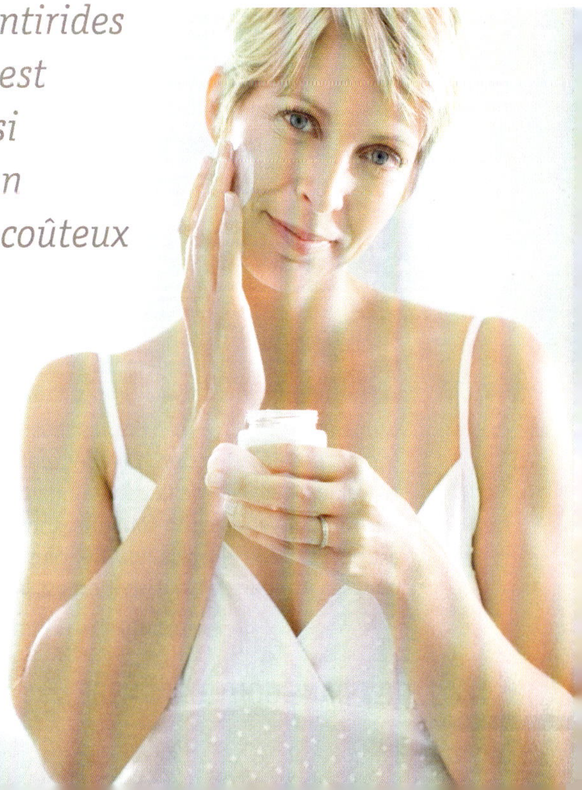

Les secrets d'une belle peau : L'ALIMENTATION

Un régime équilibré contribue, bien plus qu'on ne l'imagine, à l'entretien de la peau. Ce que vous ingérez se reflète sur votre teint… en bien ou en mal. En outre, vous pouvez appliquer certains aliments sur la peau pour la nourrir.

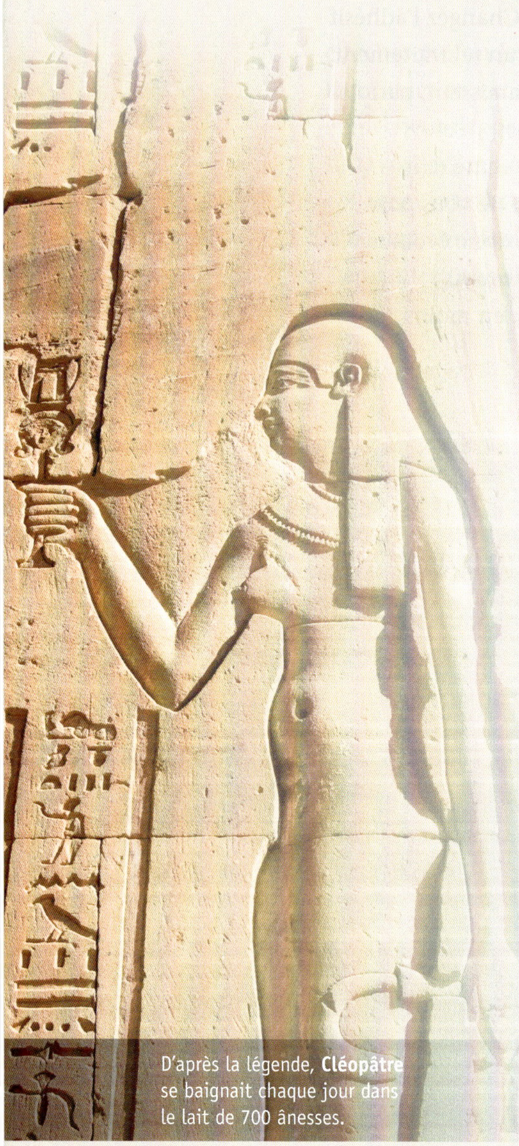

D'après la légende, **Cléopâtre** se baignait chaque jour dans le lait de 700 ânesses.

La science moderne a révélé les bienfaits de certains éléments nutritifs pour la santé de la peau. On les trouve dans tous les aliments du quotidien, comme les fruits, les légumes et les poissons notamment, mais les consommer ne suffit pas : de tout temps, les femmes ont embelli leur peau grâce aux vertus bienfaisantes de certains de ces produits appliqués sur leur visage ou leur corps. En voici quelques-uns. N'oubliez pas aussi qu'il faut boire beaucoup d'eau pour que votre peau soit toujours bien hydratée – et pour prévenir rides et ridules.

Les antioxydants des aliments riches en vitamine A, C et E favorisent la production de collagène, constitué de protéines fibreuses présentes dans tout le corps et qui agit comme une « colle », préservant la fermeté et l'élasticité de la peau. Les antioxydants tonifient donc l'épiderme, renforcent les minuscules vaisseaux sanguins qui se trouvent en surface et accélèrent le processus de cicatrisation. On en trouve une large gamme dans les fruits et les légumes ; piochez à votre envie : de la carotte au potiron, en passant par le brocoli, l'avocat et les poivrons, sans oublier les baies et les fruits rouges tels que les fraises ou le cassis.

Le lycopène est un phytonutriment contenu dans les fruits et légumes de couleur rouge (tomate, grenade, poivron). Ce caroténoïde protège du vieillissement prématuré et des dégâts que provoquent les coups de soleil. Une étude a démontré que la consommation quotidienne d'un concentré de tomate riche en lycopène atténuerait les effets néfastes du soleil. Bien sûr, la crème solaire reste de rigueur…

Les oméga-3 sont des acides gras essentiels pour les cellules de la peau que l'on trouve en grande quantité dans les poissons gras comme le saumon, la sardine ou le maquereau. Les professionnels de santé recommandent d'en consommer au moins deux fois par semaine. Mais prendre de l'huile de graines de lin ou des compléments alimentaires permet aussi de se procurer les oméga-3 nécessaires.

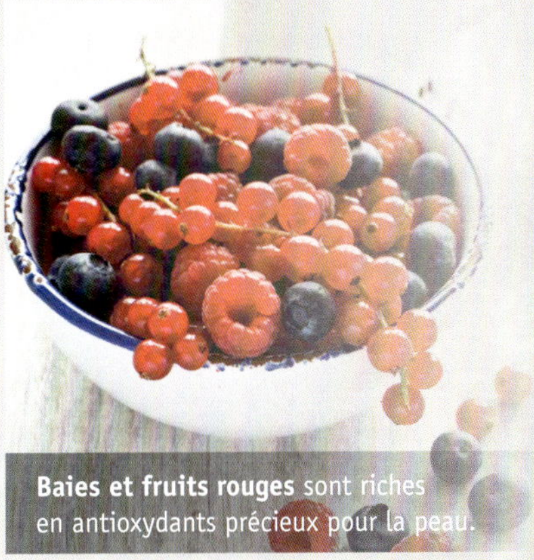

Baies et fruits rouges sont riches en antioxydants précieux pour la peau.

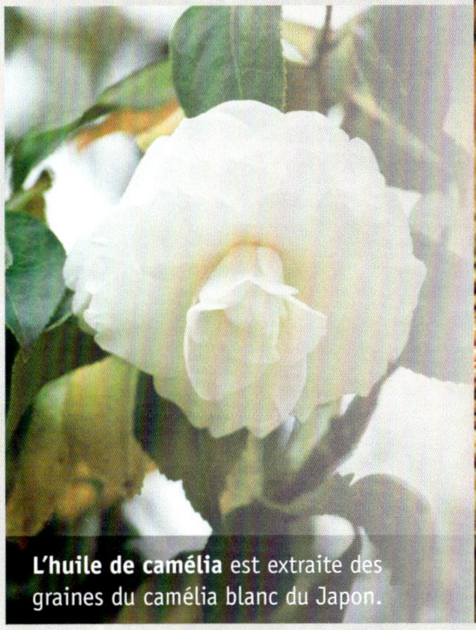

L'huile de camélia est extraite des graines du camélia blanc du Japon.

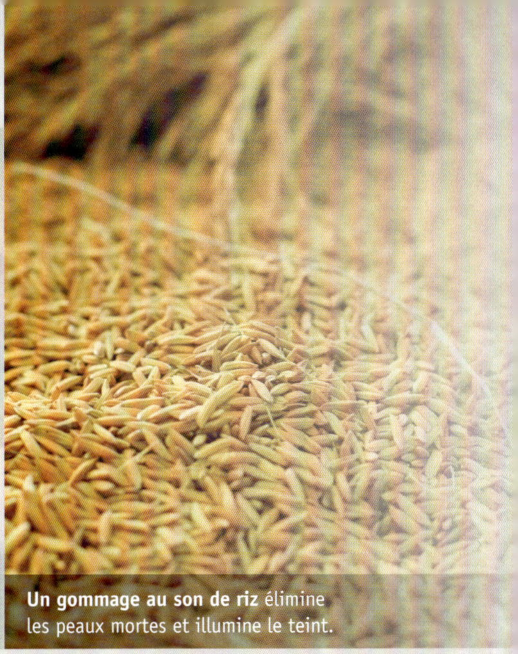

Un gommage au son de riz élimine les peaux mortes et illumine le teint.

Les vitamines du groupe B, notamment la B12, sont indispensables au développement et à la multiplication des cellules. Et particulièrement celles de la peau, qui se renouvellent en permanence. Les protéines d'origine animale sont riches en vitamines B, spécialement les œufs, le poisson blanc, les fruits de mer, la viande maigre et les produits laitiers. Parmi les sources végétales, citons les légumes verts, les graines et les fruits secs.

Le zinc est un oligoélément surtout présent dans les coquillages, mais aussi dans les légumes secs, les graines de potiron, les céréales et le pain complets. Il favorise la cicatrisation et permet d'éviter les infections cutanées.

Une bonne hydratation est indispensable pour avoir un joli teint. Buvez à volonté des boissons non alcoolisées, y compris les infusions et les jus de fruits, sans abuser du thé, du café et du cola, riches en caféine. Le thé vert contient des antioxydants.

Des produits de beauté à croquer

Voici quelques recettes faites maison venues du monde entier.

Masques aux fruits Écrasez la chair d'un fruit mûr et appliquez-la sur votre visage en massant délicatement, laissez agir quelques minutes puis rincez. Les Indonésiennes utilisent la mangue pour déboucher les pores et tonifier la peau. En Europe, les masques à la pulpe de raisin sont très prisés.

Bienfaits de l'huile d'olive

Traditionnellement utilisée dans le bassin méditerranéen comme baume pour les lèvres, elle assouplit les peaux sèches et apaise la brûlure des coups de soleil. En Asie, on utilise de l'huile de camélia blanc pour nourrir et adoucir la peau, tout en atténuant les vergetures.

Des glucides pour le contour des yeux En Espagne, les femmes appliquent sous leurs yeux quelques rondelles de pomme de terre pendant dix minutes pour atténuer les cernes. Au Japon, elles utilisent l'eau de cuisson du riz pour lisser les traits de leur visage.

Douceur des flocons d'avoine

Des flocons d'avoine moulus finement ajoutés à l'eau du bain soulagent les irritations et les démangeaisons. Grâce à ses propriétés hydratantes, cette céréale s'emploie également en masque apaisant.

Des graines exfoliantes

Depuis des siècles, les Japonaises connaissent les vertus gommantes des graines, notamment celles du son de riz issu de l'enveloppe brune des grains. Riche en huile, celui-ci contient de l'acide phytique, qui stimule le processus d'exfoliation et contribue au remplacement des peaux mortes. Les Indiennes utilisent également du riz pour se gommer le visage.

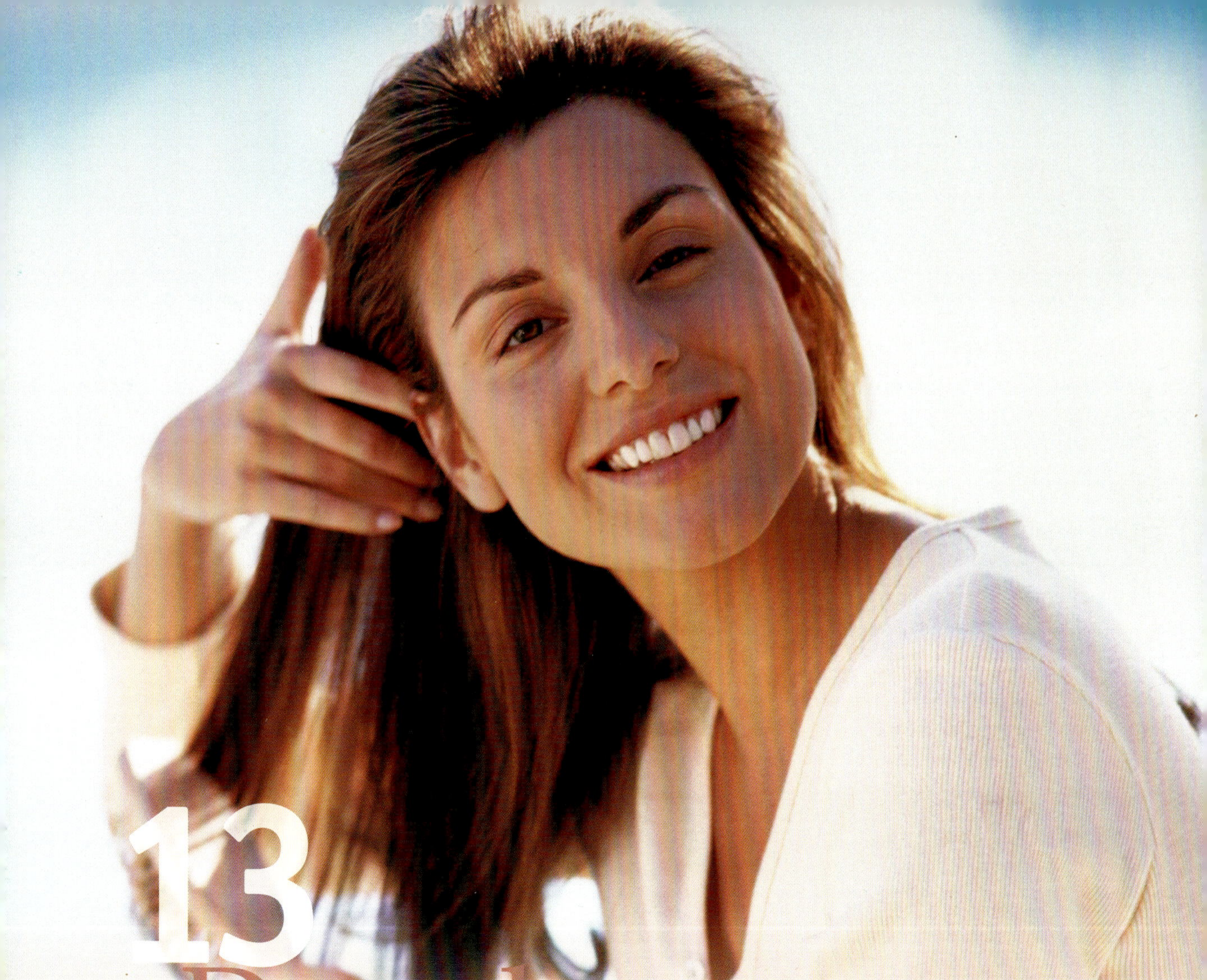

13 Des cheveux soyeux ET DES ONGLES SOLIDES

Des cheveux et des ongles sains sont un atout majeur pour se sentir bien dans sa peau. Ne les négligez pas, car ils sont révélateurs de votre état de santé général. Dans ce chapitre, vous trouverez de nombreux conseils pour les entretenir.

Prendre soin DE SES CHEVEUX

Pellicules, cheveux gras ou clairsemés... La beauté des cheveux n'est pas qu'une question d'esthétique. Voici quelques conseils pour conserver un cuir chevelu sain et éviter la chute de cheveux.

● **Ne vous servez pas trop de la brosse** Son utilisation vigoureuse et répétée abîme, casse ou arrache les cheveux sains et irrite le cuir chevelu. Le conseil selon lequel il faudrait se brosser 100 fois les cheveux avant le coucher est donc à proscrire. Prenez une brosse pour vous coiffer, pas pour masser votre cuir chevelu.

● **Privilégiez les colorations naturelles** Si vous souhaitez changer de couleur en évitant les substances chimiques du commerce, misez sur une préparation végétale : du henné pour les cheveux châtains ou de la camomille pour rehausser les blonds. Attention, toutefois, car ces produits sont difficiles à appliquer et le rendu n'est pas toujours fiable. À la maison ou chez le coiffeur, optez pour une coloration temporaire. Quel que soit le produit, effectuez toujours un essai sur une petite zone.

● **Adoptez les rinçages aux plantes** Si vous avez les cheveux gras, vous pouvez essayer les préparations du commerce ou faites maison à base de plantes. Voici une recette qui limite l'excès de sébum produit par les glandes sébacées : mélangez dans un bol une cuillerée à café de feuilles de romarin séchées, de fleurs séchées de camomille et de feuilles d'ortie séchées, puis ajoutez 10 cl d'eau et une cuillerée à soupe de vinaigre de fruit. Laissez infuser dix minutes et filtrez. Appliquez cette préparation sur cheveux humides, après le shampooing, sans rincer.

● **Contre les pellicules : le goudron** Les shampooings contenant de l'acide salicylique dissolvent les cellules mortes qui s'accumulent sur le cuir chevelu. Si vos

Avant de réaliser votre teinture, effectuez toujours un essai sur une petite zone

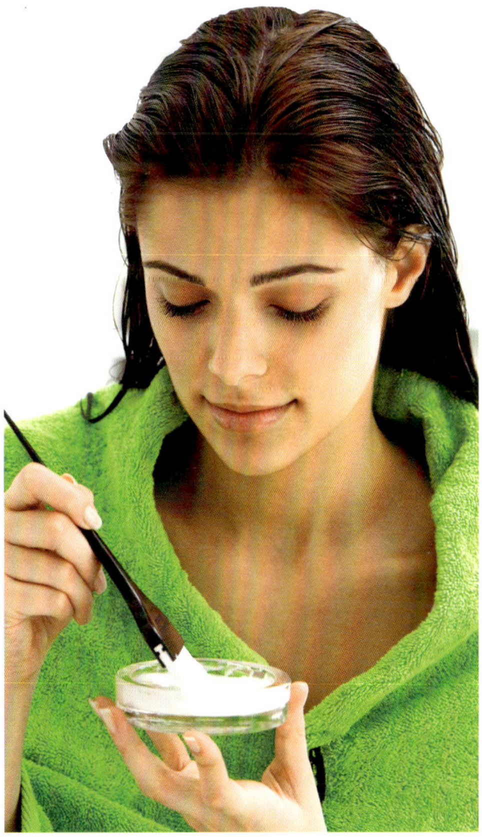

ÉTONNANT !

Les cellules souches feraient repousser les cheveux
Pour des millions de chauves, la clé de la repousse serait de « réveiller » la racine du cheveu en stimulant ses cellules souches. Des chercheurs ont en effet découvert que, chez les chauves, les cellules souches étaient aussi nombreuses qu'avant la chute de cheveux, mais qu'elles étaient inactives. Le processus consisterait à les extraire du cuir chevelu et à les réactiver en laboratoire avant de les réimplanter.

pellicules sont récalcitrantes, essayez un shampooing au goudron, qui possède des propriétés antifongiques. Vous pouvez opter pour un shampooing qui contient de l'huile d'arbre à thé, un autre agent antifongique. Changez de produit tous les trois ou quatre mois pour éviter toute résistance des micro-organismes responsables des pellicules.

L'huile de lin apaise les irritations du cuir chevelu dues aux pellicules

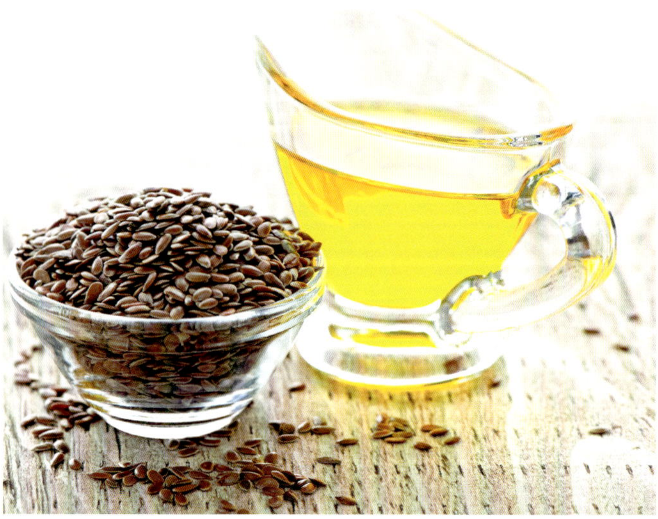

● **L'huile de lin contre les démangeaisons** En cas de pellicules ou de dermite séborrhéique (un trouble plus sévère qui provoque d'importantes desquamations jaunâtres sur le cuir chevelu), prenez une cuillerée à soupe d'huile de lin deux fois par jour pour calmer les démangeaisons tout en atténuant l'inflammation. Pour un meilleur résultat, ingurgitez ce complément pendant les repas, car il sera mieux absorbé. Soyez patient : les premiers résultats visibles n'apparaîtront peut-être qu'au bout de trois mois. Vous pouvez également masser le cuir chevelu avec cette huile.

● **Misez sur les oligoéléments**
Pour garder une chevelure saine, surveillez vos apports en zinc et en fer. Si vous suivez un traitement, consultez votre médecin avant de prendre des compléments alimentaires.

★ **Le zinc** assure une bonne croissance des cheveux et les empêche de se fragiliser et de tomber. La viande, les fruits de mer et les laitages en contiennent en bonne quantité. Attention, si vous prenez un complément alimentaire, ne dépassez pas la dose maximale : un excès de zinc peut nuire au système immunitaire.

★ **Le fer** est un élément clé de l'hémoglobine qui transporte l'oxygène des globules rouges. Il est également essentiel à la santé des cheveux. Privilégiez les légumes verts et la viande rouge, qui sont riches en fer, ou prenez des compléments alimentaires multivitaminés.

● **Des huiles essentielles contre les poux** Évitez ou limitez les traitements chimiques anti-poux grâce à de l'huile essentielle de lavande ou d'ylang-ylang appliquée quotidiennement à l'aide d'un peigne fin sur cheveux légèrement humides. L'huile rend le cheveu glissant, et les lentes ne pourront plus s'y accrocher. Quant aux poux, ils ne parviendront plus à respirer. En cas de démangeaison ou de sensation de brûlure, cessez toute application. Autre solution : appliquez un après-shampooing neutre additionné d'huile essentielle.

● **Un comprimé anti-poux** En cas d'infestations récurrentes, un traitement oral d'ivermectine peut être utile. Les essais pratiqués sur ce médicament sont encourageants. Pris oralement en une seule dose, il évite les applications répétées de produits chimiques. Ce traitement est prescrit sur ordonnance et n'est préconisé qu'en deuxième intention. Consultez donc votre médecin.

● **Faites un dosage hormonal** Une pelade ou une chute inexpliquée des cheveux sont parfois la conséquence d'un déséquilibre hormonal. Une hyperthyroïdie ou une hypothyroïdie peuvent provoquer la chute de cheveux, de même qu'un déséquilibre en androgènes et en œstrogènes.

Pour éliminer les poux, appliquez des huiles essentielles au peigne fin

C'EST DANS LA TÊTE !

Les soucis font parfois tomber les cheveux
À tout moment de la vie, un traumatisme peut provoquer une alopécie. Les follicules passent par des périodes de « repos », mais en cas de stress soudain, ils peuvent entrer prématurément dans cette phase, ce qui provoque alors la chute des cheveux dans les trois mois qui suivent (ils repoussent normalement ensuite). Cependant, il est important de gérer le stress et de consulter son médecin pour détecter une éventuelle maladie, un déséquilibre hormonal ou les effets secondaires d'un traitement médical.

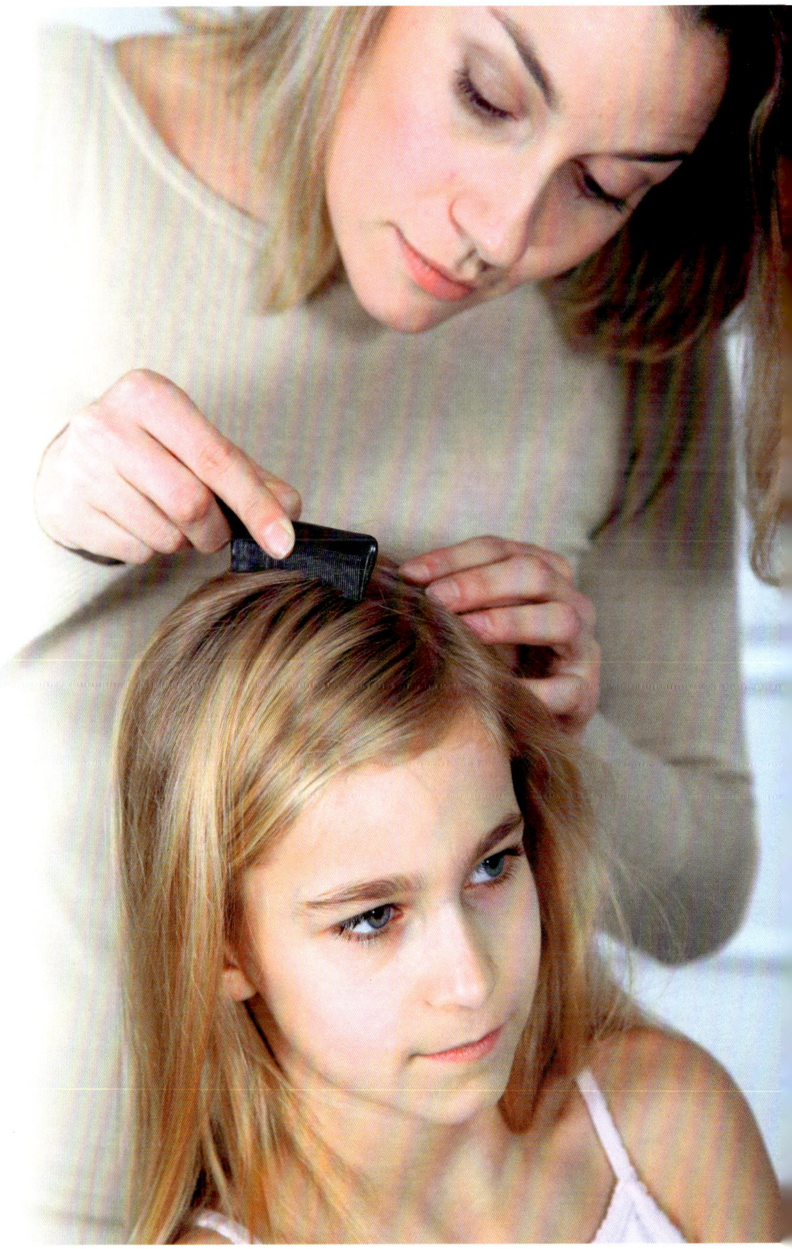

L'ortie freine la calvitie masculine d'origine hormonale

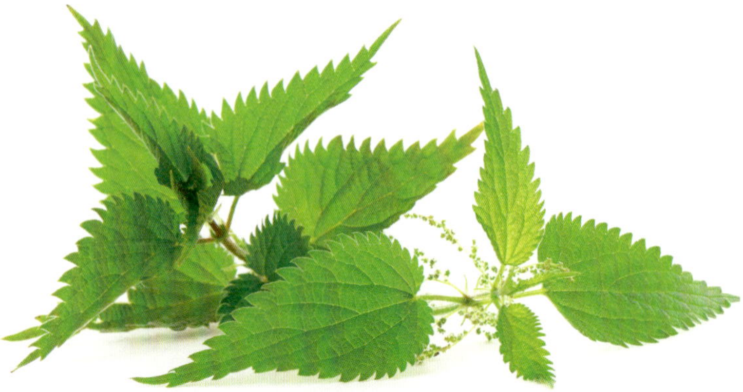

● **Un œuf** Si vous avez les cheveux secs, cassants et ternes, essayez donc cette recette traditionnelle qui a fait ses preuves : mélangez un blanc d'œuf battu avec deux jaunes, une cuillerée à café de miel, une cuillerée à soupe d'huile d'olive et le jus d'un citron. Appliquez cette préparation sur les cheveux et le cuir chevelu, massez et laissez reposer quelques minutes puis rincez. Au bout de plusieurs semaines d'applications régulières, l'amélioration sera visible.

● **Un coup de fraîcheur**
Le rafraîchissement du cuir chevelu peut limiter la perte des cheveux chez les patients qui suivent une chimiothérapie. La méthode consiste à porter un casque plein de gel ou de liquide rafraîchissant dix minutes avant chaque séance et à ne l'enlever que trente minutes après. En freinant l'afflux de sang dans le cuir chevelu, le froid limite la quantité de produit qui pénètre dans les follicules. Ce procédé ne fonctionne pas pour tous les traitements. Prenez conseil auprès de votre oncologue.

● **Faites-vous des cheveux !** À partir d'un certain âge, la calvitie héréditaire touche beaucoup d'hommes (parfois aussi les femmes). Pour accélérer la repousse, voici quelques solutions.

★ **Massage aux orties** Les préparations à base d'ortie (*Urtica dioica*) empêcheraient la testostérone d'être transformée en dihydrotestostérone (DHT), réaction qui serait à l'origine de la chute des cheveux. Cette plante existe aussi sous forme de complément alimentaire et dans certains shampooings.

★ **Lotions de cresson et de thym**
Ces deux plantes sont réputées pour leur action tonifiante et leurs effets stimulants sur la repousse des cheveux. En infusion, en décoction ou en lotion, les recettes maison ne manquent pas.

★ **Traitements médicamenteux**
Employé à l'origine contre l'hypertension artérielle, le minoxidil s'est révélé efficace pour stimuler la repousse des cheveux en cas de calvitie d'origine hormonale. Le finastéride, molécule initialement préconisée pour le traitement de l'hypertrophie bénigne de la prostate, limite quant à lui la chute des cheveux et favorise la repousse. Dans les deux cas, consultez votre médecin pour vérifier que ces traitements sont bien adaptés à votre cas.

★ **Mangez des fruits et des légumes** de toutes les couleurs : leurs antioxydants dopent la croissance des cheveux.

Entretenir SES ONGLES

Constitués de kératine, une protéine solide, les ongles protègent l'extrémité des doigts et des orteils, stimulent le sens du toucher et les capacités motrices. Des ongles cassants, décolorés ou infectés ne doivent pas être négligés. Voici des conseils pour qu'ils restent sains et solides.

● L'arbre à thé contre les mycoses

On peut traiter une mycose en badigeonnant l'ongle et la cuticule d'huile d'arbre à thé deux fois par jour. Issue du *Melaleuca alternifolia*, cette huile est prisée depuis des siècles par les Aborigènes d'Australie pour combattre les infections de la peau et des ongles. Utilisez-la pure de préférence et hydratez la zone avant l'application, car les tissus secs et durs du contour de l'ongle peuvent empêcher l'huile de pénétrer.

● Portez des chaussettes en coton

Une mycose se développe en milieu humide. Pour l'éviter et garder les pieds au sec, portez des chaussettes en coton qui absorbent l'humidité et suivez les conseils ci-dessous.

★ **Séchez soigneusement vos orteils** après la douche ou toute baignade.

★ **Aérez vos chaussures** de sport ou de ville pendant la nuit. L'idéal est d'en posséder plusieurs paires afin de ne pas porter les mêmes deux jours d'affilée.

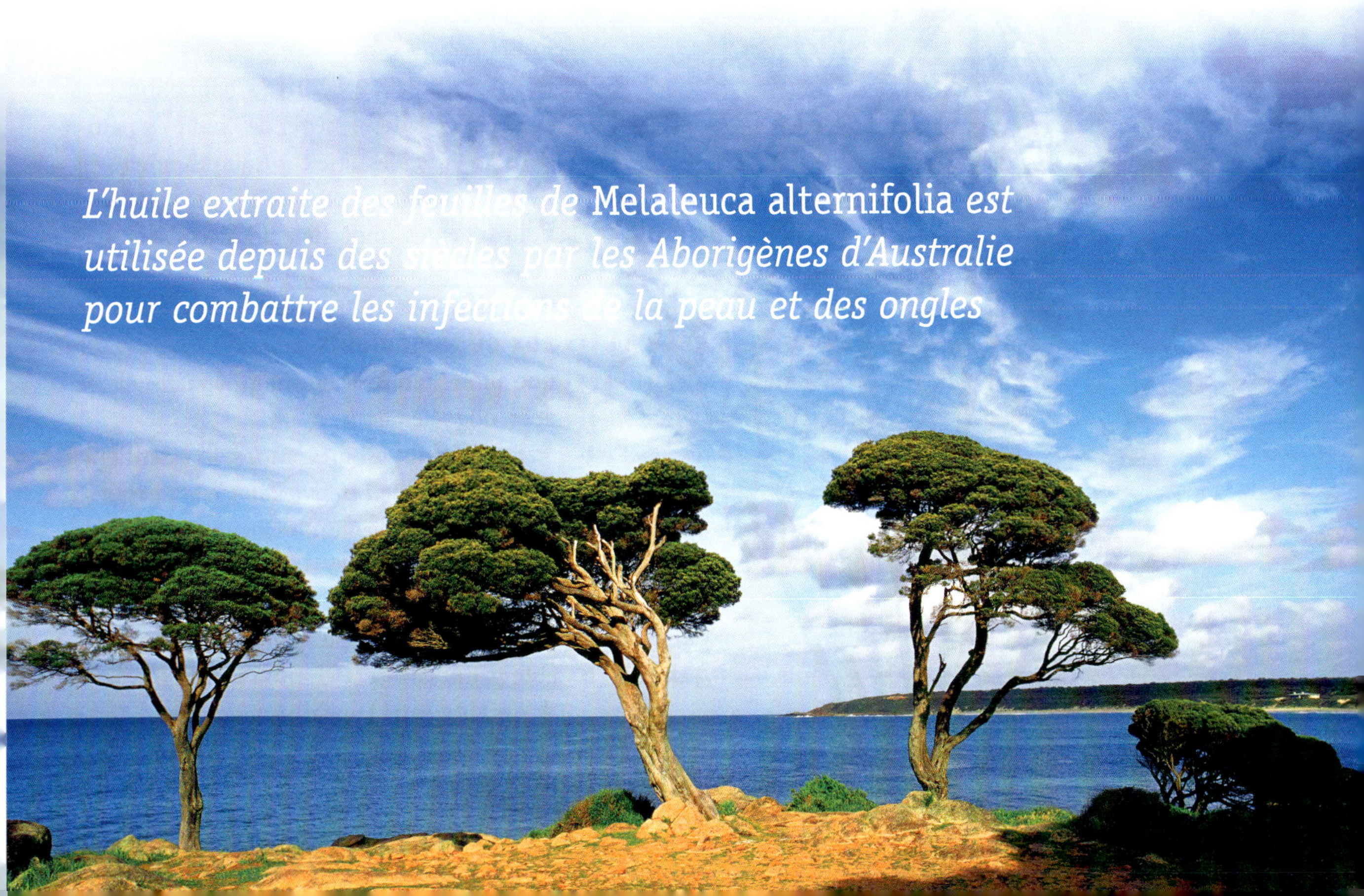

Les secrets DES CHEVEUX ET DES ONGLES

Les hommes ont toujours accordé une grande importance à la chevelure, et pas seulement pour des raisons d'apparence. Dans les contes, les mythes et les légendes, sans oublier dans la religion, cheveux – et ongles – font l'objet de nombreuses croyances plus ou moins fondées.

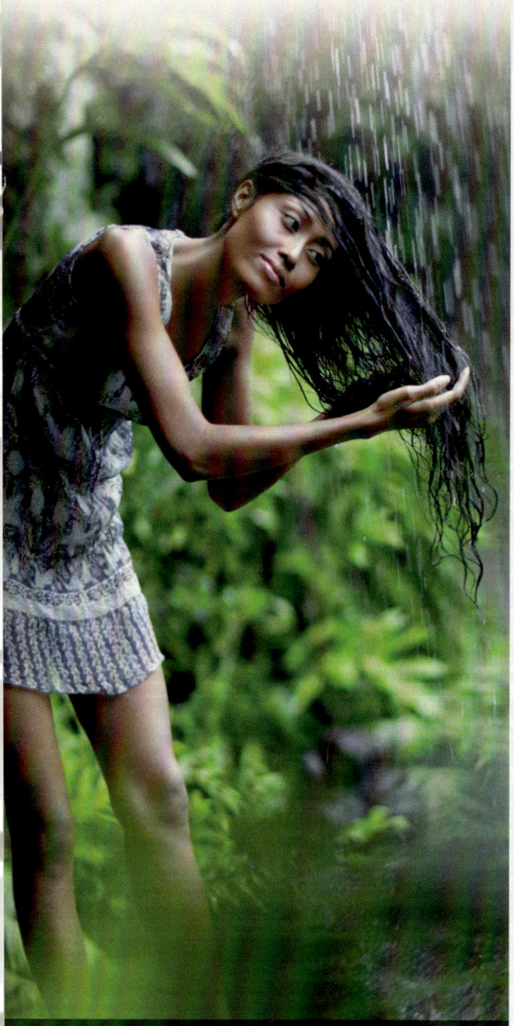

La plupart des cultures accordent une grande place à l'**entretien de la chevelure.**

Depuis des millénaires, les cheveux sont coupés, colorés, coiffés au gré des coutumes et de la mode. Avec une croissance d'environ 6 mm par mois, c'est la partie du corps dont les changements sont les plus visibles, bien qu'ils soient entièrement constitués de cellules mortes. Objets de bien des mythes, ils sont, au gré des civilisations, l'expression de la sexualité et de la personnalité, gages de puissance, de domination ou signes d'un statut marital. Leur absence, volontaire ou subie, symbolise parfois le choix d'une vie spirituelle, une défaite militaire ou une perte d'identité. Quant aux ongles, qu'ils soient portés très longs, comme chez les nobles de la Chine antique, ou vernis et décorés comme ceux des mannequins actuels, ils sont eux aussi porteurs de messages culturels.

Des affirmations tirées par les cheveux

Idées reçues ou vérités ? Revue de détail des affirmations courantes sur les cheveux et les ongles.

✗ Les cheveux noirs sont plus robustes que les cheveux blonds En dépit de ce que croient, notamment, de nombreux Afro-Américains, leurs cheveux sont parmi les plus fragiles. Loin de favoriser leur croissance, tresses et perles risquent au contraire de les abîmer.

✓ Les soucis font grisonner les cheveux Certaines études anglo-saxonnes semblent le montrer. L'adrénaline, l'hormone du stress, endommagerait les gènes responsables de la production de mélanine, le pigment qui colore les cheveux.

✓ La calvitie est signe de virilité La calvitie est due à un excès de dihydrotestostérone (DHT) dans les follicules. Ce stéroïde est produit par la testostérone, hormone sexuelle masculine.

✓ Les cheveux poussent plus vite en été Lorsqu'il fait froid, le sang est détourné vers les organes internes pour maintenir la

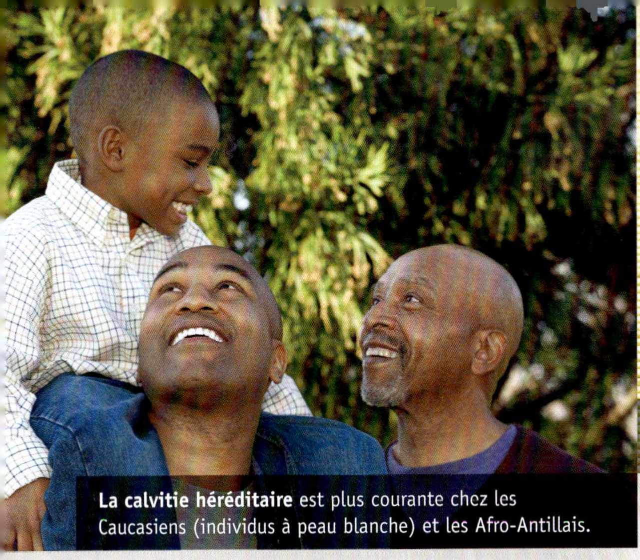
La calvitie héréditaire est plus courante chez les Caucasiens (individus à peau blanche) et les Afro-Antillais.

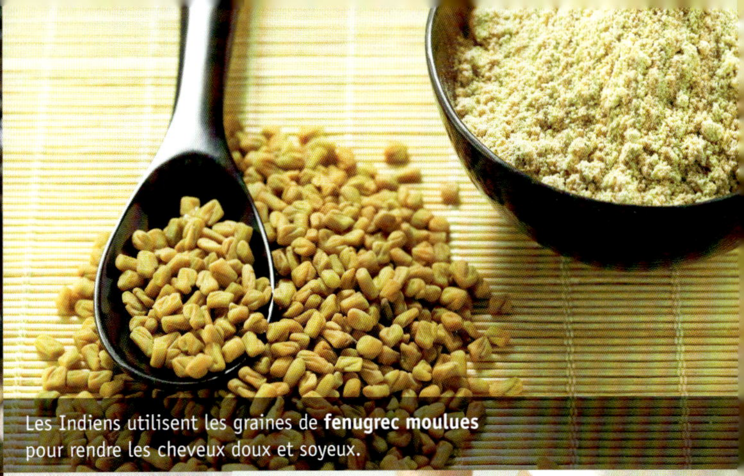
Les Indiens utilisent les graines de **fenugrec moulues** pour rendre les cheveux doux et soyeux.

température du corps, ce qui réduit son afflux vers le cuir chevelu. Par temps chaud, l'irrigation accrue de la peau stimule les follicules et accélère – de 10 à 15 % – la pousse des cheveux.

✅ **... les ongles aussi.** En été, la lumière du soleil déclenche une meilleure production de vitamine D, bénéfique aux ongles et à leur croissance. Sachez que les ongles poussent plus vite sur la main dominante, qui reçoit un afflux de sang supérieur, que l'ongle du majeur croît plus vite que celui du pouce, et que les ongles des mains poussent cinq fois plus rapidement que ceux des orteils.

❎ **Une grande frayeur peut blanchir les cheveux** C'est faux ! La pigmentation ne peut ni changer, ni disparaître car, dès lors que les cheveux quittent leur racine (la partie ancrée dans le cuir chevelu), ils sont morts. Néanmoins, un choc peut déclencher une *alopecia aerata*, une maladie auto-immune qui provoque la chute des cheveux pigmentés, quelle que soit leur couleur, ne laissant que les cheveux gris ou blancs.

❎ **Des taches blanches sur les ongles indiquent une carence en calcium** Ce mythe vient peut-être du fait que le calcium est blanc. Si ce dernier est essentiel à la solidité des os et des dents, les ongles, comme la peau et les cheveux, sont constitués de kératine, une protéine fibreuse qui ne contient que peu de calcium. Les taches blanches (*Leukonychia punctata*) indiquent généralement une petite blessure ou une carence en zinc.

✅ **Il faut couper les ongles des pieds à l'horizontale** Si l'on coupe un ongle du gros orteil en biais, son contour risque d'enfler, ce qui peut provoquer un ongle incarné.

❎ **Raser la tête d'un nourrisson évite la calvitie** Ce mythe indien n'est pas avéré, car la calvitie masculine est généralement héréditaire. Le fils d'un homme chauve a toutes les chances de l'être à son tour.

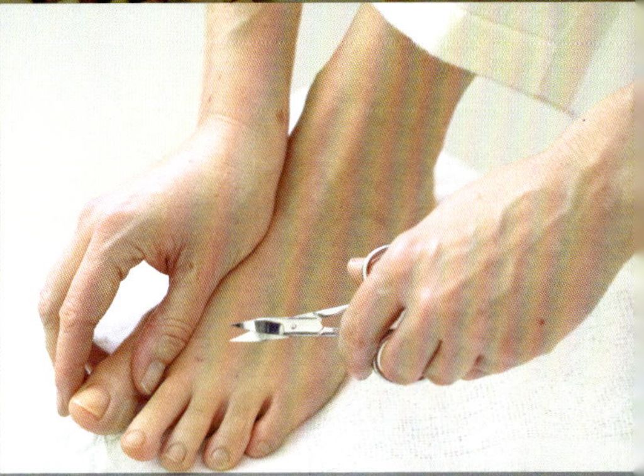
Couper les ongles de pieds à l'horizontale évite les **ongles incarnés douloureux.**

Un garçon dont le grand-père maternel et le père sont chauves le sera également.

❎ **Le fenugrec renforce les cheveux** Les Indiens utilisent une poudre à base de fenugrec qui rend les cheveux doux et soyeux et évite les pellicules. En revanche, rien ne prouve qu'elle renforce les cheveux.

❎ **Se couper les cheveux à la pleine lune accélère leur repousse** Au Brésil, couper les cheveux entre la pleine lune et un quart de lune garantit une repousse plus vigoureuse. En Asie, on préfère la lune croissante. Rien de cela n'est avéré. Bien que cette idée soit largement répandue, le fait de couper les cheveux n'influe en rien sur leur développement.

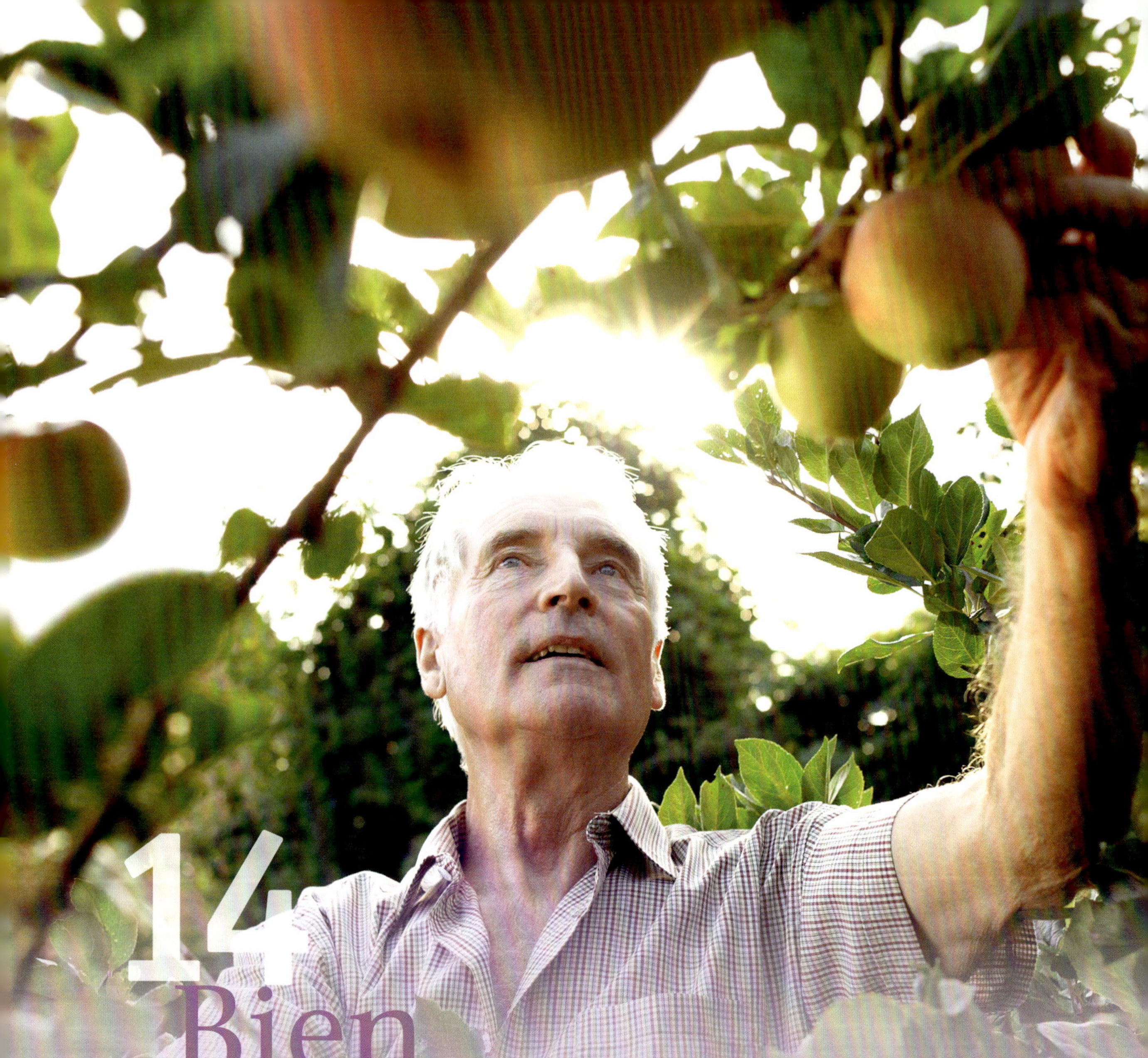

14 Bien VIEILLIR

Ces dernières années, les connaissances sur le processus de vieillissement ont fait d'énormes progrès. Si l'on ne peut arrêter le cours du temps, il est cependant possible de mieux vivre cette période de la vie. Régime alimentaire adapté, activité physique et gestion du stress ne sont pas les seuls facteurs susceptibles d'influer sur la santé des seniors, comme en attestent les dernières découvertes en ce domaine.

Un mode de vie ADAPTÉ

Le travail, la qualité du sommeil, les loisirs, sans oublier les relations sociales ou le regard que l'on porte sur sa propre vie… tous ces éléments ont un rôle à jouer pour vous aider à rester jeune. Voici quelques conseils précieux pour vous sentir en forme malgré les années.

● **Oubliez les idées reçues** Selon une étude américaine réalisée sur des personnes âgées de 74 ans et plus, le simple fait de penser au temps qui passe ferait vieillir plus rapidement. De même, les stéréotypes négatifs véhiculés par les médias sur la vieillesse sont de nature à affecter le moral et le comportement. Mieux vaut donc se concentrer sur les aspects positifs de la maturité : avoir davantage de temps pour soi, pour les loisirs, la détente en famille et entre amis, faire de nouvelles expériences…

● **Préférez la tendresse à la passion** À un âge plus avancé, la complicité affective et physique avec votre partenaire peut être tout aussi épanouissante qu'une nuit d'amour torride, même si le fait de conserver une vie sexuelle s'avère bénéfique pour la santé. Il ressort d'une enquête menée sur l'activité sexuelle et l'épanouissement chez des femmes âgées de 67 ans en moyenne que les contacts physiques avec le partenaire ont plus d'importance que l'orgasme. Alors quand les ébats se font moins fréquents, redoublez de tendresse !

● **Chantez maintenant !** Une enquête réalisée aux États-Unis auprès de 166 seniors en bonne santé a révélé que, au bout d'un an, les membres d'une chorale se portaient mieux, prenaient moins de médicaments, souffraient plus rarement de solitude et faisaient moins de chutes que les personnes du même âge qui ne chantaient pas. Il existe aussi des avantages psychologiques à donner de la voix. N'hésitez pas à vous inscrire dans une chorale et profitez de toutes les occasions de pousser la chansonnette, au sein d'un chœur, en famille ou entre amis…

● **Acceptez votre âge** Vous vivrez plus longtemps si vous portez un regard positif sur votre maturité. Afin de mesurer les impacts

Chanter dans une chorale serait gage de longévité

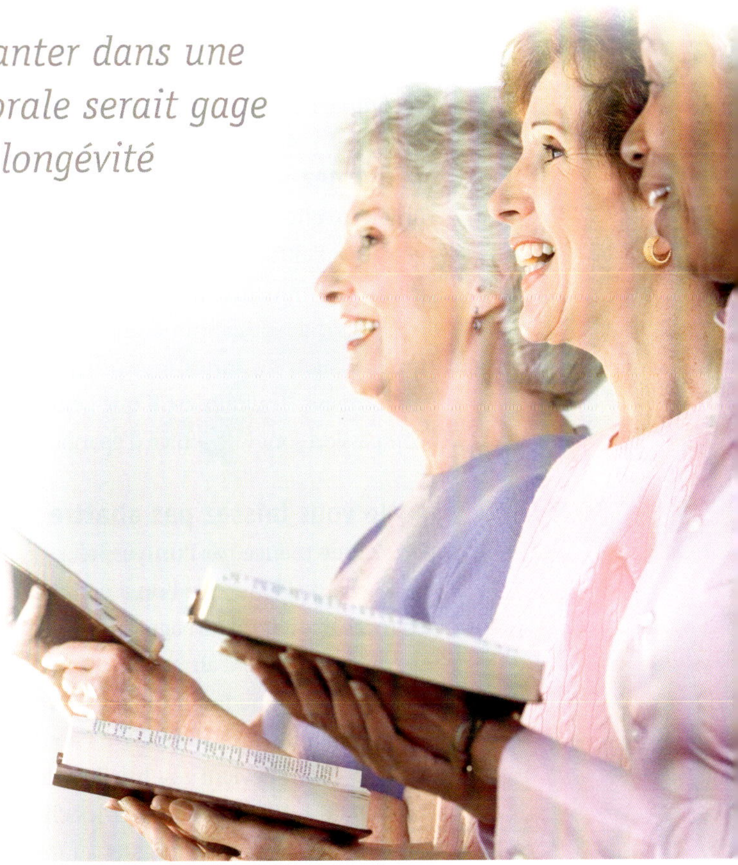

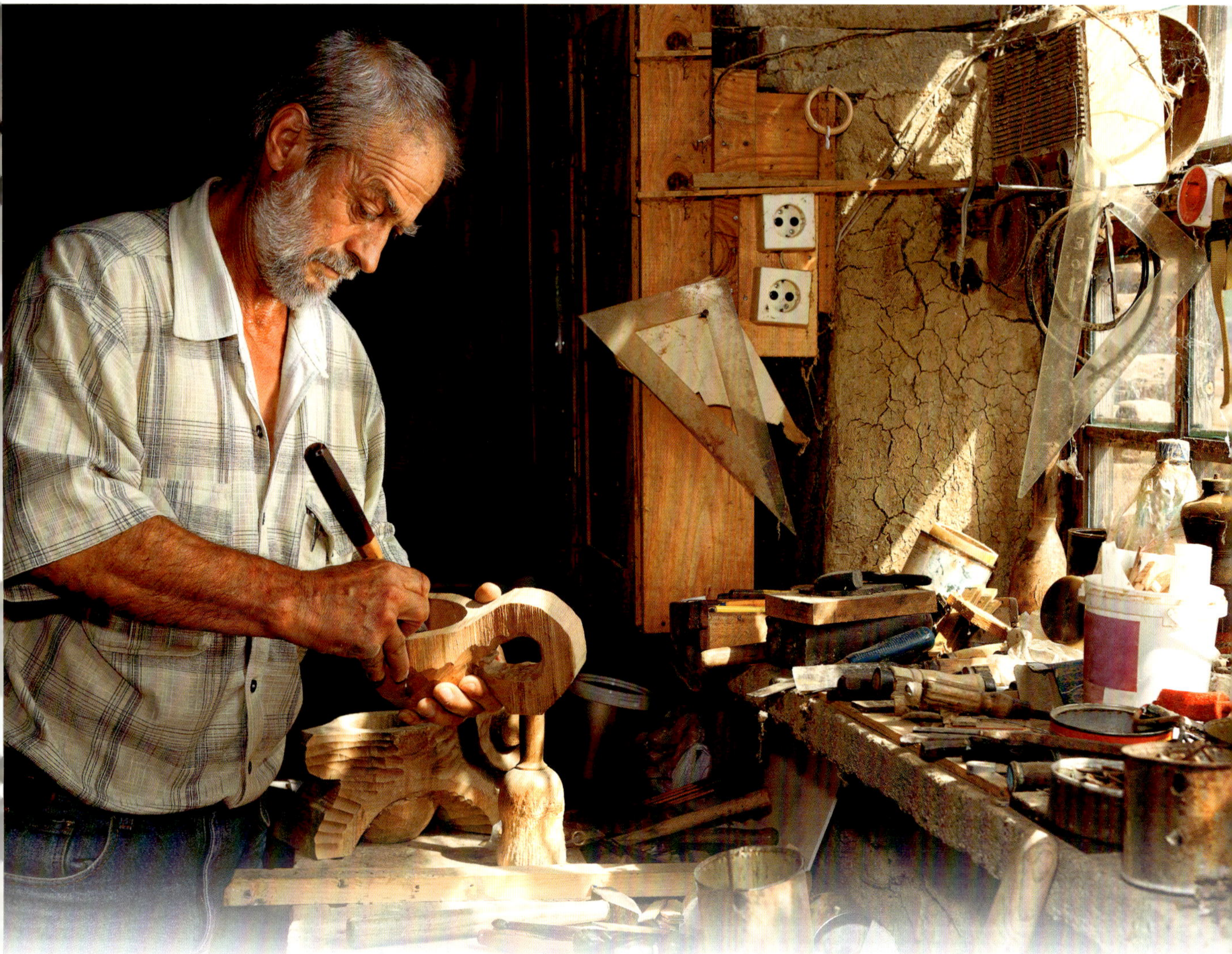

Apprendre stimule les capacités de concentration

● **Adonnez-vous à la gymnastique de l'esprit** Les bienfaits des activités de l'esprit pour les seniors ne sont plus à démontrer. Votre santé mentale ne s'en portera que mieux : vous serez moins exposé à la dépression, vous conserverez vos capacités à résoudre les problèmes et vous résisterez mieux aux symptômes de certaines maladies dégénératives comme la démence. Pour rester alerte, voici quelques suggestions.

★ **Faites des mots croisés**.
★ **Prenez des cours**.
★ **Apprenez une langue étrangère**.
★ **Jouez en ligne**, et en particulier aux jeux de stratégie en réseau.

● **Promenez le chien** Avoir un chien est excellent pour la forme – aussi bien physique que mentale. Bonnes pour la santé, les sorties quotidiennes permettent aussi de lutter contre la solitude, en donnant l'occasion de faire des rencontres agréables. Et si vous n'avez pas de chien, rien ne vous empêche d'accompagner quelqu'un qui en a un.

- **Réjouissez-vous d'atteindre l'âge de la plénitude** Oubliez l'image du vieux ronchon ! La vieillesse n'est pas la période noire que l'on s'imagine. Une étude récente l'a montré : 89 % des personnes de plus de 70 ans interrogées se déclarent heureuses. Selon elles, la vieillesse réserve de grandes joies : elle permet de consacrer du temps à sa famille et à ses proches et de s'adonner à des loisirs, de voyager…

- **Devenez bénévole** Si vous avez du temps libre, pourquoi ne pas vous engager dans des activités bénévoles ? Donner aux autres de son temps et de ses compétences est excellent pour la santé. Cela permet de faire des rencontres et de continuer à jouer un rôle actif dans la société. C'est essentiel pour conserver une bonne santé mentale. Il semble que le bénévolat permette de vivre plus longtemps. Des études américaines y voient plusieurs avantages.

★ **Réduction du stress**.
★ **Soulagement des douleurs chroniques**.
★ **Amélioration** de la santé cardiovasculaire.

Il existe de nombreuses façons de s'investir : visites à l'hôpital, associations caritatives… Consultez les sites www.francebenevolat.org ou www.espacebenevolat.org.

- **Faites les courses** Pour vivre plus longtemps, courez les magasins : telle est la conclusion d'une étude menée pendant dix ans à Taïwan sur 2000 personnes de plus de 65 ans. Les hommes qui font leur marché quotidien présentent 28 % de risque en moins de connaître une mort prématurée que ceux qui les font moins souvent. Chez les femmes, la baisse est de 23 %. Lien social, forme physique et agilité mentale : tels sont les facteurs clés de la longévité. Alors, n'hésitez plus à faire du lèche-vitrines !

- **Méditez** Si vous souffrez d'hypertension, la pratique régulière de la méditation est susceptible de vous soulager, selon la synthèse récente de plusieurs études publiée dans la revue médicale *Hypertension,* portant

ASTUCE

Passez du temps avec vos petits-enfants

Le temps que vous consacrez aux jeunes générations fait bien plus que cimenter les liens familiaux. Ces échanges présentent de nombreux avantages, et pas seulement pour les enfants. Les seniors y trouvent l'occasion de transmettre leurs valeurs familiales et leur savoir, tout en restant en phase avec les progrès de la technologie, par exemple, ou les nouvelles tendances musicales.

Que vous sortiez avec eux, leur racontiez vos souvenirs d'enfance, leur appreniez à cuisiner ou découvriez les jeux vidéo en leur compagnie, les enfants tirent de grands bénéfices des moments partagés avec vous, sur le plan éducatif, mais aussi sur le plan psychologique.

C'EST DANS LA TÊTE !

Cultivez la nostalgie

Certains plats de notre enfance font parfois ressurgir, au moment où on les déguste, un souvenir et/ou une émotion. C'est la fameuse « madeleine de Proust ». Ces souvenirs gustatifs ou olfactifs sont souvent liés à des moments chaleureux en famille ou avec des proches. Alors, de temps à autre, une petite « régression alimentaire » vers les délices de votre enfance peut vous faire du bien…

La méditation aide à lutter contre le stress et aurait un impact positif sur l'hypertension artérielle

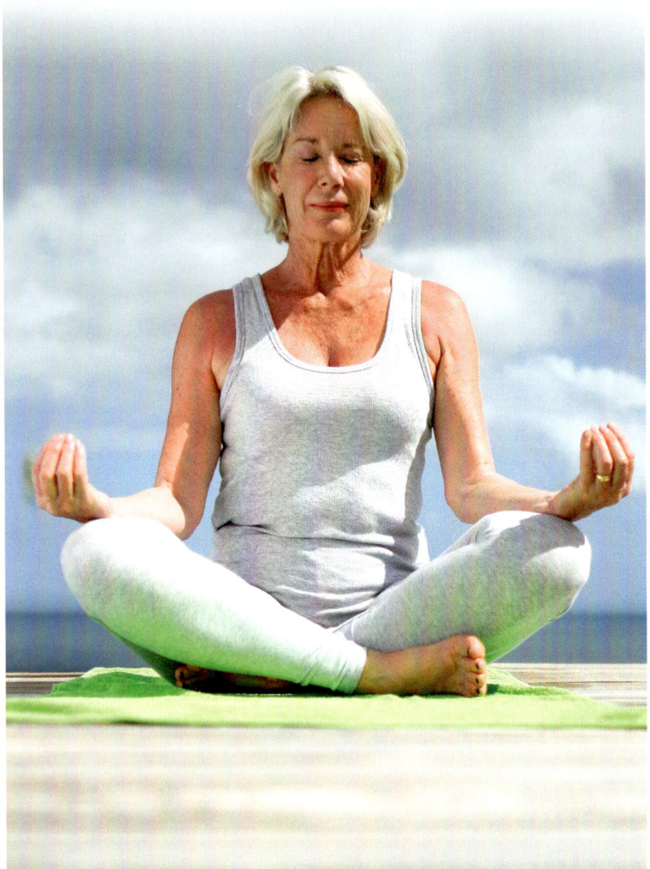

sur les méthodes alternatives et la baisse de l'hypertension. Si certaines techniques de méditation semblent apporter un bénéfice réel – bien que faible – les chercheurs n'en connaissent pour l'instant pas la raison. Dans le doute, n'hésitez cependant pas à méditer…

● **Le bon sens en action** Bien vieillir n'est pas seulement une question de chance. Voici quelques règles de bon sens, qui rejoignent les recommandations des médecins, à adopter avant l'âge de 50 ans pour mieux vieillir.

★ **Buvez de l'alcool avec modération**.
★ **Ne fumez pas**.
★ **Bougez** régulièrement.
★ **Maintenez** un poids normal.
★ **Ne cessez jamais d'apprendre**.

Certes, on ne peut pas tout contrôler : la génétique et l'environnement jouent aussi un rôle, mais dont l'importance diminue avec le temps. Concentrez-vous sur ce que vous pouvez maîtriser.

Manger mieux POUR BIEN VIEILLIR

Pour maintenir le bon fonctionnement de l'organisme, il est essentiel de bien manger. En effet, un régime alimentaire adapté préserve les capacités mentales et la mobilité, protège de nombreuses maladies et peut même ralentir le processus de vieillissement.

● **Goûtez au curry** Selon des chercheurs de Singapour, le curry stimulerait les capacités mentales. Après avoir étudié le régime alimentaire de plus de 1000 Indiens âgés de 60 à 90 ans, les chercheurs ont noté que ceux qui mangeaient du curry – ne serait-ce que deux fois par an – obtenaient de meilleurs résultats que les autres aux tests de capacités cognitives. L'ingrédient clé serait le curcuma, une épice qui contient de la curcumine, un puissant antioxydant aux vertus anti-inflammatoires, anticancéreuses et anticholestérol.

● **Prenez du poids** Avec l'âge, on peut se permettre d'être légèrement enrobé, c'est du moins ce qu'affirme une étude néerlandaise. Un bon indice de masse corporelle (IMC) se situerait entre 18,5 et 25. À partir de 70 ans, les chances de longévité seraient meilleures avec un IMC de 27. En revanche, un IMC de plus de 31 ou de moins de 21 augmenterait le risque de décès prématuré. Mais attention, sachez que les centenaires d'Okinawa, par exemple, ont un IMC de 18 à 22 (voir page 191).
Pour plus de détails sur l'IMC, voir page 80.

● **Consommez moins de viande rouge** À en croire les statistiques, les végétariens vivraient plus longtemps que les autres. Si vous ne souhaitez pas renoncer totalement à la viande rouge, limitez votre consommation. Des études récentes montrent que remplacer ne serait-ce qu'une portion de viande rouge par jour par du poisson, de la volaille, des fruits secs, des légumes, des laitages allégés ou des céréales complètes réduit le risque de mort prématurée de 7 à 19 %. Essayez donc de

ASTUCE

Grignotez des légumes
Des scientifiques italiens affirment qu'il suffirait de 60 g de crudités par jour pour gagner deux ans de vie. Si vous avez une petite faim, choisissez donc des bâtonnets de carotte, de céleri, de poivron, ou des bouquets de brocoli.

Le curcuma, un des ingrédients du curry, favorise une bonne santé mentale

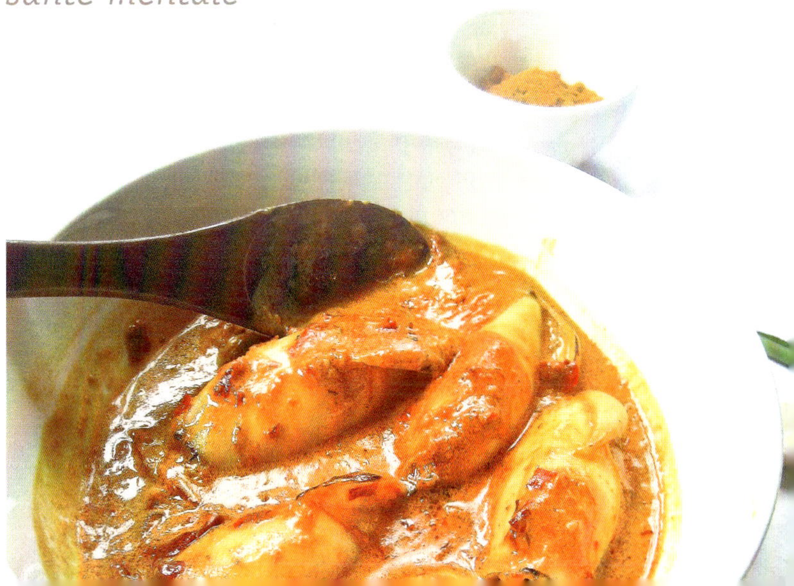

Les secrets POUR BIEN VIEILLIR

En 1999, deux gérontologues, le Belge Michel Poulain et l'Italien Mario Pes, ont centré leurs recherches sur les habitants de plusieurs villages de la province de Nuoro, en Sardaigne. Ils ont découvert que cette région montagneuse reculée comptait la plus forte concentration au monde d'hommes centenaires. Quel est donc leur secret ?

Ces Sardes ne sont pas les seuls à jouir d'une longévité exceptionnelle. Dans les années 1960 et 1970, on en disait autant des montagnards du Caucase et des habitants de la vallée de Vilcabamba, en Équateur. Depuis, les résultats de ces études ont été revus à la baisse. Il n'en reste pas moins que les habitants de la province de Nuoro jouissent d'une longévité exceptionnelle.

Les régions propices à la longévité

D'autres scientifiques ont cherché à recenser les régions à forte proportion d'octogénaires, de nonagénaires et de centenaires. Dan Buettner, un explorateur américain, a identifié plusieurs régions où la longévité est très élevée. Il les a baptisées « zones bleues ».

- La province de Nuoro, en Sardaigne.
- L'archipel d'Okinawa, sur la côte sud du Japon.
- La péninsule de Nicoya, au Costa Rica.
- L'île grecque d'Ikaria.
- Loma Linda, en Californie.

Les facteurs prolongeant l'espérance de vie dans ces régions ont fait l'objet de nombreuses recherches. Le secret semble résider dans une combinaison remarquable alliant hérédité, environnement et mode de vie.

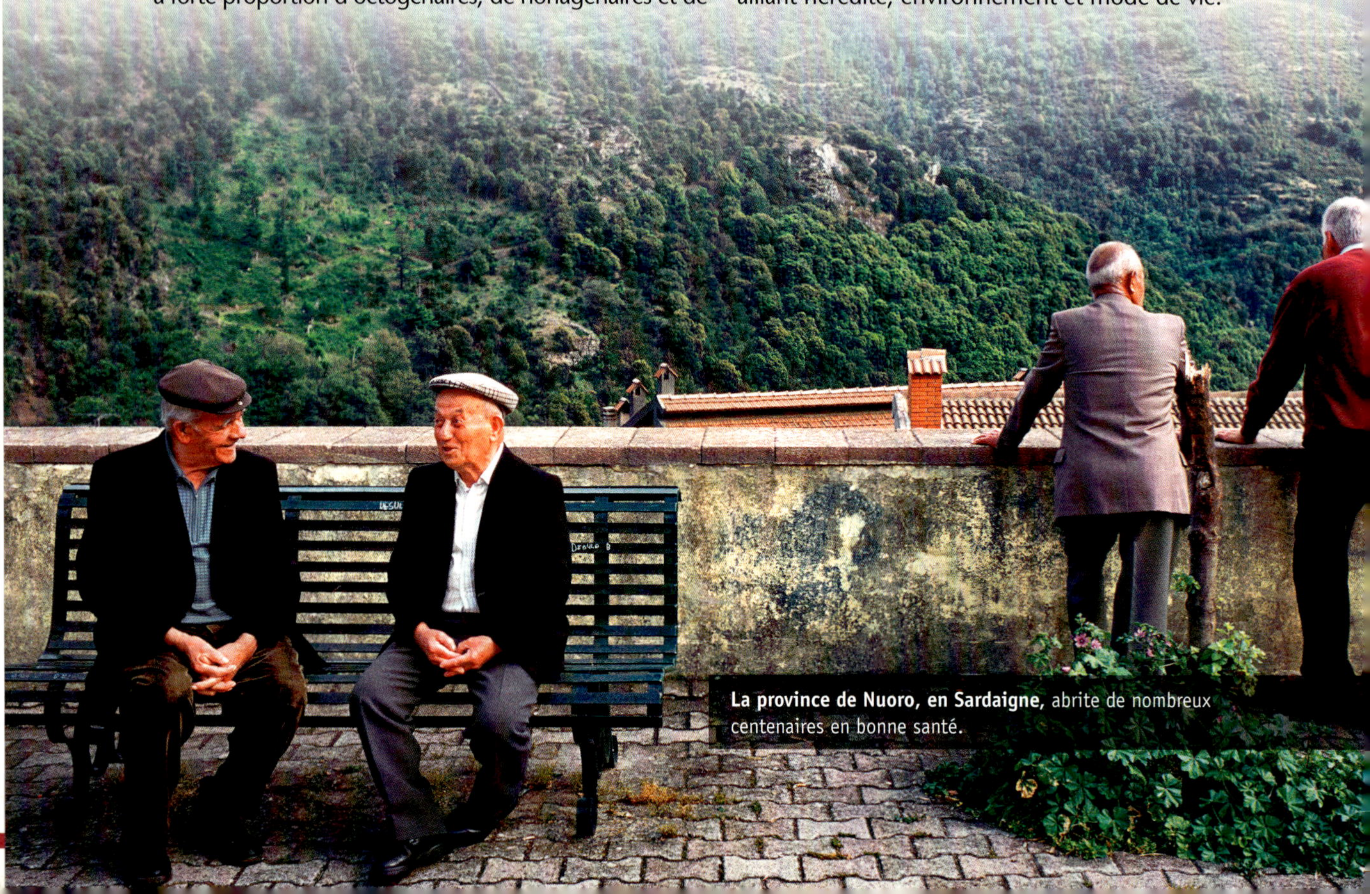

La province de Nuoro, en Sardaigne, abrite de nombreux centenaires en bonne santé.

C'est de famille

Il est prouvé que vivre très vieux est une question d'antécédents familiaux. Les centenaires habitent souvent dans des zones montagneuses et sur des îles reculées. On en conclut que les gènes prédisposant à une mort prématurée ont été éliminés par la sélection naturelle ou que des « gènes de la longévité », protecteurs, auraient évolué au sein de ces populations.

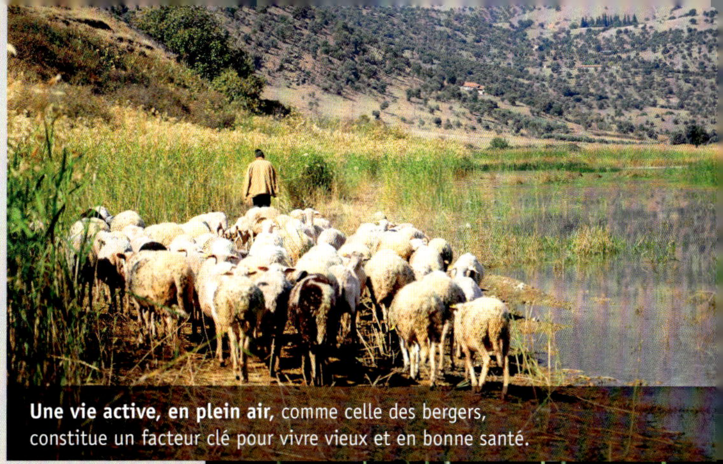

Une vie active, en plein air, comme celle des bergers, constitue un facteur clé pour vivre vieux et en bonne santé.

Pour une longue vie

Si l'on ne peut pas faire grand-chose contre les gènes, on peut intervenir sur d'autres facteurs qui favoriseraient la longévité. Voici quelques pistes.

Bougez La plupart des centenaires vivent dans des régions où l'activité physique fait partie intégrante de la vie quotidienne. Les bergers de Nuoro parcourent à pied chaque jour de longues distances sur des chemins escarpés; les habitants d'Okinawa chassent et pêchent; quant à ceux de Loma Linda, ils s'adonnent à la marche et au sport. Cette vitalité les protège des maladies cardiaques, du cancer et de la démence. Il existe également des preuves que l'activité physique peut allonger les télomères, des structures aux extrémités des chromosomes dont la longueur est liée à la longévité.

Faites la sieste Faire un petit somme aiderait à vivre plus longtemps. D'après la *Mediterranean Islands Study* (MEDIS), la sieste en début d'après-midi est une pratique habituelle des centenaires de nombreuses îles grecques, habitude qui réduirait le risque de maladies cardiaques, sans doute en réduisant le niveau de stress.

Mangez bien L'alimentation est un facteur clé de longévité. Les habitants des « zones bleues » consomment des aliments naturels et complets: fruits, légumes, céréales complètes, noix, graines, yaourt, gibier et poisson. Ces aliments sont pauvres en graisses saturées et riches en « bonnes » graisses (comme les oméga-3), leur teneur en protéines reste faible ou modéré et les fruits et légumes contiennent de nombreux phytonutriments.

Impliquez-vous dans la vie communautaire

Les études démontrent que l'*ikigai* (sentiment que la vie vaut d'être vécue) est un facteur de longévité. Des chercheurs japonais ont découvert qu'être productif dans son travail, avoir une activité de loisirs, une vie sociale, des échanges et une existence intéressante stimulerait l'*ikigai*.

Jeûnez Autre élément commun aux « zones bleues »: la frugalité. L'organisme s'adapte au manque de nourriture. De nombreux experts estiment qu'un régime basses calories (environ 1 880 kcal par jour), surtout jusqu'à 50 ans, prolongerait la vie, ce que confirment plusieurs études. Les centenaires d'Okinawa, par exemple, ont un IMC de 18 à 22 (voir p. 80). Ils restent minces en consommant des fruits et des légumes, des aliments à faible apport calorique, et en arrêtant de manger avant de se sentir rassasiés.

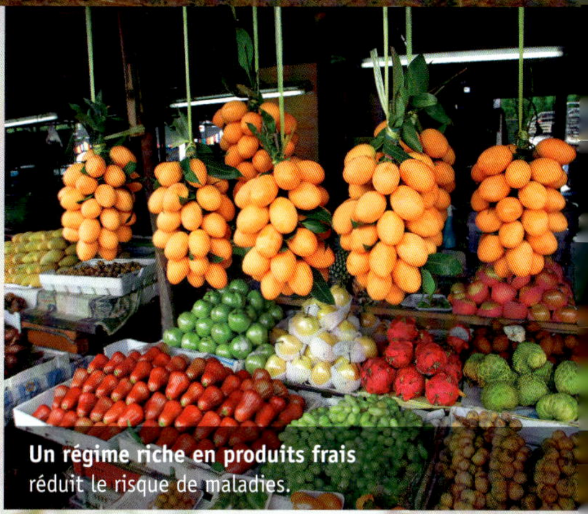

Un régime riche en produits frais réduit le risque de maladies.

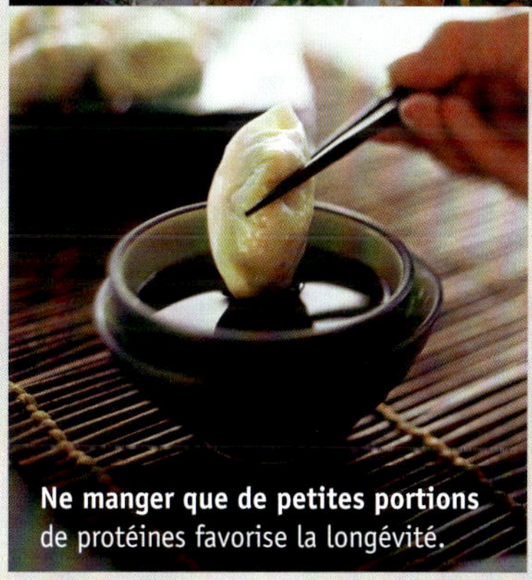

Ne manger que de petites portions de protéines favorise la longévité.

La médecine
À LA RESCOUSSE

De la recherche génétique aux nouveaux médicaments, les scientifiques travaillent d'arrache-pied pour trouver des armes contre le processus de vieillissement. Découvrez les dernières avancées, ainsi que des mesures simples pour garder la forme.

● Faites vérifier votre vision

Des visites régulières chez l'ophtalmologue permettent de vérifier la santé de vos yeux, mais aussi de dépister d'autres maladies liées au vieillissement. Voici quelques-uns des problèmes détectables grâce à un examen des yeux.

★ **Le diabète**.
★ **Les maladies cardiaques**.
★ **L'hypertension artérielle**.
★ **L'excès de cholestérol**.

Décelés de façon précoce, ces problèmes seront mieux pris en charge.

ÉTONNANT !

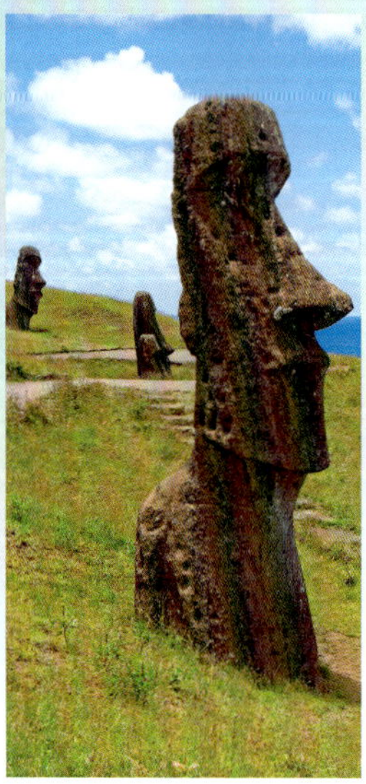

L'île de Pâques détient peut-être un secret anti-âge
Un antibiotique naturel trouvé dans le sol de l'île de Pâques, dans l'océan Pacifique, pourrait être la clé de l'éternelle jeunesse. Des scientifiques américains ont établi que la rapamycine (de Rapa Nui, nom polynésien de l'île) possède des vertus susceptibles d'allonger l'espérance de vie et de poser les jalons d'un futur médicament antivieillissement.

● Respectez une journée de jeûne

Selon des chercheurs de Salt Lake City, aux États-Unis, s'abstenir de manger pendant vingt-quatre heures permettrait d'agir sur le risque de maladies cardiaques ou de diabète, . Les mécanismes entrant en jeu ne sont pas encore connus, mais le jeûne provoquerait une réduction du taux de glucose et de triglycérides (mauvaises graisses) dans le sang. Si vous souhaitez tenter l'expérience, buvez comme à l'accoutumée. En revanche, ne jeûnez pas si vous souffrez de diabète de type 1 et consultez votre médecin au préalable si vous êtes diabétique de type 2 ou si vous souffrez d'une maladie chronique.

● Messieurs, suivez l'exemple des femmes Allez-vous aussi souvent qu'il le faudrait chez le médecin ? En cas de réponse négative, il est temps de changer d'attitude. Les hommes ont en effet tendance à consulter plus rarement : ils négligent certains symptômes, tardent à se soigner et laissent parfois s'aggraver un trouble dont le traitement aurait été simplifié s'il avait été mis en route plus tôt. Alors, n'hésitez pas à consulter votre médecin – il vous prescrira des examens si besoin –, et n'oubliez pas d'effectuer régulièrement des bilans de santé.

● Entretenez vos os chez le dentiste Un bon suivi bucco-dentaire protège plus que vos dents et vos gencives.

Des scientifiques ont établi un rapport entre les problèmes de gencives et diverses maladies, dont les affections cardiaques et pulmonaires. Si gingivite et parodontite concernent les deux sexes, les femmes ménopausées y sont davantage exposées à cause de la baisse de production d'œstrogènes.

● **Debout!** Plus vite vous vous levez après une intervention chirurgicale ou un séjour à l'hôpital, plus vite vous rentrerez chez vous. Selon une étude israélienne réalisée sur près de 500 personnes âgées de plus de 70 ans et hospitalisées pour au moins deux jours, celles qui ont marché rapidement ont séjourné à l'hôpital un jour et demi de moins que celles qui étaient restés alitées. Les personnes âgées sont particulièrement vulnérables à la perte musculaire due à l'immobilité. Alors, levez-vous dès que les médecins vous y autorisent et, pour retrouver tonicité et équilibre, écoutez les conseils donnés par les kinésithérapeutes.

ÇA MARCHE !

Un médicament tueur de cellules « zombies »
Des scientifiques américains sont en train de mettre au point un médicament contre les cellules dites « zombies », associées aux problèmes liés au grand âge: cataracte ou fonte musculaire. Des chercheurs de la clinique Mayo, aux États-Unis, ont mis au point un composé qui éliminerait ces cellules mortes de l'organisme et pourrait ralentir l'évolution de maladies plus fréquentes avec l'âge: affections cardio-vasculaires, cancer et démence. Ces découvertes devraient en outre mener à de nouveaux traitements anti-âge.

Un examen ophtalmologique régulier peut vous sauver la vie en permettant de dépister une maladie grave

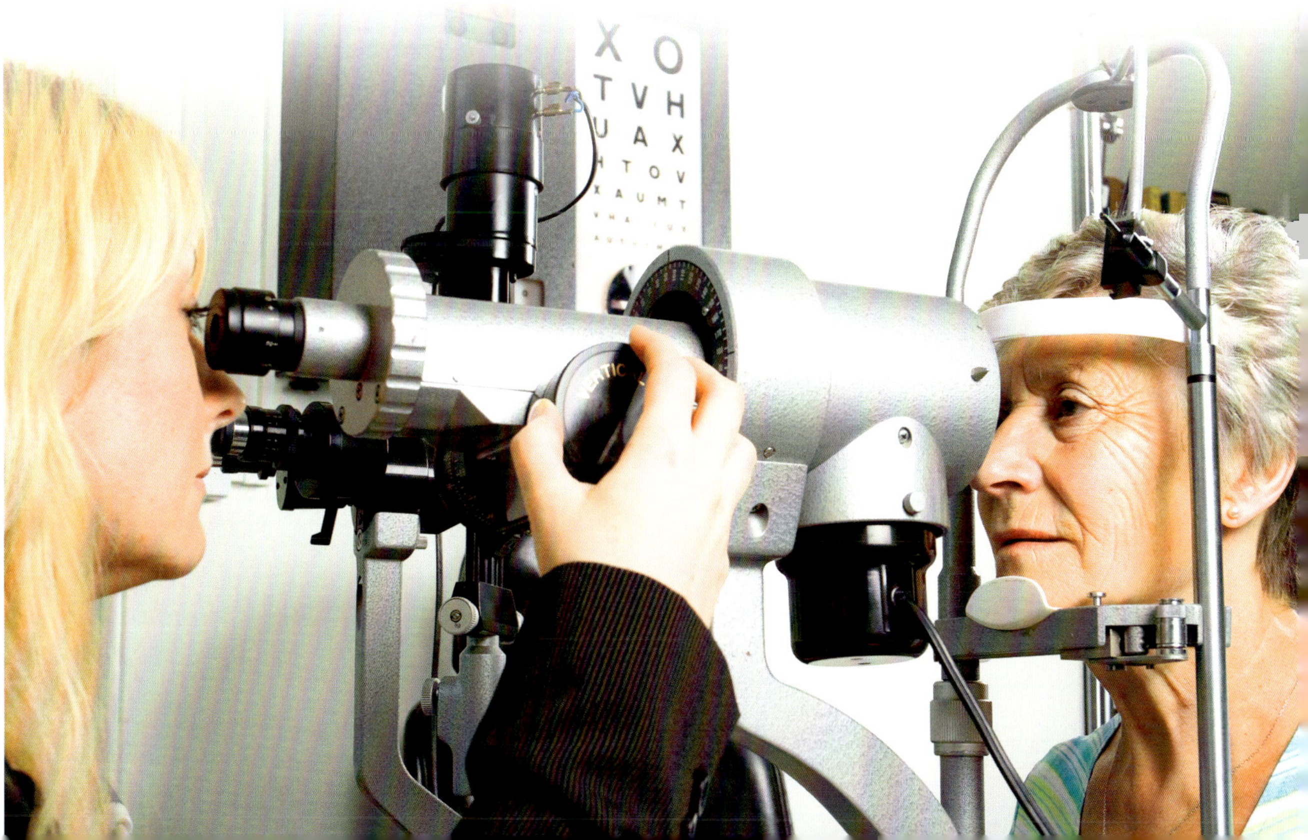

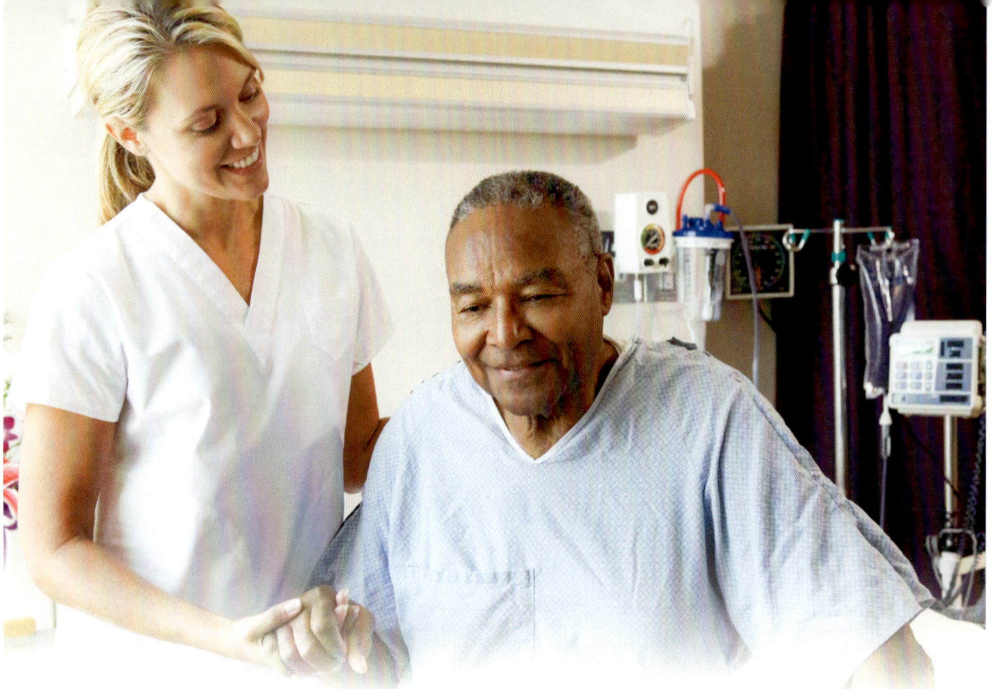

À l'hôpital, promenez-vous : vous abrégerez peut-être votre séjour d'un jour et demi

● **Ne regardez pas en arrière** Se souvenir des bons moments du passé, certains ne s'en lassent pas… La nostalgie a du bon, tant qu'il s'agit de provoquer le sourire, ou le rire, en se remémorant les anecdotes familiales, par exemple. En revanche, rien n'est pire pour le moral que d'analyser les années écoulées et d'amorcer une litanie de regrets et de remords. Ne pensez pas à ce qui aurait pu être et considérez plutôt ce que vous avez réussi au cours de votre vie !

● **Prenez un bain de soleil** La vitamine D est synthétisée par la peau sous l'effet du rayonnement solaire. Or, cette vitamine permet de renforcer les protections contre bien des affections, y compris les maladies auto-immunes (dans lesquelles le corps se retourne contre lui-même), le cancer, la démence, la dépression, les maladies cardiaques ou infectieuses et l'ostéoporose. En vieillissant, on manque souvent de vitamine D car on a tendance à moins sortir ou à trop se couvrir. Et l'obésité, plus fréquente à partir de la cinquantaine, peut entraver sa fixation. Voici donc des suggestions pour engranger suffisamment de vitamine D :

★ **Flânez au soleil**, sans crème solaire, dix à quinze minutes pas jour.

★ **Prenez une ampoule de vitamine D** si vous sortez peu. Votre médecin peut vous en prescrire.

★ **Mangez du poisson gras** (saumon, maquereau, sardine).

ÉTONNANT !

Le gène de la longévité

Dans un avenir pas si lointain, un test génétique permettra de déterminer ses chances d'atteindre un âge avancé. Des chercheurs américains ont identifié 150 « foyers » de gènes prédisposant une personne à devenir centenaire. Leur présence permet de prévoir avec un taux de précision de 77 % si une personne est susceptible de vivre longtemps.

BILAN DE SANTÉ POUR LES PLUS DE 50 ANS

À la cinquantaine, certains signes ne sont pas à prendre à la légère, surtout si vous avez des antécédents familiaux. C'est le moment de faire un bilan de santé, et de surveiller régulièrement tension, vue, poids, audition, réflexes… En France, l'Assurance maladie a mis en place des programmes de dépistage pour certaines maladies comme le cancer. Parlez-en à votre médecin.

Maladie	Dépistage
Cancer du col de l'utérus	Un frottis de dépistage tous les deux ans est préconisé jusqu'à 65 ans dans le cadre d'un suivi gynécologique.
Cancer du sein	L'Assurance maladie propose une mammographie de dépistage tous les deux ans aux femmes de 50 à 74 ans, âge auquel elles sont le plus exposées.
Cancer colorectal	Entre 50 et 74 ans, l'Assurance maladie vous invite à retirer un test de dépistage auprès de votre médecin traitant qui, le cas échéant, peut recommander une coloscopie tous les cinq ans.
Maladies cardiovasculaires	Votre médecin traitant peut vous prescrire un bilan cardiaque si vous faites partie des personnes à risque (tabac, surpoids, antécédents personnels ou familiaux).
Hypercholestérolémie	Faites vérifier votre taux de cholestérol à 40 ans. En cas d'anomalie, votre médecin traitant vous indiquera les mesures à prendre. Si tout est normal, contrôlez votre cholestérol tous les cinq ans.
Cancer de la prostate	Le toucher rectal est l'examen de référence, recommandé aux hommes dès 50 ans. Si un problème est détecté, discutez avec votre médecin de l'intérêt d'un dosage du PSA (antigène prostatique spécifique).
Ostéoporose	Recommandée à 65 ans ou en cas de facteurs de risques (comme certains traitements, par exemple), l'ostéodensitométrie mesure la densité osseuse et établit le diagnostic.
Glaucome	Si vous avez des antécédents familiaux, une visite annuelle chez votre ophtalmologue est recommandée.

● **Prenez de l'aspirine** Médicament très courant, l'aspirine continue de dévoiler ses atouts. Selon une récente étude britannique, la prise d'une dose de 75 mg par jour serait susceptible de prévenir, voire de traiter, certains cancers – notamment celui du côlon. Et les résultats sont encourageants puisque les bienfaits de la prise d'aspirine se feraient sentir après seulement quelques années, ce qui rend cette médication accessible aux seniors. Quoi qu'il en soit, demandez conseil à votre médecin, qui vous indiquera si ce traitement est adapté à votre cas.

ENTRETENIR SON CERVEAU

GÉRER SON HUMEUR

Bien dans sa tête

PRÉSERVER SON CERVEAU

DOPER SA MÉMOIRE

AIGUISER SES SENS

AMÉLIORER SON SOMMEIL

ROMPRE AVEC LES MAUVAISES HABITUDES

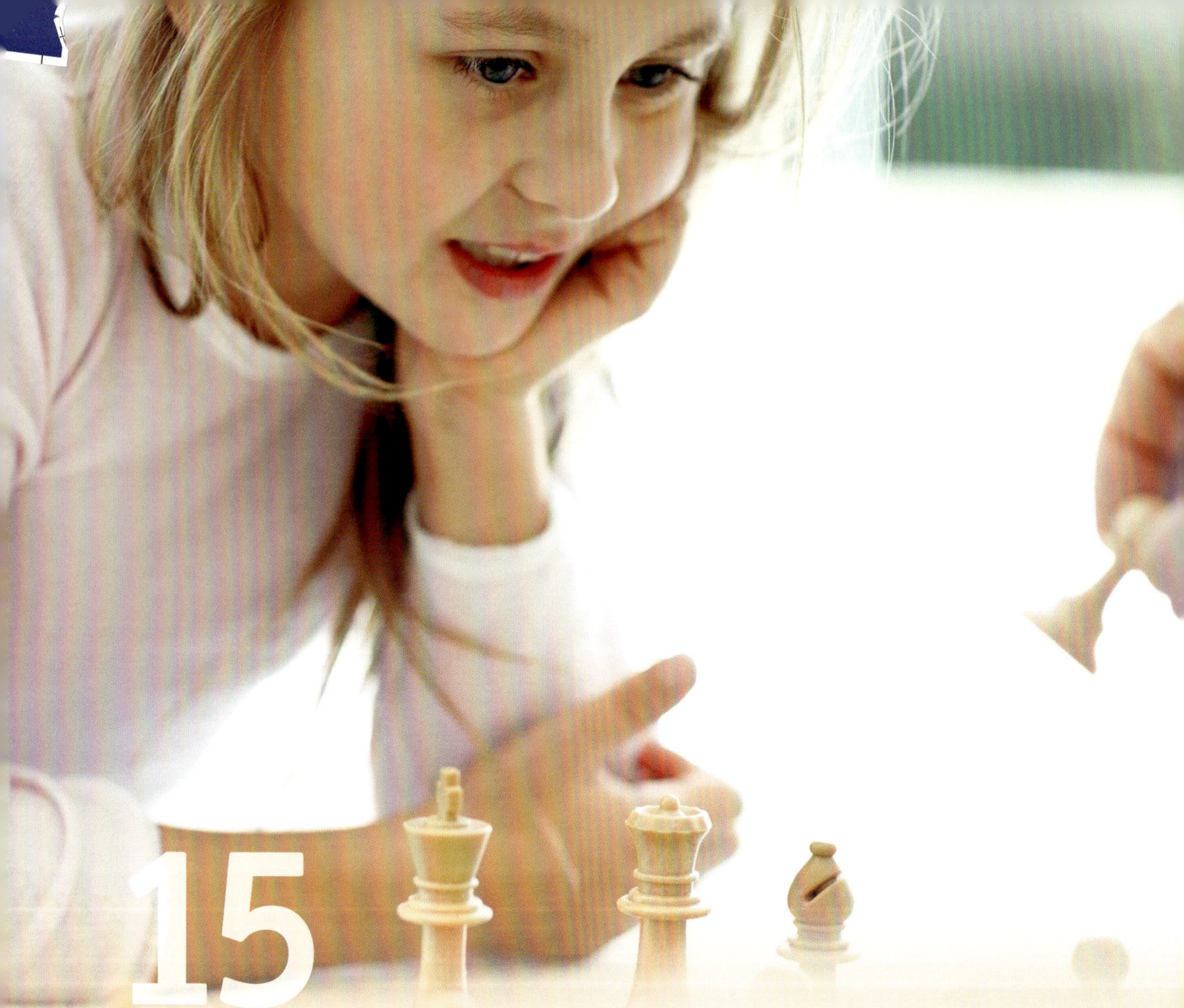

15 Entretenir SON CERVEAU

Véritable centre de contrôle de toutes les fonctions corporelles et mentales, le cerveau a longtemps été le plus mystérieux des organes. Aujourd'hui, on commence enfin à comprendre comment les messagers chimiques transmettent les informations aux cellules du cerveau, comme aux cellules nerveuses du reste du corps. De ce fait, chacun peut agir pour entretenir son cerveau.

Stimuler SON CERVEAU

Un apport constant et conséquent en nutriments et en oxygène est essentiel au bon fonctionnement du cerveau. Mais de nombreuses autres mesures peuvent en stimuler le développement et le fonctionnement, et ce, quel que soit votre âge.

● **Bannissez la télévision avant trois ans** La télévision, ou tout autre écran, est un frein à l'apprentissage du langage chez les jeunes enfants. En outre, elle limite les interactions et le processus d'acquisition par imitation, même lorsqu'il s'agit d'un programme présenté comme interactif. Résistez à la tentation d'installer votre bambin devant la télévision pendant que vous préparez le repas, par exemple. Mieux vaut l'encourager à jouer seul ou le prendre avec vous dans la cuisine et le stimuler en lui parlant.

● **Espacez les naissances d'au moins deux ans** Avoir un bébé deux ans après l'aîné serait bénéfique au développement cérébral de toute la fratrie. En effet, lorsque les naissances sont très rapprochées, les soins portés au cadet vous empêchent de renforcer les capacités de calcul et d'expression du plus grand. En revanche, une différence d'âge de plus de deux ans n'améliorerait pas les performances de votre progéniture. Deux ans seraient donc l'écart d'âge idéal au sein d'une fratrie.

● **Apprenez à jongler** Selon des chercheurs britanniques, l'acquisition d'une nouvelle compétence manuelle, le jonglage par exemple, stimule les capacités cérébrales – que vous accomplissiez ou non des prouesses dans le domaine. Ce type d'activité développe la matière blanche du

ÉTONNANT !

Des prothèses neurales
Apprendre à faire du vélo ou à conduire est à la portée de tous, mais des scientifiques affirment que l'on peut désormais exploiter les mêmes circuits cérébraux pour coordonner les mouvements des prothèses de membres : l'ordre donné par le cerveau est relayé par les électrodes implantées sur les terminaisons nerveuses du moignon, actionnant la prothèse. Ces appareils amélioreraient beaucoup la qualité de vie des personnes amputées, que ce soit à cause d'une lésion de la moelle épinière ou du diabète.

Les frères et sœurs nés à deux ans d'intervalle ont des capacités cérébrales accrues

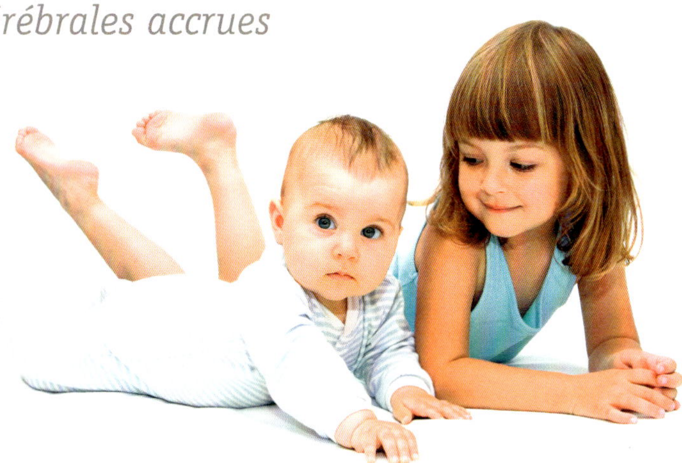

cerveau qui assure le lien entre ce que l'on voit et les mouvements, tout en augmentant la quantité de matière grise impliquée dans le processus de la pensée. Le cerveau établit ainsi de nouvelles connexions nerveuses et vous en conservez les bénéfices même si vous cessez de pratiquer cette activité. Toute discipline manuelle, du dessin à la mécanique, donne des résultats similaires.

● **Faites courir vos enfants** Tout parent sait qu'une promenade au parc permet aux enfants de se dépenser, mais saviez-vous qu'elle améliore également leurs résultats scolaires ? Selon des chercheurs américains, tous les élèves, les bons comme les moins bons, obtiendraient de meilleurs résultats en bougeant davantage. Encouragez-les donc à marcher, nager, faire du vélo, jouer au ballon…

ÇA MARCHE !

Le riz complet au secours du cerveau ?

Riche en vitamine B, le riz complet est un allié du cerveau. Un apport important en vitamines B est en effet essentiel à son fonctionnement comme à celui du système nerveux, notamment chez les seniors. Des chercheurs britanniques pensent ainsi que l'absorption de hautes doses de certaines vitamines B (acide folique et vitamines B6 et B12) pourrait freiner le déclin cognitif en ralentissant l'atrophie naturelle du cerveau liée au vieillissement. Mais, si l'apport en vitamines B diminue de moitié ce rétrécissement, des expériences supplémentaires sont encore nécessaires pour déterminer d'éventuels effets indésirables.

Les enfants qui se dépensent obtiennent de meilleurs résultats scolaires

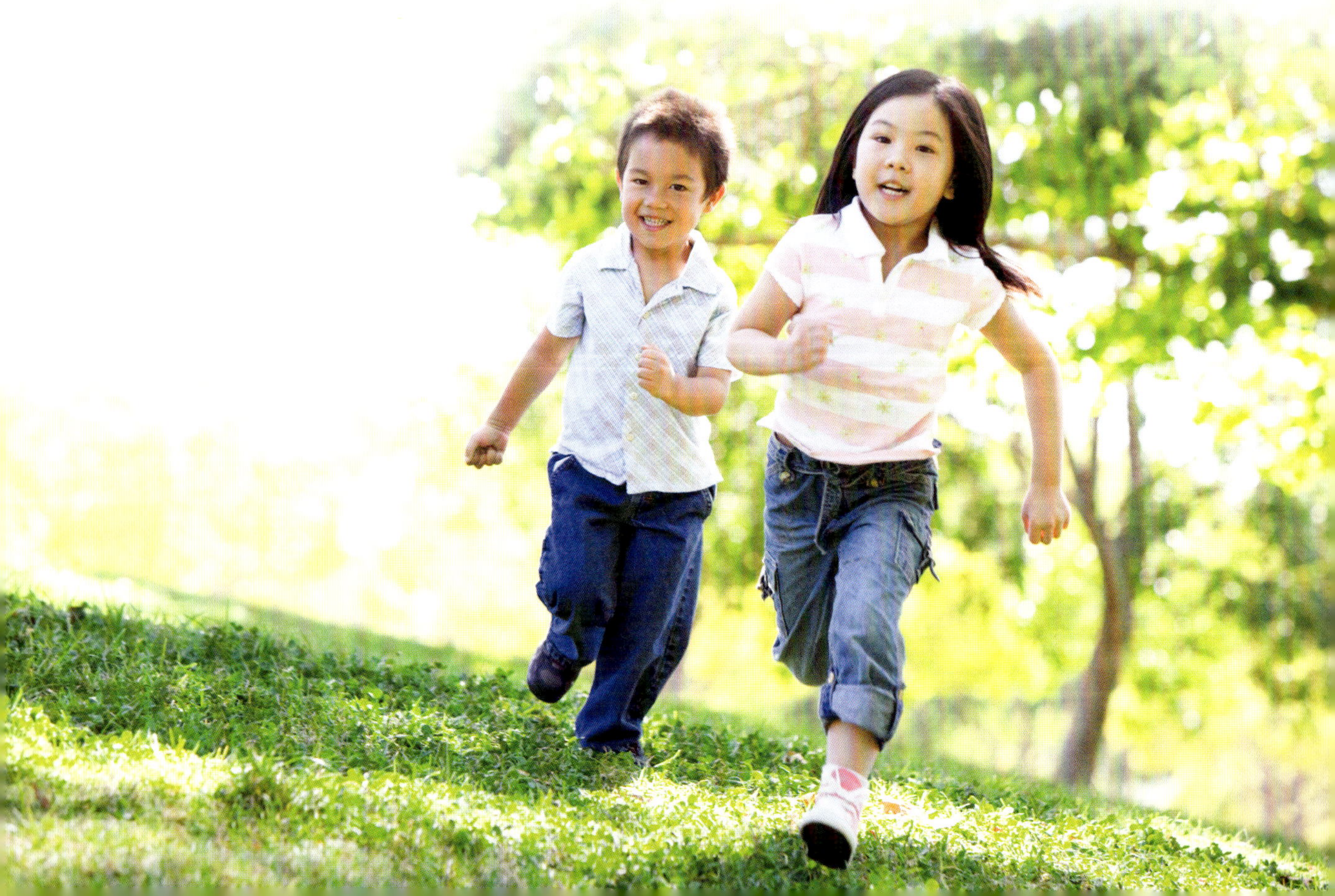

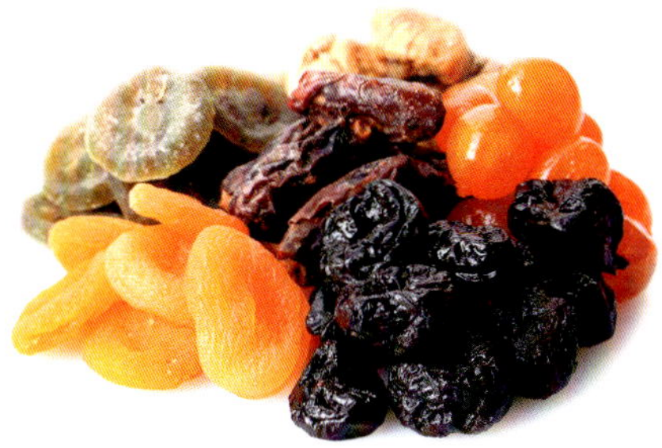

Pour un petit coup de fouet cérébral, les fruits secs sont préférables aux friandises

● **Éclaircissez-vous l'esprit grâce aux fruits** Pour être efficace, le système nerveux exige du glucose en quantité. Mais, de façon surprenante, quand on a l'impression d'avoir le cerveau embrumé, manger une sucrerie ne résout pas le problème. Si, dans un premier temps, le sucre rend plus alerte, il déclenche ensuite une sensation de confusion accompagnée parfois de sautes d'humeur ou de déprime. Consommez plutôt des sucres lents : fruits frais ou secs, pâtes complètes, légumineuses ou encore céréales complètes à teneur réduite en sucre.

● **Jouez les stratèges** Si vous avez l'impression que votre vivacité d'esprit n'est plus aussi bonne qu'autrefois, et si vous éprouvez parfois des difficultés à vous concentrer, les jeux de stratégie en ligne peuvent vous faire le plus grand bien, c'est du moins ce qu'affirment des chercheurs américains. Au bout de quelques heures, ces jeux amélioreraient dans des proportions non négligeables les capacités cognitives des seniors. Les jeux qui font appel aux capacités d'apprentissage de connaissances et placent le joueur face à des situations nouvelles, dans un environnement qui encourage l'interaction sociale, sont particulièrement recommandés. Demandez donc conseil aux adolescents de votre entourage !

● **Mangez du poisson gras deux fois par semaine** Si les lipides constituent un élément essentiel de votre régime, sachez que ce sont les meilleurs alliés des fonctions cérébrales. Attention toutefois à bien les choisir : évitez les graisses saturées des laitages entiers et des viandes, tout comme les huiles hydrogénées utilisées dans les produits industriels, les biscuits et les chips. Ces matières grasses bouchent les artères et atténuent les performances cérébrales. Les « bonnes graisses » que sont les oméga-3 sont surtout présentes dans les poissons gras et les huiles de poisson.

★ **Mangez régulièrement** du poisson gras, et si possible deux fois par semaine.

★ **Pour la cuisson**, mais aussi les salades et les crudités, privilégiez l'huile d'olive, de colza et de noix.

★ **Grignotez**, avec modération, et optez pour des noix et des graines de potiron, par exemple.

● **Mettez des antioxydants au menu** Ils protègent le cerveau et constituent l'une des meilleures armes pour sauvegarder et améliorer sa mémoire. Ils se trouvent en quantité dans les fruits et légumes, favorisant une alimentation équilibrée. Faites vos courses en conséquence sans oublier de glisser des myrtilles, des pommes, des bananes, des fraises, des grenades, des oranges et des épinards dans votre panier.

● **Évitez l'abus d'alcool** Il est notoire que l'alcool a des effets nocifs pour le cerveau car il altère les sens et la coordination des mouvements. S'enivrer régulièrement est dangereux pour la santé, à court comme à long terme. L'abus d'alcool détruit les cellules nerveuses, provoquant des dégâts irréversibles dans le cerveau, mais aussi le cœur et le foie. Buvez donc toujours avec modération.

● **Restez alerte au travail** L'élévation de la température du corps en cas de fortes chaleurs augmente le nombre d'accidents du travail. Si vous avez trop chaud, consommez une boisson fraîche et rafraîchissez-vous avant de reprendre une activité qui exige une certaine vigilance : conduite ou manipulation d'appareils dangereux.

● **Faites de la musique** Selon une étude canadienne, la pratique d'un instrument de musique rendrait plus intelligent. Les enfants ayant suivi des leçons de musique obtiennent plus de deux points de quotient intellectuel que les autres. Par ailleurs, le chant est également très bénéfique pour le cerveau, car il augmente le taux d'oxygène dans le sang et réduit le stress. Initiez-vous à un instrument ou inscrivez-vous dans une chorale.

● **Buvez jusqu'à plus soif !** Se désaltérer permet de se sentir mieux sur le plan physique, mais c'est aussi excellent pour le cerveau. Veillez à boire suffisamment d'eau ou d'autres boissons non alcoolisées et peu ou pas sucrées tout au long de la journée.

● **Faites la sieste** Des chercheurs ont découvert que les adeptes de la sieste obtiennent de meilleurs résultats aux tests de culture générale, mais aussi aux tests visuels et auditifs, que ceux qui boivent deux tasses de café en milieu d'après-midi (alors que les buveurs de café se croient plus alertes). Si vous avez tendance à éprouver un coup de fatigue dans l'après-midi, profitez de votre pause déjeuner pour faire une courte sieste.

Un petit somme dans l'après-midi stimule les performances cérébrales plus efficacement qu'une tasse de café

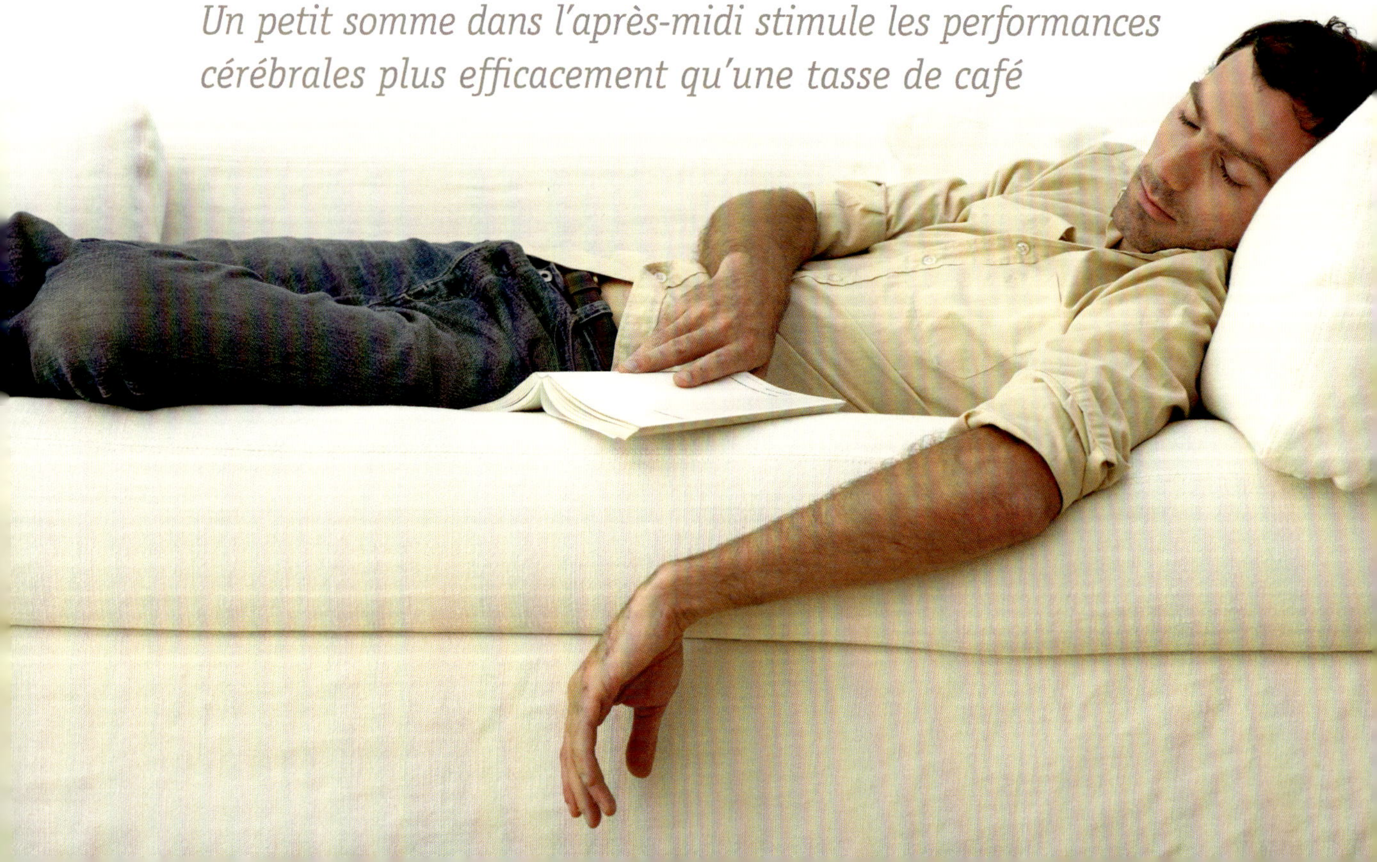

Lutter contre LES MAUX DE TÊTE

Les causes les plus fréquentes de céphalées sont la dilatation des vaisseaux sanguins et les tensions musculaires de la tête et du cou. Celles de la migraine – plus pénible qu'un simple mal de tête – sont plus diverses. Voici quelques conseils pour remédier à l'un ou l'autre de ces maux.

Gardez les pieds au chaud
Petite astuce de naturopathe pour soulager un mal de tête : plongez les pieds dans une bassine d'eau chaude. Cette méthode dilaterait les vaisseaux, et la réduction de l'afflux de sang vers la tête atténuerait la douleur.

Buvez du café fort Rien de tel qu'un café bien serré : la caféine fait en effet dégonfler les vaisseaux sanguins, agissant ainsi contre la principale origine du mal de tête. Elle est d'ailleurs présente dans certains antalgiques.

N'arrêtez pas brutalement le café
Si vous êtes un buveur assidu de café, n'arrêtez pas brutalement : vous risquez d'avoir mal à la tête, car le manque de

Un bain de pieds chaud peut dissiper rapidement un mal de tête

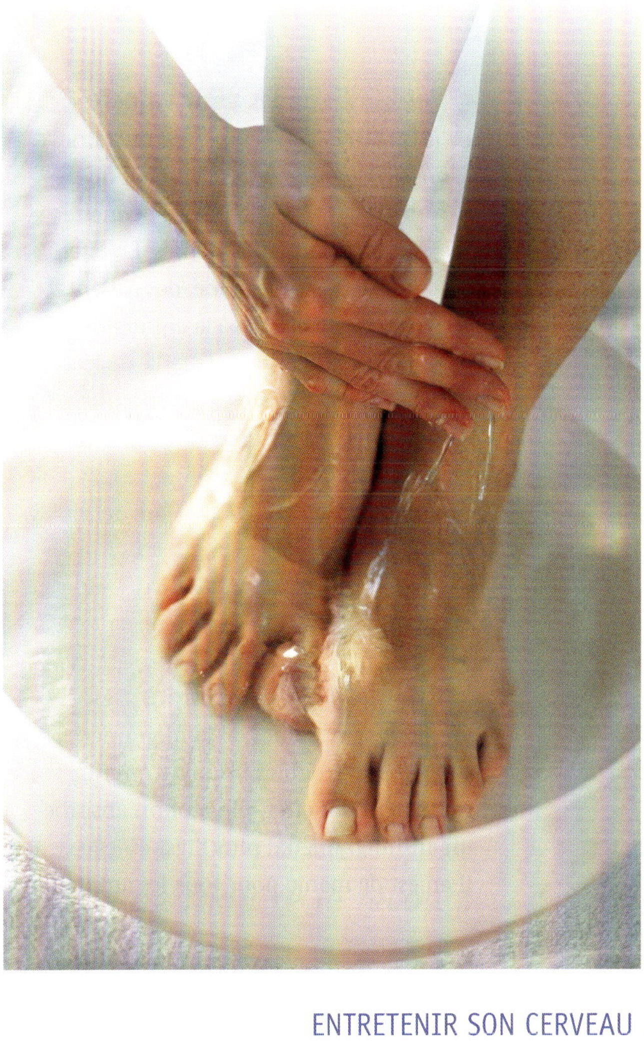

ASTUCE

L'acupression
Quand les antalgiques ne sont plus efficaces contre la douleur, l'acupression peut vous soulager. Exercez quelques pressions fermes à la base du pouce et de l'index pendant quelques minutes, puis changez de main. Poursuivez jusqu'à ce que la crise cesse. D'après la médecine chinoise, ce point d'acupuncture est relié aux zones du cerveau où naissent les maux de tête.

Traiter les lésions DU CERVEAU

Trépanation, exorcisme, envoûtement, prières et autres purges... Au fil des siècles, bien des méthodes ont été essayées pour traiter les lésions et maladies du cerveau. Si, autrefois, les médecins comprenaient mal le fonctionnement du cerveau, persuadés qu'il était immuable et que ses réseaux étaient impossibles à modifier ou à réparer, des équipes de chercheurs en neurologie du monde entier ont fait, ces dernières années, des découvertes extraordinaires sur cet organe complexe.

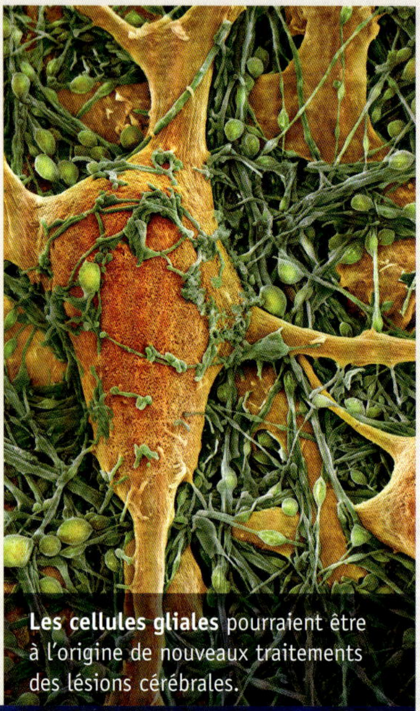

Les cellules gliales pourraient être à l'origine de nouveaux traitements des lésions cérébrales.

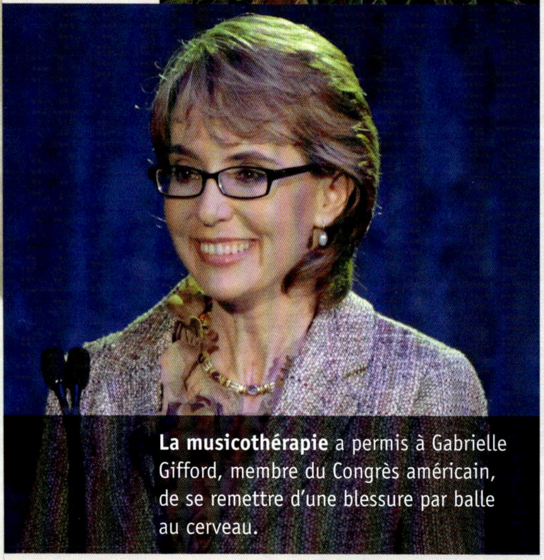

La musicothérapie a permis à Gabrielle Gifford, membre du Congrès américain, de se remettre d'une blessure par balle au cerveau.

Nous vivons une époque enthousiasmante dans le domaine de la neurologie, car nous savons désormais que le cerveau possède des capacités remarquables de réorganisation. De nouveaux traitements émergent et diverses thérapies redonnent espoir à ceux qui subissent les séquelles d'une maladie ou d'une blessure.

Méditer pour guérir

Des tantras indiens aux rituels du bouddhisme, la méditation est une pratique millénaire. Or la recherche démontre aujourd'hui qu'elle modifie la structure même du cerveau. Ainsi, des études américaines ont établi que la densité des cellules de l'hippocampe – zone du cerveau associée à l'apprentissage et à la mémoire – était particulièrement stimulée chez les sujets qui méditaient en moyenne vingt-sept minutes par jour. Selon d'autres études, la méditation contribuerait au rétablissement de connexions neurales défaillantes à l'origine de l'anxiété et de la dépression. Le fait de s'imaginer capable de bouger un membre paralysé à la suite d'un AVC, par exemple, pourrait inciter le cerveau à se reconnecter et aider à retrouver la mobilité.

Reprogrammer les cellules

En forme d'étoiles, les cellules gliales sont groupées près des neurones. Autrefois, elles étaient considérées comme une sorte de mastic assurant la cohésion du cerveau (la racine du mot vient du grec *gloios*, « glu »). Depuis, une équipe allemande a découvert qu'elles pouvaient devenir des neurones chez l'embryon humain – elles perdent leur potentiel de cellules souches une fois le cerveau totalement formé. En modifiant les changements moléculaires des cellules gliales à maturité, les scientifiques peuvent rétablir cette souplesse, ce qui permet aux cellules de se régénérer et ouvre la possibilité de les utiliser pour remplacer des cellules cérébrales mortes ou endommagées. Encore plus remarquable, une équipe américaine a réussi à reprogrammer des cellules de peau de patients atteints de la maladie d'Alzheimer en cellules nerveuses : un espoir pour le traitement des lésions et des maladies cérébrales.

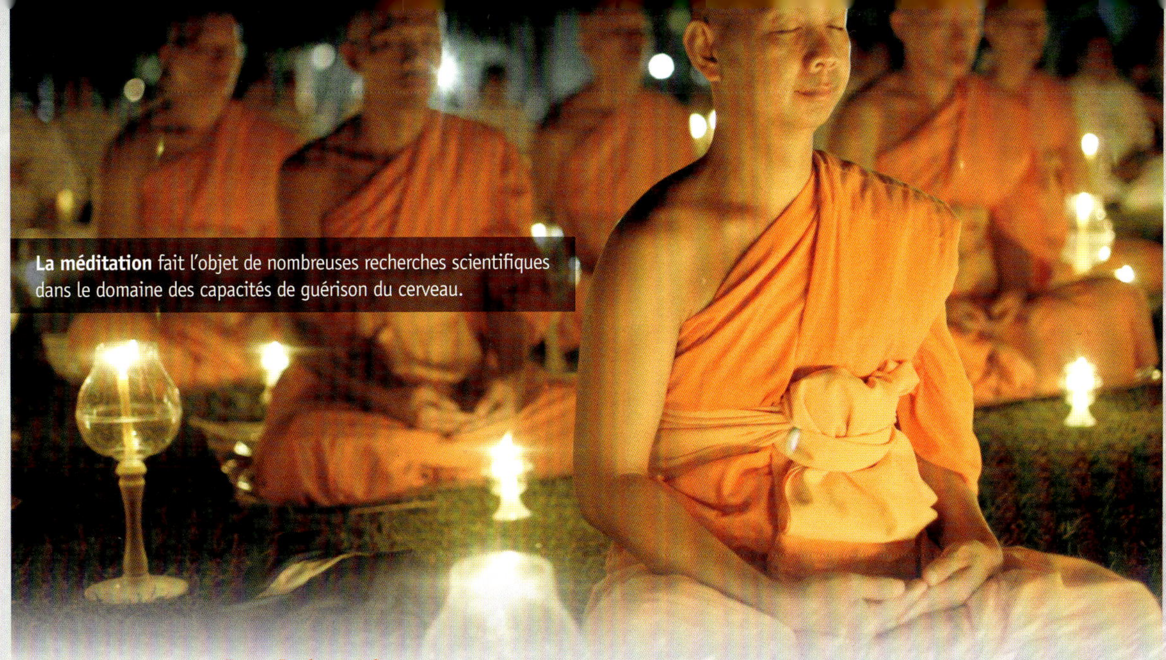

La méditation fait l'objet de nombreuses recherches scientifiques dans le domaine des capacités de guérison du cerveau.

Une gamme de thérapies

Des traitements qui améliorent la capacité du cerveau à guérir d'une maladie ou d'un traumatisme sont développés et évoluent en permanence dans divers domaines thérapeutiques, qui ne sont pas tous à la pointe de la technologie…

Réparer le cerveau La capacité des cellules souches à se transformer et à se spécialiser leur confère un énorme potentiel dans la réparation des lésions cérébrales. À l'institut de Neurosciences de Glasgow, en Écosse, six patients ayant eu un AVC et à qui l'on avait injecté des cellules souches humaines non loin de la zone affectée de leur cerveau ont retrouvé une partie de leur force musculaire.

Du neuf avec du vieux C'est le fait que des cellules d'une zone spécifique du cerveau cessent de produire de la dopamine qui provoque la maladie de Parkinson. Or une équipe de l'institut Sloan-Kettering à New York a réussi à convertir des cellules souches en cellules nerveuses capables de fabriquer de la dopamine. Des travaux sont en cours pour créer de nouvelles cellules à plus grande échelle et les greffer sur des patients.

Un nouveau rôle pour les hormones Administrée moins de quatre heures après un traumatisme cérébral, la progestérone réduirait de moitié le risque de décès ou de handicap. Cette hormone sexuelle féminine semble résorber l'œdème et atténuer les lésions des neurones. Des études sont encore nécessaires pour confirmer la validité de ce traitement.

Une thérapie incitative Même après le traumatisme d'une blessure ou d'une attaque cérébrale, le cerveau sait modifier ses réseaux et permettre un retour de la mobilité. Élaborée à l'université d'Alabama, aux États-Unis, une thérapie du mouvement par la contrainte propose d'entraver un membre sain pour inciter le membre affecté à se mouvoir. Cette thérapie comprend trente heures hebdomadaires d'exercices intensifs pour développer la puissance, l'équilibre et la tonicité.

La technologie à la rescousse
En 2006, Matthew Nagle, un Américain de 25 ans, paralysé du cou aux pieds à la suite d'une blessure grave à la moelle épinière, a réussi, par la pensée, à actionner le curseur d'un ordinateur pour ouvrir ses e-mails et allumer son téléviseur. Il est l'un des premiers à bénéficier d'un système d'implants neuronaux électroniques (*BrainGate Neural Interface System*) qui capte les signaux électriques du cerveau, les décode et les traduit en instructions numériques, évitant ainsi les connexions endommagées du cerveau au profit de nouvelles.

Faites entrer la musique
La musicothérapie, surtout si la musique est rythmée, se révèle l'un des meilleurs moyens de stimuler l'établissement de nouveaux circuits nerveux dans un cerveau endommagé par un AVC. Des patients encouragés à composer au piano ou à la batterie, ou encore à chanter, recouvrent leur mobilité plus rapidement.

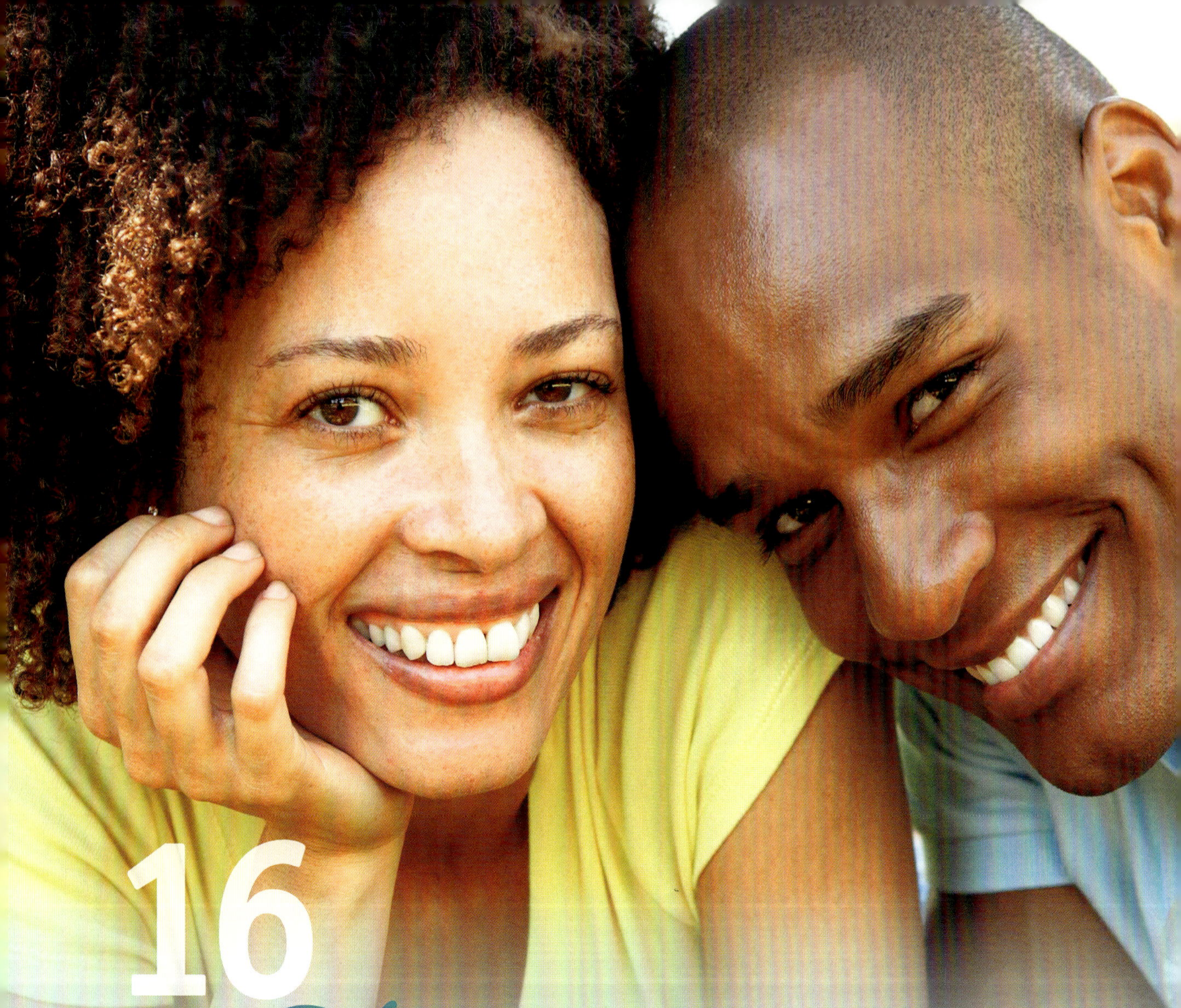

16 Gérer SON HUMEUR

Tout le monde connaît des hauts et des bas à un moment ou à un autre de son existence. Chaque épreuve nous confronte à de nouveaux défis. Stress, changement de vie, soucis professionnels ou familiaux, deuil font parfois surgir des obstacles apparemment insurmontables. Outre les conseils de votre médecin, vous découvrirez dans ce chapitre que les stratégies ne manquent pas pour se sentir mieux.

La bonne humeur AU QUOTIDIEN

Les fluctuations du moral dépendent de facteurs extérieurs – relations professionnelles ou familiales, par exemple –, mais aussi de l'état de santé, du comportement et d'activités régulières : sport, loisirs créatifs, interactions sociales. Quelques mesures simples vous aideront à voir les choses du bon côté.

- **Tentez de nouvelles expériences**
Sortir de sa zone de confort pour se lancer dans une activité inhabituelle, quitte à se sentir un peu mal à l'aise au début, c'est prendre un risque qui peut se révéler d'autant plus épanouissant. À vous d'imaginer les expériences inédites qui seront susceptibles de vous défouler et de vous redonner le moral. Faites preuve d'audace dans votre tenue vestimentaire, par exemple, ou lancez-vous dans une activité nouvelle. Les idées ne manquent pas : aller à l'opéra, s'initier à un sport…

- **Écoutez de la musique** Elle adoucit les mœurs, dit-on… Et c'est désormais scientifiquement prouvé : écouter régulièrement de la musique améliore le bien-être et la santé en suscitant des émotions positives et en réduisant le niveau de stress. D'après une étude, lorsque l'on écoute son morceau favori, on est moins stressé que si on écoute des morceaux choisis par autrui (ou que si on n'en écoute pas du tout).

- **Sachez dire non** Vous pensez que dire oui à tout est le meilleur moyen d'atteindre le bonheur ? Vous avez peut-être tort. Il pourrait être plus efficace de dire non, du moins aux gens qui vous épuisent. Ce n'est pas parce que vous refuserez une requête à un ami qu'il

ASTUCE

Faites l'amour au réveil
Vous démarrerez bien mieux la journée que si vous vous êtes contenté d'un café et d'un croissant ! Tel est le conseil du Dr Debby Herbenick, une scientifique américaine. Les relations sexuelles déclenchent en effet la production d'ocytocine, l'hormone de la tendresse et de l'attachement, dont les bienfaits se feront sentir toute la journée…

Pas besoin de réaliser des prouesses pour tirer bénéfice d'une activité nouvelle

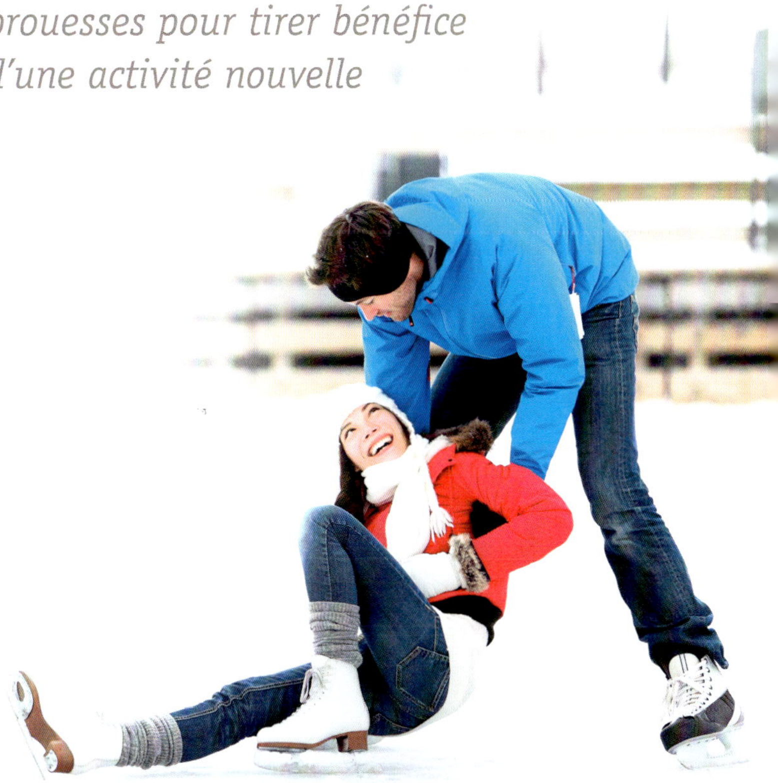

vous rejettera. Vous n'en serez probablement que davantage respecté car vous resterez fidèle à vous-même. Évitez de vous retrouver dans une situation défavorable : dites non !

Donnez de la voix Que ce soit au sein d'une chorale ou lors d'une rencontre sportive, il est jubilatoire de chanter à tue-tête. Rien ne vous empêche de retrouver ce plaisir chez vous, que vous chantiez juste ou que vous ayez une voix de fausset. Le chant est excellent pour le moral !

Choyez votre poisson rouge
La compagnie d'un animal domestique réduit le stress de façon plus efficace que discuter de ses problèmes avec sa famille ou ses amis. C'est du moins ce qu'affirment des chercheurs de l'université de New York. Caresser son chien ou son chat, ou encore contempler son poisson rouge, stimulerait la production d'endorphines, les hormones du bien-être, et réduirait le niveau de cortisol, l'hormone du stress. Auprès de votre animal, vous trouverez l'apaisement. Sinon, essayez donc de caresser une peluche : cela peut paraître étonnant, mais elle peut avoir les mêmes effets.

Jouez des percussions
Apprendre le djembé est un moyen agréable et efficace de chasser les pensées négatives et d'améliorer son humeur. Les percussions aideraient à détendre le corps et les vibrations donneraient un regain d'énergie. Vous pouvez obtenir le même résultat en tapant sur la table de la cuisine, mais rejoignez plutôt un groupe de percussions : la convivialité est gage de bonne humeur !

EN PRATIQUE

Faites bonne figure
D'après des chercheurs, le simple fait de sourire alimente le cerveau en sérotonine, l'hormone qui rejaillit sur l'humeur. Si vous n'avez pas le moral, ne faites pas la tête, souriez, au contraire ! Vous dégagerez de bonnes ondes et la vie vous sourira en retour.

Caresser un animal de compagnie active la sécrétion d'hormones du bien-être

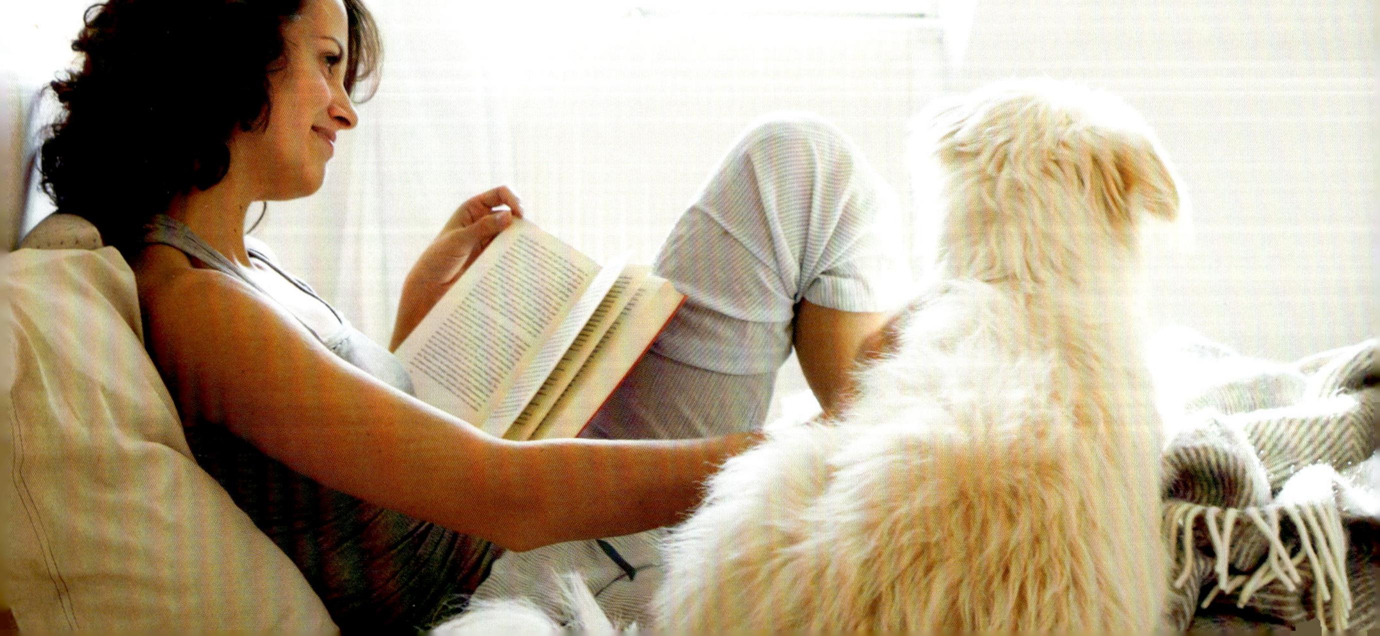

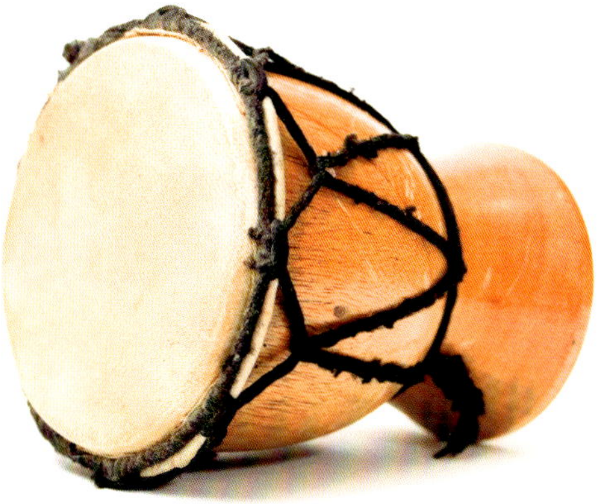

Les percussions détendent le corps et l'esprit

● Buvez de l'eau Saviez-vous que, en cas de baisse de moral, boire de l'eau pouvait améliorer l'humeur ? Non seulement elle chasse les maux de tête provoqués par la déshydratation, mais elle permet aussi d'éliminer les toxines et de recharger les cellules, ce qui donne bonne mine et permet de se sentir mieux. Voici quelques astuces.

★ **Buvez au moins huit verres d'eau par jour**, plate ou gazeuse.

★ **Donnez du goût** à l'eau que vous buvez en y ajoutant une rondelle de citron ou une feuille de menthe.

● Prenez du recul Des chercheurs américains ont découvert que les personnes souffrant de problèmes cardiaques pourraient améliorer leur humeur en pratiquant des activités comme la tenue d'un journal, la méditation, les percussions ou un sport de plein air.

● Faites le plein de vitamine B

Si manger du poisson et des légumes est excellent pour la santé, c'est aussi un bon moyen de rester de bonne humeur. Ces aliments sont riches en vitamines B qui, d'après les scientifiques, contribueraient à la production de sérotonine, une substance dont l'efficacité sur le moral est prouvée. Coquillages, céréales enrichies, avoine et germes de blé en sont de bonnes sources, de même que les crevettes, l'extrait de levure et les légumes verts, à consommer régulièrement.

● Concentrez-vous sur le présent

Vivre en « pleine conscience » de l'instant présent est un moyen de gérer l'anxiété et la dépression. Le principe est de se concentrer sur les sensations et les perceptions du moment pour parvenir à un « lâcher prise » des soucis liés au passé ou à l'avenir. Pratiquer cette technique de

ÉTONNANT !

Le Costa Rica, pays du bonheur

Cela peut sembler étonnant mais, d'après le *World Database of Happiness* (« base de données mondiale du bonheur ») de l'université Erasmus de Rotterdam, aux Pays-Bas, les Costaricains sont les personnes les plus heureuses du monde, suivis de près par les Danois, les Islandais et les Suisses. Les Français y apparaissent en quarante-septième position (étude du bonheur moyen établie de 2000 à 2009 auprès de 149 nations).

> **ASTUCE**
>
> **Savourez les plaisirs de la vie**
> Concentrez-vous sur la beauté d'une fleur fraîchement coupée ou d'une pelouse baignée de soleil. D'après les psychologues, prendre des clichés mentaux qui deviendront des souvenirs agréables à évoquer aide à améliorer son moral dans les moments difficiles.

méditation une demi-heure suffit à réduire le niveau de stress et à mieux affronter les difficultés de la vie. Livres, CD, vidéos ou Internet, il existe de nombreux supports présentant cette méthode et ses techniques.

● **Soutenez vos proches** Prendre quelqu'un dans ses bras peut être aussi réconfortant que manger du chocolat, avoir un rapport sexuel ou recevoir de l'argent. Telle est la conclusion étonnante de chercheurs américains après l'analyse de scanners cérébraux. Une personne qui apporte son soutien à une autre mobilise les zones du cerveau associées à la récompense : cette attitude remonte le moral de celui qui donne autant que de celui qui reçoit. Si l'un de vos proches a besoin d'être soutenu, n'hésitez pas, vous ne vous en sentirez que mieux, vous aussi !

● **Faites-vous masser** Si un massage soulage les douleurs, il peut aussi chasser les idées noires. Il réduit le stress et déclenche la relaxation tout en instaurant un rapport de confiance qui entraîne la production d'ocytocine, l'hormone de l'attachement. Que ce soit par un thérapeute professionnel ou par un proche, faites-vous masser : c'est bon pour le moral !

● **Nettoyez par le vide** Jeter ce qui ne sert plus dans la maison permet de faire également le tri dans sa tête. Si cette perspective vous rebute, allez-y progressivement. Réfléchissez bien aux

Faire le vide dans sa garde-robe remet aussi de l'ordre dans la tête

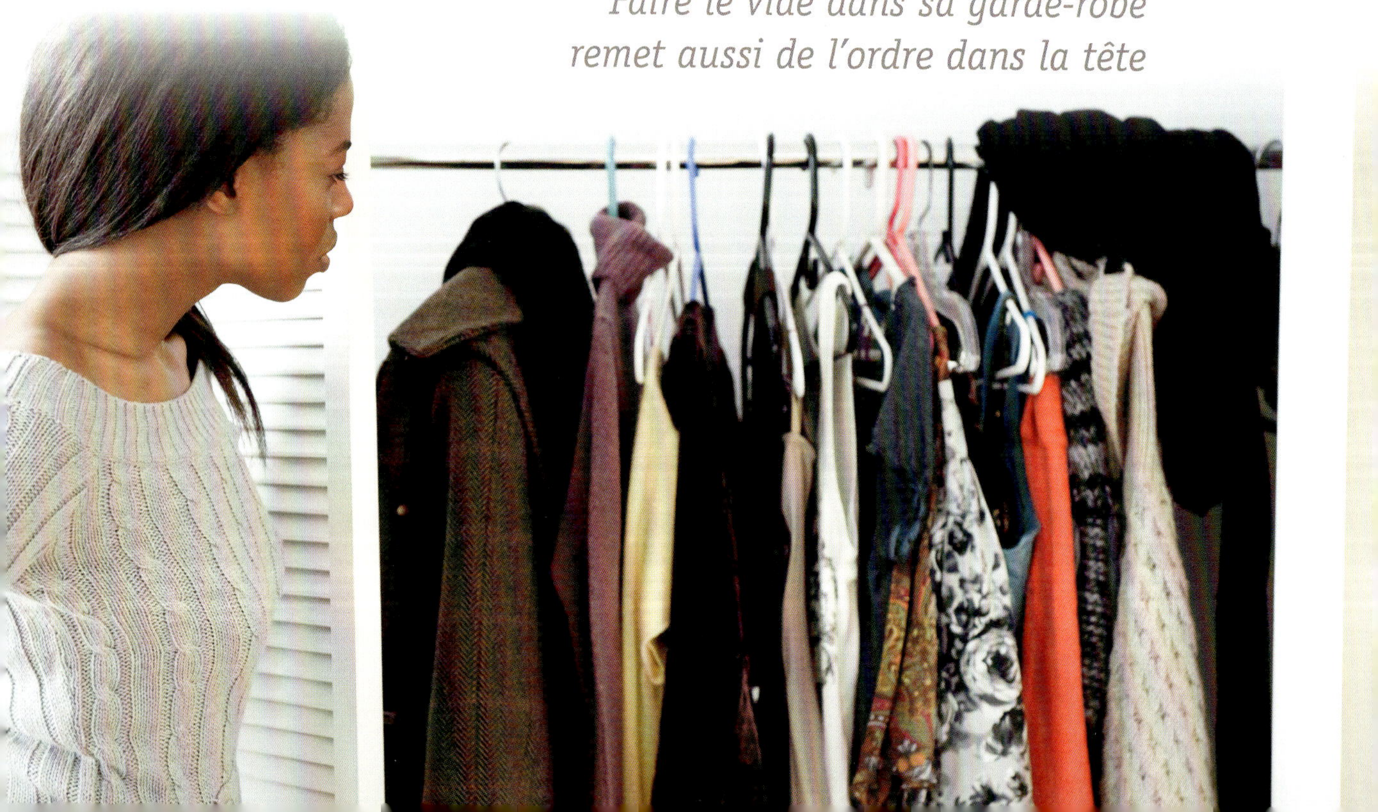

ÇA MARCHE !

La lumière du jour remonte le moral

Si le soleil nous met de bonne humeur, c'est parce que la lumière captée par l'œil envoie au cerveau des impulsions électriques qui activent l'hypothalamus, le régulateur de l'humeur. Plus la lumière est intense, meilleur est le moral. Il est ainsi préférable de vivre et de travailler dans un lieu lumineux. Si ce n'est pas le cas, équipez vos lampes d'ampoules « lumière du jour » ou essayez la luminothérapie pour être sûr d'obtenir votre dose quotidienne.

objets qui vous encombrent : meubles, appareils ménagers, vêtements... avez-vous vraiment besoin de tout ? Un conseil : si quelque chose n'a pas servi depuis un an, il est peut-être temps de s'en débarrasser.

● **Ressortez vos vieilles photos de vacances** Pourquoi est-on plus enjoué quand on est entouré de personnes qui s'amusent ? Et pourquoi se sent-on déprimé quand son conjoint est mal luné ? La réponse est simple : l'humeur, bonne ou mauvaise, est contagieuse. Des chercheurs ont découvert que regarder des photos de personnes souriantes active les zones du cerveau associées au calme et à la concentration. Alors, si vous avez du vague à l'âme, regardez de vieilles photos de vacances.

● **Offrez-vous du chocolat** Il n'y a pas de mal à se faire du bien, surtout avec un carré de chocolat ! Et d'après de nombreuses études, cette gourmandise permet de garder le sourire. Le cacao contient de la théobromine, une substance chimique qui stimulerait le niveau

Regarder des photos de visages souriants peut vous remonter le moral

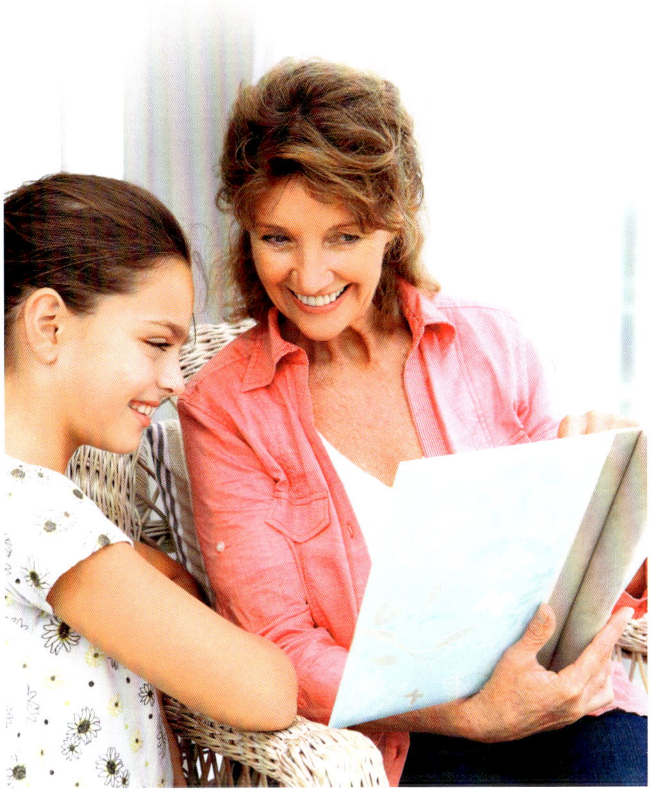

d'endorphine, l'hormone de la bonne humeur. Pour obtenir cet effet, privilégiez le chocolat noir à plus de 70 % de cacao.

● **Ne négligez pas les compliments** On peut toujours rattraper un commentaire négatif par des propos positifs. Pensez-y lorsque vous êtes en famille ou avec vos amis et vos collègues. Il faut trois avis positifs environ pour annuler les effets d'une critique. Faites-vous du bien : ne soyez pas avare de compliments et entourez-vous de personnes qui mettent l'accent sur les bons côtés de la vie.

● **Un peu d'exercice** Chacun sait que l'activité physique a des effets bénéfiques pour le moral. Si la perspective de vous

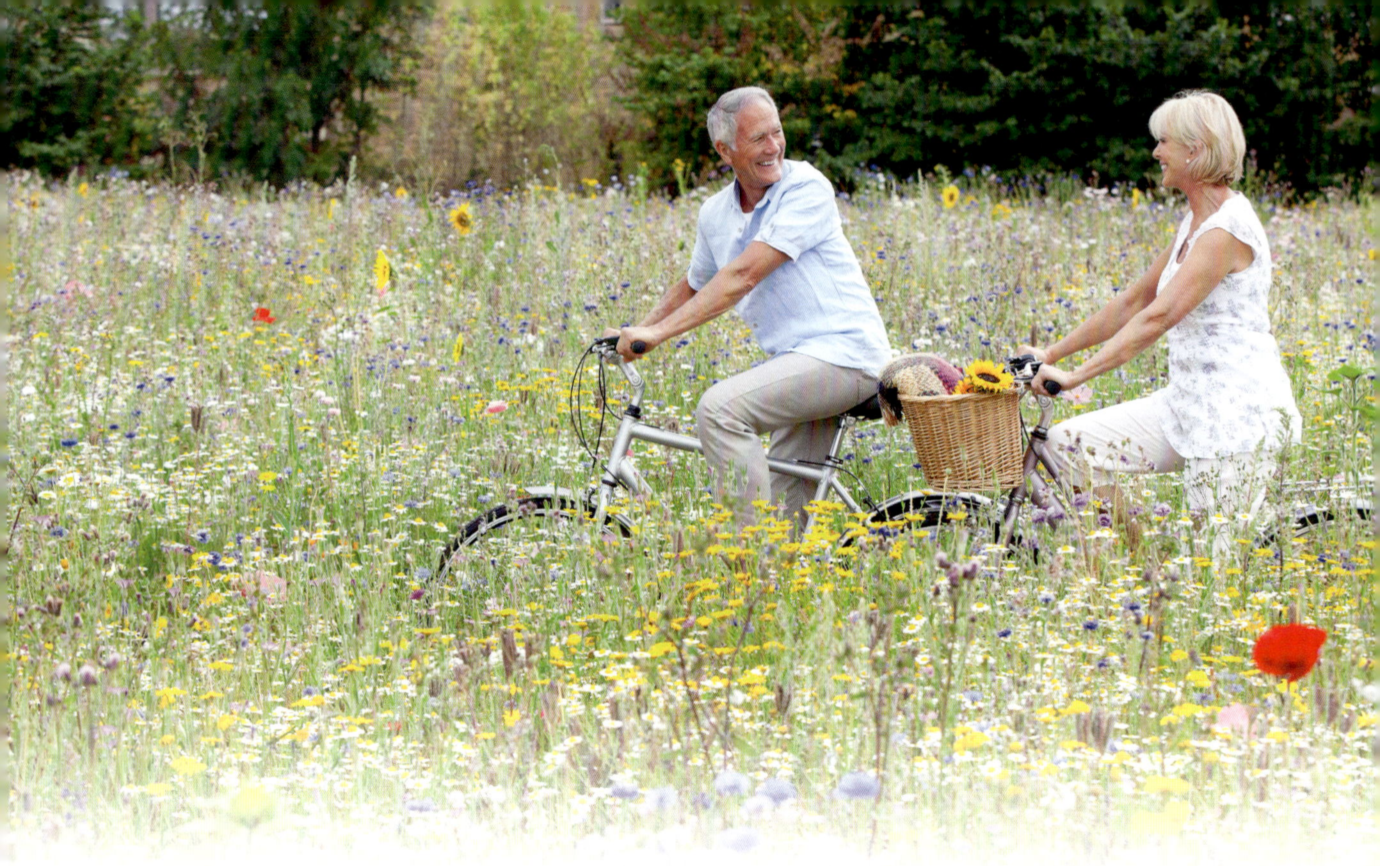

Le sport en plein air est excellent pour l'humeur et l'estime de soi

ASTUCE

Prenez du recul
Quand on passe une mauvaise journée, il arrive que le lendemain soit également morose. Ce n'est pourtant pas une fatalité. Prenez du recul et demandez-vous quelle sera la situation dans une semaine, un mois, un an, cinq ans. La plupart du temps, vous réaliserez que vos soucis ne sont pas si graves, finalement.

dépenser vous rebute, voici un secret : il n'est pas nécessaire de se démener pendant des heures ! Trente minutes d'exercices actifs cinq fois par semaine – jogging, tâches ménagères, tout est bon du moment que vous transpirez – suffisent pour garder le sourire.

● **Après un festin… marchez**
Après un copieux repas de Noël, rien de tel qu'une petite marche pour se mettre de bonne humeur ! Des scientifiques ont découvert que l'exercice stimule l'absorption du tryptophane, un acide aminé lié à la détente. Outre la dinde, la laitue et le lait en sont une bonne source. N'attendez donc pas les fêtes de Noël pour une promenade digestive !

● **Entretenez vos relations** Si vos parents et vos amis vous exaspèrent parfois, sachez qu'ils contribuent à votre équilibre affectif. C'est en tout cas ce que montre une étude menée en 2002 à l'université de l'Illinois : les étudiants les plus heureux et les moins déprimés sont généralement très attachés à leurs amis et leur famille.

Mettez-vous au vert Si l'exercice physique est excellent pour le corps, le sport en plein air fait encore davantage pour l'humeur et l'estime de soi. Des chercheurs britanniques ont établi que ses bienfaits se faisaient sentir au bout de cinq minutes d'exercice au grand air. Les activités douces sont les plus efficaces pour l'estime de soi, tandis qu'une activité à l'extérieur, quelle que soit son intensité, a un impact positif sur l'humeur : marche, vélo, voile, équitation, jardinage, baignade impromptue en mer ou en rivière, tout est bon pour le moral !

Plus on est de fous... D'après les psychologues, les activités entre amis entretiennent le bonheur. Qu'il s'agisse de bavarder, de jardiner, de faire la cuisine ou du lèche-vitrines, faites-le à plusieurs. Pourquoi ne pas s'essayer aussi à une activité collective – sport, club, cours – qui vous permettra de rencontrer du monde et de vous faire des amis ?

Adoptez la bonne posture
En évaluant l'action sur l'humeur des diverses postures de yoga, notamment les flexions avant et arrière et les postures debout, des chercheurs ont conclu que le meilleur moyen d'améliorer l'humeur est de se pencher en arrière. Inscrivez-vous à des cours de yoga pour apprendre à bien vous tenir.

Buvez du thé Si on vous propose une tasse de thé pour vous calmer, laissez-vous tenter. La consommation de thé noir réduit en effet le niveau de cortisol, l'hormone du stress. Il suffit de trois tasses par jour pour obtenir un effet bénéfique.

Prenez le soleil La lumière du soleil est essentielle à l'action de la vitamine D qui, d'après certaines études, peut influer sur l'humeur. Exposez-vous au soleil pendant dix minutes chaque jour sans crème entre 11 heures et 15 heures. Il faut bien entendu moduler cette recommandation en fonction de votre type de peau (un peu moins longtemps pour les peaux claires et un peu plus pour les peaux mates).

> **ÉTONNANT !**
>
> **L'influence des couleurs**
> Saviez-vous que la couleur de vos murs pouvait avoir un effet sur votre humeur ? Pour une ambiance relaxante et calme, choisissez le bleu. Le rouge donne le moral, le jaune dynamise, le vert équilibre, et l'orange vous remplit de joie.

Les plantes médicinales
L'efficacité du millepertuis pour gérer une dépression légère ou modérée n'est plus à démontrer. Respectez cependant les conseils d'utilisation figurant sur l'emballage car cette plante augmente la sensibilité à la lumière du soleil et atténue l'action de certains médicaments. Si vous suivez un traitement, consultez au préalable votre médecin.

Réapprenez à vous distraire
Les enfants ne sont pas les seuls à s'ennuyer de temps en temps. En réapprenant à vous amuser, vous garderez le moral car vous serez absorbé par votre activité. Vous avez l'embarras du choix : puzzle, peinture, jardinage, modèles réduits ou création d'albums photos, par exemple.

Mangez des sardines et autres poissons gras. Ils sont riches en oméga-3, des acides gras reconnus comme essentiels à la santé du cerveau. Les chercheurs

La danse est excellente pour le corps et l'esprit

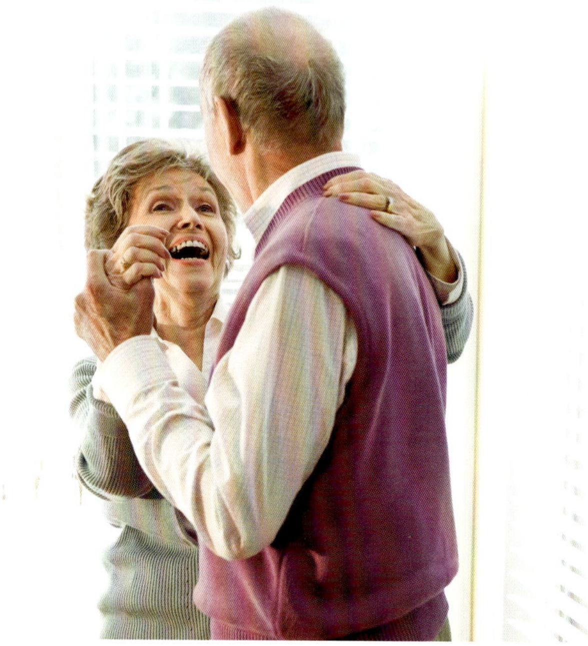

recommandent d'en manger trois fois par semaine pour avoir un meilleur moral.

● **Préférez le riz complet** Une digestion rapide fait fluctuer le taux de sucre dans le sang, ce qui provoque des sautes d'humeur. Le meilleur moyen d'éviter ces fluctuations est donc de privilégier les sucres lents : c'est le principe de l'alimentation à base de produits à indice glycémique bas. Remplacez les pommes de terre ou les pâtes, qui se digèrent rapidement, par des aliments à assimilation plus lente, et vous serez peut-être de meilleure humeur.

● **Le pouvoir des fleurs** Si les célèbres remèdes à base de fleurs du Dr Bach permettent à certains de calmer une crise d'angoisse, d'autres plantes semblent avoir des effets similaires en cas de passage à vide.

ÉTONNANT !

Pleurer peut rendre heureux
Tel est le résultat étonnant d'une étude américaine. Regarder un film d'amour qui finit mal peut rendre triste mais, d'après les chercheurs, cela incite à réfléchir à sa propre situation et à apprécier davantage ses relations, de sorte que l'on est ainsi plus satisfait de son sort. Ce qui peut sembler être une expérience négative rend plus heureux en mettant en évidence les aspects positifs de sa propre vie.

★ **Bouleau** : exigence.
★ **Pommier sauvage** : haine de soi.
★ **Orme** : poids des responsabilités.
★ **Hélianthème** : peur.
★ **Étoile de Bethléem** : choc émotionnel.

Versez deux gouttes d'essence dans un verre d'eau, et buvez-en quatre fois par jour.

● **La valse contre le blues** Excellente pour la forme, la danse peut aussi être un remède anti-déprime. Des chercheurs britanniques, allemands et américains expliquent ce phénomène par diverses raisons : l'exercice stimule la sécrétion d'endorphines, l'apprentissage d'une nouvelle discipline améliore l'estime de soi et la concentration mobilisée bloque les schémas de pensées négatives qui contribuent à l'anxiété et à la déprime. Il ne vous reste plus qu'à danser, chez vous ou au sein d'un groupe ou d'un club.

● **Voyez rouge !** La chromothérapie associe à chaque couleur des propriétés curatives. Le rouge, la couleur la plus vive, aurait un rôle dynamisant et équilibrerait le mental. N'hésitez pas à porter un vêtement rouge où à ajouter une touche de cette couleur dans votre maison. Vous ne vous en sentirez que mieux.

● **Préparez vos vacances** D'après une étude britannique, préparer ses vacances peut faire autant de bien au moral que les vacances elles-mêmes. Ces préparatifs rendraient également les gens plus satisfaits de leur vie que ceux qui ne sont pas en mode « vacances ». Et si vous commenciez à penser à vos congés ?

● **Privilégiez l'expérimentation**
S'offrir un nouveau costume, une nouvelle robe ou un bel objet pour la maison donne un coup de fouet au moral, mais cela ne dure pas. Selon des chercheurs américains, une expérience agréable comme aller à un concert, assister à un spectacle ou sortir danser est bien plus efficace sur la durée. Oubliez donc la nouvelle paire de chaussures que vous convoitiez et lancez-vous dans une activité de loisir.

● **Aimez-vous** Le simple fait de s'adresser des compliments suffit à faire pencher son humeur du bon côté. S'aimer est un principe fondamental du bonheur.
Si besoin, sélectionnez quelques expressions traduisant votre envie de vous sentir bien. Par ailleurs, votre attitude peut avoir un impact sur votre humeur et sur celle des autres. Ajoutez à votre sélection les affirmations positives suivantes.

★ « **Je suis heureux** et je passe toujours une bonne journée. »

★ « **Quand je souris,** les gens me sourient en retour. »

En répétant ces phrases positives, vous augmenterez vos chances de mettre votre cerveau en mode « bonheur ».

Une touche de rouge dans la maison, c'est bon pour le moral

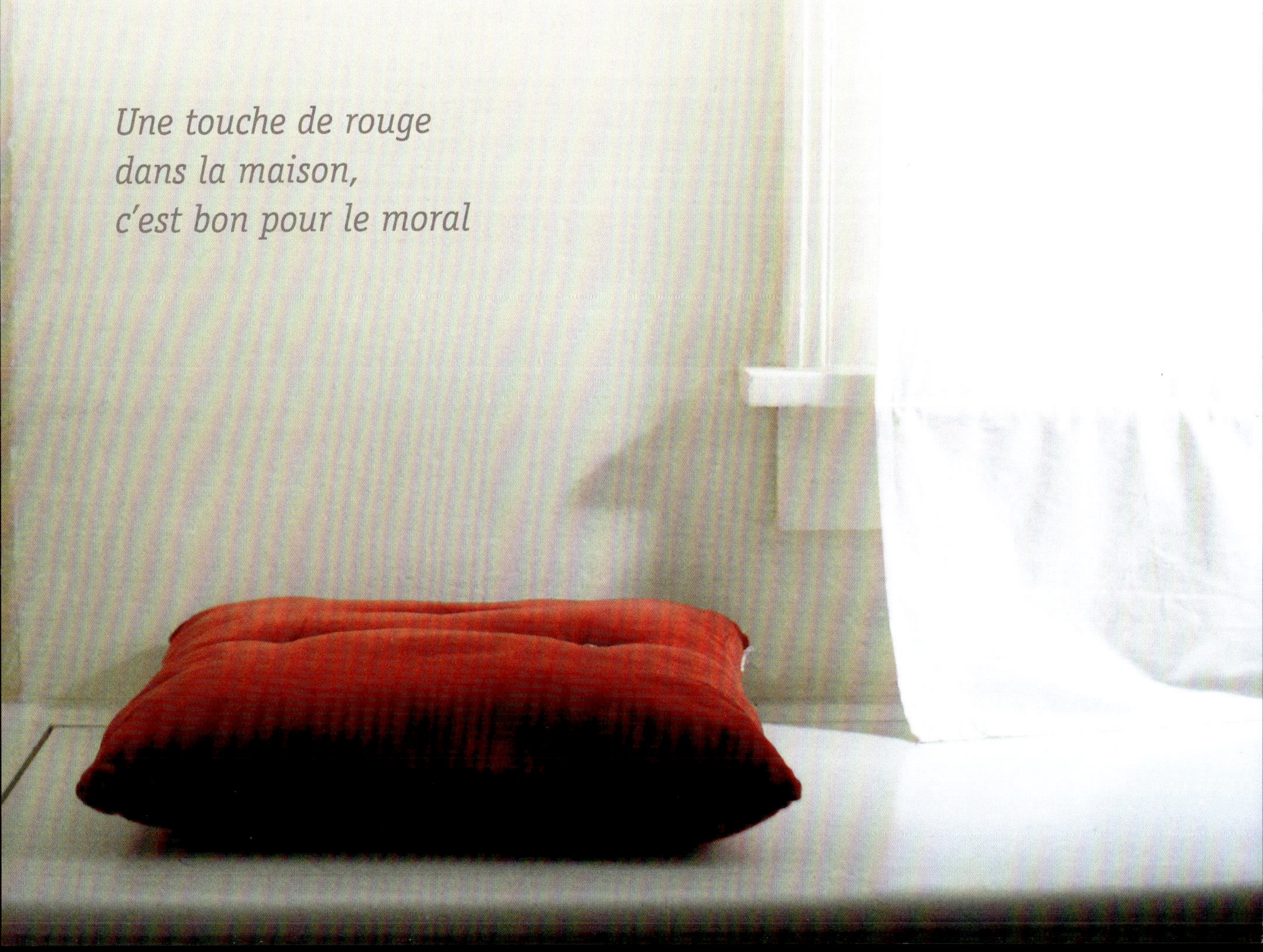

Les secrets du POUVOIR DE SUGGESTION

De nombreuses études scientifiques ont confirmé qu'un placebo – un médicament ou une procédure factice – pouvait avoir un effet bénéfique pour la santé. Ce que l'on étudie moins, en revanche, c'est l'effet nocebo – ou syndrome de l'autopersuasion –, son équivalent négatif, par lequel un patient qui s'attend à des effets indésirables les voit apparaître.

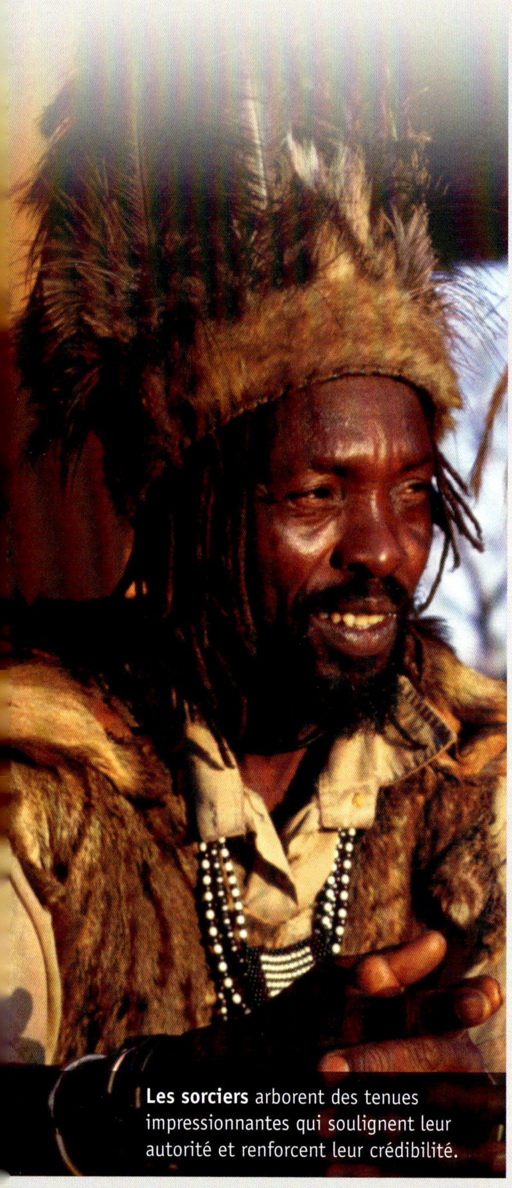

Les sorciers arborent des tenues impressionnantes qui soulignent leur autorité et renforcent leur crédibilité.

Dans les années 1930, aux États-Unis, un sorcier vaudou promit une mort imminente à Vance Vanders, qui tomba alors gravement malade. À l'hôpital, il ne réagit pas au traitement et semblait sur le point de mourir. Un médecin finit par lui raconter qu'il avait rencontré le sorcier, à qui il avait soutiré le secret de son envoûtement: Vanders était rongé de l'intérieur par un lézard. Le médecin lui administra un vomitif puis exhiba un lézard qu'il avait apporté avec lui. Peu de temps après, le patient se remit. Corroborée par plusieurs membres du corps médical, cette histoire illustre à merveille l'effet nocebo. Au fil des années, de nombreux autres cas ont été signalés.

Tout est dans la tête

Les scientifiques commencent à reconnaître l'existence de l'effet nocebo. Une étude allemande récente a ainsi montré que ce dernier explique le taux d'abandon de leurs traitements par des personnes ayant participé à des recherches sur les médicaments. Persuadés que la substance factice qu'ils prennent est un vrai médicament, les patients en subissent les effets indésirables. Même conclusion tirée d'une étude italienne: pour, officiellement, évaluer les effets sur le système digestif du lactose, on traite des sujets souffrant ou non d'une intolérance à ce glucide présent dans le lait. La moitié des sujets intolérants et le quart des tolérants ont signalé des symptômes désagréables, alors qu'ils avaient tous absorbé… du glucose inoffensif. Lors d'une autre étude encore, un participant a présenté une pression sanguine dangereusement basse en prenant une « surdose » de ce qu'il croyait être un antidépresseur. Lorsqu'il a su qu'il s'agissait d'un placebo, sa pression est redevenue normale.

Les guérisseurs modernes

À l'évidence, ce qu'une personne attend de son traitement influe sur ses effets. Les auteurs de l'étude allemande notent que les patients vulnérables, malades ou blessés sont très réceptifs à la suggestion négative et aux subtilités de langage utilisées par le personnel médical: les mots comme « douleur », « risque » ou « saigner » peuvent avoir de réels effets négatifs sur les patients,

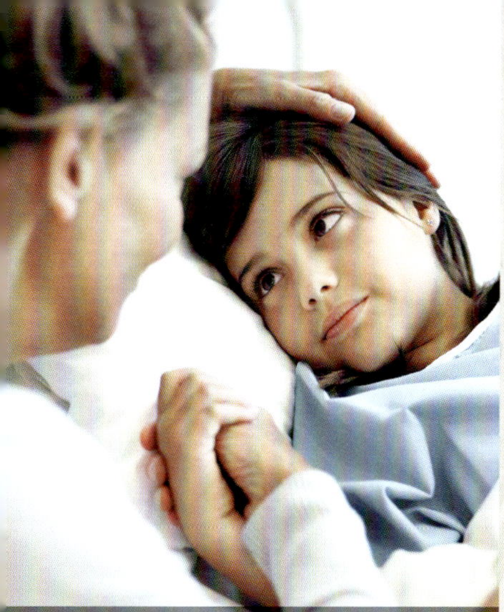

Un contact réconfortant peut stimuler les pensées positives et favoriser la guérison.

d'autant qu'ils sont prononcés par des médecins qui s'expriment avec assurance, en blouse blanche et munis de leur stéthoscope. Tout comme l'attirail des sorciers et des chamans inspire le respect de ceux qui croient en leurs pouvoirs de guérison… La force de l'autopersuasion pourrait donc expliquer le succès de certaines thérapies : herboristerie, homéopathie… De nombreux praticiens insistent sur l'efficacité du traitement prescrit. Plus le patient croit en son traitement, plus ce dernier a de chances d'être efficace.

Soulignez le positif

Être conscient du pouvoir de l'autopersuasion, en bien ou en mal, peut être utile à tout moment de la vie. En effet, résister au nocebo est bon pour la santé, le travail et les relations. Voici quelques techniques pour mettre en pratique ce principe.

Informez-vous Avant de commencer un traitement, renseignez-vous auprès d'une source sûre. En effet, Internet regorge d'informations qui ne sont pas toujours très fiables. Si vous avez tendance à l'hypocondrie, cela peut vous faire plus de mal que de bien, car l'effet nocebo affecte bien davantage les pessimistes que ceux dont l'attitude est plus équilibrée.

Contrôlez votre réaction Lors de vos échanges avec le personnel soignant, concentrez-vous sur les expressions encourageantes comme : « la plupart des patients tolèrent bien ce traitement » ou encore : « cela ne fait pas mal ». Essayez de ne pas vous focaliser sur les commentaires négatifs comme « cela risque de faire mal », « la guérison sera longue » ou bien « ce traitement peut vous donner des nausées ».

Occupez-vous l'esprit Utilisez l'imagination créative (ou visualisation, voir page 225) pour rester positif pendant votre traitement et/ou votre convalescence. Si vous souffrez, imaginez que l'on masse vos muscles crispés, chaque fibre se détendant alors, et focalisez-vous sur la sensation de chaleur. Concentrez-vous sur votre souffle et imaginez que vous flottez dans une piscine, au soleil.

Restez positif Tout tend à prouver que, pour guérir le plus vite possible, il convient de garder une attitude positive, de prendre en main sa santé et de se concentrer sur sa guérison. La conscience de soi est utile, tout comme l'identification des attitudes susceptibles de nuire à votre santé.

Le pouvoir du toucher Le contact d'un partenaire, d'un ami ou d'un masseur peut atténuer certaines maladies comme l'asthme, l'arthrose, l'hypertension et la migraine. La thérapie par le toucher réduirait également la douleur et accélérerait la cicatrisation. Même s'il s'agit d'un effet placebo, comme l'affirment certains, n'est-ce pas le résultat qui compte ?

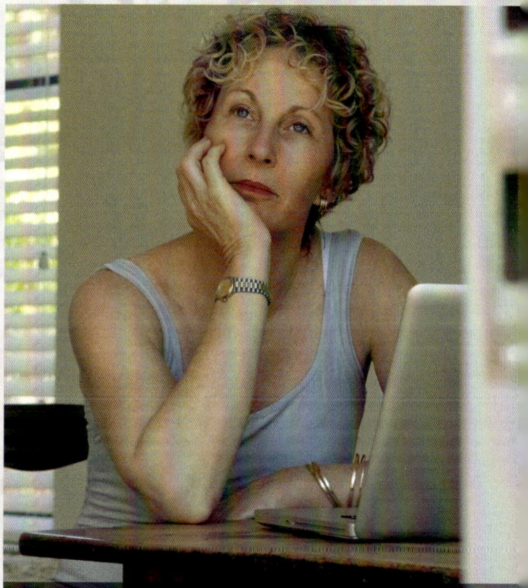

Les informations glanées sur Internet peuvent avoir des effets négatifs pour la guérison.

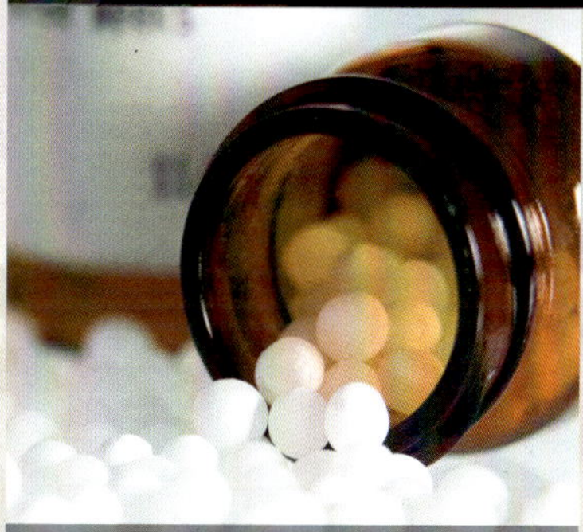

Le succès de l'homéopathie proviendrait en partie de la croyance du patient en son pouvoir.

Gérer la DÉPRESSION NERVEUSE

Sans commune mesure avec une simple déprime passagère, la dépression nerveuse se classerait, selon l'Organisation mondiale de la santé (OMS), au premier rang des causes d'incapacité dans le monde. Si une prise en charge médicale est naturellement indispensable, des solutions pratiques peuvent compléter le traitement.

● **Passez une nuit blanche** Plusieurs équipes de chercheurs se sont penchées sur les liens entre le sommeil et la dépression. Une étude allemande a notamment rapporté que les dépressifs se sentent mieux après avoir passé une nuit sans dormir et que 75 % d'entre eux ont conservé le moral par la suite. Parmi les explications possibles, on évoque une « remise à l'heure » de l'horloge interne, qui est déréglée chez les dépressifs. En cas de coup de blues, passez donc une nuit blanche, puis restez éveillé toute la journée : vous dormirez sans problème la nuit suivante.

● **Buvez du café... avec modération** La consommation quotidienne de café limiterait le risque de dépression. Des chercheurs américains ayant mené une étude auprès de femmes pendant dix ans ont établi que celles qui buvaient au moins quatre tasses de café par jour

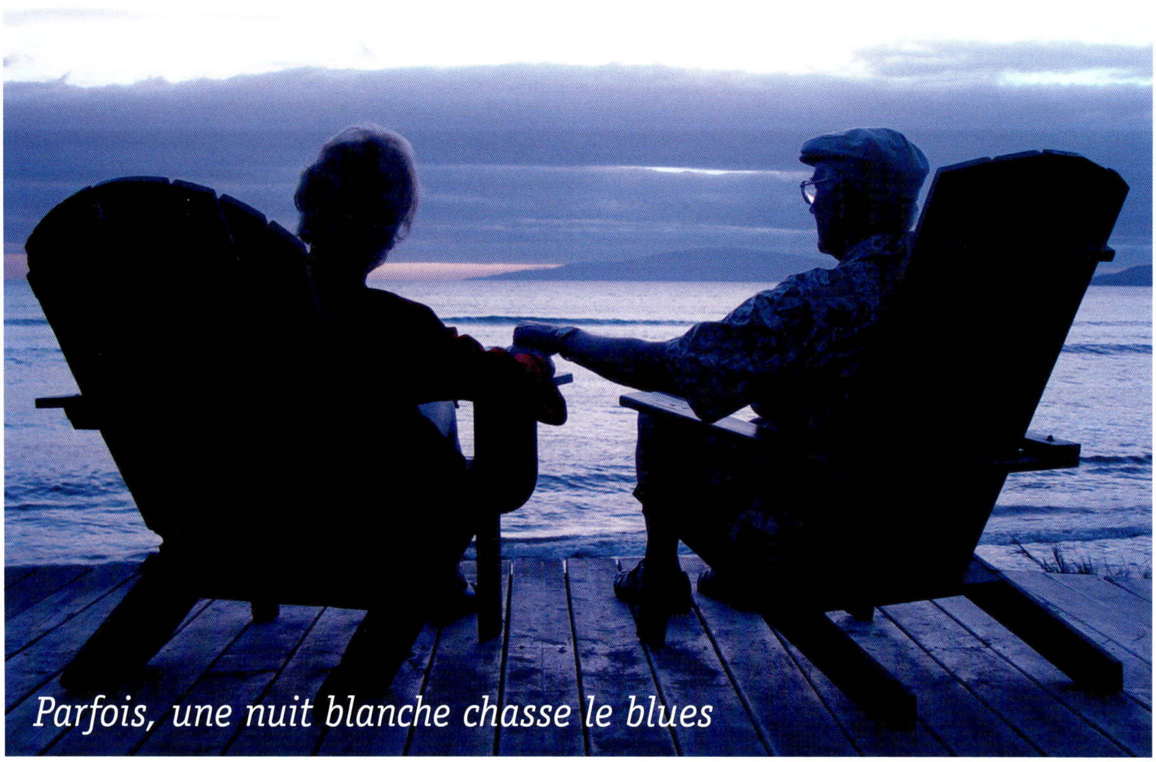

Parfois, une nuit blanche chasse le blues

avaient 20 % de risque en moins d'être atteintes de dépression que celles qui n'en buvaient qu'une ou pas du tout. Sauf avis contraire de votre médecin, ne vous privez pas de vos pauses café… sans tomber dans l'excès, bien sûr.

- **Égayez vos tenues** Notre manière de nous habiller est le reflet de notre humeur. Une femme dépressive a tendance à enfiler un pantalon et un t-shirt un peu ternes… Pour vous sentir mieux dans votre corps – et donc dans votre tête –, prenez le temps de choisir vos vêtements : privilégiez les couleurs, les matières et les textures qui vous mettent en valeur. Votre moral en sera bien meilleur !

- **Mettez-vous au tai-chi-chuan** Cet art martial chinois se caractérise par une succession de mouvements très lents. En 2011, une étude menée auprès de sexagénaires souffrant de dépression a montré qu'une séance hebdomadaire de tai-chi-chuan alliée à la prise d'antidépresseurs améliore leurs symptômes. Comme cette discipline se révèle par ailleurs excellente pour le bien-être, la mémoire et l'équilibre, n'hésitez pas à vous inscrire à un cours près de chez vous.

- **Changez** Les dépressifs se voient prescrire un traitement oral parfois accompagné d'une thérapie. Selon une étude américaine, certains changements de comportement peuvent également être efficaces pour mieux vivre la maladie. Sortez de chez vous, occupez-vous des autres, mangez sainement et entretenez vos relations avec votre famille et vos amis.

- **Mangez équilibré** Gâteaux et viennoiseries seraient-ils nos ennemis ? Une étude espagnole a démontré que la consommation de produits gras et sucrés augmenterait de 37 % le risque de dépression. Les chercheurs ont suivi près de 9 000 personnes n'ayant jamais été dépressives. En six ans, une sur dix-huit a développé une dépression, celles qui consommaient le plus de produits industriels gras et sucrés étant les plus exposées. Renoncez aux chips et aux pizzas au profit d'aliments sains.

Au lieu de remonter le moral, les produits sucrés peuvent avoir l'effet inverse

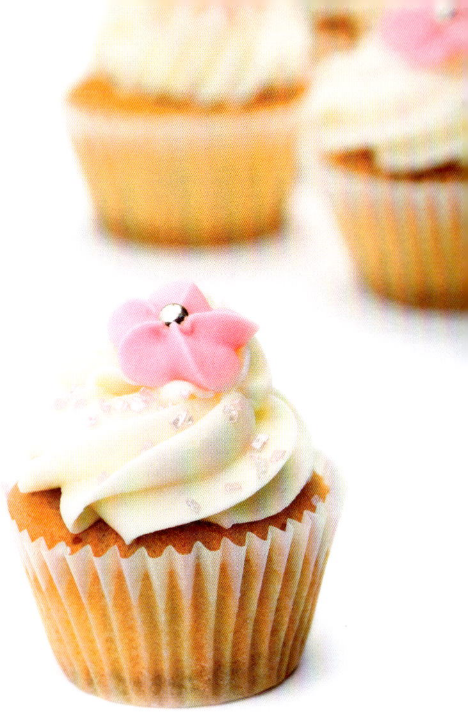

ASTUCE

La mélisse donne le moral
Avec son parfum citronné, la mélisse est appréciée pour ses vertus calmantes. Prise en infusion ou sous forme de teinture mère, elle apaise l'anxiété qui accompagne divers troubles mentaux.

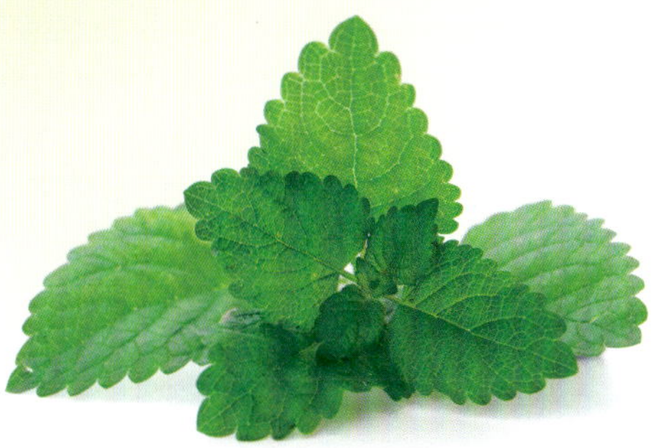

Maîtriser SON ANXIÉTÉ

Qu'il s'agisse d'un sentiment durable de contrariété ou d'une brusque attaque de panique, nous avons tous un jour ou l'autre connu l'anxiété. Ce trouble de l'humeur s'accompagne souvent de manifestations physiques : palpitations, essoufflement, transpiration excessive... Voici quelques conseils pour gérer ce problème très répandu.

- **Au lieu de rire, pleurez !** Si vous pensez que le rire est le meilleur moyen de chasser l'angoisse, essayez donc aussi de vous laisser aller à pleurer. Une bonne crise de larmes peut avoir pour effet de vous « vider ». Mais c'est aussi un signal envoyé à votre entourage pour signifier que vous n'allez pas bien ; vos proches seront alors prêts à vous apporter le soutien dont vous avez peut-être besoin.

EN PRATIQUE

Faites du vélo
En cas de crise d'anxiété, la réaction naturelle est de rester cloîtré chez soi. C'est une erreur ! Enfourchez plutôt votre bicyclette, marchez ou faites du sport : votre sang circulera mieux et les endorphines sécrétées donneront un coup de fouet à votre moral.

Les larmes éliminent l'hormone de l'anxiété

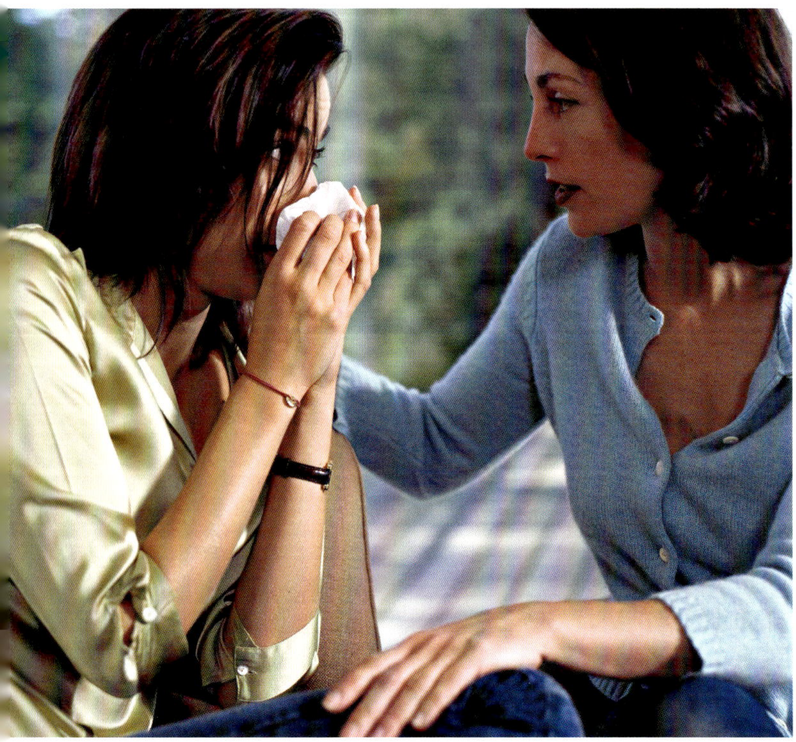

- **Affrontez vos peurs** Vous imaginez peut-être que fuir ce qui vous fait peur vous aidera à aller mieux. Bien au contraire, affirment des psychologues ! Il faut en moyenne quarante-cinq minutes pour se familiariser avec une situation anxiogène, puis l'anxiété se dissipe. Or, quand on essaie de la refouler, elle a tendance à revenir à la charge. Alors, faites preuve de courage et affrontez vos peurs ! C'est le meilleur moyen d'en venir à bout.

- **Mâchez du chewing-gum** La mastication réduit le stress tout en stimulant la concentration. Telle est la conclusion de chercheurs australiens qui ont soumis un groupe de personnes à une batterie de tests sur le stress, avec ou sans chewing-gum. Ceux qui en mâchaient se sont révélés plus détendus et plus efficaces pour résoudre des tâches complexes.

● La visualisation, pourquoi pas ? Également appelée entraînement autogène, cette technique a été élaborée dans les années 1930 par un psychiatre allemand. Elle consiste en trois séances quotidiennes d'environ quinze minutes durant lesquelles on reproduit une série de visualisations qui induisent un état de relaxation, afin de soulager de nombreux symptômes physiques de l'anxiété. Asseyez-vous ou allongez-vous dans une position confortable, puis concentrez-vous sur les pensées suivantes. Reprenez trois fois cette série.

★ Mon bras droit est lourd.
★ Mes bras et mes jambes sont lourds et chauds (à répéter trois fois).
★ Mon pouls est lent et régulier (à répéter trois fois).
★ Mon abdomen est chaud (à répéter trois fois).
★ Mon front est frais.
★ Mon cou et mes épaules sont lourds (à répéter trois fois).
★ Je suis en paix (à répéter trois fois).

● Concentrez-vous sur une seule chose à la fois Si vous êtes très occupé et que mener plusieurs tâches de front peut vous sembler une solution, sachez que cette méthode est parfois contreproductive, car elle est source de stress, de sorte que vous risquez de vous éparpiller sans rien achever. Afin de réduire votre anxiété, limitez-vous à une seule activité à la fois, sans oublier de prendre quelques instants pour vous détendre avant de passer à la tâche suivante.

● La valériane, un anxiolytique naturel Si son parfum n'est pas forcément très agréable, cette jolie plante rose possède l'avantage de réduire naturellement l'anxiété. Que ce soit en infusion ou sous forme de comprimé, respectez toujours les recommandations figurant sur l'emballage et, si vous êtes sous traitement, consultez d'abord votre médecin.

ÉTONNANT !

L'hormone de l'amour contre la timidité
L'ocytocine, une hormone que l'on produit dans certaines situations, joue un rôle, par exemple dans le processus d'attachement d'une mère à son bébé. Elle crée également un sentiment de proximité entre partenaires sexuels et favorise le lien social lors d'un repas partagé en famille ou entre amis.

● Une plante venue du froid L'orpin rose ou racine d'or (*Rhodiola rosea*) est utilisé depuis des siècles par les peuples de Sibérie et de l'Arctique pour lutter contre le stress lié aux rigueurs du climat. Si les premières études fournissent des résultats intéressants dans le traitement de l'anxiété, cet effet reste encore à confirmer. Comme toujours avec les plantes, demandez d'abord conseil à votre médecin, surtout en cas de grossesse ou si vous suivez un traitement médical.

● Jetez vos béquilles ! Dans les moments de stress, on cède parfois à la facilité de substances qui soulagent immédiatement l'anxiété. Nombreux sont ceux qui recourent à l'alcool comme à une béquille. De même, les fumeurs augmentent leur consommation de tabac quand ils sont sous pression. Essayez plutôt d'affronter l'origine de votre problème et n'hésitez pas à demander de l'aide à votre médecin traitant.

Pour en savoir plus sur le sevrage du tabac, voir *Rompre avec ses mauvaises habitudes p. 290.*

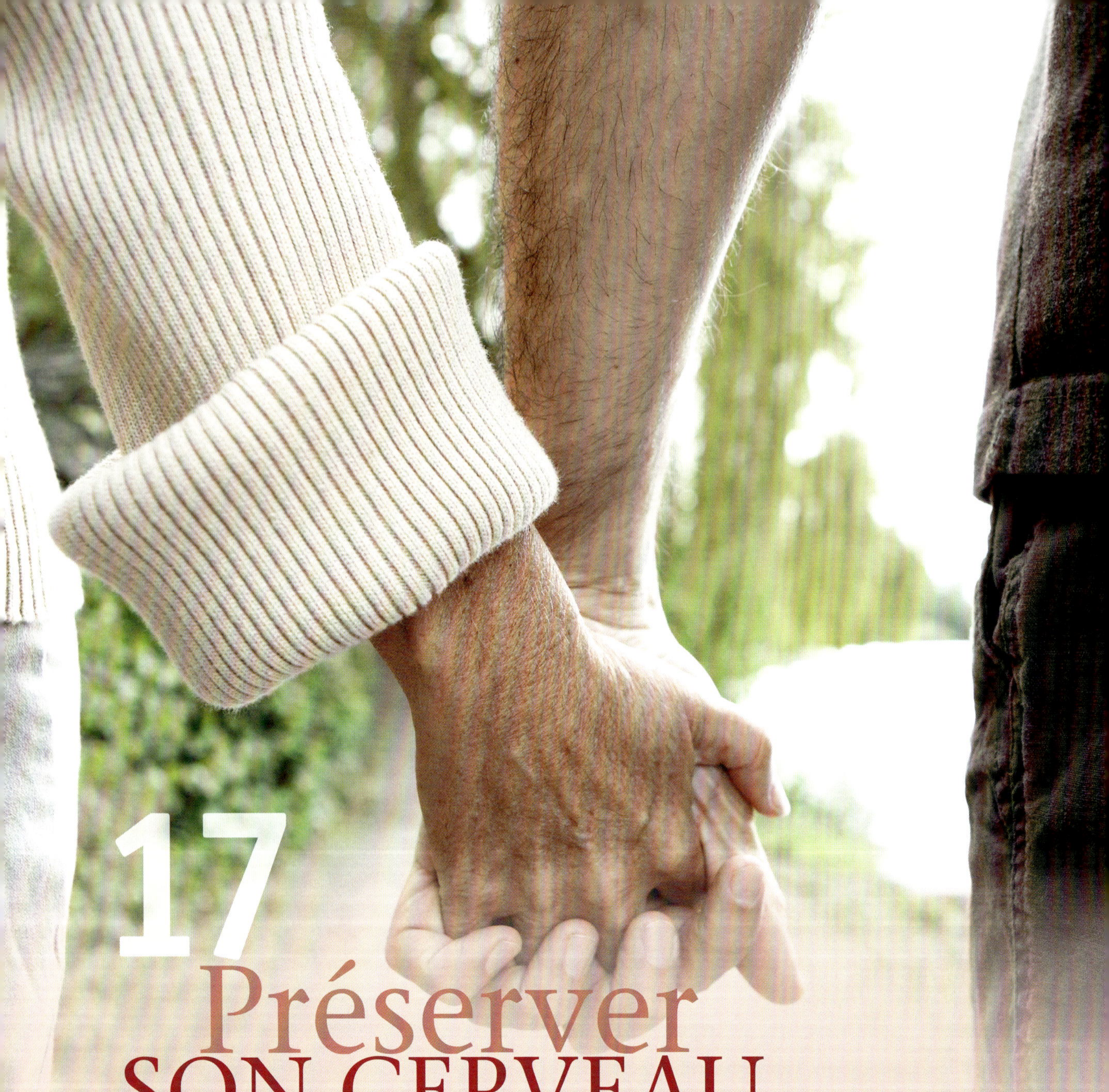

17 Préserver SON CERVEAU

Les mécanismes essentiels à un bon fonctionnement cérébral sont vulnérables à certains troubles, les plus inquiétants étant sans doute les atteintes dégénératives comme les maladies d'Alzheimer ou de Parkinson. La recherche médicale progresse sur les origines de ces pathologies et commence à proposer des stratégies efficaces pour les combattre.

La diététique
ET LE MODE DE VIE

Le mode de vie influe directement sur le cerveau – sur ses performances au quotidien comme sur son fonctionnement. Voici les bons choix à faire afin d'assurer le bien-être de votre cerveau, aujourd'hui comme demain.

● **Mangez du poisson** Ce n'est pas une légende : les précieux oméga-3 – qui augmentent le bon cholestérol (HDL) – contenus dans le poisson sont excellents pour le cerveau. Ces acides gras sont également présents dans les noix, les graisses insaturées (huile de colza) et les produits enrichis en oméga-3. Une étude menée sur un groupe de sexagénaires a révélé que ceux dont le taux de HDL était le plus bas avaient plus de risques d'avoir des problèmes de mémoire que les sujets dont le taux de HDL était élevé.

● **Optez pour les bonnes graisses** Outre les oméga-3, le cerveau a également besoin de choline, présente dans de nombreux aliments gras : le jaune d'œuf, le lait, le fromage, la viande, le foie, ainsi que l'avocat et les amandes. Le corps utilise la choline pour produire l'acétylcholine, qui protège contre le déclin des capacités mentales. Consommez ces aliments régulièrement et en petite quantité.

● **Misez sur le goût** En fonction de vos recettes et de vos goûts, n'hésitez pas à parfumer généreusement vos plats de gingembre ou de romarin, deux antioxydants qui stimulent la circulation sanguine, ce qui contribue à oxygéner le cerveau.

● **Évitez les fritures** Le taux sanguin de « mauvais » cholestérol (LDL) est plus élevé chez les grands consommateurs de fritures et de plats cuisinés industriels. Or l'excès de cholestérol est à l'origine des plaques d'athérome qui peuvent boucher les artères du cerveau – et donc, limiter son oxygénation. Plus grave, il provoque parfois des accidents vasculaires cérébraux (AVC), synonymes de déclin cognitif et d'une perte de mémoire à long terme. Mangez donc avec modération les aliments contenant des graisses saturées – les chips par exemple.

Le gingembre stimule l'afflux sanguin vers le cerveau

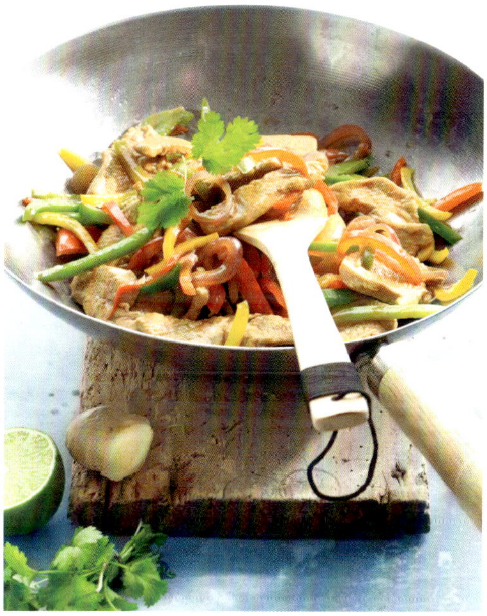

Une aspirine par jour ? Chez les plus de 65 ans, la prise quotidienne d'aspirine aiderait à avoir les idées plus claires : selon une étude, les personnes testées qui absorbaient de l'aspirine – les fumeurs et les patients ayant trop de cholestérol étant ceux chez qui cela fonctionnait le mieux – obtenaient de bien meilleurs résultats que les autres lors de certains tests cognitifs (la capacité à nommer des marques de voitures, par exemple). Consultez votre médecin pour savoir si ce traitement peut vous concerner, car le risque hémorragique n'est pas négligeable.

ÉTONNANT !

Des mobiles pour la circulation sanguine ?
Une étude internationale sur les effets à long terme des ondes électromagnétiques émises par les téléphones mobiles montre que ces appareils pourraient être bénéfiques pour le cerveau. L'expérimentation menée sur des souris a établi que le cerveau, quand il est exposé aux ondes électromagnétiques, se réchauffe légèrement sur une période de plusieurs mois, ce qui stimule la circulation sanguine et son métabolisme. La prudence reste toutefois de mise. Et toute utilisation excessive de ces téléphones par les enfants reste déconseillée.

Méfiez-vous du sucre Manger trop de friandises ou boire des sodas est susceptible d'augmenter votre taux de triglycérides (mauvaises graisses) dans le sang. Chez les femmes ménopausées, un taux de triglycérides élevé constituerait un facteur de risque d'accident vasculaire cérébral (AVC) plus élevé encore que l'excès de cholestérol. C'est du moins ce qu'affirme une étude menée durant quinze ans aux États-Unis. Les femmes ayant démarré l'étude avec un taux de triglycérides élevé avaient deux fois plus de risque d'avoir un AVC.

Oubliez les gâteaux ! Si vous êtes anxieux, dépressif ou stressé, ne tombez pas en plus dans la spirale de la prise de poids. En effet, les gâteaux et autres sucreries ne sont pas les seules responsables des kilos en trop. Le cortisol, l'hormone du stress, déclenche le stockage de graisse

Le téléphone portable serait bénéfique au cerveau des personnes d'âge mûr

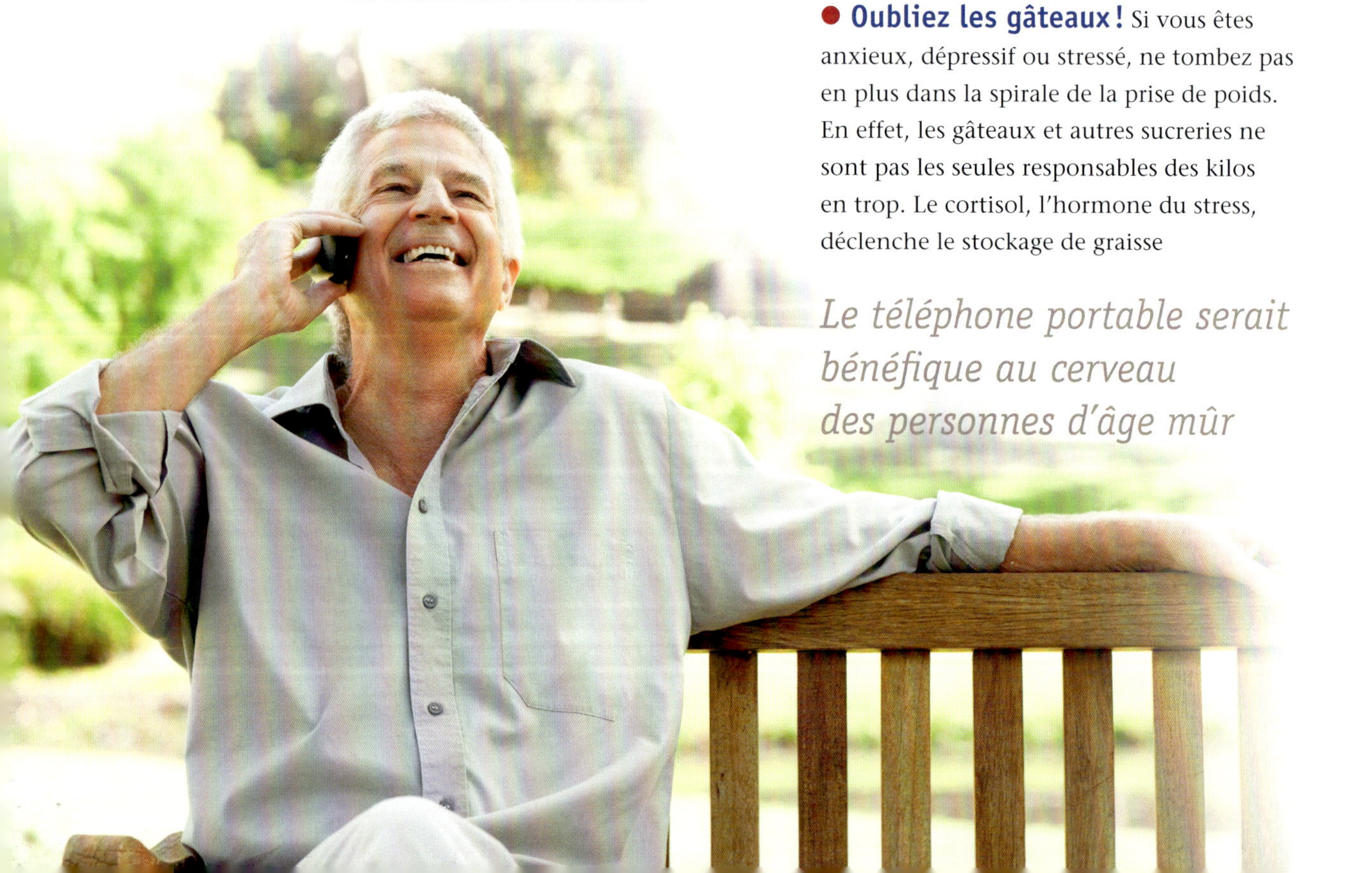

abdominale (sans doute un vestige du mécanisme ancestral de survie de l'être humain). En cas de fringale, essayez d'abord de vous détendre au lieu de vous jeter sur une friandise : un esprit apaisé protège le cerveau et évite l'embonpoint.

● **Surveillez votre tension** Avec l'âge, il est essentiel de contrôler sa tension artérielle. Selon des scientifiques américains, plus la tension est élevée, plus l'on est exposé au déclin cognitif – problèmes de raisonnement, pertes de mémoire –, surtout chez les seniors. L'hypertension réduit l'afflux de sang vers le cerveau et en entrave le fonctionnement. Votre médecin prendra votre tension lors de votre visite et vous conseillera sur les mesures à prendre : exercice physique, alimentation, perte de poids...

● **Halte au bruit !** Il empêche de travailler... Ainsi, les élèves des écoles situées près d'un aéroport ou d'une autoroute, par exemple, présentent davantage de difficultés d'apprentissage que ceux qui étudient dans des zones calmes. En outre, chez les adultes, le bruit augmente la tension artérielle. Une étude menée près d'un aéroport européen a montré que les pics de décibels provoqués par les décollages de nuit augmentaient la tension chez les personnes âgées de 45 ans et plus. L'hypertension étant un facteur de déclin cognitif et de difficultés de raisonnement, dans la mesure du possible, évitez les lieux bruyants.

● **Mangez des oranges** Une étude britannique menée auprès de 70 000 femmes a montré que celles qui consommaient le plus d'agrumes – riches en polyphénols – étaient moins exposées aux AVC que les autres. Si cette étude n'établit pas formellement le lien de cause à effet, ne vous privez pas pour autant des bienfaits des oranges !

● **Essayez de bien dormir** Pour éviter les troubles de la mémoire, il est essentiel de bien dormir. Qu'ils soient provoqués par le travail de nuit, le décalage horaire au retour d'un voyage ou une insomnie, les troubles liés au manque de sommeil ne disparaissent pas du jour au lendemain. Quand on dort mal, l'activité de l'hippocampe, zone de la mémoire, est interrompue et met du temps à revenir à la normale. Si vous manquez de sommeil de façon régulière, votre mémoire risque de vous jouer des tours.

Pour en savoir plus sur les problèmes de sommeil, voir *Améliorer son sommeil* p. 274.

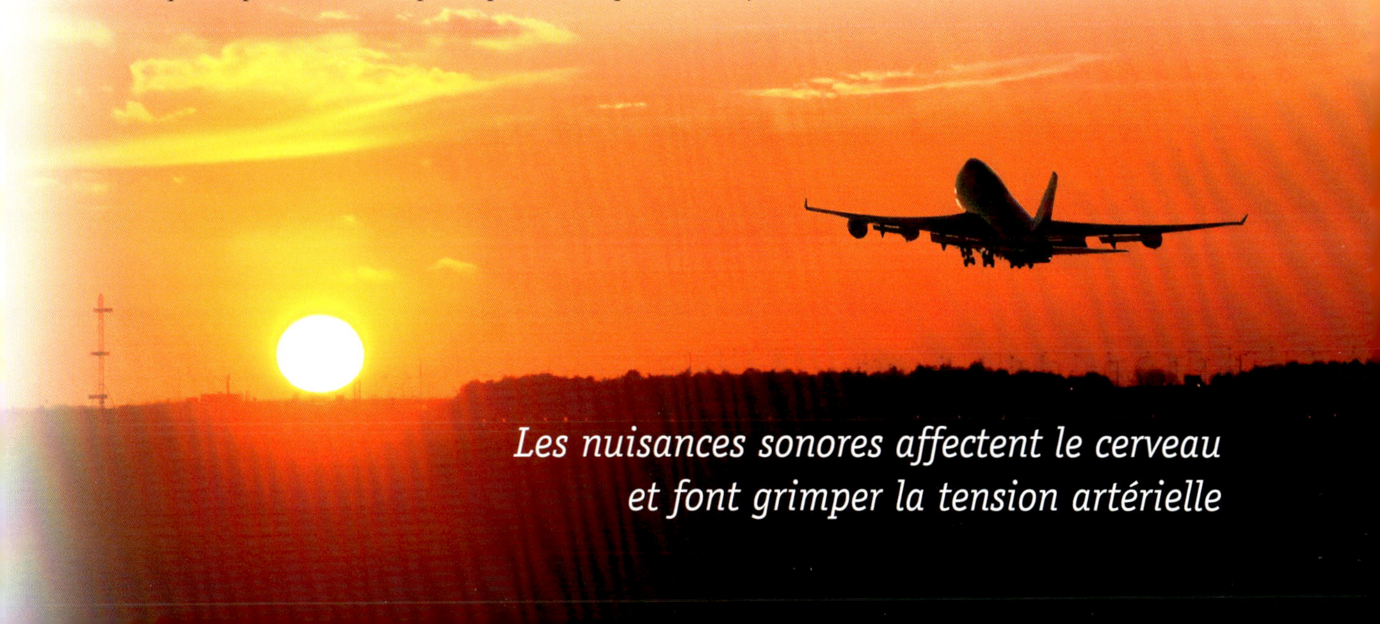

Les nuisances sonores affectent le cerveau et font grimper la tension artérielle

Évitez les coups de tête Des études démontrent que « faire une tête » au football peut endommager les fibres nerveuses du cerveau avec, pour conséquences, des pertes d'attention, de mémoire, de vision et une altération des capacités à anticiper et à résoudre des problèmes. Les dégâts seraient identiques à ceux provoqués par un traumatisme crânien. Des scientifiques américains ont étudié des scanners cérébraux de footballeurs amateurs. Ils soulignent que, si une seule « tête » ne fait aucun mal, 1 000 à 1 500 coups de tête par an peuvent « déclencher des réactions en cascade susceptibles de mener à une dégénérescence des neurones ». Ce phénomène est particulièrement inquiétant chez les enfants. Pour l'heure, les données sont insuffisantes pour établir des consignes pédagogiques formelles, mais une mise en garde des footballeurs en herbe ne peut pas faire de mal.

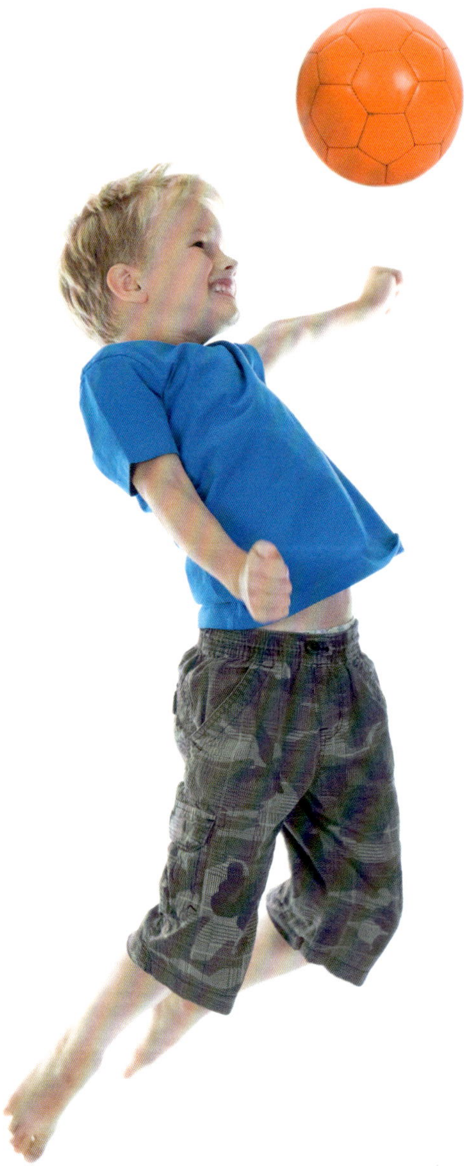

Un verre, ça va... Chez les plus de 65 ans, un verre de vin par jour protégerait de la démence. Toutefois, les avantages d'une consommation régulière se limitent à la richesse du vin en polyphénols, des antioxydants naturels qui protègent le cerveau, et l'abus d'alcool demeure à l'origine d'un dixième des cas de démence.

Évitez de faire une tête au football, car cela peut endommager les fibres nerveuses du cerveau

Se protéger DE LA DÉMENCE

Dès le plus jeune âge, il est possible de limiter le risque de démence, un terme qui désigne certaines maladies neurologiques. La maladie d'Alzheimer est la cause de démence dégénérative la plus fréquente chez les seniors. Voici quelques pistes pour garder toute sa tête.

● Attention à votre tour de taille !

Si la graisse abdominale est susceptible d'être à l'origine de maladies cardiaques, de diabète et de cancers, des chercheurs ont aussi découvert qu'elle pouvait nuire au cerveau. Une personne de plus de 60 ans ayant un indice de masse corporelle (IMC) élevé et un tour de taille conséquent serait plus exposée que les autres au déclin cognitif et à la démence. La graisse abdominale endommage les réseaux de neurones, ce qui affaiblit la mémoire et la capacité de réflexion chez les seniors et augmente le risque de démence. Alors, n'attendez plus pour commencer un régime…

● Ne raccrochez pas ! Saviez-vous que les conversations téléphoniques protègent nos facultés mentales et notre mémoire ? C'est en tout cas ce que tendent à prouver certaines études américaines : les femmes qui appellent quotidiennement leurs amies pour bavarder sont moins touchées par la démence avec l'âge que celles qui ne parlent qu'avec leur conjoint, à la maison. Pour stimuler nos neurones et quel que soit le moyen de communication utilisé, il est essentiel de rester en contact avec ses parents et ses amis.

● Faites le plein de vitamines B

Des scientifiques américains ont constaté qu'un apport important de vitamines B pourrait diminuer l'atrophie cérébrale chez les personnes âgées présentant des signes de maladie d'Alzheimer. Certaines vitamines B – l'acide folique et les vitamines B6 et B12 – contrôlent en effet le taux d'homocystéine dans le sang, substance associée à l'atrophie cérébrale et à la maladie d'Alzheimer. Ce résultat, s'il est encourageant, nécessite cependant d'être confirmé par d'autres études. Consultez votre médecin avant de recourir à l'automédication.

● Un nouveau mode de dépistage

Une forme d'imagerie par résonance magnétique (IRM) permettra sans doute bientôt de diagnostiquer plus tôt la maladie

ÉTONNANT !

Un colorant au secours du cerveau

La thioflavine, un colorant utilisé par les chercheurs lors d'expériences destinées à mettre en évidence les protéines responsables de la maladie d'Alzheimer, serait efficace contre le vieillissement. Des scientifiques américains ont découvert que des vers trempés dans ce produit ont une espérance de vie qui augmente de 50 %. La thioflavine semble garantir un environnement sain aux protéines du cerveau, évitant l'enchevêtrement caractéristique de la maladie d'Alzheimer. Il est toutefois encore trop tôt pour savoir si cette découverte mènera à un traitement révolutionnaire.

ÉTABLIR LE DIAGNOSTIC

De nombreux symptômes de la maladie d'Alzheimer sont similaires à ceux d'autres pathologies, de sorte qu'aucun test rapide et facile ne permet d'établir un diagnostic sûr. Si vous ou l'un de vos proches présentez au moins trois des symptômes suivants, n'hésitez pas à consulter votre médecin traitant.

- Pertes de mémoire concernant les événements récents, tout en conservant une très bonne mémoire des souvenirs anciens, de l'enfance par exemple.
- Difficultés à effectuer des tâches familières, comme préparer un repas ou faire les courses.
- Problèmes de langage, oubli de mots simples.
- Désorientation (temporelle et spatiale).
- Tendance à égarer des objets.
- Difficultés à gérer des activités abstraites, comme ses finances ou des formalités administratives.
- Erreurs de jugement conséquentes.
- Sautes d'humeur, changement de comportement, de personnalité.
- Démotivation au point d'abandonner un loisir, par exemple.

Bilan initial
Votre médecin traitant va d'abord vérifier votre état de santé général et vous prescrire des examens complémentaires pour éliminer toute autre hypothèse : carence, AVC, problèmes thyroïdiens… Si tout est normal, il vous orientera vers un spécialiste.

Des examens plus poussés
Ils comprennent le plus souvent un entretien avec un spécialiste, une consultation dite « mémoire » avec une équipe pluridisciplinaire : neurologue, psychiatre, gériatre, ergothérapeute… et des examens d'imagerie (scanner, IRM).

d'Alzheimer : la spectroscopie par résonance magnétique identifierait les modifications du cerveau chez les patients sans signe de déclin cognitif. Un diagnostic précoce pourrait permettre de leur administrer un traitement susceptible de retarder l'évolution de la maladie. Dans certains cas, ces examens aident le médecin à éliminer un diagnostic d'Alzheimer afin de déceler la véritable origine du problème.

● **Relativisez les risques** Il existe deux formes de maladie d'Alzheimer : la forme « sporadique » (non héréditaire), et la forme « familiale » (héréditaire). Cette dernière est extrêmement rare – elle ne concerne que 1 500 personnes en France, contre 860 000 pour la maladie sporadique. Si l'un de vos parents est touché, la meilleure stratégie est d'adopter un mode de vie sain. Vous aurez ainsi l'énergie et la force physique nécessaires pour soutenir votre proche.

● **Les plantes au secours du cerveau** Certaines plantes et épices permettraient de ralentir l'évolution des symptômes de la démence en améliorant la circulation sanguine et en atténuant les sautes d'humeur, l'anxiété et les problèmes de sommeil qui accompagnent souvent cette maladie.

★ **Ginseng** 2 gélules de 500 mg, matin et midi.

★ **Teinture de schisandra** 20 à 40 gouttes dans un verre d'eau, trois fois par jour.

★ **Infusions** Buvez des infusions de mélisse, de passiflore ou d'aubépine pour lutter contre l'anxiété.

★ **Ginkgo biloba** Pour les seniors, surtout en cas de problèmes artériels.

Cet antioxydant fluidifie le sang et stimule son afflux vers le cerveau.

★ **Sauge** Remède traditionnel contre la détérioration des capacités mentales. Ajoutez-en à vos plats ou buvez-la en infusion.

★ **Curcuma** Il protégerait le cerveau de la formation des plaques amyloïdes, protéines qui déclenchent la maladie d'Alzheimer. Cette épice jaune et odorante riche en curcumine est très utilisée en médecine ayurvédique. Elle expliquerait le petit nombre de malades d'Alzheimer en Inde : dans les villages indiens, on n'en compte que 1 % chez les plus de 65 ans, le taux le plus bas au monde.

● **Entretenez votre cerveau** Pratiquer un métier qui fait appel à la réflexion et aux capacités mentales entraînerait l'établissement de connexions neuronales qui servent de « réserve cognitive » susceptible de prévenir la maladie d'Alzheimer. Les personnes ayant eu une activité cérébrale régulière tout au long de leur vie professionnelle présenteraient moins de plaques amyloïdes, signes de la maladie. Dans une étude américaine menée auprès de sexagénaires, environ un tiers a développé la maladie : il s'agissait de ceux qui avaient exercé entre l'âge de 20 ans et de 50 ans les professions les moins prenantes intellectuellement. Par ailleurs, une étude britannique sur des personnes présentant les premiers signes de démence a montré que ceux qui avaient continué à travailler malgré le diagnostic ont conservé plus longtemps une activité cérébrale. Si votre activité ne vous offre pas la possibilité de faire travailler vos neurones, diversifiez vos loisirs.

★ **Jouez à des jeux vidéo**.

★ **Mettez-vous aux mots croisés ou fléchés, au sudoku...**

★ **Lisez et écrivez**.

ÉTONNANT !

Du café pour éclaircir les idées !

Boire du café limiterait le risque de maladie d'Alzheimer. Cette découverte de chercheurs finlandais et suédois a de quoi étonner les amateurs de café, que l'on met souvent en garde contre les méfaits de la caféine. Leur étude montre ainsi que le risque de maladie d'Alzheimer est réduit de 65 % chez ceux qui boivent trois à cinq tasses par jour. La caféine augmenterait le facteur de croissance granulocytaire ou G-CSF (*granulocyte colony-stimulating factor*), qui retarderait le déclenchement de la maladie. En revanche, elle n'est pas efficace isolément : le G-CSF nécessite la synergie de la caféine et d'un autre composant du café, non encore identifié.

La sauge, remède traditionnel contre le déclin mental, stimule les réseaux cérébraux

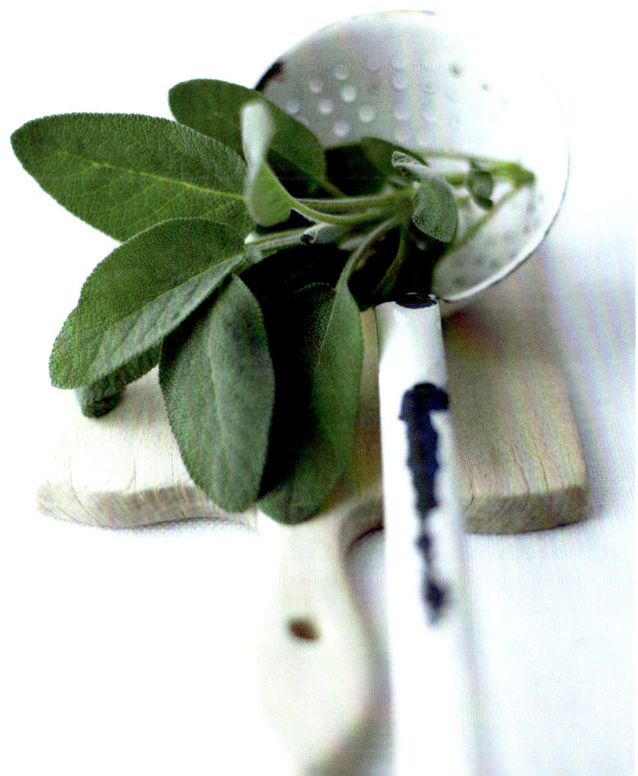

Surveillez votre vue Des visites régulières chez l'ophtalmologue permettent non seulement de garder une bonne vue, mais aussi d'avoir les idées plus claires. Chez les personnes âgées, en effet, la baisse de la vision s'accompagne souvent d'une détérioration de la mémoire et d'autres capacités mentales. De fait, les personnes touchées par la dégénérescence maculaire liée à l'âge (DMLA) qui ont des problèmes de vision et qui ne sont pas traitées souffrent de pertes de mémoire plus sévères que celles qui se soignent. Selon une étude française, les capacités cognitives de patients âgés atteints de la maladie d'Alzheimer à un stade peu avancé s'améliorent – comme leur sommeil et leurs troubles de l'humeur – après une opération de la cataracte qui leur permet de retrouver une bonne vue.

Le rôle des anti-inflammatoires non stéroïdiens Les patients souffrant d'arthrite rhumatismale qui prennent des anti-inflammatoires non stéroïdiens (AINS) pour soulager leurs douleurs sont moins susceptibles d'être touchés par la maladie d'Alzheimer. Ces médicaments réduiraient en effet l'inflammation du cerveau qui contribue au déclin cérébral.

Les jeux vidéo retarderaient le déclin des facultés mentales

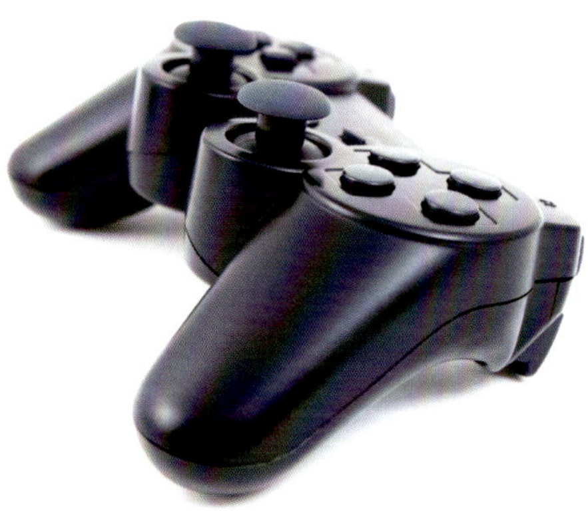

Des tests sont en cours pour déterminer si les puissants anti-inflammatoires utilisés contre l'arthrite pourraient aider les malades d'Alzheimer. Toutefois, ces médicaments ont des effets secondaires parfois dangereux. Aussi, pour l'heure, rien ne justifie un traitement préventif.

Marchez ! Selon certains scientifiques, plus vous êtes actif entre 20 et 59 ans, moins vous risquez de développer la maladie d'Alzheimer. Et après 60 ans, les bienfaits de l'exercice physique perdurent. Selon une étude américaine menée auprès d'un panel d'hommes âgés de 71 à 93 ans, ceux qui marchent moins de 300 m par jour sont deux fois plus exposés à la démence que ceux qui parcourent plus de 3 km quotidiennement. De même, une autre étude menée sur des femmes âgées de 70 à 81 ans a mis en évidence qu'une heure et demie de marche hebdomadaire suffit à obtenir de meilleurs résultats aux tests de capacités mentales. Si vous savez des antécédents familiaux de maladie d'Alzheimer, faites de l'exercice chaque jour.

Découvrez la méditation de pleine conscience Des études menées en Suède ont révélé que l'on risque moins de développer la maladie d'Alzheimer si l'on est de nature flegmatique que si l'on est nerveux ou pessimiste : les personnes calmes, ouvertes et sociables sont moins exposées à la maladie. Mais comment adopter une attitude positive quand on voit toujours le verre à moitié vide ? La technique de méditation dite « de pleine conscience » peut être une solution. Elle vise à cultiver la compassion, la curiosité et la conscience du moment présent. Une seule séance pourrait réduire le stress et éviter la déprime. Faites une recherche sur Internet pour trouver des

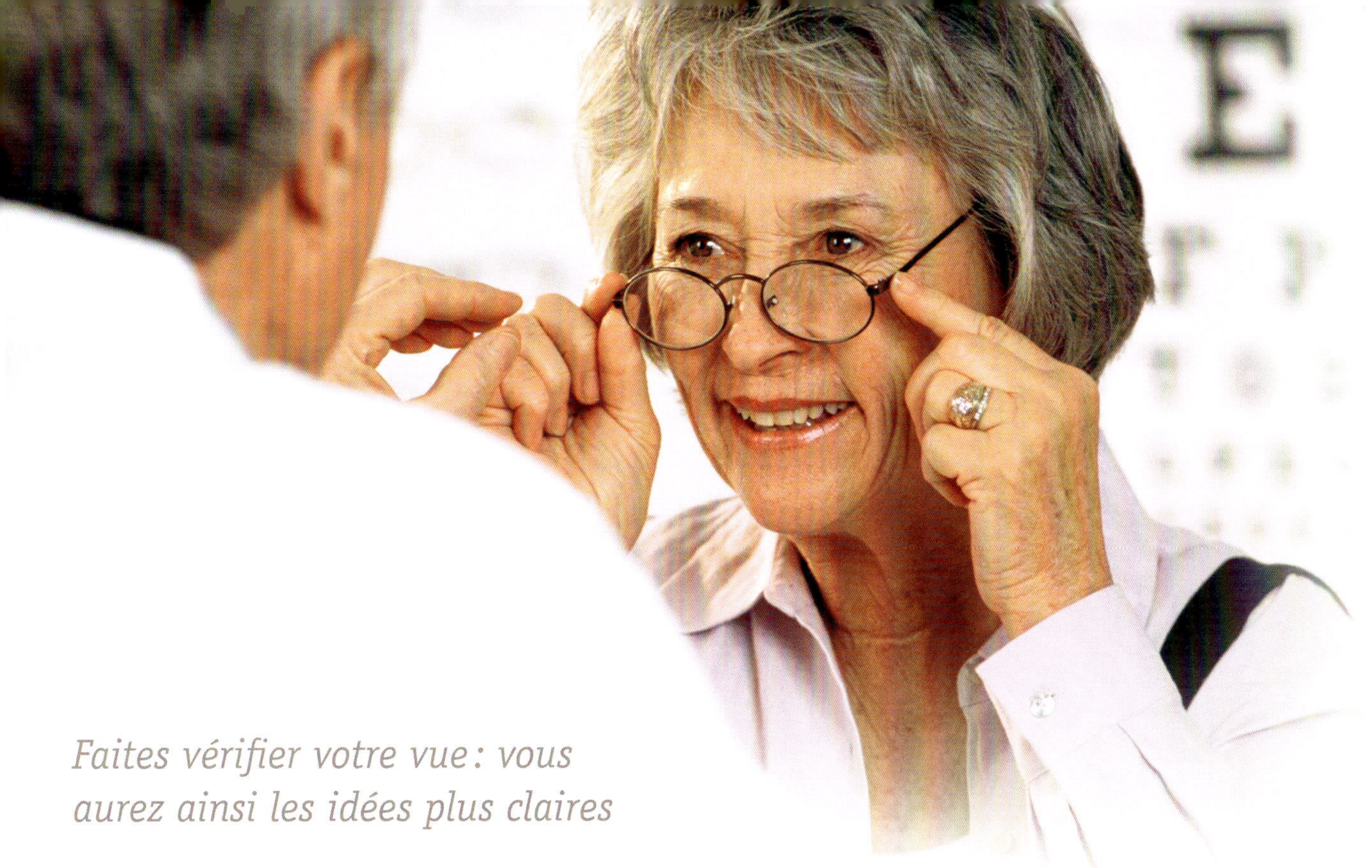

Faites vérifier votre vue : vous aurez ainsi les idées plus claires

associations qui organisent des stages. Voici quelques conseils pour être plus positif.

★ **Détendez-vous** Respirez profondément pendant quelques minutes, une ou deux fois par jour : essayez la technique présentée page 305.

★ **Faites-vous masser** Peu importe le type de massage choisi. L'essentiel est qu'il vous convienne.

★ **Pratiquez le yoga** Il n'est jamais trop tard pour commencer ! Choisissez un cours correspondant à votre niveau.

★ **Marquez une pause** En prenant du recul par rapport à vos soucis, vous vous sentirez, à long terme, bien mieux.

● Soignez votre apnée du sommeil

Six personnes âgées sur dix sont affectées par ces arrêts respiratoires de quelques secondes pendant le sommeil. Or cette maladie induit une mauvaise oxygénation du sang, ce qui augmente le risque de démence. Selon une étude américaine, près de la moitié des sujets souffrant d'apnée du sommeil ont eu des problèmes cognitifs ou sont touchés par la démence, contre un sur trois autrement. Le traitement consiste à porter un masque relié à un appareil qui régule la respiration pendant la nuit.

ÉTONNANT !

Dépister la maladie d'Alzheimer par le nez

La quête de nouvelles méthodes de dépistage précoce de la maladie d'Alzheimer donne parfois lieu à des découvertes étonnantes. L'une des plus prometteuses est sans doute l'analyse des dépôts des muqueuses nasales. Des chercheurs allemands ont constaté que la protéine Tau, substance qui détériore les neurones chez les malades d'Alzheimer, se dépose sur les voies nasales bien avant l'apparition des signes de déclin mental. Des études supplémentaires sont cependant encore nécessaires pour confirmer la validité de cette technique de dépistage.

Les secrets de la lutte CONTRE LA DÉMENCE

En 2012, plus de 30 millions de personnes dans le monde souffraient de démence, un nombre qui va augmenter avec l'accroissement et le vieillissement de la population. C'est pourquoi les chercheurs redoublent d'efforts pour mettre au point de nouveaux traitements susceptibles d'en ralentir les symptômes et d'en réduire leur gravité. Voici quelques pistes à l'étude.

Tout récemment encore, on pensait ne pas pouvoir faire grand-chose pour les patients atteints de démence, terme qui regroupe diverses formes de perte des facultés mentales, la plus courante étant la maladie d'Alzheimer, suivie de la démence vasculaire.

Lutter contre les plaques

Chez les patients atteints de la maladie d'Alzheimer, des plaques de protéines – appelées amyloïdes – se forment dans le cerveau et nuisent à la transmission des messages nerveux. De nos jours, la recherche se concentre sur l'utilisation de peptides (molécules constituant les protéines) qui stopperaient le processus de formation des plaques. En 2012, par exemple, des chercheurs américains ont réalisé des essais sur le bexarotène, un médicament utilisé contre le cancer et qui contribuerait selon eux à la destruction des plaques amyloïdes à une « vitesse sans précédent ». Des essais supplémentaires doivent encore valider ces premiers résultats.

D'autres études visent à déterminer si des médicaments peuvent inciter le système immunitaire à attaquer et à détruire les plaques amyloïdes. Suite à une étude intensive menée pendant vingt ans, un nouveau médicament, le CPHPC, a été mis au point pour éliminer les amas d'amyloïdes en s'attaquant à la protéine (SAP) qui maintient leur cohésion à mesure que la maladie d'Alzheimer progresse. Les recherches doivent se poursuivre afin d'établir si l'élimination de cette protéine est susceptible d'éviter une détérioration de l'état du patient.

Un thé protéiné

D'autres études se sont intéressées à une protéine présente dans le thé vert qui pourrait limiter la production de bêta-amyloïdes qui joueraient un rôle crucial dans le développement de la

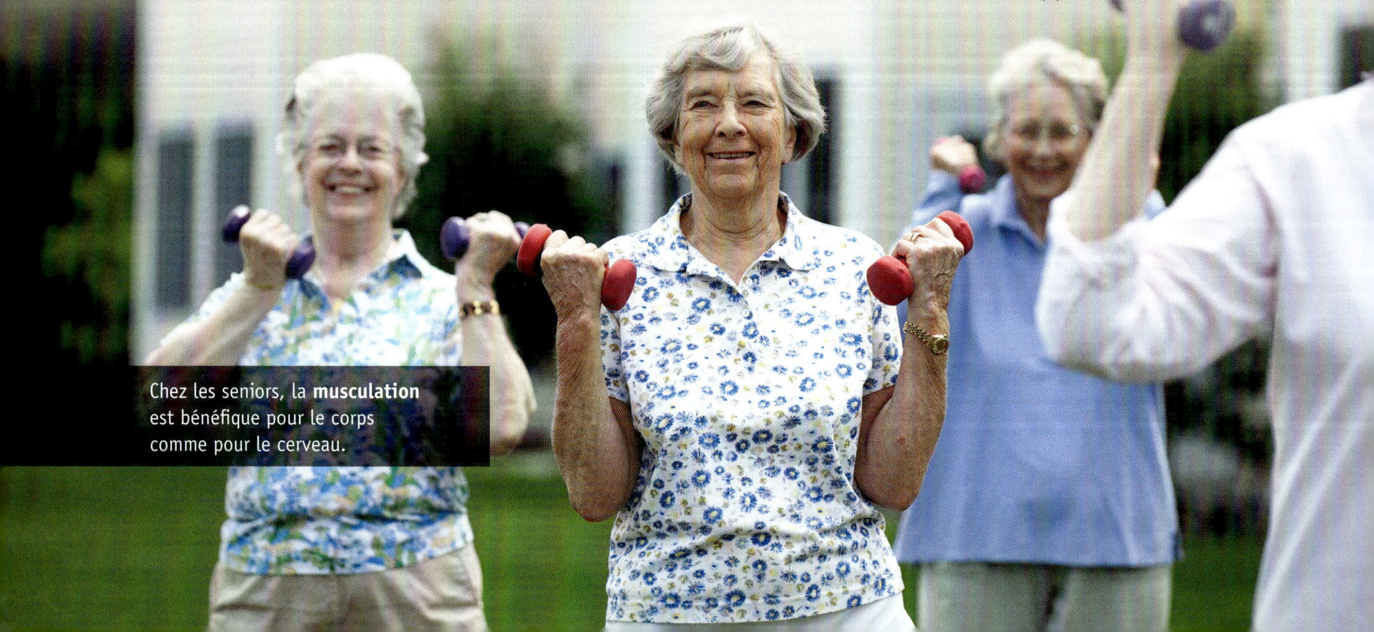

Chez les seniors, la **musculation** est bénéfique pour le corps comme pour le cerveau.

maladie d'Alzheimer. Le composant actif est un antioxydant appelé épigallocatéchine gallate (EGCG). Malheureusement, les chercheurs ont également découvert que l'action de l'EGCG était inhibée par d'autres composants du thé, de sorte que l'antioxydant devra être isolé afin d'être efficace. Boire du thé vert n'aurait donc pas d'effets sur la maladie.

Les traitements actuels

La maladie d'Alzheimer étant, à ce jour, irréversible, le traitement se fonde sur des molécules susceptibles de ralentir les symptômes tout en assurant la meilleure qualité de vie possible au patient.

Faciliter la transmission

De réels progrès ont été réalisés quant à la mise au point de médicaments inhibant l'action de la cholinestérase, enzyme qui décompose l'acétylcholine, messager neurochimique sévèrement mis à mal chez les malades atteints d'Alzheimer. Ceux qui sont traités par inhibiteurs de cholinestérase gagnent souvent en motivation, en assurance, en faculté de raisonnement, et leur anxiété s'atténue. Les membres de l'équipe médicale qui suivent votre dossier (ou celui d'un de vos proches) sont à même de répondre à vos interrogations concernant le traitement prescrit.

Équilibrer la chimie du cerveau Le glutamate est un neurotransmetteur qui active les neurones pour qu'ils diffusent les messages dans tout le cerveau. Or un excès de glutamate est non seulement toxique, mais il contribue également à la dégénérescence des neurones. Des médicaments dits inhibiteurs des récepteurs NMDA bloquent l'activité des glutamates et ralentissement la progression des symptômes. Ils sont efficaces chez les patients sévèrement atteints et chez ceux qui ne peuvent pas prendre d'inhibiteurs de cholinestérase.

Des activités variées Une étude menée pendant un an en Bavière a comparé deux groupes de patients à différents stades de démence. En plus du traitement habituel, l'un des deux groupes a participé à des activités variées deux heures par jour : jeux, jardinage, pétanque, gymnastique, chant… Chez les personnes actives, les symptômes de démence ne se sont pas aggravés, alors que cela a été le cas dans le groupe contrôle. L'activité a donc un effet très positif sur la capacité des patients à effectuer des tâches quotidiennes.

Les bienfaits de l'exercice

Dans le cadre d'une étude canadienne, des femmes âgées de 70 à 80 ans souffrant de légers problèmes de mémoire ont été réparties en trois groupes, chacun réalisant une activité différente : musculation, marche et enfin exercices d'équilibre et de tonicité. Chaque groupe a travaillé deux fois par semaine pendant six mois. Les sujets ont ensuite passé une IRM et effectué des tests cognitifs portant sur la mémoire, l'attention et l'organisation. Si toutes ont bénéficié de ces activités, celles du groupe pratiquant la musculation ont réalisé les progrès les plus importants.

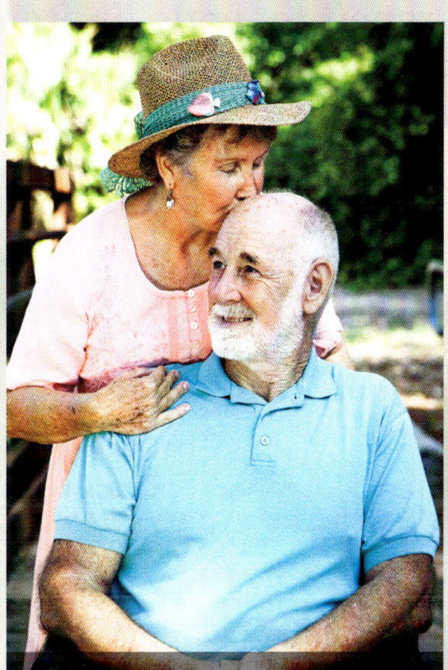

Les traitements médicamenteux modernes, ainsi que des soins adaptés, peuvent améliorer la vie des patients atteints de démence.

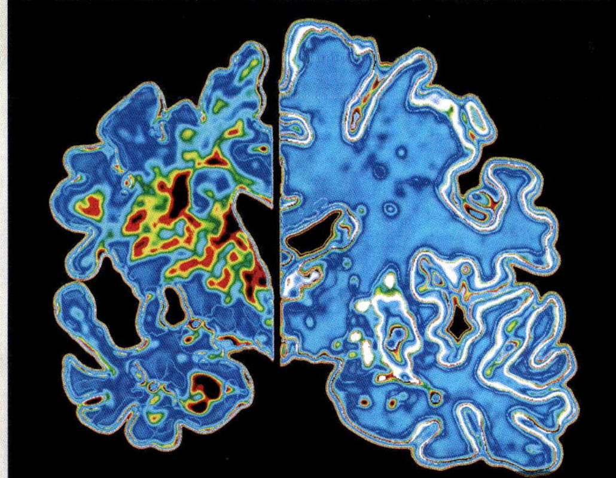

Un cerveau touché par la maladie d'Alzheimer (à gauche) est bien plus petit qu'un cerveau sain (à droite) du fait de la perte de neurones.

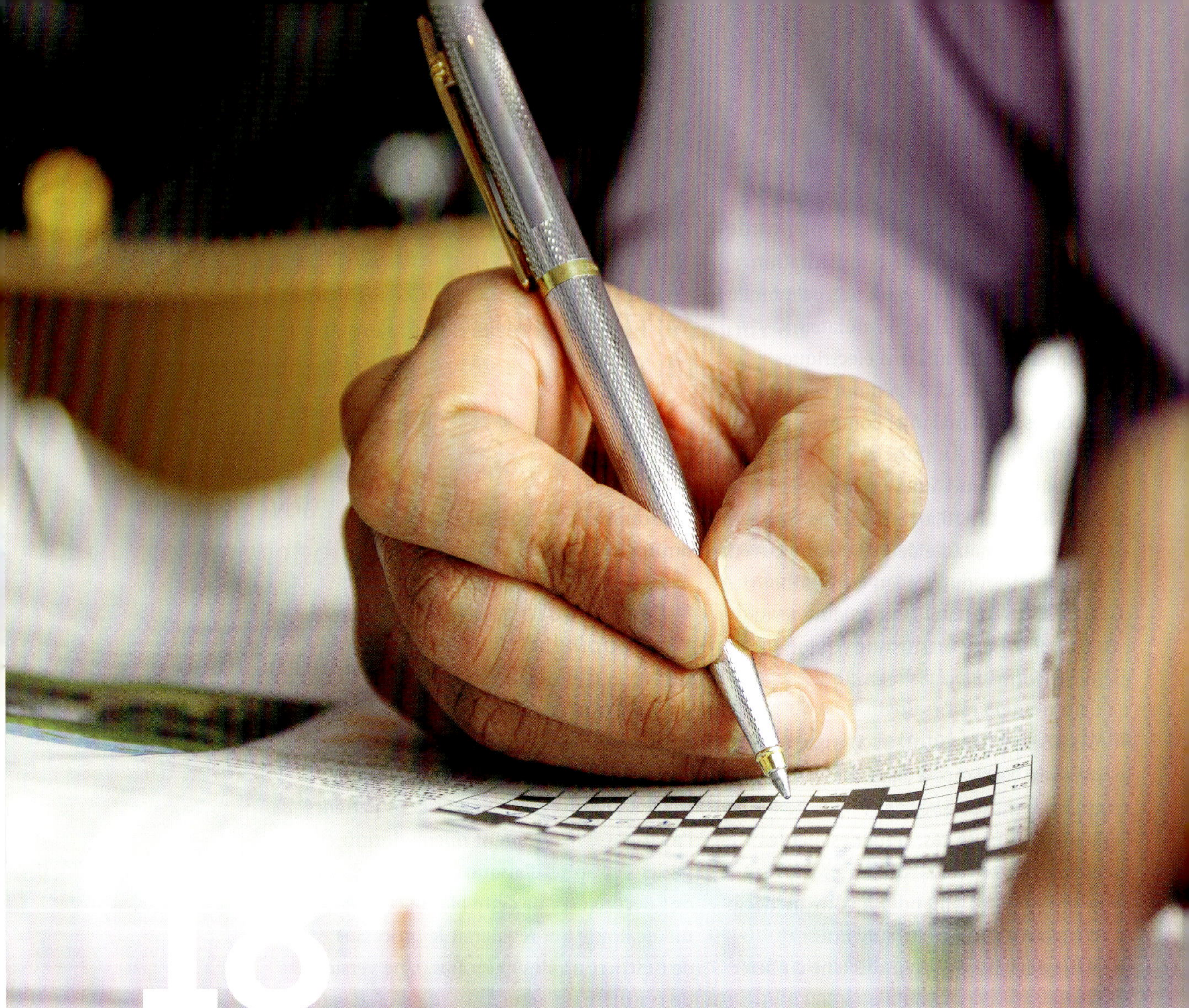

16 Doper SA MÉMOIRE

La mémoire est bien davantage qu'un simple système de classement ! Des souvenirs d'enfance jusqu'à l'endroit où vous avez laissé vos clés, elle joue un rôle essentiel dans la vie... La conserver est crucial. Heureusement, les chercheurs ont prouvé que les oublis ne sont pas une fatalité liée à l'âge. Voici quelques conseils pour préserver vos précieux souvenirs.

Entretenir SA MÉMOIRE

Tout comme c'est le cas pour le corps, la qualité de la mémoire dépend de la façon dont vous l'entretenez et, plus précisément, de ce que vous mangez et buvez. Voici quelques conseils pour la préserver, quel que soit votre âge, grâce à un régime sain, varié... et stimulant.

● **Mangez des légumes verts** Épinards, brocolis, mâche et choux sont riches en acide folique (ou vitamine B9), censé améliorer les capacités de la mémoire et le traitement de l'information. Des chercheurs néerlandais voulant vérifier cette affirmation ont donné un complément d'acide folique à un groupe de volontaires et un placebo à un deuxième groupe. À l'issue de l'expérience, les personnes du premier groupe avaient une bien meilleure mémoire que les autres. Aussi, n'hésitez pas à manger des légumes verts le plus souvent possible !

● **Du poisson gras deux fois par semaine** Plusieurs études ont montré les bienfaits des poissons gras pour la mémoire. D'une part, un taux élevé de DHA (acide docosahexaénoïque) – l'acide gras oméga-3 présent dans le saumon, la sardine et le maquereau – améliore les fonctions cognitives et réduit le risque de démence chez les personnes âgées. D'autre part, les acides gras oméga-3 contribuent à renforcer les synapses, ces liaisons qui relient les neurones entre eux. Consommez donc des poissons gras ou prenez vos oméga-3 sous forme de gélules.

● **Prenez un petit déjeuner équilibré** Qu'il soit composé de protéines, de féculents ou de lipides, le petit déjeuner est essentiel, ne le sautez pas. Mais pour votre mémoire, certains ingrédients ont davantage d'intérêt que d'autres. Les féculents doivent y figurer : les glucides qu'ils comportent augmentent le taux sanguin de glucose, principal carburant du cerveau. Voici quelques suggestions de petits déjeuners bons pour la mémoire.

★ **Une tranche de pain grillé au blé entier** avec de la pâte à tartiner, accompagnée d'une banane découpée en rondelles ou de yaourt maigre saupoudré de muesli et de fruits.

Prendre un petit déjeuner équilibré est bon pour la mémoire

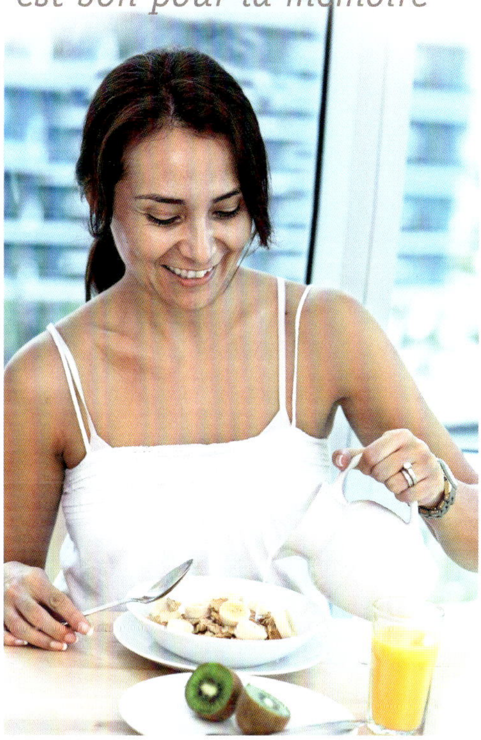

★ **Un bol de flocons d'avoine** ou de céréales parsemé de fruits secs et d'amandes effilées.
★ **Un petit pain complet** agrémenté de rondelles de tomate et de concombre, et d'une poignée de baies.

• Pour stimuler votre mémoire, essayez le guarana Ce fruit de la forêt tropicale amazonienne a longtemps été utilisé par la population indigène comme un stimulant naturel. Une caractéristique aujourd'hui confirmée par une étude britannique qui a montré qu'il pouvait réduire la fatigue mentale et rendre plus alerte. En outre, il doperait la mémoire, la vigilance et le moral. Le guarana renferme un composé appelé guanine, qui stimulerait progressivement les fonctions cognitives des heures durant sans les à-coups que provoquent souvent les boissons à la caféine. Vous trouverez des produits contenant du guarana dans les magasins diététiques.

• Renoncez aux gâteaux Le surpoids affecte la mémoire. Des chercheurs américains ont mesuré les performances d'apprentissage et la mémoire de près de 500 personnes divisées en groupes en fonction de leur indice de masse corporelle (IMC) : plus l'IMC était important, moins les résultats aux tests étaient bons. Un conseil : savourez des gâteaux lors des grandes occasions et prenez plutôt un fruit au dessert le reste du temps.

• Contrôlez vos apports en vitamine B12 Également appelée cobalamine, c'est la seule vitamine inexistante dans les fruits et légumes. Associée à l'acide folique (vitamine B9), elle aide l'organisme à dissocier l'homocystéine, un acide aminé qui peut déclencher des inflammations des vaisseaux sanguins, à l'origine de l'obstruction des artères et, par extension, des problèmes de mémoire. Les sources de cobalamine sont essentiellement la viande et les abats, ainsi que les œufs et les laitages. Votre médecin

LES DIFFÉRENTS TYPES DE MÉMOIRE

Afin de diagnostiquer les différents problèmes susceptibles d'affecter la mémoire, il faut mieux la connaître et la définir. Voici les trois grandes catégories de mémoire.

• Mémoire sensorielle Elle retient les impressions temporaires des sens (vue, ouïe, goût, odorat et toucher) à l'instant même de leur perception. Cette forme de mémoire tend à s'évanouir dès l'arrêt du stimulus. Seule la mémoire olfactive perdure plus longtemps, car elle est souvent liée aux émotions éprouvées au moment où l'on sent un parfum ou une odeur.

• Mémoire à court terme C'est une archive temporaire dans laquelle les informations comme le numéro de téléphone que vous allez composer ou le nom d'une personne que vous venez de rencontrer sont stockées pendant quelques secondes ou quelques minutes. Avec l'âge, elle perd peu à peu de son efficacité.

• Mémoire à long terme C'est une archive plus durable, qui stocke les informations pendant des heures, voire des années. Ces souvenirs composent la mémoire déclarative (faits précis auxquels on peut se référer) et la mémoire procédurale (aptitudes apprises, comme savoir nager ou faire du vélo). Le cerveau conserve souvent les informations de la mémoire procédurale même lorsque la mémoire à court terme est altérée.

peut également vous prescrire un complément pour parer une carence.

● **Devenez végétarien** Adopter un régime sans viande rouge – riche en graisses saturées – est un bon moyen de faire baisser son taux de « mauvais » cholestérol (LDL). Celui-ci attaque les vaisseaux, ce qui, à long terme, est susceptible d'affecter la mémoire. En revanche, selon une étude britannique, un taux élevé de « bon » cholestérol (HDL) est un gage de bonne mémoire. Si les végétariens ont, en général, un taux de cholestérol inférieur à celui des consommateurs de viande, les végétaliens, qui ne consomment aucun produit d'origine animale, présentent un taux encore plus bas. Sans pour autant changer totalement de régime alimentaire, consommez de la viande moins souvent et remplissez votre assiette de légumes.

Pour en savoir plus sur le cholestérol, voir *La circulation sanguine p. 31.*

● **Consommez davantage de sauge**
Pour doper votre mémoire, mettez de la sauge dans vos plats ! L'action anti-inflammatoire de cette plante permettrait en effet de stimuler la mémoire pendant plusieurs heures. Des chercheurs britanniques ont invité de jeunes adultes à participer à un test de mémoire, donnant aux uns des gélules d'huile essentielle de sauge et aux autres un placebo. Les membres des deux groupes ont été régulièrement interrogés pour voir le nombre de mots dont ils se souvenaient. Le premier groupe a toujours obtenu de meilleurs résultats. Profitez donc des bienfaits de la sauge : buvez des infusions à base de feuilles fraîches et utilisez-la dans les sauces ou pour parfumer vos viandes et vos poissons.

L'extrait de guarana, fruit originaire d'Amazonie, stimulerait le cerveau

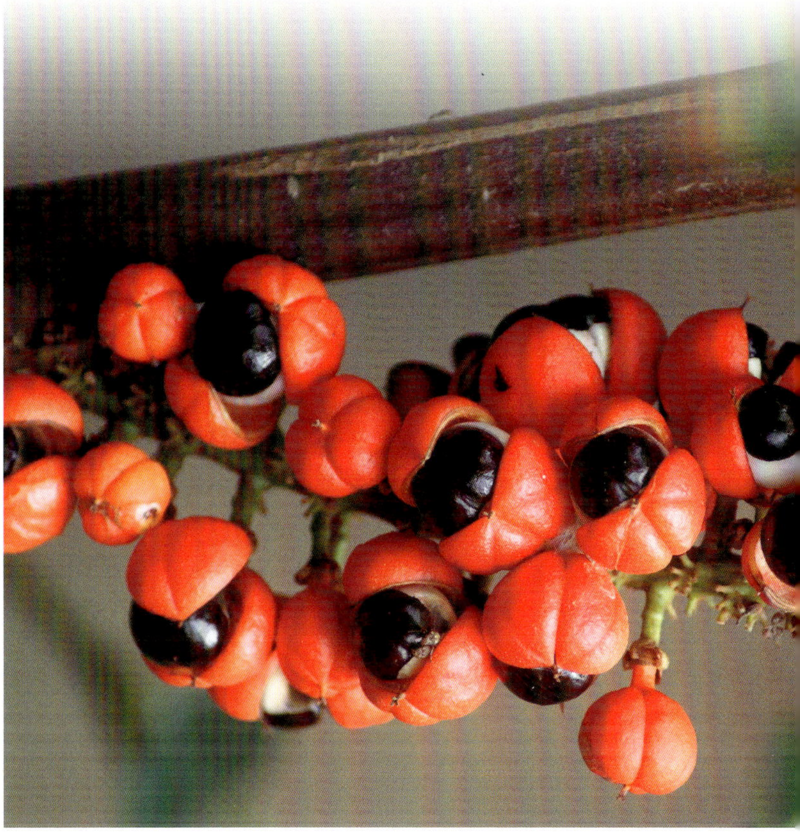

● **Adoptez le ginkgo** L'extrait de feuilles de *Ginkgo biloba* contient des composés antioxydants qui dilatent les vaisseaux sanguins et empêchent ainsi leur obstruction, améliorant la circulation du sang et favorisant l'irrigation du cerveau. Ces actions permettent ainsi de prévenir les pertes de mémoire liées à une oxygénation insuffisante. L'extrait existe sous forme de gélules ou de solutions buvables. Demandez conseil à votre médecin ou votre pharmacien.

● **Pensez aux fruits en cas de fringale** Le raisin, par exemple, est riche en composés phytochimiques et antioxydants, qui favorisent l'irrigation du cerveau et renforcent les fonctions cognitives comme la mémoire. À l'inverse, les acides gras trans, présents dans les aliments industriels, ont un impact négatif sur les artères et le taux de cholestérol. Plutôt que des chips ou des biscuits, mangez donc un fruit, votre ligne comme votre mémoire en profiteront.

● **Stimulez votre mémoire avec du romarin** Cet aromate a longtemps été le symbole du souvenir, une interprétation que des chercheurs britanniques ont vérifié : les personnes auxquelles ils ont fait inhaler de l'huile essentielle de romarin ont en effet vu s'améliorer nettement leurs capacités mémorielles. Versez-en quelques gouttes sur un diffuseur ; son arôme doux se répandra dans votre maison, et vous aidera aussi à renforcer votre concentration et votre mémoire.

● **Passez au déca** Une ou deux tasses de café décaféiné par jour permettraient de remédier aux pertes de mémoire liées à l'âge, voire de les prévenir. C'est du moins ce qu'affirment des chercheurs américains qui ont montré que la prise de café décaféiné pendant plusieurs mois renforçait la capacité du cerveau à métaboliser (exploiter) le glucose sanguin. Ils ont également indiqué qu'il pouvait être bénéfique pour les diabétiques de type 2, particulièrement sujets aux problèmes de mémoire.

● **Mangez des lentilles** Elles sont riches en fer, un composant essentiel de l'hémoglobine, la substance qui transporte l'oxygène dans les globules rouges. Et les fonctions cognitives, comme la mémoire, sont tributaires d'un apport en sang bien oxygéné. Si le fer des lentilles et autres légumes secs est bien assimilé par le corps, celui de la viande rouge l'est encore mieux. De ce fait, il est recommandé aux végétaliens et aux végétariens de prendre un complément alimentaire.

ASTUCE

Hydratez-vous !
Le cerveau étant composé à 85 % d'eau, il n'est pas surprenant que le manque de fluides affecte immédiatement la mémoire. La déshydratation peut en effet perturber le fonctionnement du cerveau et entraîner une confusion mentale. Une baisse de 2 % de la teneur en eau du corps suffit à déclencher une désorientation ou des vertiges. Si vous n'aimez pas l'eau plate, ajoutez-y un zeste d'orange ou de citron, ou buvez des infusions.

● **Faites le plein de calcium** Pour garder une bonne mémoire, veillez à manger suffisamment d'aliments riches en calcium, comme le lait, les yaourts, le fromage, certaines eaux minérales mais aussi les légumes secs et les légumes verts. Attention cependant, la caféine peut favoriser l'élimination urinaire de calcium, il vaut donc mieux ne pas boire trop de café, de thé ni de boissons au cola.

● **Limitez vos apports caloriques** En étudiant les effets de l'alimentation sur la mémoire auprès de 1 233 personnes âgées de 70 à 89 ans, des chercheurs américains ont constaté qu'un régime de 2 150 à 6 000 kcal par jour doublait le risque de perte de mémoire ou de trouble léger de la cognition. S'ils ne peuvent pas encore prouver qu'un régime hypercalorique provoque des troubles de la mémoire, mieux vaut privilégier une alimentation équilibrée et respecter les apports journaliers recommandés.

Ne supprimez pas les glucides de votre alimentation Pour bien fonctionner, votre mémoire a en effet besoin d'un apport continu en glucose. Or il est tentant, lors d'un régime, de limiter drastiquement ces apports en glucides. Si vous désirez perdre du poids, mangez moins, mais équilibré, vous conserverez ainsi votre agilité mentale.

ÉTONNANT !

Le chewing-gum, l'allié de votre mémoire
La mastication activerait l'apport d'oxygène au cerveau, provoquant ainsi la libération d'insuline qui stimule la mémoire. Une étude a été élaborée pour valider cette affirmation. Soumises à des tests de mémoire et de concentration, les personnes qui avaient mâché du chewing-gum ont obtenu de meilleurs résultats que celles qui avaient mimé la mastication et celles qui n'avaient pas du tout mastiqué. Le premier groupe a par ailleurs obtenu des résultats plus précis à des tests de mémoire spatiale, consistant par exemple en des épreuves d'orientation dans un lieu inconnu.

L'arôme de l'huile essentielle de romarin pourrait améliorer les facultés intellectuelles

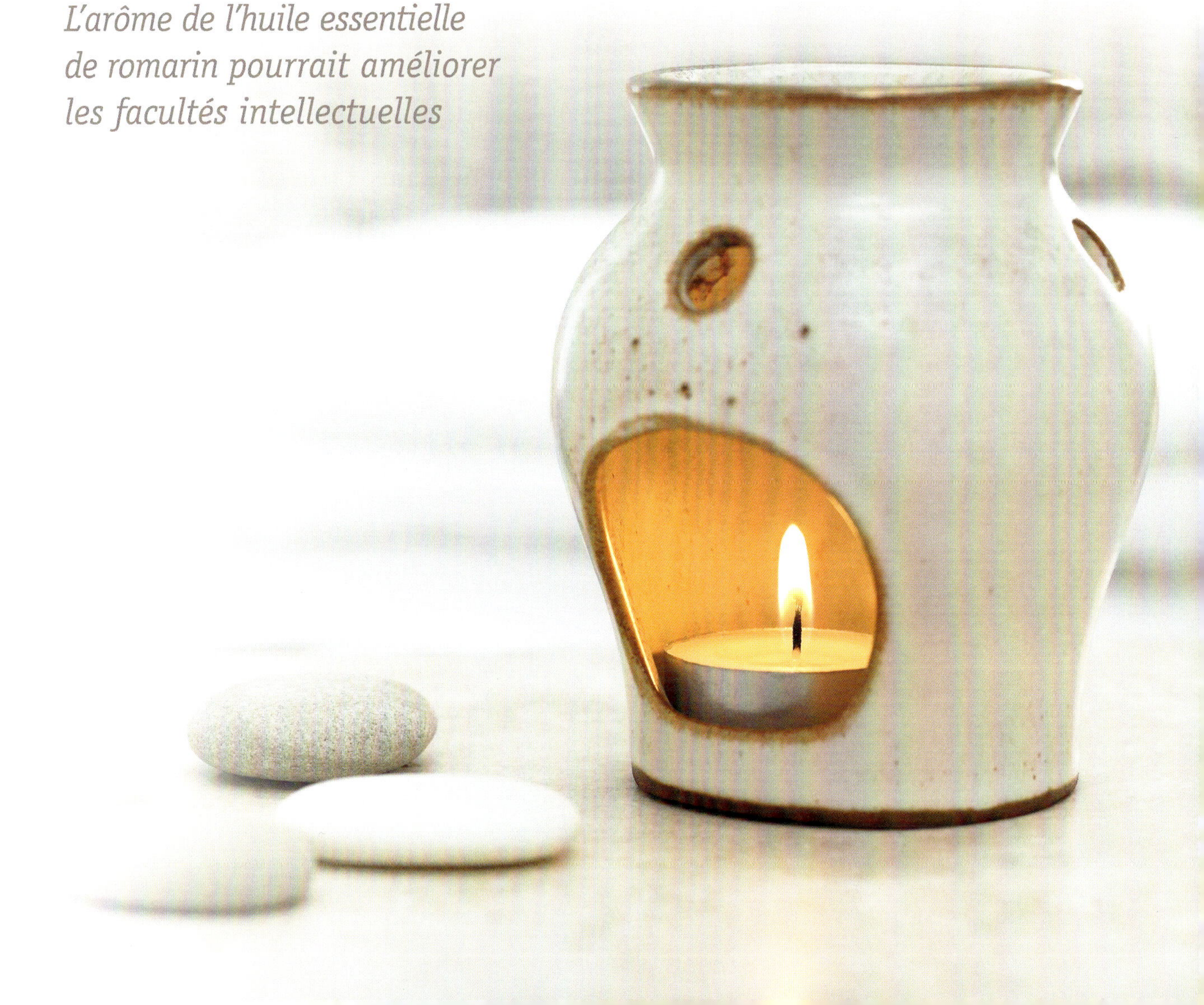

Les secrets pour STIMULER LA MÉMOIRE

Lorsque la plupart des gens ne savaient encore ni lire ni écrire, il fallait trouver d'autres moyens pour conserver et pour transmettre le savoir. Au XXIe siècle, alors que le flot d'informations est continu, vous pouvez améliorer votre mémoire en vous inspirant des savoir-faire des cultures ancestrales.

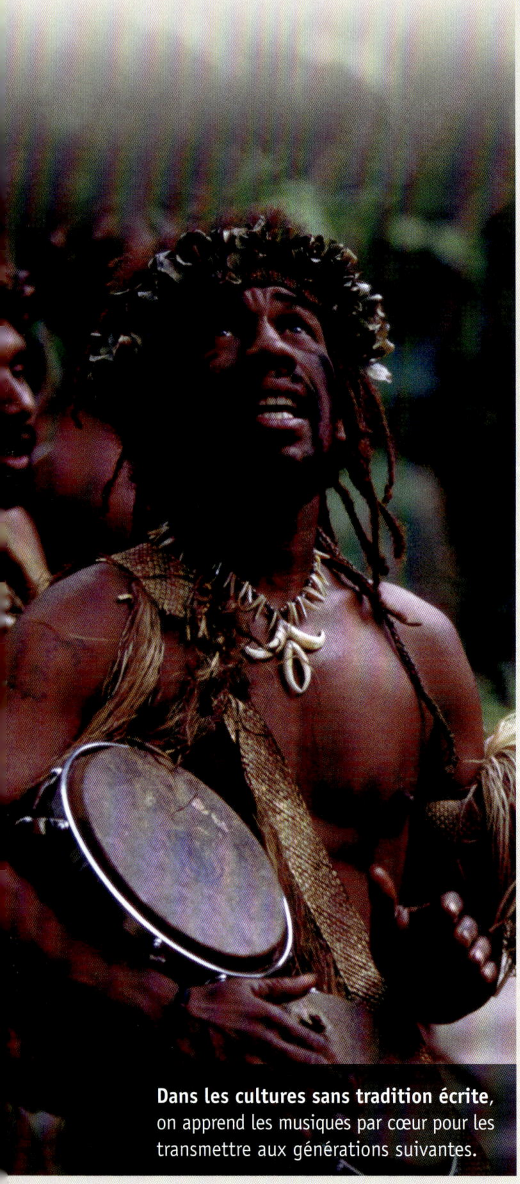

Dans les cultures sans tradition écrite, on apprend les musiques par cœur pour les transmettre aux générations suivantes.

Les hommes ont commencé à parler il y a environ 50 000 ans et, avec l'évolution des sociétés et du langage, à se transmettre leur expérience de génération en génération. Histoires, mythes et contes populaires ont été véhiculés par voie orale. Chez les Yoruba d'Afrique, les gardiens de la tradition orale étaient autrefois vénérés en tant qu'« historiens »: ils récitaient les informations pour mieux s'en souvenir. Aujourd'hui encore, les Luba d'Afrique centrale continuent de déclamer les listes de leurs rois. En outre, ils utilisent des colliers aide-mémoire et créent des *lukasas* – des tableaux couverts de broches et de perles de couleur qui symbolisent des noms et des lieux précis.

La musique, mémoire des faits et des lieux

Dans de nombreuses régions du monde, la musique, le chant et la danse sont au cœur de la tradition orale. Les Aborigènes d'Australie, par exemple, dont les ancêtres auraient créé le monde en chantant, identifient par un chant chaque élément du paysage et, ainsi, s'en souviennent.

Dans les cultures des peuples de la forêt tropicale amazonienne, les habitants mémorisent les trajets entre deux points en notant dans un coin de leur tête les subtiles différences de végétation de chaque parcelle du paysage. Se représentant leur trajet sous forme visuelle et spatiale, s'aidant du soleil et des étoiles pour s'orienter dans leurs voyages, ils réussissent à se déplacer à pied sur de longues distances sans s'égarer.

L'entraînement de la mémoire

Âgé de 21 ans, le champion du monde de mémoire 2010 et 2011 peut mémoriser 300 des 400 nombres énoncés à la vitesse d'un à la seconde et retenir l'ordre des cartes d'un paquet que l'on vient juste de mélanger en vingt-quatre secondes et vingt et un dixièmes seulement. Ses capacités, Wang Feng les doit à cinq à six heures de pratique quotidienne de multiples techniques, notamment la visualisation. Les méthodes consistant à s'entraîner pour aiguiser sa mémoire datent de l'Antiquité gréco-romaine. Si nombre d'informations importantes étaient alors consignées par écrit, les orateurs doués d'une mémoire exceptionnelle étaient profondément respectés.

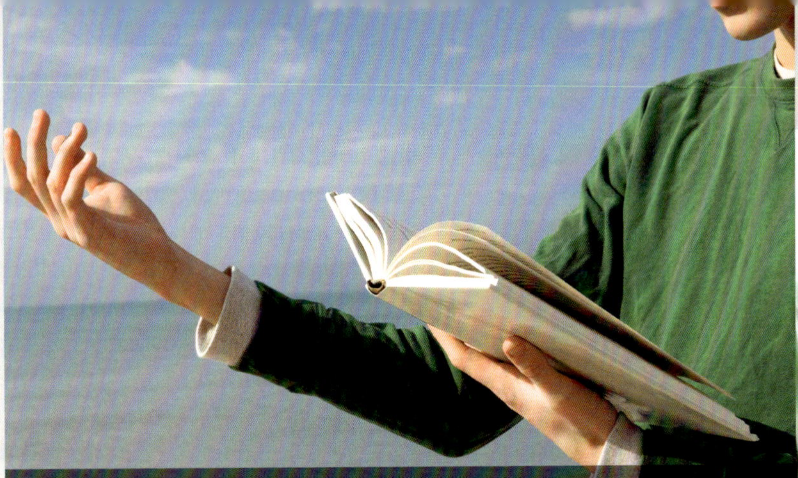

Le fait de lire à haute voix les informations que l'on veut retenir permet de mieux les fixer dans son cerveau.

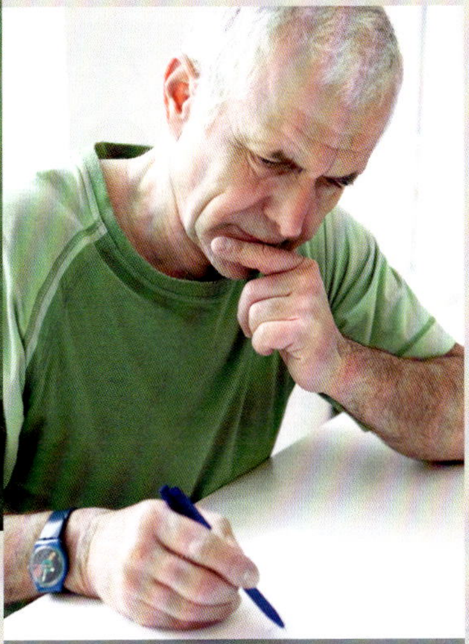

Mémorisez les listes de courses que vous venez d'écrire pour aiguiser votre mémoire.

Des outils pour faire travailler sa mémoire

Inspirez-vous des techniques d'autres cultures et essayez celles de mémorisation citées ci-dessous, vous observerez très vite des résultats.

Mémorisez par blocs Divisez les informations, comme les numéros de téléphone, en blocs aisément assimilables : il vous sera beaucoup plus facile de les retenir.

Racontez-vous une histoire Construisez une histoire avec les personnages et les faits que vous voulez mémoriser. Apparentée à la tradition orale de transmission des mythes et des contes populaires, cette technique permet d'apprendre, puis de retrouver facilement des informations.

Lisez à haute voix, cela facilite la mémorisation. L'exercice peut se pratiquer seul, mais aussi à deux. En effet, raconter ou expliquer des faits à une autre personne permet de mieux s'en souvenir.

Mémorisez en musique Le cerveau enregistre et se remémore mieux les informations apprises en musique ou en rythme. Une mélodie familière semble agir comme la bande sonore d'un « film intérieur » projeté dans le cerveau. Faites l'expérience et organisez les informations de votre choix en créant vos propres rythmes.

Créez des images visuelles colorées dans votre tête et associez-les aux noms des gens et des lieux dont vous voulez vous souvenir. Pour relier ces informations, dressez des « cartes de mémoire » avec des représentations fortes, qui pourront comporter des odeurs ou des textures.

Entraînez-vous régulièrement Suivez l'exemple de Wang Feng (voir page ci-contre) : pratiquez tous les jours. Essayez, par exemple, de retenir votre liste de courses. Recommencez jusqu'à ne plus rien oublier sur la liste. Cela vous paraîtra de plus en plus facile.

Classez vos souvenirs Créez votre système de classement mental. En rangeant les informations dans des « compartiments », vous renforcerez considérablement votre mémoire.

Placez vos souvenirs sur un chemin Vous les visualiserez ensuite dans l'espace.

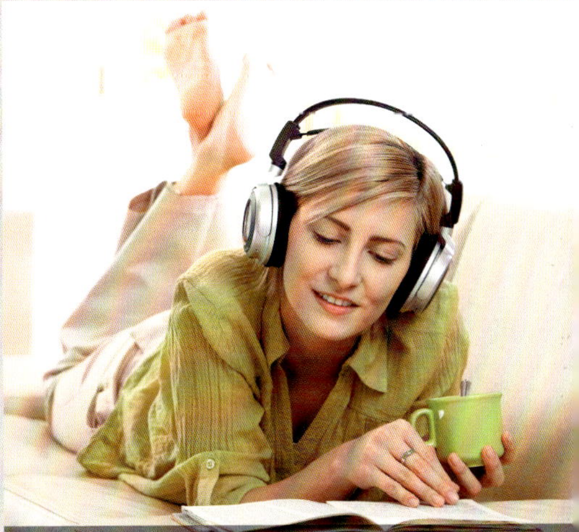

Apprenez en musique, vous mémoriserez plus facilement.

● **Surfez sur Internet** Faire des recherches sur Internet est un bon moyen de stimuler votre mémoire, car vous devez alors prendre toute une série de décisions mobilisant les circuits associés à l'attention, à la mémoire et au raisonnement. Ne vous sentez donc plus coupable de passer trop de temps devant votre ordinateur. Mais n'oubliez pas que les vraies rencontres, la socialisation, les promenades et les jeux de société sont des activités tout aussi essentielles pour les centres de la mémoire.

EN PRATIQUE

Faites le vide

Cet exercice de relaxation simple et rapide vous aidera à débarrasser votre esprit des informations inutiles. Choisissez un moment calme et un endroit où vous ne serez pas dérangé.

- Allongez-vous sur le dos, confortablement installé sur un matelas bien ferme ou un tapis de sol.
- Laissez vos pieds retomber vers l'extérieur et gardez les mains le long du corps, paumes vers le haut.
- Fermez les yeux et soufflez pour relâcher la tension. Respirez lentement et faites une pause après chaque expiration.
- Relâchez la tension dans vos orteils, vos pieds et vos jambes. Faites de même avec le bout des doigts, les bras et le cou. Laissez retomber vos épaules.
- Visualisez combien les muscles de votre visage se lissent et se détendent.
- Prenez conscience de la relaxation qui envahit tous les muscles de votre corps.
- Lorsque vous vous sentez prêt, ouvrez lentement les yeux et étirez-vous.
- Repliez les genoux. Roulez sur le côté et relevez-vous doucement.

● **Répétez le nom des gens** Vous venez d'être présenté à quelqu'un et, par manque d'attention, vous avez déjà oublié son nom… Voici quelques astuces pour éviter des impairs à l'avenir.

★ **Prenez le temps d'écouter** attentivement et répétez le nom dans votre tête ou à haute voix. Vous pouvez par exemple dire : « Ravie de faire votre connaissance, madame Untel. »

★ **Répétez le nom** des personnes que vous avez rencontrées le soir même, puis de nouveau le lendemain matin.

Les spécialistes appellent cette technique la « récupération espacée ». Elle est bien plus efficace que d'essayer de retrouver des noms cinq minutes avant une réunion ou une manifestation quelconque. Vous pouvez l'utiliser pour d'autres types d'informations comme mémoriser le nom de la rue où vous avez garé votre voiture : répétez-vous mentalement le nom de cette rue ou d'un repère à proximité, vous risquerez moins d'arpenter en vain tout le quartier…

● **Brossez-vous les dents trois fois par jour** Aussi surprenant que cela puisse paraître, les parodontites dues à une mauvaise hygiène buccale libéreraient des substances chimiques inflammatoires susceptibles d'affecter les zones du cerveau liées à la perte de mémoire. Aussi, brossez-vous bien les dents et consultez chaque année votre dentiste.

● **Jouez au touriste** Passez une journée à découvrir une ville que vous avez toujours voulu visiter : votre cerveau sera sollicité par la lecture des cartes et stimulé par la nouveauté des décors, des odeurs et des sons. Ces stimuli contribuent à la formation de nouvelles synapses, connexions essentielles entre neurones qui composent nos souvenirs. Si vous habitez une grande ville, partez explorer un quartier que vous ne connaissez pas.

• Changez votre façon de faire Si apprendre une nouvelle activité est bénéfique pour le cerveau, d'autres approches pour le stimuler sont facilement réalisables au quotidien. Ainsi, pour conserver un esprit vif et performant, n'hésitez pas à le surprendre : habillez-vous les yeux fermés, par exemple, ou changez de main pour tenir votre fourchette ou vous brosser les dents.

• Faites une pause Pour se rafraîchir les idées, une pause est souvent aussi efficace qu'une sieste. Des chercheurs américains ont demandé à des personnes d'effectuer une tâche intellectuelle puis les ont invitées à faire une pause et à rêvasser. À l'aide d'une technique d'imagerie révélant l'activité cérébrale, ils ont découvert que les régions du cerveau liées à la mémoire étaient alors aussi actives que lorsque les participants réalisaient leur tâche. Le cerveau continuerait ainsi à travailler, alors même que l'on se repose. N'hésitez donc plus à faire une pause café, même quand vous êtes débordé ; cela ne peut que vous aider.

L'utilisation d'une carte pour découvrir de nouveaux endroits stimule le cerveau et aide à fixer les souvenirs

ÉTONNANT !

L'excitation cristallise les souvenirs
La fixation des souvenirs dépend de processus physiques souvent grandement influencés par des substances chimiques agissant sur l'humeur. La sécrétion de ces substances fluctue et, selon les experts, plus l'émotion est vive lorsque l'on fait une nouvelle expérience, plus on a de chances de se souvenir des principaux détails. C'est la raison pour laquelle on retient plus facilement les moments passionnants.

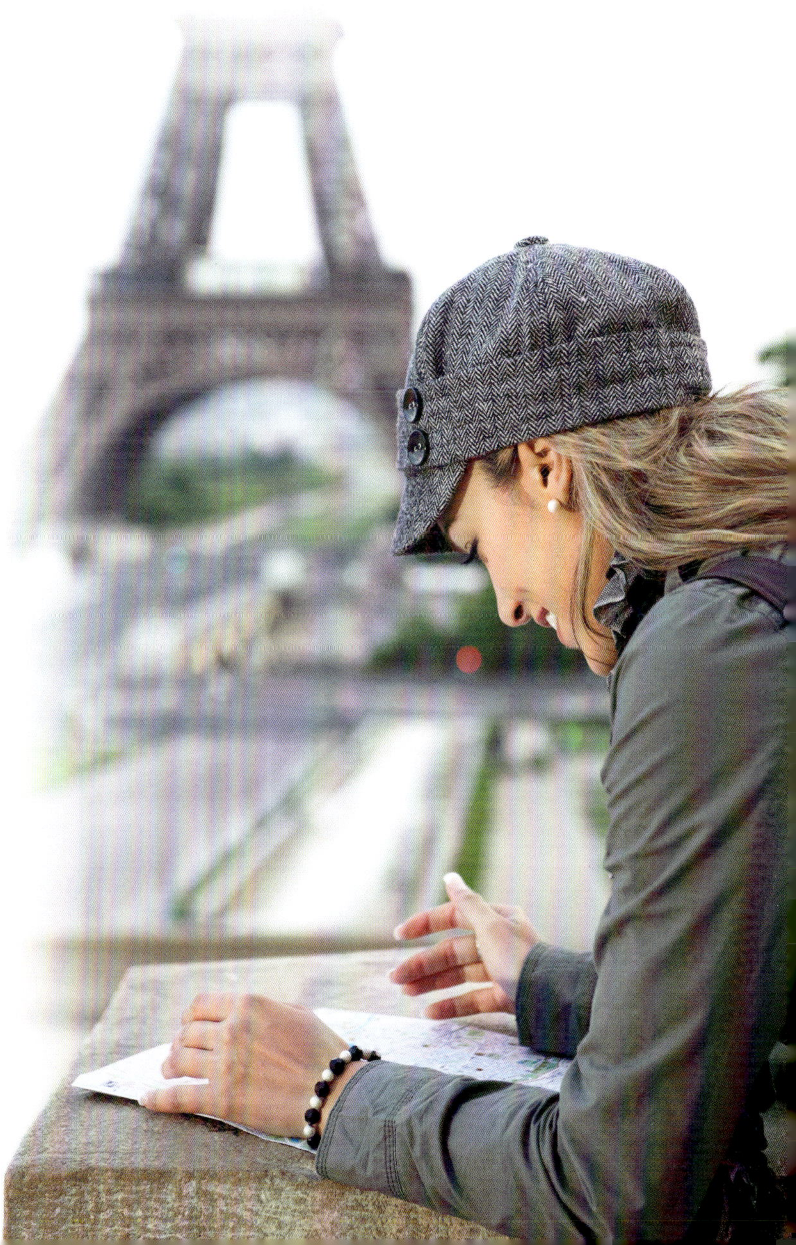

L'avis DES SPÉCIALISTES

Vous avez des problèmes de mémoire ? Cela peut être dû à une multitude de facteurs, dont la plupart ne sont pas liés à l'âge. Certains médicaments, tout comme les fluctuations hormonales et quelques maladies, agissent sur le cerveau. Voici quelques conseils de spécialistes pour régler ces problèmes.

- **Faites-vous aider en cas de dépression** Cette maladie ralentit la capacité du cerveau à traiter les informations, limite la faculté de concentration et réduit la mémoire. Elle provoque même des modifications physiologiques du cerveau. Des chercheurs britanniques ont effectué des scanners sur le cerveau de personnes atteintes de dépression et sur celui de personnes saines. Chez les individus déprimés, ils ont constaté une réduction du volume de l'hippocampe, la zone du cerveau associée à la mémoire. La maladie semble donc agir sur les synapses et, de ce fait, entraver la formation et le rappel des souvenirs. Aussi, si vous vous sentez déprimé et que votre mémoire vous joue des tours, consultez votre médecin sans tarder.

L'actée à grappes noires permet de lutter contre les problèmes liés à la ménopause et de relever le taux d'œstrogènes

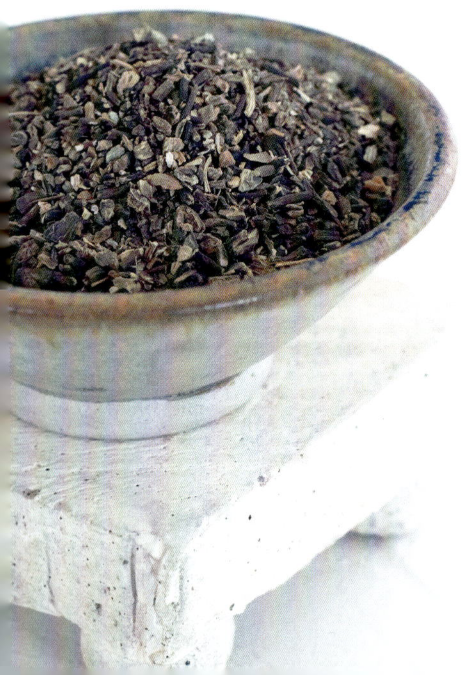

- **Les oublis de la femme enceinte** Selon une étude australienne, les femmes enceintes obtiennent, lors de tests de mémoire, de moins bons résultats que celles qui ne le sont pas. Outre les changements hormonaux, ce phénomène s'explique également par le changement de mode de vie associé à une perturbation des habitudes quotidiennes. Si vous ne pouvez rien faire contre les bouleversements hormonaux liés à la grossesse, vous pouvez essayer de dormir le plus possible et de suivre un régime équilibré.

- **Les pertes de mémoire à la ménopause** La diminution du taux d'œstrogènes, les hormones sexuelles féminines, affecterait les neurotransmetteurs – les messagers chimiques du cerveau. Discutez avec votre médecin de l'impact d'un éventuel traitement hormonal de substitution. Vous pouvez également envisager avec lui des solutions de phytothérapie, avec des plantes comme le trèfle rouge, le dong quai (un remède chinois), la sauge ou l'actée à grappes noires.

Pendant la grossesse, adopter un régime riche en éléments nutritifs est un bon moyen de fortifier la mémoire

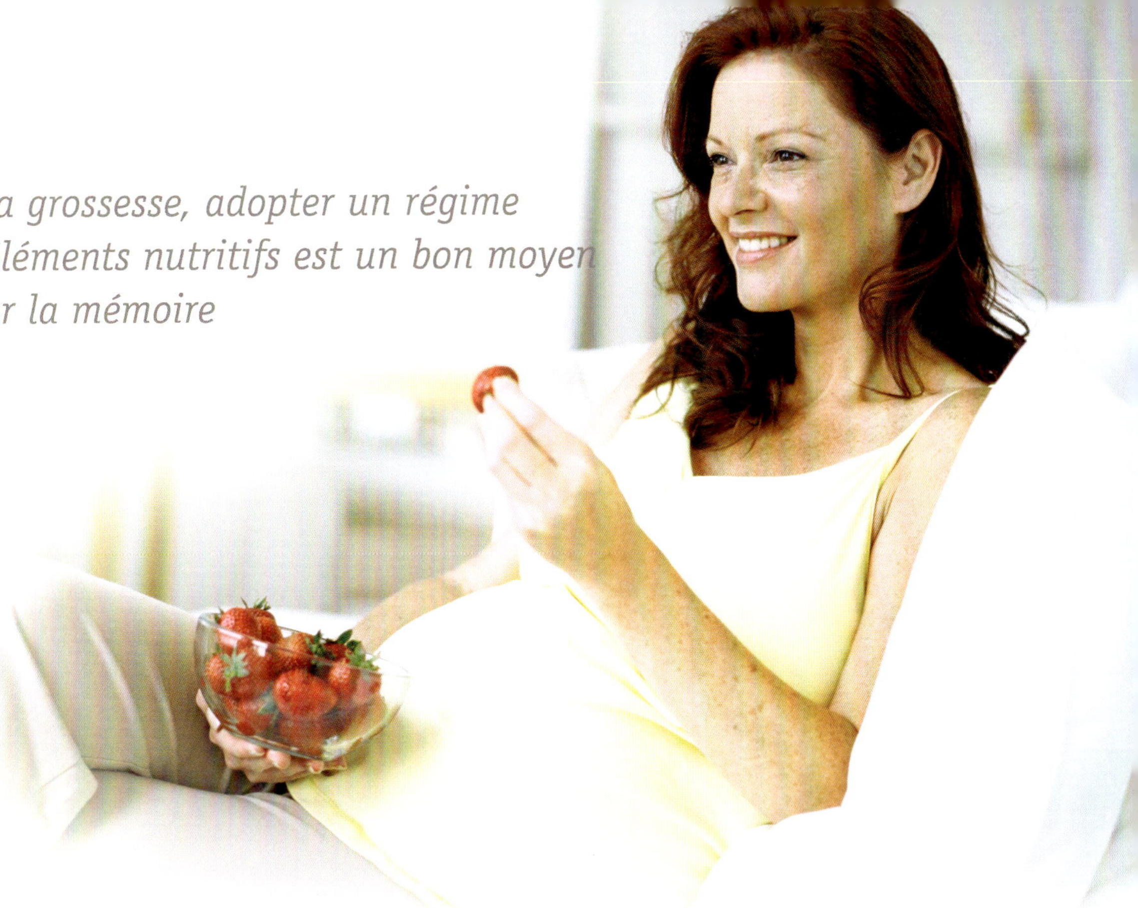

● Et si c'était la thyroïde ? Votre mémoire vous joue des tours, vous vous sentez fatiguée, ballonnée et déprimée ? Peut-être souffrez-vous d'hypothyroïdie, un déficit en hormones thyroïdiennes. Cette affection, plus fréquente chez la femme, toucherait 3 à 10 % des Français. Perturbant souvent de nombreuses fonctions psychiques, dont l'acuité mentale et la mémoire, l'insuffisance thyroïdienne est facile à diagnostiquer et se traite aisément. Discutez-en avec votre médecin ; si nécessaire, il vous prescrira les examens adéquats.

● Avez-vous vraiment besoin de somnifères ? Les somnifères ne sont pas des médicaments anodins. Pourquoi ne pas commencer par quelques méthodes alternatives ? Évitez d'abord d'absorber trop de boissons caféinées et de dîner trop tard. Faites davantage d'exercice physique, mais en évitant la toute fin de journée, car vous auriez du mal à faire retomber la tension. Enfin, une bonne hygiène de sommeil est également importante : couchez-vous et levez-vous aux mêmes heures, et réservez la chambre au sommeil. Si vos problèmes persistent, essayez une plante médicinale telle que la valériane et demandez conseil à votre médecin.

ÉTONNANT !

Une pilule de la mémoire

D'après des chercheurs américains, cette pilule serait pour bientôt ! En étudiant la protéine kinase PKR, ils ont découvert que le fait de bloquer l'action de cette enzyme augmentait l'excitabilité des neurones et améliorait leurs capacités d'apprentissage et de mémoire. Ils prévoient donc d'élaborer une pilule qui stimulerait la mémoire en agissant directement sur la PKR.

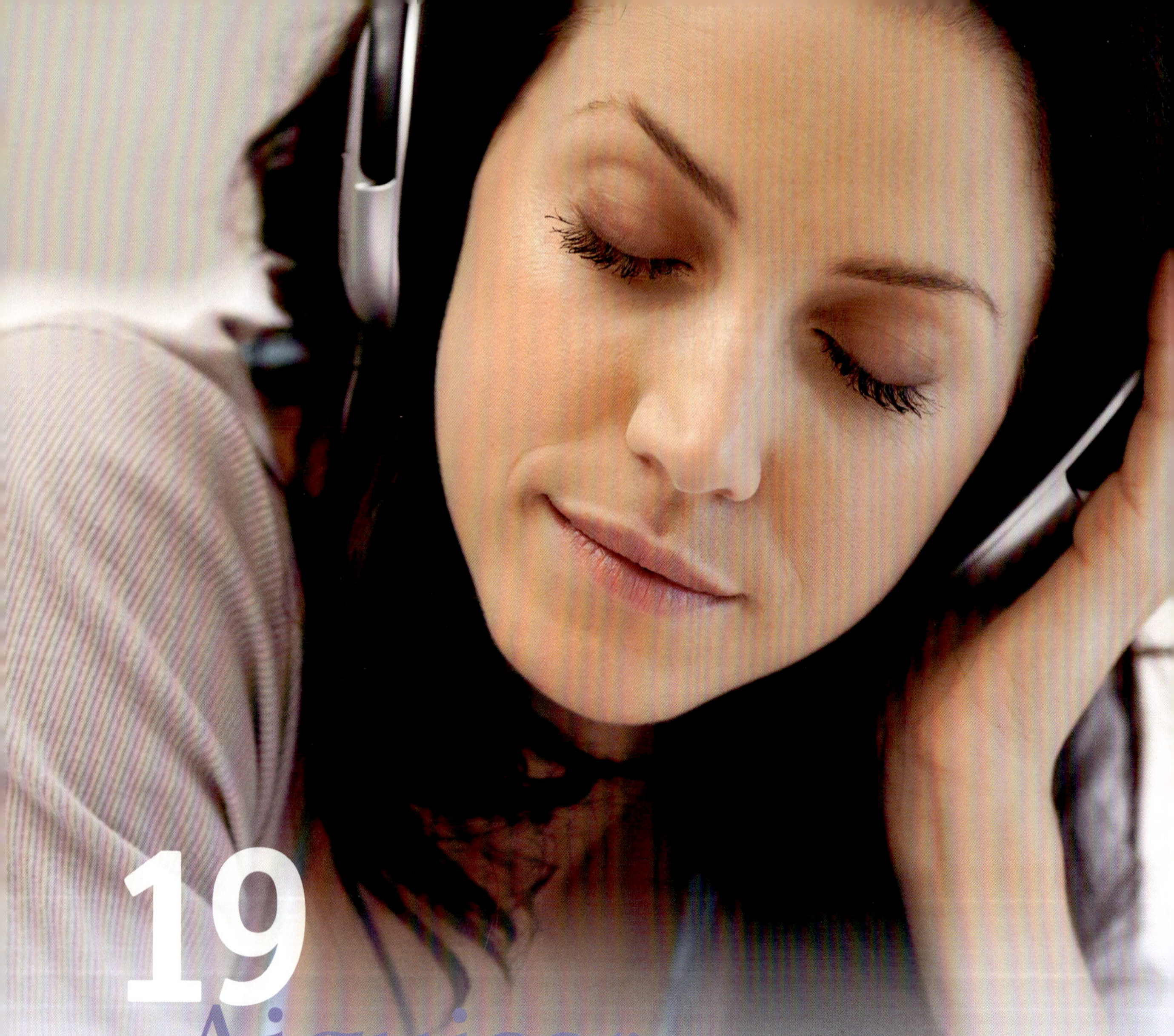

19 Aiguiser SES SENS

L'acuité des sens décline inévitablement avec l'âge... mais pas seulement ! Ce déclin est aussi parfois dû à une négligence. Si la science dispose aujourd'hui de nouvelles techniques toujours plus nombreuses et efficaces, vous pouvez aussi facilement préserver et même renforcer vos sens par des soins réguliers. Vous profiterez ainsi pleinement de la vie !

Préserver SA VUE

Le cerveau est plus sollicité par la vue que par tous les autres sens combinés : les yeux lui fournissent en effet la moitié des informations qu'il traite à l'état conscient. Pour les protéger des dégradations et des maladies, voici des astuces et des conseils aussi intéressants qu'efficaces.

● **Sentez votre maquillage pour les yeux** Vous n'y avez sans doute jamais pensé, mais des bactéries peuvent se développer dans des produits comme le mascara et provoquer des infections. Les professionnels de santé conseillent même de renouveler ses cosmétiques tous les trimestres. Si vous hésitez à vous débarrasser de ces produits (souvent très chers) avant de les avoir finis, il existe un moyen. La clinique Mayo, qui fait autorité aux États-Unis, recommande ainsi de les traiter de la même manière que la nourriture et de les sentir. Ainsi le mascara périmé sentirait-il aussi mauvais qu'un poisson pas frais.

● **Mettez de la couleur dans votre assiette** Vert, jaune, orange… Le chou, le chou-fleur, les épinards, la romaine, le brocoli, la courgette, les carottes et les oranges, ou encore le jaune d'œuf sont riches en lutéine ou en zéaxanthine, son isomère. Or ces éléments nutritifs essentiels peuvent protéger de la dégénérescence maculaire liée à l'âge (DMLA), cause la plus courante de cécité chez les personnes âgées. Consommer des aliments qui en contiennent permet donc de limiter le risque de développer la maladie, tandis qu'une supplémentation en lutéine pourrait en freiner la progression.

ÉTONNANT !

Un poisson-zèbre au secours de vos yeux

Originaire du sud-est de la chaîne himalayenne, ce petit poisson rayé a trouvé sa place dans les laboratoires de recherches médicales. Ses yeux présentent en effet des similarités avec les nôtres : les chercheurs élaborent donc grâce à lui de nouvelles stratégies pour freiner ou même inverser plusieurs troubles oculaires : glaucome, cataracte, rétinopathie ou dégénérescence maculaire liée à l'âge (DMLA). Ainsi, l'étude des mécanismes grâce auxquels le poisson-zèbre régénère sa rétine après une blessure pourrait conduire à de nouveaux traitements.

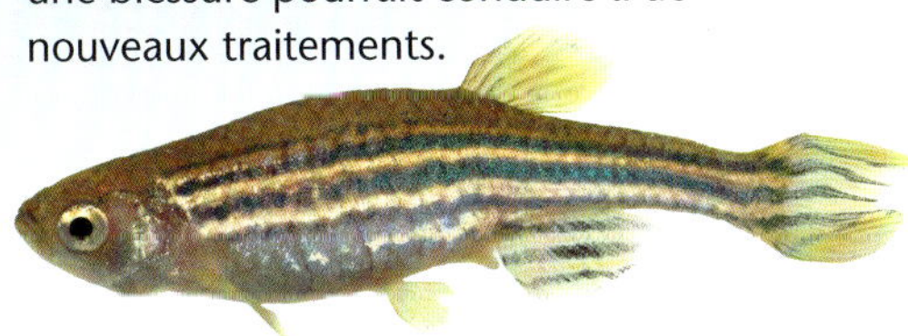

● **Envoyez les enfants jouer dehors** Cela peut paraître surprenant, mais le mode de vie trop sédentaire des familles occidentales aurait un effet négatif pour la vue des enfants, qui auraient un risque plus élevé d'être atteints de myopie. Un certain nombre d'études sont arrivées aux mêmes conclusions. Envoyer les enfants jouer dehors présenterait deux avantages pour leur santé : ils sollicitent davantage leur vision

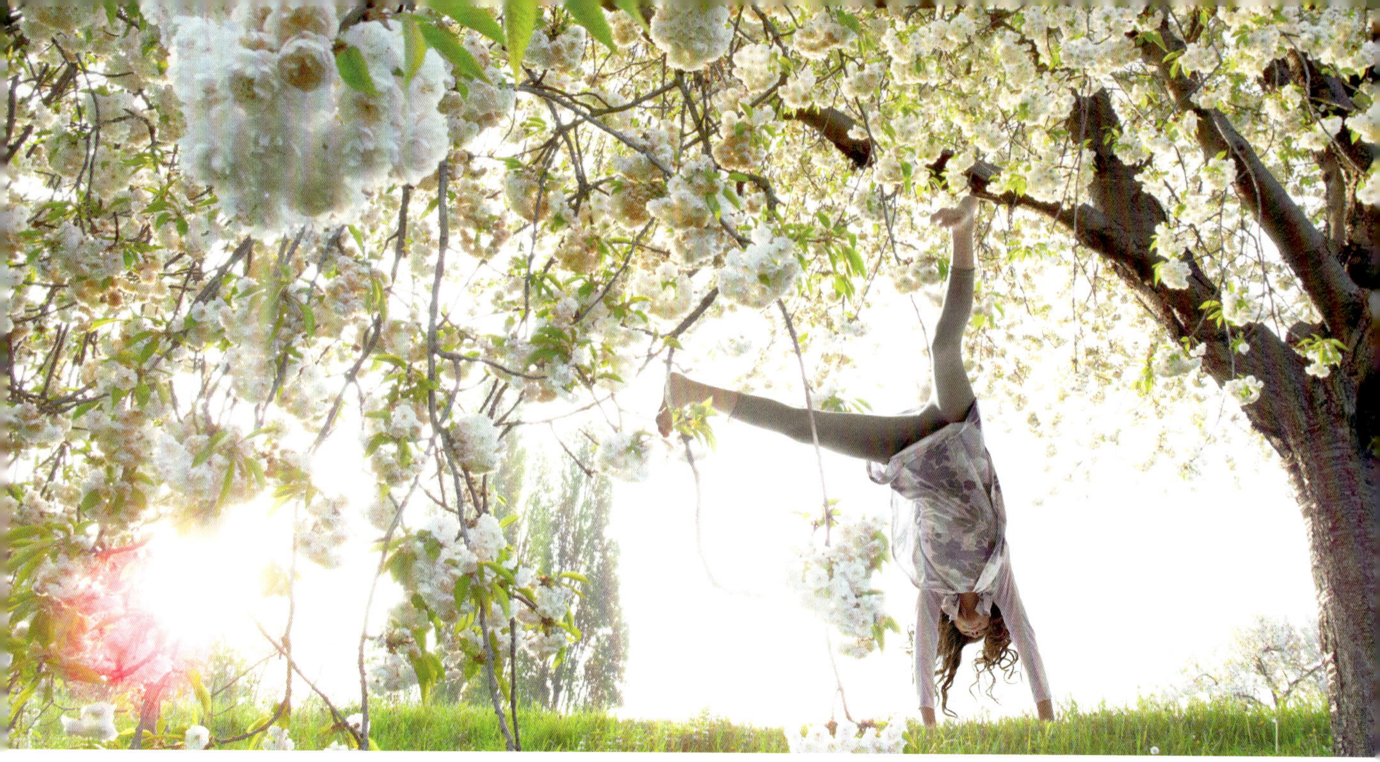

Jouer dehors une heure par jour réduit le risque de myopie de votre enfant de 2 %

ÉTONNANT !

Des cellules de substitution pour l'œil

Les cellules souches d'embryon permettront bientôt de produire un nombre illimité de cellules d'épithélium pigmentaire rétinien. Celles-ci pourraient empêcher, voire faire régresser la cécité due à des maladies dégénératives comme la dégénérescence maculaire liée à l'âge (DMLA), au cours desquelles les photorécepteurs, des neurones spécialisés de la rétine, sont attaqués. Des traitements sont actuellement à l'essai ; une société californienne de biotechnologie propose même d'injecter des cellules d'épithélium pigmentaire rétinien directement dans l'œil.

de loin et bénéficient d'une exposition plus longue aux rayons UV. Chaque heure passée régulièrement à l'extérieur réduirait ainsi de 2 % le risque de myopie.

● **Passez les tests de dépistage du glaucome** Cette maladie grave de l'œil résulte d'une élévation de la pression intra-oculaire et constitue l'une des principales causes de cécité. Or, si le glaucome est décelé tôt, de simples gouttes évitent les altérations, par ailleurs inéluctables, du nerf optique, et donc la cécité. Un dépistage est recommandé chezles personnes suivantes.

★ **Les plus de 40 ans.**
★ **Les très proches parents d'une personne atteinte d'un glaucome.**
★ **Les personnes très myopes.**
★ **Les diabétiques.**
★ **Les personnes originaires d'Afrique, d'Asie et de Scandinavie.**

● **Ne grondez pas vos enfants** s'ils regardent la télévision de trop près. En réalité, c'est sans danger, même à long terme. Au pire, ils ressentiront une fatigue ou une tension oculaire temporaire, source de difficultés de concentration, mais qui

ASTUCE

Programmez une alarme
Pour prévenir la fatigue oculaire, réglez l'alarme de votre ordinateur pour qu'elle sonne toutes les trente minutes… le signal pour lever la tête de l'écran et regarder au loin pendant au moins trente secondes.

disparaîtra avec un peu de repos. Malgré tout, mieux vaut pour leurs yeux qu'ils aillent jouer dehors plutôt que de rester devant un écran – de près comme de loin.

● **Protégez-vous les yeux** À la piscine, vous portez des lunettes pour éviter le contact du chlore… Alors pourquoi ne pas faire de même dans d'autres situations à risques ? Si un corps étranger vient se loger dans vos yeux, un éclat de bois ou une poussière par exemple, vous risquez une abrasion de la cornée, un abcès, au risque parfois de perdre la vue. Or, selon les estimations de l'Académie américaine d'ophtalmologie, 90 % des blessures aux yeux pourraient être évitées par le port d'une protection. Alors, lorsque vous faites du vélo, du bricolage (ponçage et sciage, en particulier) et du jardinage (bambous, brindilles et épines présentent un grave danger pour les yeux), portez des lunettes !

● **Arrêtez de fumer** Le tabac est nocif pour tout l'organisme, et notamment pour la vue. Le lien entre dégénérescence maculaire liée à l'âge (DMLA) et tabac est avéré : les fumeurs courent un risque trois à six fois plus élevé de développer la maladie que les non-fumeurs. Sachez en outre que lorsque vous avez arrêté de fumer, la situation ne revient à la normale que dix à vingt ans après.

Pour en savoir plus sur le tabac, voir *Rompre avec ses mauvaises habitudes, p. 290.*

● **Attention à l'air conditionné**
En voiture, dirigez les volets d'aération distribuant l'air frais vers vos pieds et non vers vos yeux. En effet, l'air sec les assèche, ce qui peut provoquer une gêne, mais parfois aussi une infection oculaire, voire un ulcère de la cornée. Le problème se pose évidemment aussi dans les avions, les trains, les autocars… et les bureaux. Essayez si possible à chaque fois de régler le système d'aération en fonction de l'endroit où vous êtes assis.

Le port de lunettes de protection permettrait d'éviter 90 % des blessures oculaires

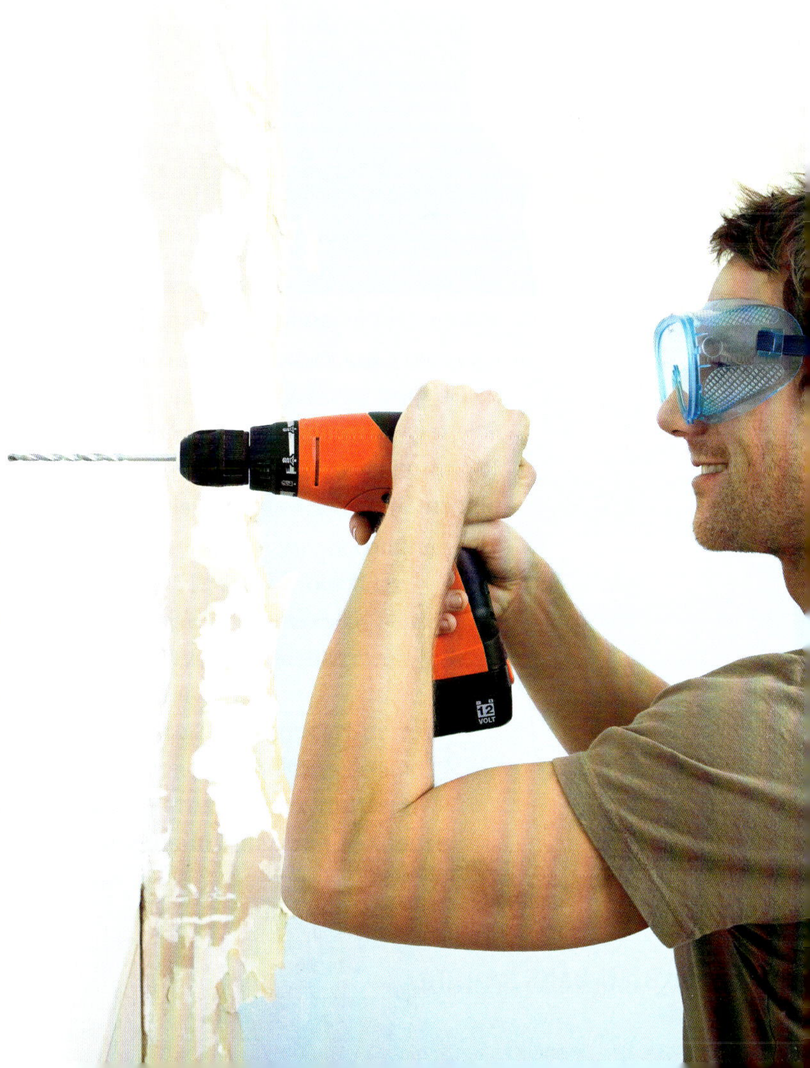

Les secrets des SENS SURDÉVELOPPÉS

Si nos capacités sensorielles ne peuvent rivaliser avec celles des animaux, qui sentent, entendent ou voient des objets à des kilomètres de distance, certains d'entre nous ont malgré tout réussi à développer leurs sens de façon surprenante. Avec de la concentration et la technique appropriée, vous pourrez, vous aussi, mieux exploiter les vôtres, au-delà même de vos espérances.

Notre milieu nous aide à aiguiser nos sens pour survivre. Tout comme les peuples de la jungle sont hyper-réceptifs aux couleurs, aux sons et aux odeurs de leur écosystème, à l'affût du moindre danger ou de la moindre source de nourriture, les mères du monde entier sont capables d'entendre dans leur sommeil les pleurs de leur bébé. Nous savons tous utiliser nos sens, mais certains d'entre nous sont dotés de capacités sensorielles exceptionnelles, disposant ainsi d'un réel avantage.

Une question de goût

Un individu sur quatre naît avec jusqu'à deux fois plus de papilles gustatives que les autres. Ces « super-goûteurs » distinguent les nuances de saveur les plus subtiles, un avantage de taille pour les grands chefs et les œnologues. Ils sont sensibles au propylthiouracile (PROP), une substance chimique amère présente dans le café, la bière, le pamplemousse, le chou commun ou de Bruxelles et les épinards, des aliments qu'ils détestent souvent, tout comme les mets trop épicés ou sucrés. Les enfants sont également plus sensibles au PROP que les adultes – ce qui expliquerait leur aversion pour les aliments très amers –, les femmes plus que les hommes, et les Asiatiques, les Africains et les Sud-Américains plus que les autres peuples. Une personne à l'odorat surdéveloppé a forcément un excellent sens du goût, puisque les deux se complètent pour nous livrer les saveurs. Les « nez » (créateurs de parfum) s'appliquent à identifier le plus de matières premières possibles parmi les 3000 qui entrent dans la composition des parfums, et peuvent les décrire au moyen de multiples qualificatifs : fruité, fade, rond, herbeux ou juteux…

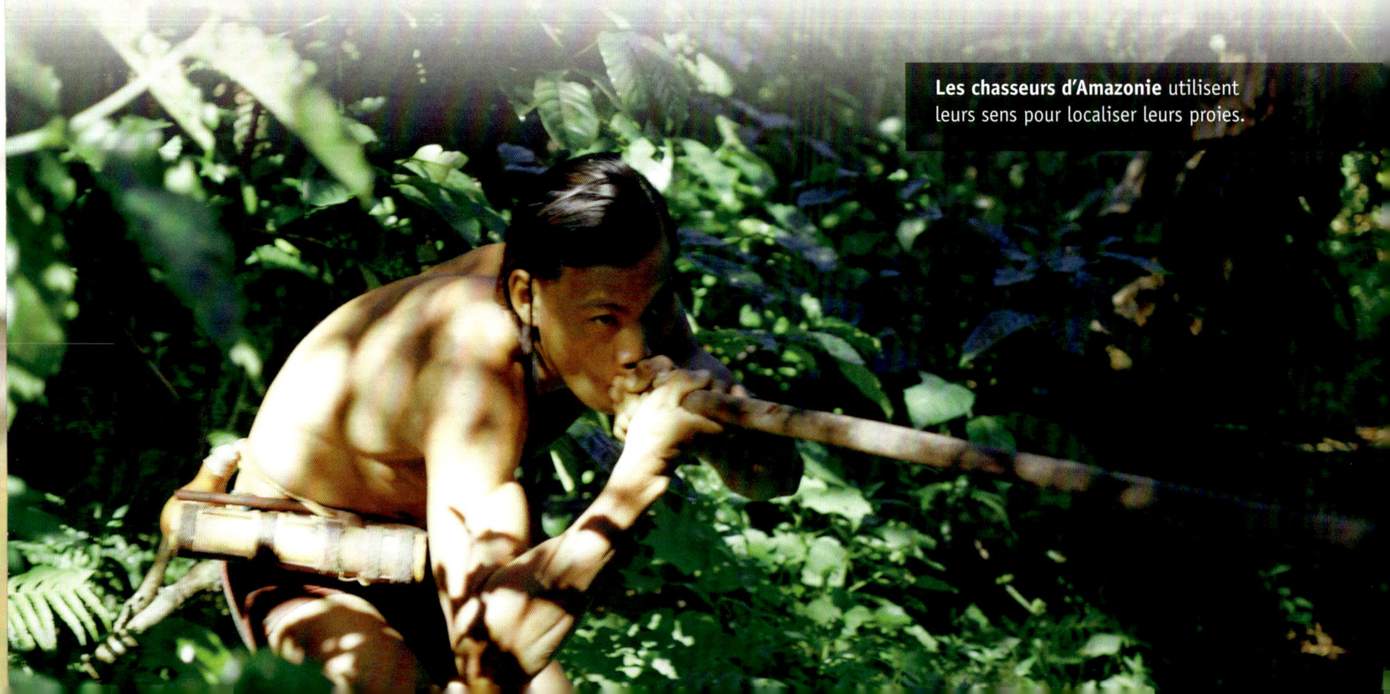

Les chasseurs d'Amazonie utilisent leurs sens pour localiser leurs proies.

L'inégalité face à la vision

Existe-t-il des gens dotés d'une vision surdéveloppée ? Certains scientifiques le pensent. La plupart d'entre nous sont « trichromates » c'est-à-dire que, dans chacun de nos yeux, trois types de cônes rétiniens détectent la lumière des longueurs d'onde du bleu, du vert et du jaune. Au total, nos yeux sont capables de distinguer un million de nuances. Certains individus cependant disposent d'un quatrième type de cône – on les appelle les « tétrachromates » –, qui leur permet de distinguer jusqu'à 100 millions de nuances ! Ce quatrième cône résultant d'une mutation, très peu de personnes ont la chance d'avoir cette vision exceptionnelle.

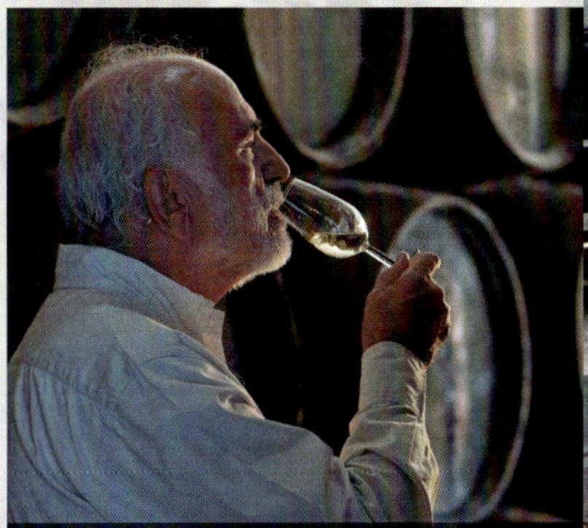

Les « super-goûteurs », comme les œnologues, ont plus de papilles gustatives.

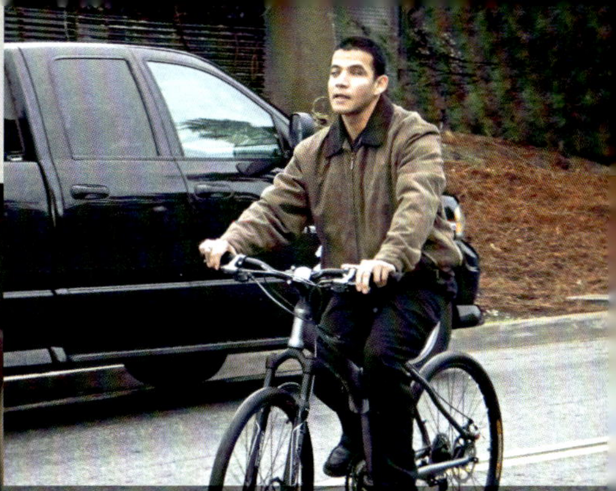

Daniel Kish est aveugle, mais il maîtrise l'écholocation à un niveau qui lui permet de s'orienter – même à vélo.

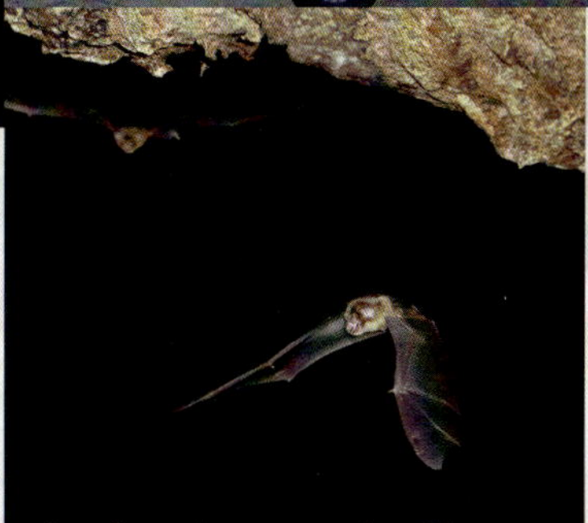

Certaines chauves-souris utilisent l'écholocation pour repérer les insectes.

Les champions de l'écholocation

Ce sont surtout les déficients visuels qui sont dotés d'une ouïe surdéveloppée. Ils sont capables d'explorer le monde qui les entoure et de s'y orienter en utilisant leurs quatre autres sens, qu'ils exploitent mieux que les voyants. Non seulement leur sens du toucher est particulièrement élaboré, mais ils disposent d'une capacité liée à l'ouïe plus courante dans le monde animal, notamment chez les chauves-souris et les dauphins : l'écholocation. Pour se repérer, les malvoyants émettent des claquements de langue ; ils notent le temps que l'écho met à leur parvenir et de quelle oreille ils le perçoivent. Des IRM cérébrales montrent que l'écholocation mobilise le cortex visuel et non le cortex auditif, ce qui permet à ces champions de ce système de repérage de se constituer mentalement une image du monde. Certains aveugles acquièrent ainsi un niveau d'autonomie sans précédent : ils pratiquent le VTT et le jogging, les jeux de balle et même l'escalade.

Aiguisez vos sens

Avec un peu de concentration et de pratique, nous pouvons presque tous parvenir à une perception plus fine de notre milieu.

Langage Élaborez un lexique pour décrire les odeurs et les goûts. Cela vous aidera à percevoir et à reconnaître de mieux en mieux les nuances d'arômes et de saveurs.

Concentration Bien des odeurs et des saveurs nous sont tellement familières qu'on ne les remarque plus. Pour mieux vous recentrer sur l'odorat et le goût, répertoriez chaque jour dans un carnet les arômes et les saveurs remarquables. Notez les expériences sensorielles liées à des repas ou à des arômes découverts sur le chemin du travail, dans un parc ou chez vous… Cela vous aidera à établir un lexique de senteurs.

En pratique Trouvez des occasions d'exercer un sens en particulier. En vous promenant dans un parc, par exemple, essayez d'isoler certains sons, comme le chant des oiseaux, certaines couleurs, ou encore les parfums de plantes et de fleurs.

Protection Pour en profiter au maximum, veillez à préserver les organes de vos sens. Pour cela, reportez-vous aux différentes rubriques de ce chapitre.

Redécouvrir SON SENS DU TOUCHER

La peau est dotée de nombreux récepteurs tactiles, certains situés en surface et d'autres plus en profondeur : ils sont chargés de transmettre des messages au cerveau. Le toucher procure plaisir et réconfort, mais prévient parfois aussi du danger. Voici quelques conseils pour l'entretenir.

● **Marchez pieds nus** Vous sentirez mieux les textures sous vos pieds. Très utile aux déficients visuels pour développer leur sensibilité tactile, cet exercice intéressera aussi ceux qui n'ont pas de problème de vue. Mais il gagne à être réalisé les yeux fermés.

★ **Retirez** vos chaussures et vos chaussettes et demandez à quelqu'un de vous guider.

★ **Marchez** sur divers revêtements dans votre maison, et dehors, si vous avez un jardin.

★ **Concentrez-vous** sur les textures et les températures différentes des tapis, du carrelage, du parquet, du béton, de l'herbe…

Vous pouvez aussi essayer quelques exercices simples, toujours les yeux fermés de préférence, mais cette fois pour vos mains et vos doigts.

★ **Tâtez** de la paume et du bout des doigts différentes surfaces : plans de travail, nappes, tissus d'ameublement… Notez ensuite vos sensations.

★ **Manipulez** de petits objets et identifiez les détails qui les composent : rainures, boutons et poignées, par exemple. Essayez de deviner ce que vous touchez et de quels matériaux ils sont constitués.

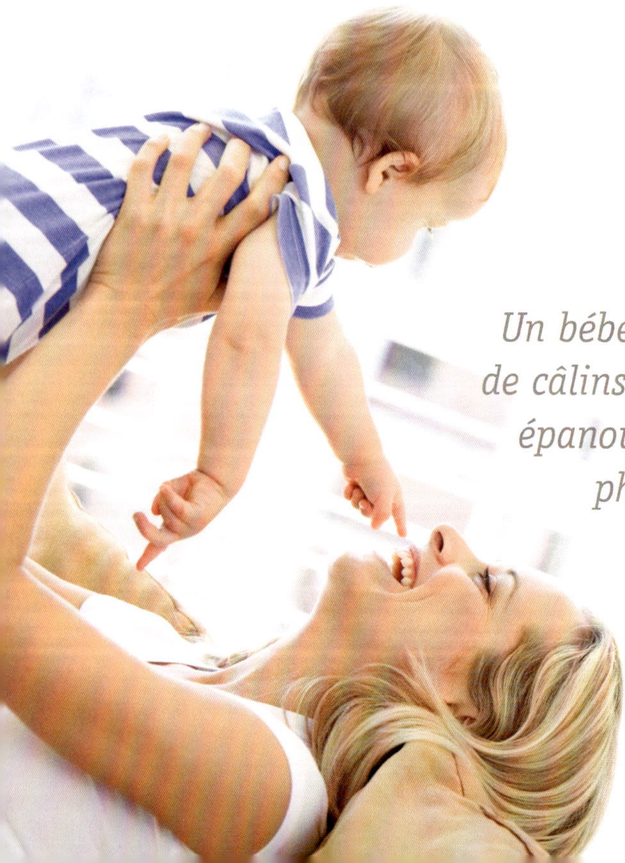

Un bébé a besoin de câlins pour son épanouissement physique et mental

● **Câlinez votre bébé** Le toucher est sans doute le plus élémentaire de nos sens et la plupart des parents prennent spontanément leur bébé dans les bras. Ces câlins sont essentiels à sa santé et à son développement : en effet, la stimulation tactile dans la petite enfance active des synapses du cerveau, indispensables à la transmission des informations. Le manque d'affection peut altérer la santé d'un bébé et l'empêcher de prendre du poids, le rendant plus sensible aux infections. En outre, les enfants qui ne reçoivent pas assez d'attention peuvent, en grandissant, adopter des comportements violents et souffrir de problèmes psychologiques, de dépression notamment.

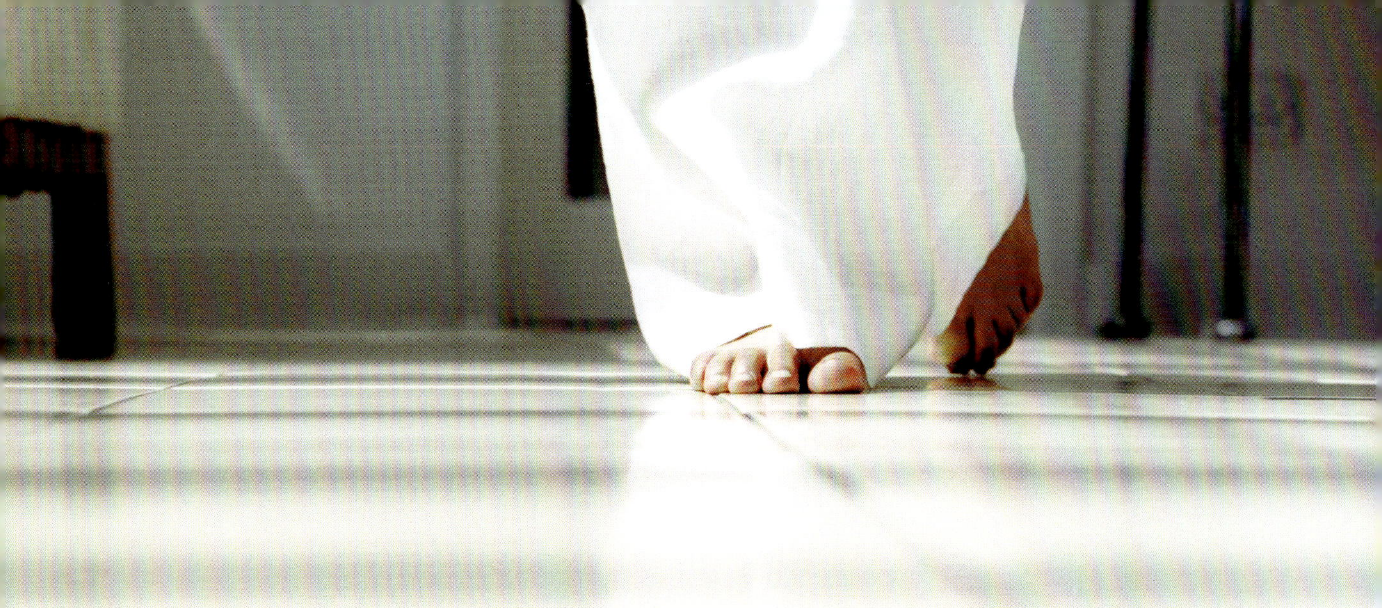

Pour renforcer votre sens du toucher, marchez pieds nus

Surveillez toute perte de sensibilité tactile La perte de sensibilité et d'élasticité des cellules de l'épiderme se manifeste vers l'âge de 50 ans : vous ressentirez moins une coupure, une brûlure ou une contusion, et vous ne réagirez parfois à la douleur que lorsque votre peau sera déjà lésée. Si vous confondez les pièces dans votre porte-monnaie ou si vous avez des difficultés à saisir de petits objets, il s'agit sans doute des premiers symptômes de cette perte de sensibilité. Les diabétiques doivent être extrêmement vigilants : cet état peut être un signe de dégradation des nerfs périphériques, surtout au niveau des pieds. Si vous observez une altération de votre sensibilité, consultez votre médecin, un traitement est parfois nécessaire.

Prenez le soleil Pour engranger la vitamine D nécessaire, dix minutes par jour d'exposition au soleil suffisent. Si vous restez plus longtemps, pensez à protéger votre peau pour éviter les coups de soleil. Et lorsque le temps est gris, consommez beaucoup d'aliments riches en vitamine D, du poisson gras par exemple.

Évitez les mouvements répétitifs, dans le cadre du travail comme d'une activité sportive, car ils peuvent entraîner des troubles musculo-squelettiques (TMS). Souvent très gênants, les TMS se manifestent par un engourdissement de la région du corps touchée – le plus souvent les mains et les bras. Faites des pauses lorsque vous effectuez des tâches répétitives et essayez de changer d'activité le plus régulièrement possible.

Profitez du plaisir des caresses Des chercheurs américains ont cherché à savoir si cela avait un réel impact sur le stress en mesurant les taux d'hormones de femmes dont le partenaire avait caressé les mains, le cou et le dos durant dix minutes. Ces tests « après caresses » ont révélé une augmentation du taux d'ocytocine, l'hormone dite de l'attachement, de 20 % en moyenne. Cette augmentation a l'avantage d'abaisser le pouls et de réduire la tension. Les caresses seraient efficaces sur toutes les parties du corps et profiteraient aux hommes autant qu'aux femmes, même si ces dernières y sont plus réceptives.

Stimuler SON ODORAT ET SON GOÛT

L'odorat et le goût sont intimement liés. Souvenez-vous de votre dernier rhume : avec le nez bouché, tous les aliments paraissaient fades ! Si ces sens procurent des sensations très agréables, leur fonction première est de protéger des substances dangereuses. Voici quelques recommandations pour améliorer simplement leur acuité.

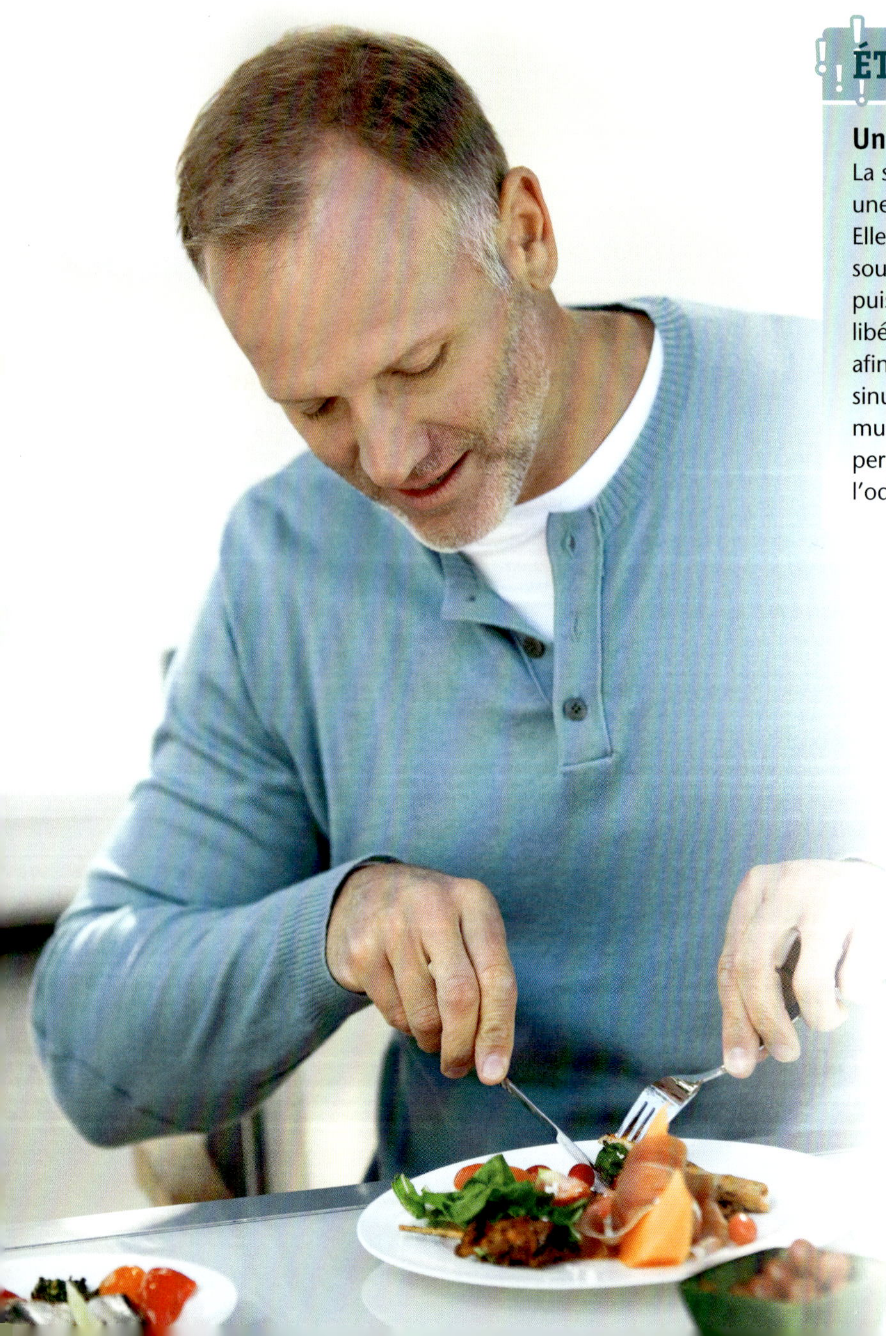

ÉTONNANT !

Un ballonnet pour les sinus
La sinusplastie par ballonnet est une nouvelle technique peu invasive. Elle consiste à introduire un tube souple dans le nez du patient, puis à le gonfler doucement pour libérer et élargir les canaux obstrués afin de rétablir le drainage des sinus sans endommager la fragile muqueuse nasale. Cette technique permettrait de retrouver immédiatement l'odorat.

Mâchez plus longtemps, vous profiterez davantage de la saveur des aliments

● **Savourez vos plats** Voici quelques astuces pour apprécier pleinement tous leurs arômes.

★ **Mélangez les aliments** pour bien aérer leurs molécules et laisser les mets exhaler tous leurs arômes.

★ **Mangez lentement** Mastiquez bien pour libérer la saveur des aliments. Vous les conserverez plus longtemps au contact de vos papilles et prolongerez l'expérience gustative.

★ **Dégustez les aliments séparément** Si votre odorat est en berne, prenez successivement un morceau de viande, un bout de pomme de terre, une feuille de salade, et ainsi de suite.

● **Éveillez vos sens** Déposez une goutte d'huile essentielle – le jasmin, la menthe ou la vanille font merveille – sur le dos de votre main et humez-la de temps à autre pour raviver vos sens. Selon la Fondation américaine pour la recherche sur le traitement des odeurs et des saveurs, ces arômes sont censés stimuler l'activité des ondes bêta au niveau des lobes frontaux et renforcer ainsi notre état de conscience et de vigilance.

● **Simplifiez la présentation** Plus on peut établir un lien entre ce que l'on mange et ce que l'on voit, plus on apprécie un plat. Ainsi, un poisson aura plus de saveur s'il est présenté sous sa forme d'origine que s'il est découpé en morceaux. Pensez-y la prochaine fois que vous organisez un dîner !

● **Donnez des noms aux odeurs** L'information sur l'arôme ou le parfum est enregistrée dans deux « mémoires » différentes de notre cerveau : le centre olfactif d'une part et le centre du langage de l'autre. Si vous voulez mémoriser une odeur, efforcez-vous de la décrire.

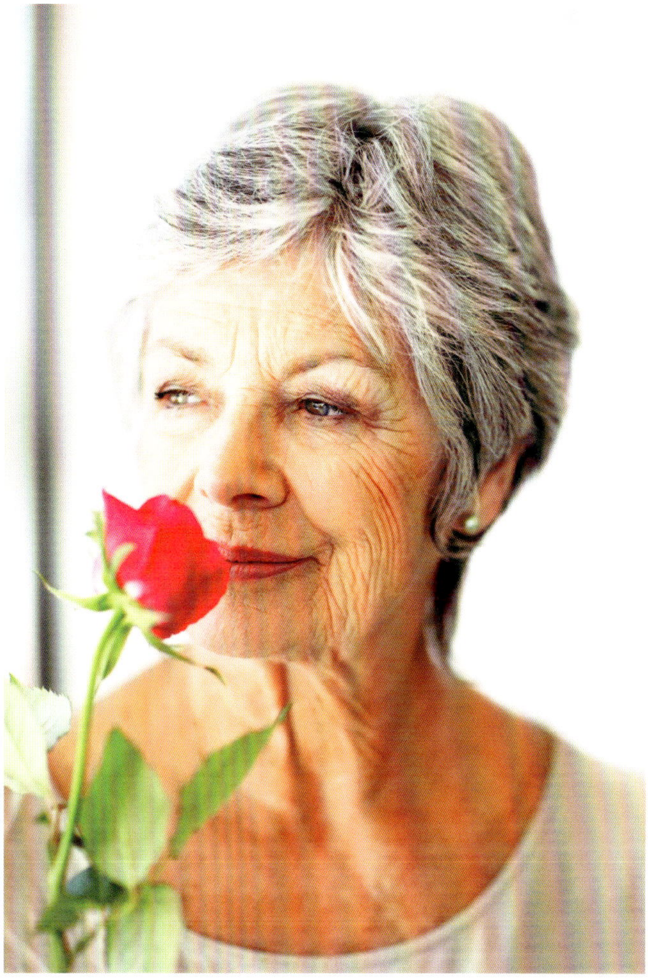

Mettez des mots sur les odeurs, cela vous aidera à les reconnaître lorsque vous les rencontrerez à nouveau

● **Détectez les odeurs** Passé 60 ans, il est plus difficile de distinguer deux odeurs mélangées. Aussi, pour repérer une fuite de gaz ou un début d'incendie, installez des détecteurs et faites-les réviser régulièrement. Vérifiez par ailleurs les dates de péremption de vos aliments et n'hésitez pas à les jeter en cas de doute.

Exercez votre odorat S'il n'est pas sollicité, l'odorat tend à s'émousser. Exposez donc régulièrement votre nez à de nouvelles odeurs. Vous pouvez, par exemple, vous amuser à tenir un répertoire des senteurs que vous avez remarquées ou essayer d'identifier « à l'aveugle » une série de parfums.

Aiguisez votre appétit Après une marche rapide ou une course, les plats ont d'autant plus d'arôme et de goût. Certains chercheurs pensent que l'impact de l'exercice physique sur l'odorat pourrait s'expliquer par l'humidité accumulée dans le nez. C'est d'ailleurs cette humidité de l'air ambiant qui renforce l'odorat au printemps et en été.

Faites des inhalations Les sinus bouchés provoquent souvent une perte de l'odorat, ainsi qu'une sensation de gêne, des maux de tête et de gorge, toux et fatigue. L'inhalation est un remède simple et efficace pour y remédier. Vous pouvez soit respirer des vapeurs au-dessus d'un bol d'eau chaude, une serviette sur la tête, soit utiliser un inhalateur. Si ce n'est pas suffisant, consultez votre médecin.

Calmez le feu du piment Pour apaiser une sensation de brûlure, buvez du lait entier ou avalez une bonne cuillerée de yaourt, car la capsaïcine, qui donne sa force au piment, est liposoluble. Tout aliment contenant des lipides est donc efficace,

Pour donner plus de saveur à vos plats sans nuire à votre santé, remplacez le sel et le sucre par des épices

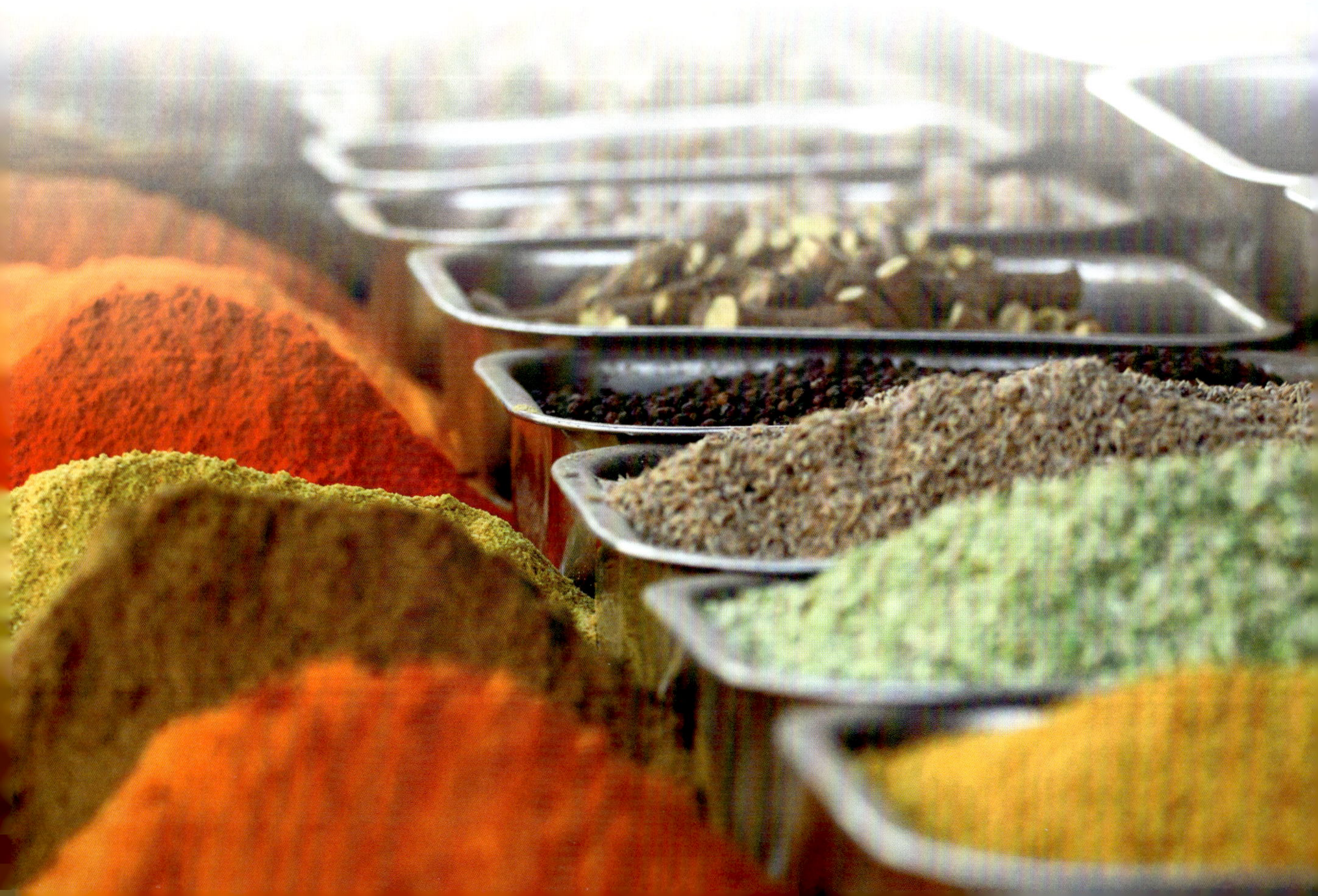

à la différence de l'eau et des sodas. C'est pour cette raison qu'en Inde les currys sont généralement accompagnés de lassi ou de raïta (boisson et sauce au yaourt).

● Relevez vos plats avec des épices

Vers la soixantaine, le nombre de papilles gustatives diminue, en particulier les récepteurs des saveurs salées et sucrées – ce qui explique pourquoi les personnes âgées ont tendance à davantage saler ou sucrer leurs aliments. Pour compenser cette perte gustative sans nuire à votre santé, misez plutôt sur les aromates et les épices, jouez sur l'acidité avec le citron et le vinaigre et variez la texture des aliments.

● Évitez le sel en avion

La composition des repas est un véritable défi pour les compagnies aériennes car l'air sec de la cabine agit sur l'odorat et le goût et rend la nourriture plus fade qu'au sol. Aussi, les plats sont souvent beaucoup plus salés et sucrés qu'il ne faudrait. Si vous voulez tout de même manger sainement lors d'un voyage, vous pouvez commander à l'avance un repas destiné aux diabétiques ou aux personnes souffrant d'hypertension ou d'hypercholestérolémie.

● Sautez un repas La faim rend plus sensible aux saveurs sucrées et salées. Des chercheurs ont fait passer à des étudiants des tests gustatifs sur des mélanges plus ou moins sucrés, salés ou amers, à jeun et une heure après un repas. Dans le premier cas, les étudiants se sont montrés plus sensibles aux saveurs sucrées et salées, mais pas plus aux saveurs amères. Si vous attendez d'avoir faim pour manger, vous serez moins tenté de rehausser les saveurs naturelles de vos plats. Et en salant et en sucrant moins, vous réduirez les risques de crise cardiaque et d'accident vasculaire cérébral…

ÉTONNANT !

Le Japon et la cinquième saveur

Outre les saveurs sucrées, salées, amères et acides, il en existe désormais une cinquième : l'umami. Le chimiste japonais Kikunae Ikeda avait évoqué son existence dès 1908, et les scientifiques n'ont cessé de discuter depuis pour savoir si ce « goût savoureux » était réellement une nouvelle saveur. La communauté scientifique semble aujourd'hui disposée à l'accepter en tant que telle (voir ci-dessous).

● Privilégiez le « GMS » naturel

Si les palais occidentaux savent reconnaître quatre saveurs (sucré, salé, acide, amer), celui des Japonais en distingue un cinquième : l'umami (voir encadré ci-dessus). Cette saveur est due au glutamate monosodique (GMS), présent à l'état naturel dans les champignons, les tomates mûres et le gingembre. Un GMS de synthèse est désormais ajouté aux préparations culinaires asiatiques, ainsi que, de plus en plus, aux plats cuisinés occidentaux. Certaines personnes auraient expérimenté des effets secondaires après l'ingestion de ce produit mais, pour l'instant, aucun lien entre le GMS et ces symptômes n'a été scientifiquement établi. Mieux vaut néanmoins en limiter l'absorption : sa saveur incite en effet à consommer davantage d'aliments préparés, moins équilibrés que les produits frais.

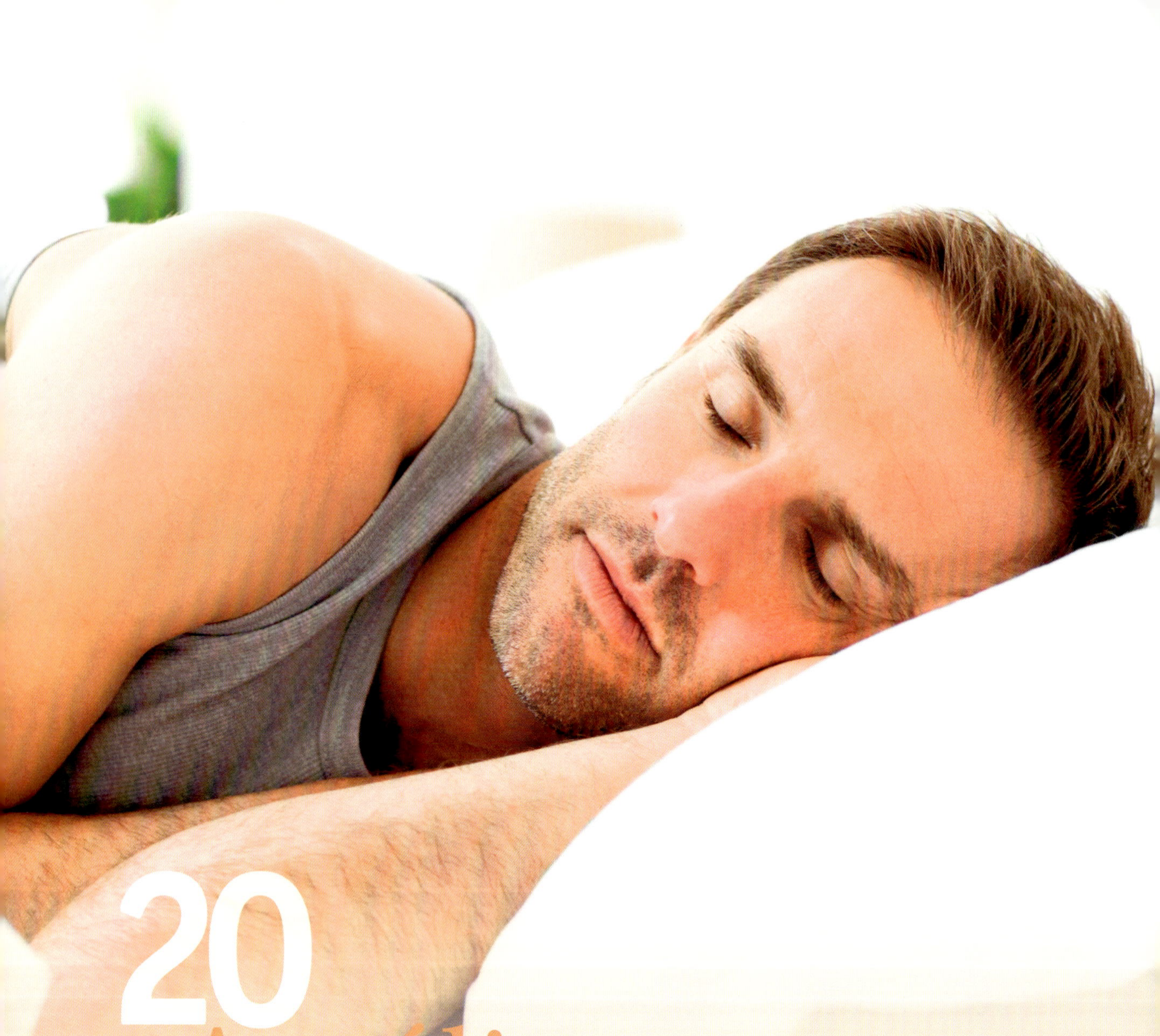

20 Améliorer SON SOMMEIL

Le corps et l'esprit ont besoin de sommeil : l'un pour se régénérer et l'autre pour faire le tri dans les événements de la journée. Une bonne nuit de sommeil apporte bien-être et performance. Rien de surprenant donc à ce qu'il joue un rôle essentiel en matière de santé physique, de longévité et d'équilibre émotionnel.

Le sommeil, UN ATOUT SANTÉ

Le stress et le rythme soutenu de la vie quotidienne affectent la qualité du sommeil. C'est pourquoi les experts du monde entier s'intéressent aux méthodes, traditionnelles comme modernes, permettant de dormir mieux et plus longtemps. Voici leurs principaux conseils pour trouver un sommeil réparateur.

● Buvez du jus de cerise
Des chercheurs britanniques ont fait boire à des volontaires 30 ml de jus de cerise de Montmorency (légèrement acidulée) deux fois par jour pendant une semaine. Ces derniers ont affirmé moins s'assoupir dans la journée et dormir plus la nuit. De fait, le jus de cerise favorise la production de mélatonine, l'hormone du sommeil sécrétée par l'organisme. Cette boisson pourrait vous faire gagner jusqu'à vingt-cinq minutes de sommeil par nuit.

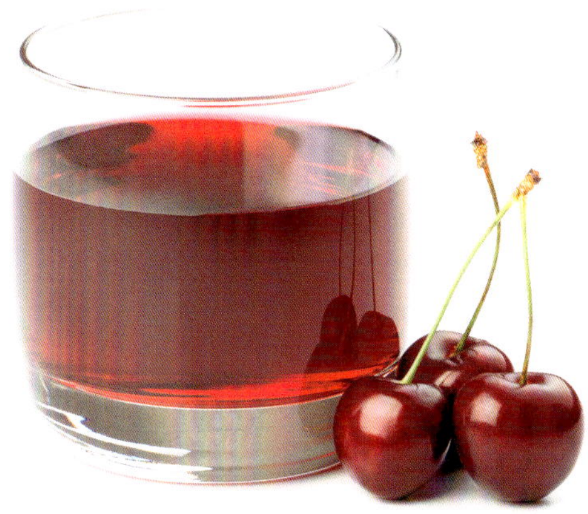

Le jus de cerise déclenche la production de mélatonine, une substance chimique naturelle qui favorise l'endormissement

● Dormez pour lutter contre le rhume Contrairement aux idées reçues – et aux affirmations de ceux qui prétendent être efficaces en ne dormant que trois à quatre heures chaque nuit –, il n'est pas bon de rogner sur son sommeil. Cela peut vous amener à prendre de mauvaises décisions, mais aussi vous rendre plus vulnérable à la maladie. Une étude américaine très sérieuse a été menée pour confirmer cette dernière hypothèse. Plus de 150 personnes ont détaillé la durée et la qualité de leur sommeil, puis se sont vu administrer des gouttes nasales contenant le virus du rhume. Ceux qui ont contracté plus facilement la maladie étaient ceux qui avaient le moins dormi. Alors pour être en pleine forme, dormez sept à huit heures par nuit.

● Ne conduisez pas fatigué Selon l'Association de la prévention routière, un accident mortel sur trois sur autoroute est dû à la somnolence – un état qui multiplie par huit le risque d'accident. Difficultés à coordonner les mouvements des yeux ou à tenir le volant, à se concentrer… la fatigue rend imprudent. Pendant un long trajet en voiture, faites une pause toutes les deux heures. Et si vous avez sommeil, arrêtez-vous immédiatement et dormez ; attendez d'être suffisamment reposé pour reprendre la route.

Les secrets DES RÊVES

Les images souvent bizarres qui surgissent pendant le sommeil nous ont toujours fascinés et continuent d'attiser notre curiosité. Malgré de multiples études scientifiques, les avis divergent encore beaucoup sur l'impact des rêves sur la santé mentale et émotionnelle. Voyons néanmoins comment se servir de ses rêves pour améliorer son bien-être.

Au fil des siècles et quelle que soit leur culture, les hommes ont cherché à comprendre et à interpréter les rêves. Dans l'Antiquité gréco-romaine, ils étaient considérés comme des messages des dieux ou des morts et auguraient de l'avenir. Les Indiens d'Amérique provoquaient les rêves par le jeûne, la méditation et le choix d'un lieu

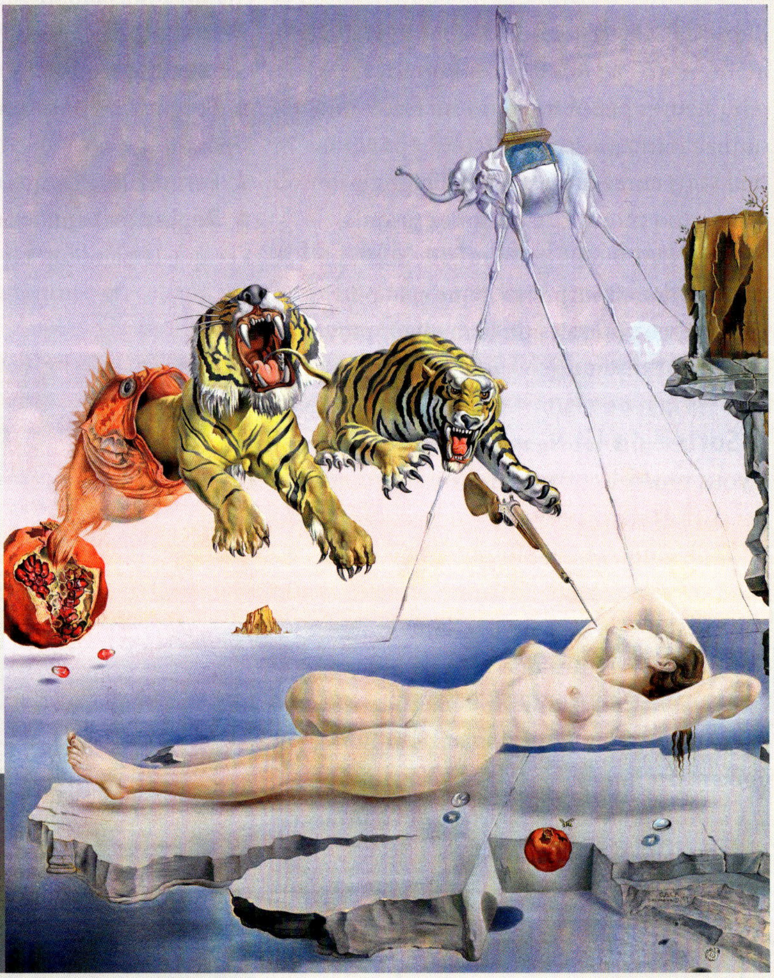

Rêve causé par le vol d'une abeille autour d'une grenade une seconde avant de se réveiller est l'une des nombreuses œuvres troublantes nées de l'imagination de Salvador Dalí, peintre surréaliste marqué par Freud.

spécifique. Dans bien des cultures, chamans ou guérisseurs les considéraient comme des passerelles vers le monde des esprits, où ils pourraient apprendre les secrets des morts. Enfin, dans la tradition bouddhiste tibétaine, les rêves étaient un moyen de communier avec l'âme.

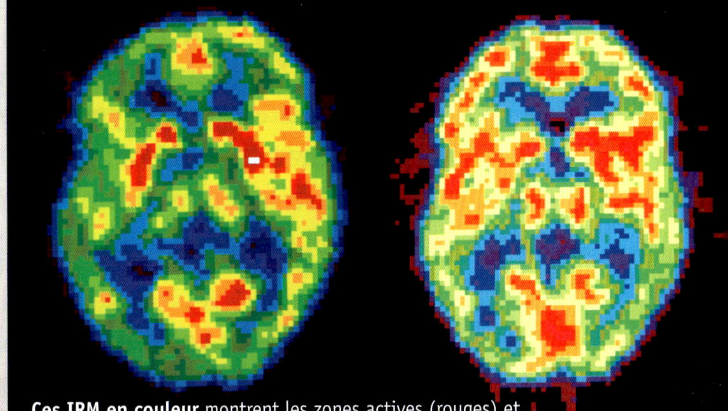

Ces IRM en couleur montrent les zones actives (rouges) et inactives (bleues) du cerveau pendant le sommeil paradoxal (à gauche) et le sommeil lent profond (à droite).

L'analyse des rêves

L'analyse des rêves est née au début du XXe siècle, avec les travaux de Sigmund Freud (1856-1939). Pour ce psychiatre et neurologue autrichien, les rêves constituaient des manifestations de nos angoisses et de nos désirs les plus profonds, souvent liés à des expériences de l'enfance et réprimés par l'inconscient. Son contemporain Carl Jung (1875-1961), également psychiatre et neurologue, pensait que les rêves se nourrissaient de souvenirs d'origine ancestrale et qu'ils appartenaient à ce qu'il appelait l'« inconscient collectif ». Les psychologues du XXIe siècle restent divisés sur le rôle des rêves. Pour certains, ce ne sont que des périodes d'activité neuronale intense du tronc cérébral. D'autres comparent le cerveau à un ordinateur dans lequel les rêves seraient chargés de classer de grandes quantités de données, pour la plupart inutiles, et de libérer ainsi de l'espace pour des informations dont nous avons besoin tous les jours. Quoi qu'il en soit, comme l'ont prouvé de multiples études sur des personnes privées de sommeil paradoxal, les rêves sont indispensables à la santé mentale.

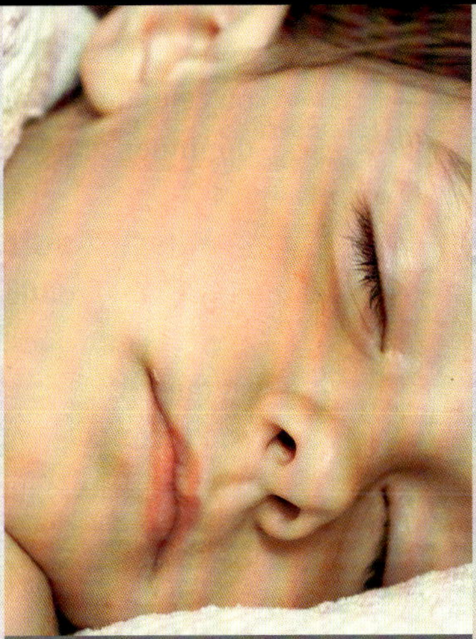

Six ans de notre vie en moyenne sont consacrés à rêver.

Le contrôle des rêves

Que l'on s'en souvienne ou pas, les rêves occupent en général un quart du temps de sommeil. Cela correspond à la durée moyenne du sommeil paradoxal, la phase pendant laquelle surviennent les rêves, comme l'a révélé l'étude de l'activité cérébrale.

Si la plupart d'entre nous oublient leurs rêves dès leur réveil, d'autres sont non seulement capables de s'en souvenir très précisément, mais sont aussi conscients de rêver tout en rêvant – un état qualifié de « rêve lucide ». Ces derniers peuvent même apprendre à contrôler le contenu de leurs rêves. Pour les défenseurs du rêve lucide, la faculté de contrôler ses rêves permettrait d'améliorer la capacité à résoudre les problèmes et la créativité, de renforcer la confiance en soi, enfin, de procurer beaucoup de plaisir. Des études ont montré que le rêve lucide permettrait en outre de maîtriser ses cauchemars.

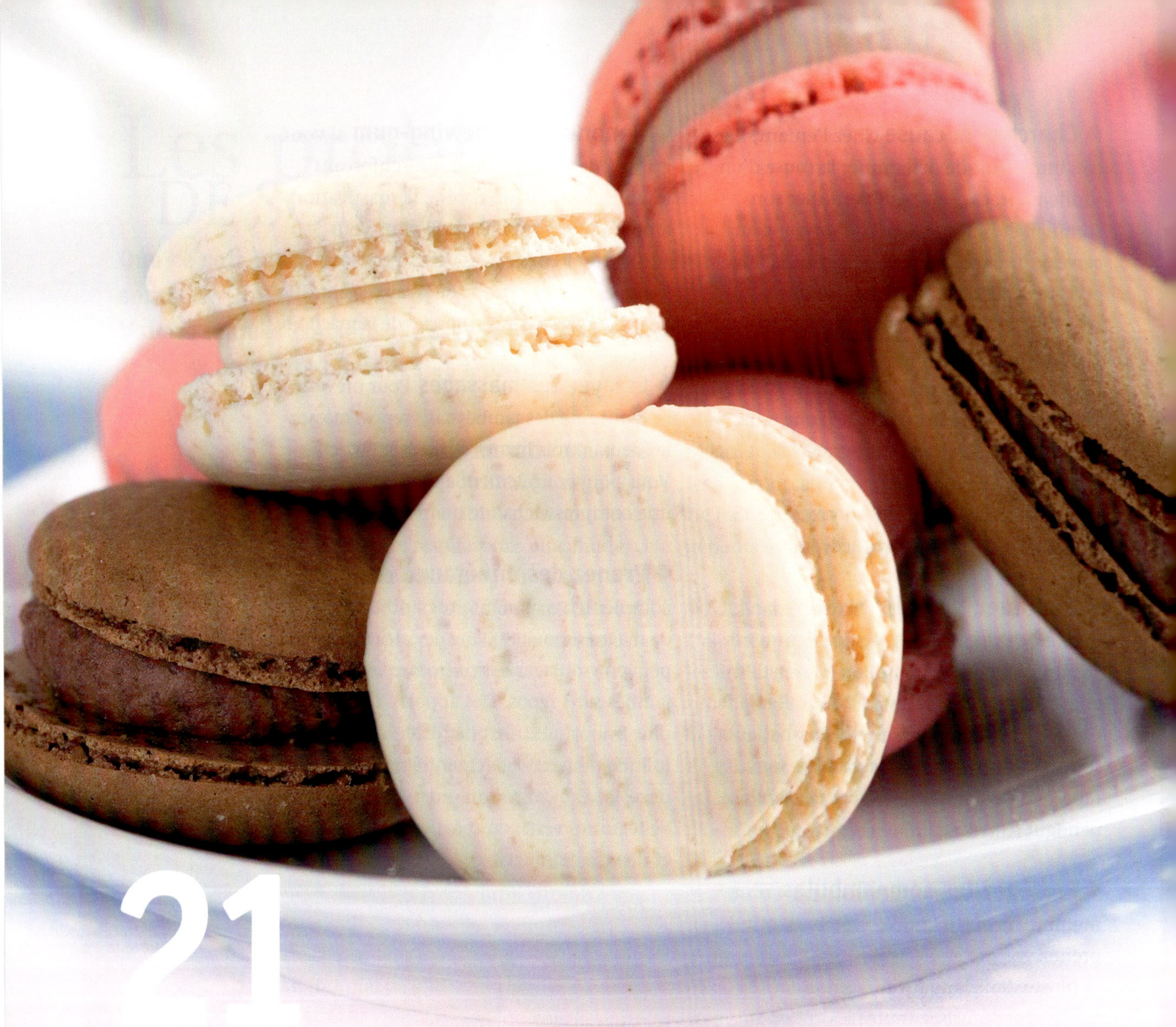

21 Rompre avec LES MAUVAISES HABITUDES

Lorsque les plaisirs innocents se transforment en dépendances ou lorsque les peurs, les obsessions et les phobies viennent perturber le quotidien, la santé en pâtit. Heureusement, les dernières recherches – et certains traitements traditionnels efficaces – peuvent permettre d'en finir avec les mauvaises habitudes.

Surmonter SES ENVIES ET SES DÉPENDANCES

L'abus de drogues, la dépendance à la nicotine ou à l'alcool, et même les fringales – plutôt considérées avec indulgence – sont mauvais pour la santé. Voici des moyens de lutter contre ces travers.

- **Marchez** Un quart d'heure de marche rapide suffit à se défaire d'une envie. Des accros au chocolat soumis à un entraînement physique ont déclaré avoir senti leur envie baisser durant et après l'effort. De même, les IRM cérébrales de fumeurs ont montré que l'effort modifiait l'activité des centres du plaisir. Cela peut s'expliquer par le fait que les endorphines du « bien-être » libérées lors de l'activité physique remplacent celles procurées par le chocolat ou la nicotine.

- **Parlez-en** Honte, peur d'être démasqué, perte du contrôle de soi… Les personnes souffrant d'une addiction font tout pour dissimuler leurs problèmes. Elles cachent des bouteilles vides dans des placards, empruntent pour couvrir des dettes de jeu ou mentent à leur entourage. Afin de briser le cycle de la dépendance, il est essentiel d'avouer ses problèmes à sa famille ou à ses amis. Si vous êtes dans ce cas, consultez votre médecin, qui pourra vous orienter vers une psychothérapie, ou rejoignez un groupe de soutien, comme les Alcooliques anonymes.

- **Apprenez à dire « non »** Vous avez du mal à résister à vos envies ? Apprenez à peaufiner vos arguments, à identifier les situations critiques et à décider de quelle manière les gérer. Vous retrouverez ainsi la confiance nécessaire pour surmonter les difficultés et tenir vos objectifs. Le fait de reprendre courage et de mieux maîtriser votre dépendance vous permettra de voir les choses différemment et d'avoir la force de lutter contre une envie irrépressible ou de dire « Non, merci » à une sollicitation. Chaque « non » vous donnera plus de force pour résister à la tentation suivante.

- **Informez-vous** Pour vous motiver à perdre une mauvaise habitude qui pourrait devenir une dépendance, renseignez-vous sur les bienfaits que vous en retirerez.

ASTUCE

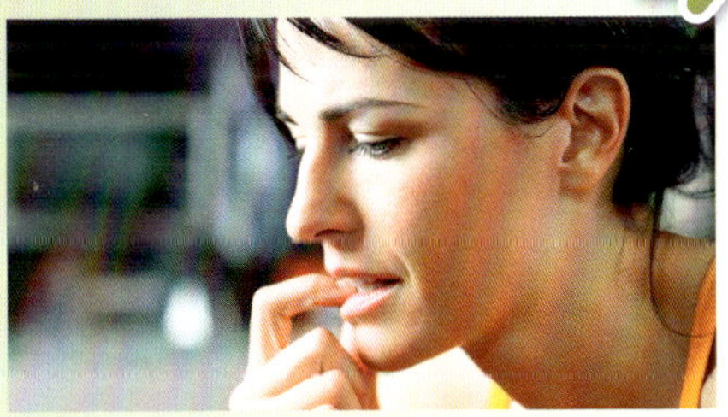

Arrêtez de vous ronger les ongles !
Prenez des photos de vos ongles et placez-les bien en évidence pour vous rappeler à quel point le résultat est laid. Voici d'autres astuces qui peuvent vous aider.

- Choisissez un seul ongle à ronger.
- Mettez du vernis sur vos ongles (vernis incolore, si besoin).
- Appliquez un produit au goût amer.
- Couvrez vos ongles de ruban adhésif.

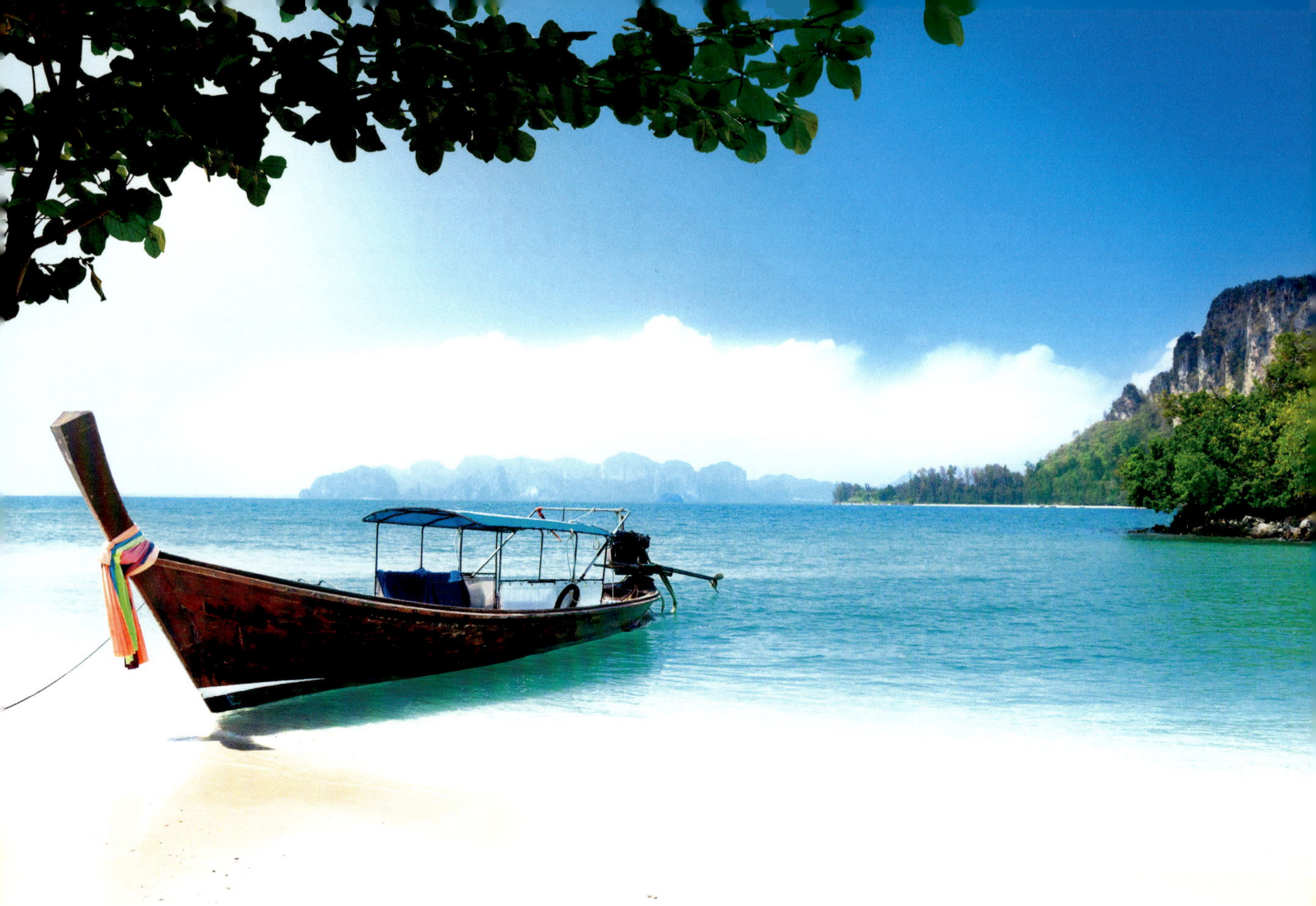

Combattez l'envie compulsive de nourriture et chassez-la de votre esprit, en vous concentrant sur un paysage de rêve

Si vous décidez d'arrêter de fumer, par exemple, sachez que votre santé va rapidement s'améliorer : vingt minutes après la dernière cigarette, votre fréquence cardiaque redeviendra normale, puis vos poumons se dégageront, votre teint s'éclaircira… et vous ferez des économies !

● **Une question d'images** Les envies de chocolat, de crème glacée ou de chips sont liées au fait que des images précises de ces aliments se forment dans le cerveau et le mobilisent au point de nuire aux autres fonctions cérébrales, notamment à la capacité de résoudre les problèmes. Selon une étude australienne, on peut réduire ses

ÉTONNANT !

Les gènes de l'accoutumance
L'addiction pourrait être d'origine génétique – du moins en partie. Des recherches ont montré que les enfants dont les parents souffrent d'une dépendance ont 8 % de risques en plus que les autres d'en souffrir eux-mêmes plus tard. Par ailleurs, des études sur de vrais jumeaux ont prouvé que la dépendance était à 50 % génétique et à 50 % liée à l'incapacité de gérer sa vie. Il est donc toujours possible de reprendre les choses en mains et de surmonter une dépendance.

envies en visualisant d'autres images sans aucun rapport avec la nourriture (un arc-en-ciel ou un paysage, par exemple) ou en observant des parasites sur un écran (ces points noirs et blancs clignotants). Les chercheurs imaginent déjà des applications pour smartphone permettant de visionner ce motif à tout moment.

● **Ne restez pas seul** Une addiction ne nuit pas seulement à un individu, mais à tout son entourage. C'est souvent le cas du conjoint, qui assume alors trop de responsabilités, ce qui entraîne des conflits au sein du foyer. Prises dans un cercle vicieux combinant peur, espoir, amour et culpabilité, certaines familles vivent dans le déni et font comme si tout allait bien. Des associations de soutien (Alcool assistance, par exemple) sont à même de les comprendre et de les aider en leur expliquant ce qu'elles doivent faire pour se protéger, et ce même si la personne souffrant de l'addiction refuse obstinément de faire un pas dans leur sens.

● **Des messages trompeurs** Une envie irrépressible d'alcool est parfois simplement le signe d'une déshydratation. Buvez quelques verres d'eau pour la faire disparaître. L'alcool étant riche en calories, il se peut aussi que vous ayez faim. Dans ce cas, préparez-vous un en-cas. Si vous décidez d'arrêter de boire, il est important de faire trois vrais repas par jour et de bien vous hydrater en buvant suffisamment de boissons non alcoolisées.

● **Détendez-vous** Lorsque l'on décide d'arrêter de boire ou de fumer, une certaine fébrilité peut s'installer. Pour la combattre, buvez des infusions de mélisse. Faites infuser une poignée de feuilles fraîches hachées dans de l'eau bouillante pour obtenir une tisane parfumée et apaisante. Cette plante pousse facilement dans un jardin ou une jardinière. Associée à l'aubépine et à la passiflore, elle est également très efficace.

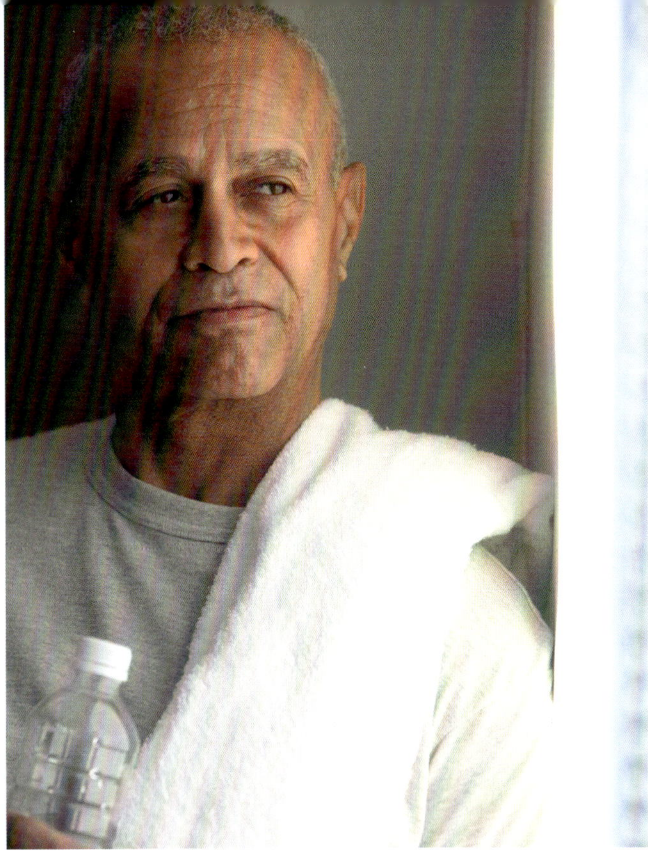

Derrière le désir d'alcool se cachent parfois la faim ou la soif : un peu d'eau ou un en-cas suffisent alors à le tempérer

● **Buvez du chardon-Marie** Très répandue en Europe et en Asie, cette plante possède des propriétés qui protègent le foie, un organe particulièrement vulnérable à l'abus d'alcool. Elle améliorerait en effet la régénération des hépatocytes, les cellules du foie le plus souvent touchées. Buvez chaque jour trois tasses de tisane à base de chardon-Marie (3 cuillerées à café de graines par tasse d'eau bouillante) ou prenez-en sous forme de gélules (1 ou 2 gélules dosées à 200 mg). Consultez toujours votre médecin lorsque vous envisagez de suivre un traitement à base de plantes.

• Hydratez-vous L'alcool est un diurétique qui, si on en abuse, provoque une déshydratation. Lors d'une soirée ou au cours d'un dîner, si vous voulez éviter de trop boire, commencez par boire de l'eau avant toute consommation d'alcool, puis alternez un verre d'alcool et deux verres d'eau. En rentrant chez vous, pensez également à boire un grand verre d'eau avant de vous coucher.

• Épargnez votre foie Même si vous ne buvez pas beaucoup, il faut laisser le temps à votre foie de récupérer. Mieux vaut vous abstenir de boire de l'alcool plusieurs jours par semaine, car une consommation régulière accroît le risque de cirrhose.

• Soignez un estomac barbouillé Certaines boissons aident à digérer le lendemain d'une soirée trop arrosée. Ainsi, les propriétés digestives de la gentiane jaune ne sont plus à démontrer. Vous pouvez aussi

ÇA MARCHE !

Biofeedback

Observer les courbes alpha (état de relaxation) et thêta (sentiment de calme) de ses ondes cérébrales – une technique appelée « biofeedback » – permettrait de combattre la dépendance. Les patients sont invités à se détendre en se concentrant sur leur respiration et sur leur pouls. Cela leur permet de calmer la fébrilité causée par le manque, réel ou ressenti, et de constater l'effet de cet état de détente sur les tracés affichés à l'écran.

Les propriétés digestives de la gentiane jaune ne sont plus à démontrer

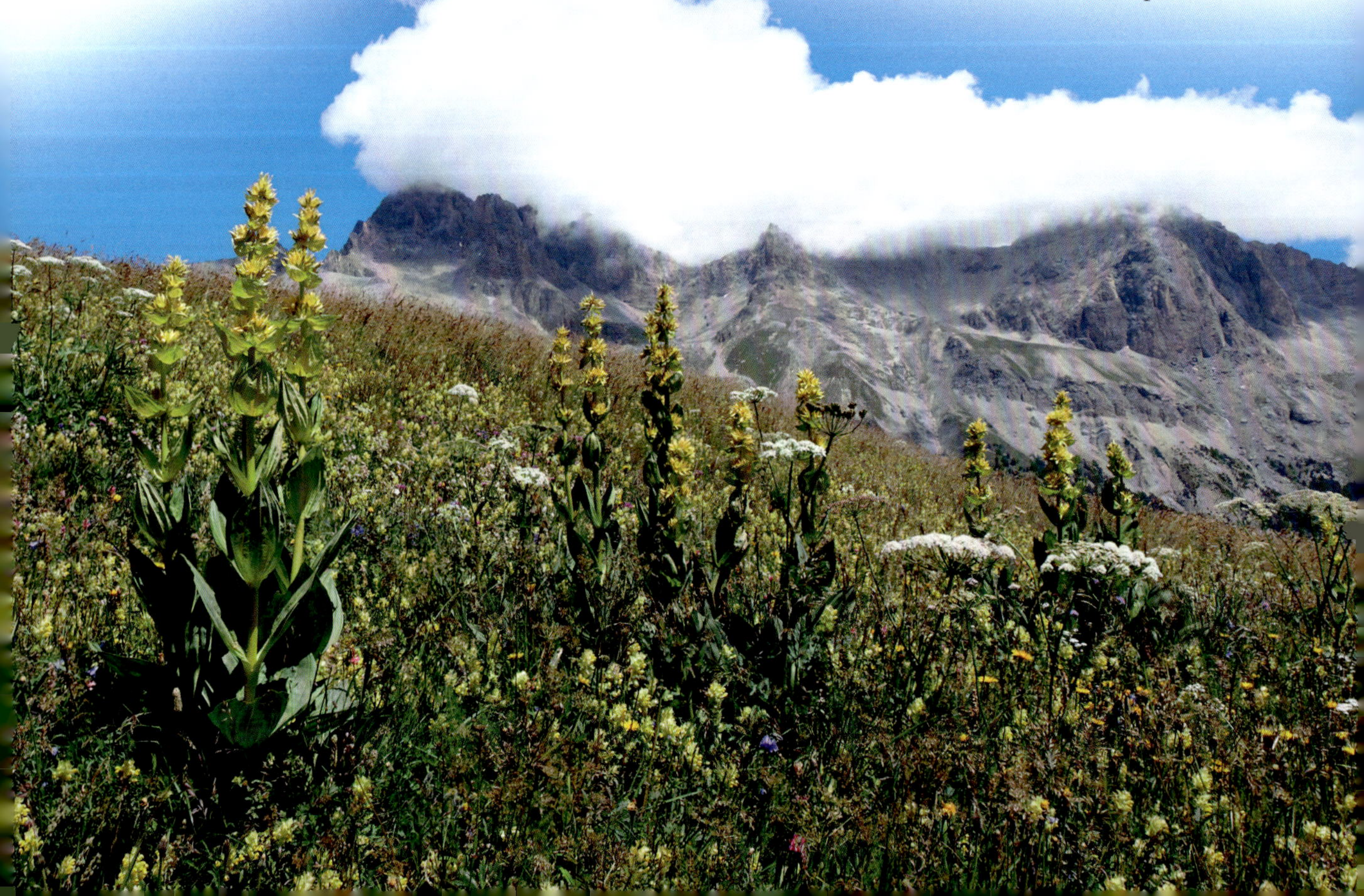

prendre un soda dit « tonic » qui contient de la quinine. Cette substance amère est extraite de l'écorce de quinquina, un arbre d'Amérique du Sud. Mais attention, un excès de quinine peut entraîner de la tachycardie, des tremblements et des lésions oculaires : pour éviter ces effets secondaires, ne buvez jamais plus d'un grand verre de tonic par jour.

Consommez du sucre... Mais pas n'importe lequel. Le fructose du miel et des fruits, comme les dattes, aide le foie à éliminer l'alcool et permet de prévenir ou de soigner une « gueule de bois ».

Buvez en mangeant Le meilleur moyen d'apprécier l'alcool sans trop en subir les effets négatifs, c'est de manger en même temps. Les aliments et les boissons sont retenus dans l'estomac plusieurs heures pendant le processus de digestion. Ainsi, l'alcool passe moins vite dans le sang.

Différez le plaisir Lorsque vous avez envie de boire ou de fumer, repoussez d'une heure le moment d'y céder. L'envie qui semblait irrépressible aura alors sans doute disparu. Cette capacité à différer le plaisir procure la sensation d'être bien dans sa peau, optimiste et confiant – des sentiments essentiels pour prévenir ou gérer une dépendance.

Ne vous privez pas totalement d'un aliment. Si vous souffrez de crises de boulimie, ne suivez pas un régime trop strict. Plus vous vous interdirez d'aliments et moins vous parviendrez à résoudre ce problème. Servez-vous dans une petite assiette pour limiter les quantités. Vous pouvez aussi choisir de manger à l'extérieur les aliments « dangereux », mais en portions individuelles. Par exemple, au lieu d'acheter un pot de glace et de l'engloutir devant la télévision, achetez un cornet chez le glacier du quartier et savourez-le tranquillement. En apprenant à maîtriser vos envies, vous inclurez davantage de « bons » aliments dans votre menu.

Prenez un petit déjeuner copieux En stimulant le métabolisme, le petit déjeuner contribue à réduire les crises de boulimie – à condition bien sûr de ne manquer ensuite ni le déjeuner ni le dîner. N'oubliez pas que sauter un repas entraîne toujours une frénésie alimentaire à retardement.

Discutez en mangeant Les repas doivent constituer un moment de détente. Prenez votre temps : posez vos couverts entre deux bouchées et n'avalez que de petites quantités – vous ressentirez plus facilement les signaux de satiété. Et en discutant, vous ralentirez votre consommation, ce qui permettra aux mécanismes de régulation de l'appétit de se mettre en œuvre.

Laissez un peu la balance de côté... La nicotine accélère la digestion et le métabolisme tout en réduisant l'appétit. Lors de l'arrêt du tabac, prendre quelques kilos est courant. En effet, la nourriture remplace souvent la stimulation orale de la cigarette et aide à se détendre. À court terme, ne regardez donc pas trop l'aiguille de votre balance et privilégiez une alimentation équilibrée comportant suffisamment de fruits et de légumes. Et n'oubliez pas, ces quelques kilos en plus sont un désagrément bien minime comparé aux bénéfices que vous retirerez en arrêtant de fumer.

... mais tenez un journal Si la tendance au grignotage est courante lorsque l'on arrête de fumer, faites attention à ne pas laisser les kilos s'accumuler. Tenir un journal (en notant tout ce que vous mangez et à quelle heure) permet de contrôler son appétit et son poids, en repérant précisément à quels moments la nourriture vient se substituer au tabac. Sortez de chez vous à ces moments-là et faites de l'exercice. Cela vous aidera à ne pas penser à la nourriture et à vous débarrasser des kilos superflus, mais aussi à retrouver un cœur et des poumons tout neufs.

● **Faites-vous accompagner** Lorsque l'on souhaite arrêter de fumer, il est parfois difficile de passer à l'acte. Pour ne pas perdre votre motivation et vous sentir soutenu, vous pouvez commencer par en parler à vos proches, à votre généraliste, puis vous orienter vers un tabacologue (vous trouverez la liste des professionnels qui exercent près de chez vous ainsi que des conseils pour choisir votre méthode, faire le point sur votre consommation ou contrer les difficultés liées au sevrage sur le site www.tabac-info-service.fr).

ÇA MARCHE !

Le sucre naturel des fruits
Au lieu de céder à vos envies de sucreries et de chocolat, mangez chaque jour un bol de salade de fruits. Sucre naturel présent dans les fruits, le fructose est métabolisé plus lentement que le sucre raffiné. Au bout de quelques semaines, cela devrait vous permettre de contrôler parfaitement votre glycémie.

En relevant le taux de sérotonine, la mangue aide à mieux gérer le stress lié à l'arrêt du tabac

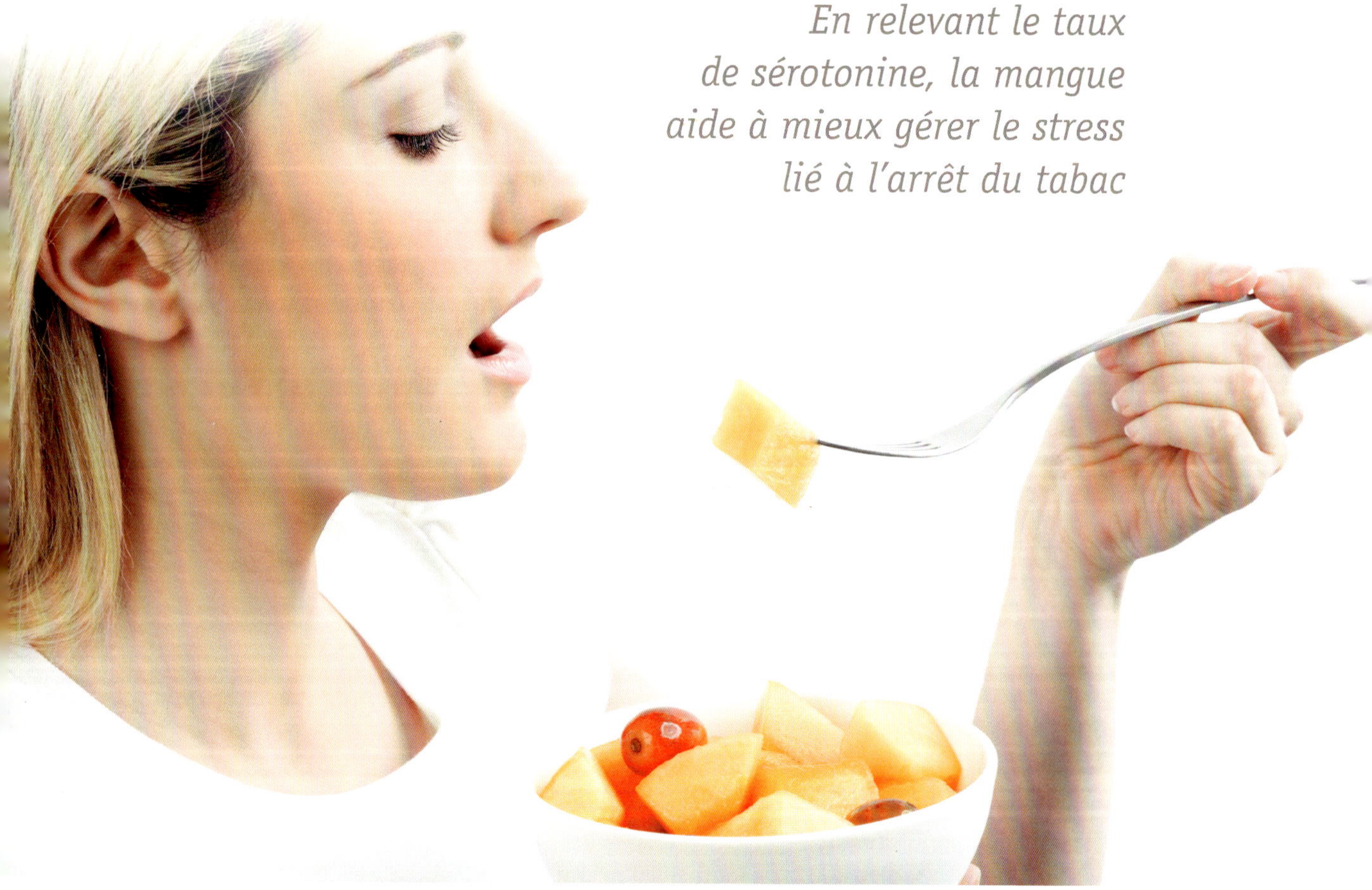

Joueurs, ne prenez pas d'argent sur vous Cela peut paraître évident, mais il vaut mieux le rappeler. Pour lutter contre la dépendance au jeu, ne mettez pas d'argent dans votre portefeuille et détruisez vos cartes de crédit. Si nécessaire, demandez une aide extérieure pour gérer vos finances et réglez par virement automatique le maximum de vos dépenses. Enfin, installez sur votre ordinateur un filtre interdisant l'accès aux jeux en ligne.

Adaptez votre alimentation
Le plaisir procuré par une cigarette est dû à des hormones, la dopamine et la noradrénaline, ainsi qu'à l'endorphine, dont la libération est provoquée par la nicotine. Remplacez ces substances par de la sérotonine, un neurotransmetteur abaissant le stress notamment. Pour cela, vous pouvez vous exposer au soleil ou consommer certains aliments, comme des fraises, des oranges, des mangues, des pois chiches, des lentilles ou des noisettes. En parallèle, mangez des aliments favorisant la sécrétion lente mais continue de dopamine, comme des yaourts, des amandes, des avocats et des légumes secs, et réduisez vos apports en protéines animales. Enfin, si vous venez d'arrêter de fumer, prenez de la vitamine C pour aider votre organisme à réparer les dégâts cellulaires causés par le tabac.

Décelez les signes révélateurs de l'addiction Si vous pensez qu'un membre de votre famille se drogue, voici quelques signes qui peuvent vous alerter.

- **Absences répétées à l'école** ou à l'université.
- **Disparition d'argent et d'objets de valeur** au domicile.
- **Refus de parler** d'un nouveau groupe d'amis ou revendication d'une plus grande intimité.
- **Utilisation nouvelle et fréquente de gouttes oculaires** pour masquer des yeux rouges et des pupilles dilatées ou contractées.

Si vous pensez que votre enfant est concerné, évitez l'affrontement direct. Demandez de l'aide à votre médecin traitant ou à un spécialiste.

Sortir vous promener peut vous aider à vous débarrasser d'une dépendance

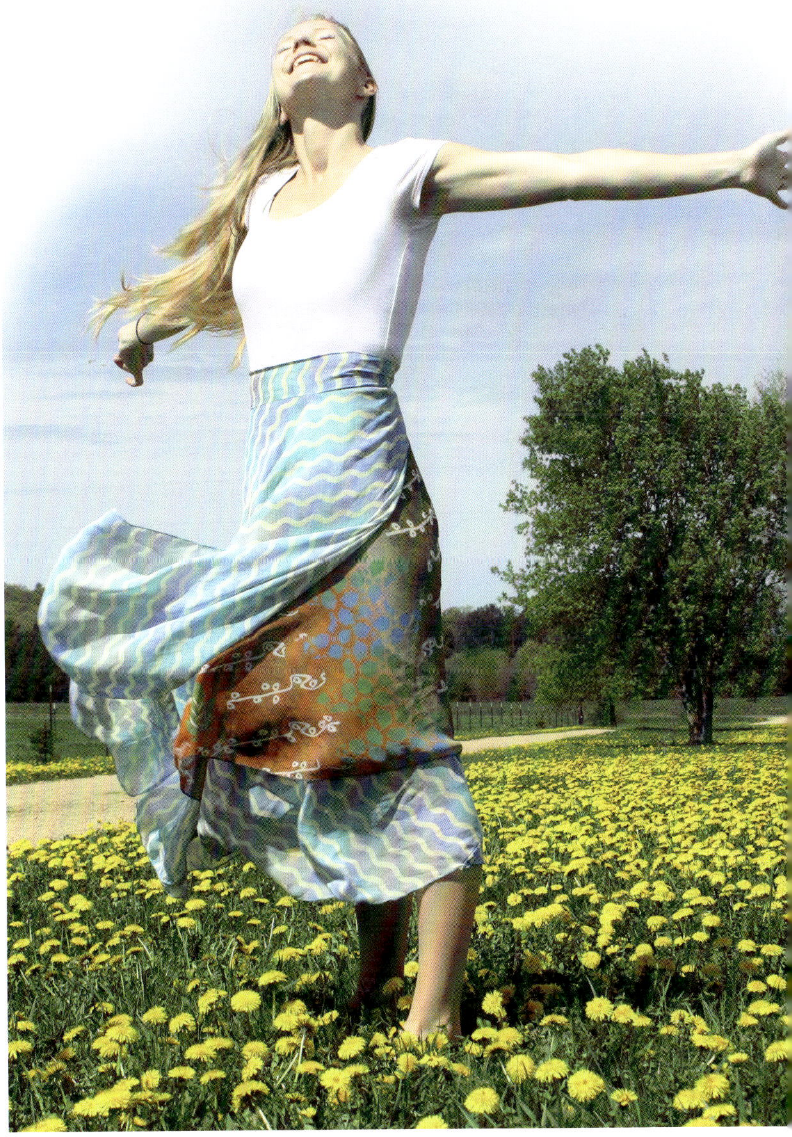

Les secrets des PSYCHOTROPES NATURELS

Dans le monde entier, les effets psychotropes de certains végétaux et champignons sont connus et exploités depuis longtemps. Nocifs, voire mortels s'ils sont mal utilisés, leurs constituants sont employés à des fins médicales et continuent d'être étudiés afin de trouver de nouvelles applications.

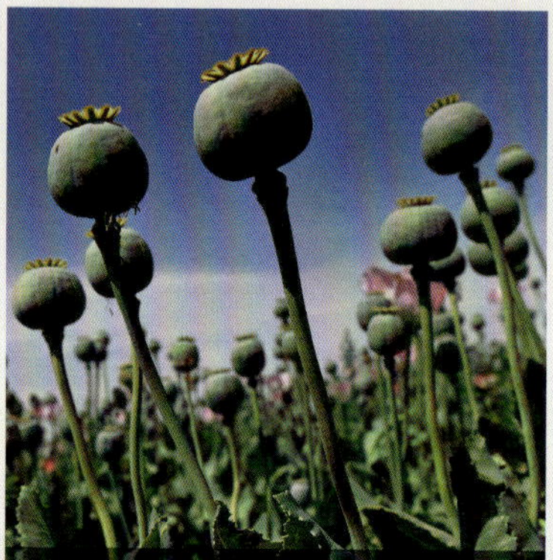

Le pavot commun est cultivé à des fins médicales dans plusieurs pays, dont l'Australie, la France et le Royaume-Uni.

En dépit – ou peut-être même à cause – des risques liés à leur utilisation, les psychotropes ont depuis toujours fasciné l'humanité. Si la plupart contiennent des éléments dont l'abus est dangereux, ils sont aussi utilisés comme médicaments ou lors de rituels religieux. Les recherches de la médecine moderne permettent de comprendre les fondements scientifiques de leurs effets et d'identifier des moyens plus sûrs de les exploiter.

Repères culturels et historiques

Depuis des siècles, les peuples d'Amérique du Sud mâchent des feuilles de coca, une plante vénérée comme un présent des dieux, pour tromper la faim et augmenter l'endurance au travail. En 1860, le chimiste allemand Albert Niemann isola le principe actif – la cocaïne – de ses feuilles et préconisa son utilisation contre l'épuisement et la dépression. Par ailleurs, des peintures rupestres du nord de l'Afrique datant de 9000 avant J.-C. montrent que les pouvoirs des champignons « magiques » contenant de la psilocybine étaient connus des anciennes civilisations. De même, il est certain que les Mayas et les Aztèques utilisaient des substances psychotropes pour entrer en transe et

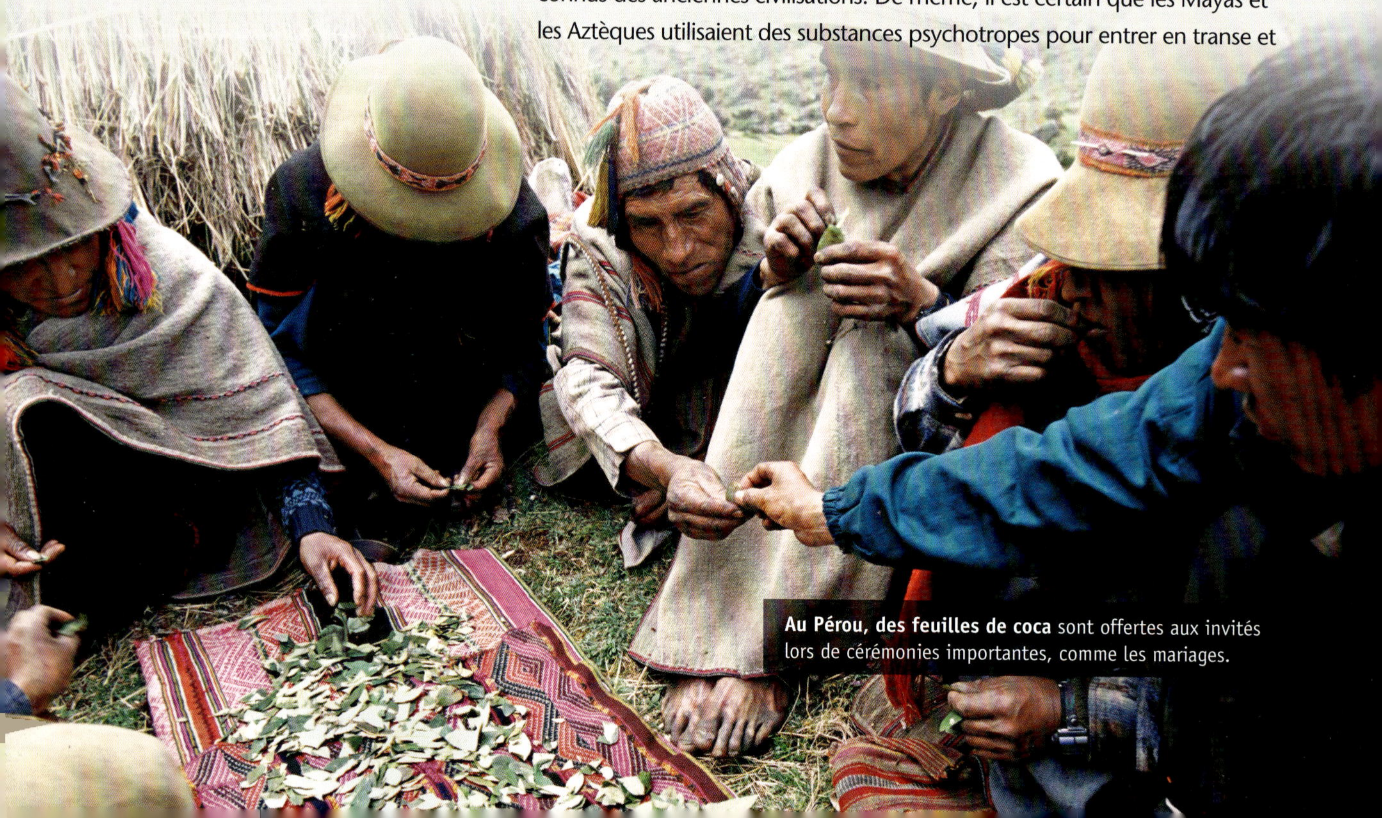

Au Pérou, des feuilles de coca sont offertes aux invités lors de cérémonies importantes, comme les mariages.

communier avec les dieux. Le plus ancien témoignage d'un usage médicinal du cannabis date de 2727 avant J.-C. : un manuscrit chinois le recommande alors contre la constipation, le paludisme et les rhumatismes. Par la suite, on retrouve la trace d'un « bon narcotique » appelé *bhang* dans d'anciens textes perses, datant de 600 ans avant J.-C. environ. Les Sumériens confectionnaient un antidouleur à partir des gousses du pavot commun, tandis qu'en Égypte antique certaines mères utilisaient de l'opium pour endormir leurs bébés. Les Occidentaux, eux, ne commencèrent à en consommer pour le plaisir qu'au XVIIe siècle, avant que le produit ne soit utilisé plus généralement comme analgésique, tout comme la morphine et la codéine.

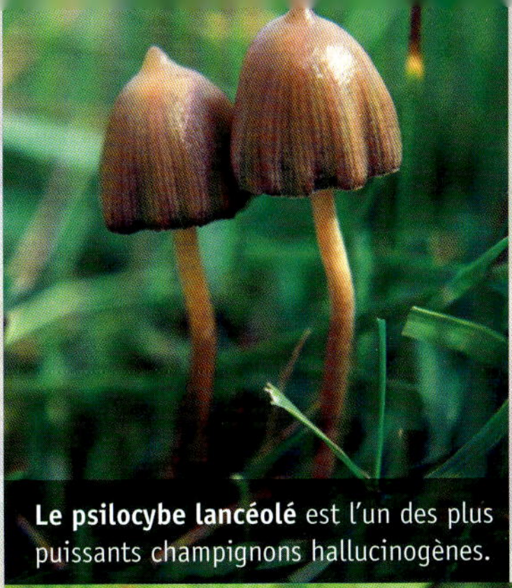

Le psilocybe lancéolé est l'un des plus puissants champignons hallucinogènes.

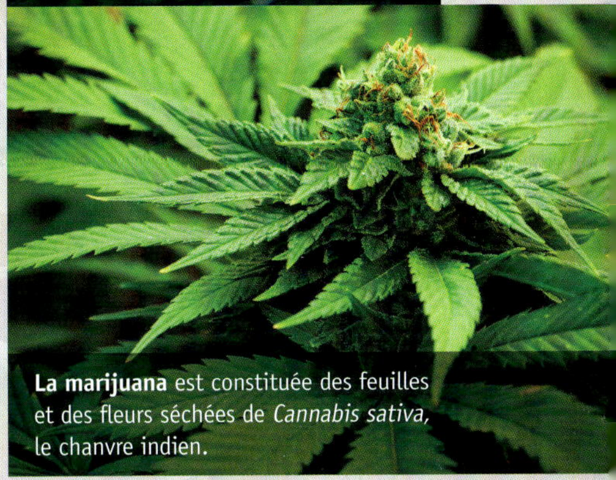

La marijuana est constituée des feuilles et des fleurs séchées de *Cannabis sativa*, le chanvre indien.

Utilisations médicinales d'aujourd'hui et de demain

Alors que les opiacés sont utilisés depuis plusieurs siècles pour leurs vertus thérapeutiques, les scientifiques continuent de découvrir les propriétés d'autres psychotropes et leur potentiel en tant que traitements médicamenteux. Leur efficacité et leur innocuité sont testées au cours d'essais cliniques.

Les vertus de la coca Des chercheurs américains étudient les alcaloïdes contenus dans les feuilles de coca et leur utilisation dans le traitement du mal des transports, des troubles digestifs et de l'obésité. Afin de minimiser le risque de dépendance, ces substances sont administrées par voie orale.

Un changement de perspective En ce début de XXIe siècle, les vertus thérapeutiques du cannabis sont désormais mieux connues. En 2003, le Canada a été le premier pays à en proposer un extrait à des fins médicales pour le traitement de certains symptômes de la sclérose en plaques. Ce médicament a, depuis, été autorisé dans plusieurs autres pays. En France, l'Agence nationale de sécurité du médicament et des produits de santé (ANSM) a reçu, mi-2013, l'aval du gouvernement pour étudier les demandes d'autorisation de mise sur le marché (AMM) de produits à base de cannabis. Le potentiel de ces molécules est à l'étude, notamment dans le traitement des affections se manifestant par des atteintes nerveuses, comme la maladie de Parkinson ou les lésions de la moelle épinière. Elles seraient par ailleurs très efficaces contre l'insomnie, l'anxiété et la perte d'appétit.

La douleur maîtrisée
Avec l'invention de la seringue hypodermique, la morphine est devenue un antidouleur à effet quasi instantané et a été beaucoup utilisée lors des accouchements. Aujourd'hui, elle existe sous forme de comprimés, de sirops et de timbres transdermiques. Agissant par saturation des récepteurs de la douleur dans le cerveau, elle est couramment utilisée pour l'anesthésie en chirurgie, le traitement des douleurs importantes liées à des blessures graves, ainsi que dans de nombreuses formes de cancer. Les chercheurs essaient d'élaborer des médicaments qui agiraient comme des opiacés mais qui n'induiraient aucune dépendance. La pénurie mondiale d'opium est telle que le pavot est désormais cultivé à des fins commerciales dans certains pays européens, la France notamment.

Une aide contre la dépression ? Des chercheurs étudient actuellement les vertus antidépressives de la psilocybine, l'hallucinogène tiré du champignon *Psilocybe mexicana*. Des travaux sont en cours sur l'élaboration de versions non hallucinogènes de ce médicament.

Maîtriser ses peurs, SES PHOBIES ET SES OBSESSIONS

Les tensions et les exigences du quotidien provoquent fréquemment de l'anxiété. Mais, dans des cas extrêmes, lorsque les peurs et les inquiétudes semblent irrationnelles, ou lorsqu'elles deviennent obsédantes au point que l'on se trouve dans l'incapacité de les contrôler, des mesures s'imposent.

● **Prenez les commandes** Environ une personne sur cinq a peur de prendre l'avion au point de limiter ses projets de vacances ou de déplacements. Pour traiter cette phobie, il existe désormais des stages qui, outre un entretien avec un thérapeute et des sessions d'explications techniques sur les vols et les avions, comportent une simulation de vol. Assis dans la réplique d'un cockpit d'avion, vous devenez, le temps d'un voyage virtuel, pilote de ligne.

ÉTONNANT !

Les peurs à l'épreuve des faits

Au cours de sessions sur la « peur de voler en avion », des professionnels expliquent aux phobiques comment fonctionne un appareil et combien le trafic aérien est sûr comparé à la route et au rail. Ces stages sont aussi l'occasion de rencontrer des pilotes et du personnel navigant et de leur poser des questions. Une fois dans un avion, il suffit parfois simplement de fermer les yeux et de s'imaginer dans un bus. Il n'y a en effet pas de grandes différences entre les turbulences dans les airs et les secousses dues aux nids-de-poule !

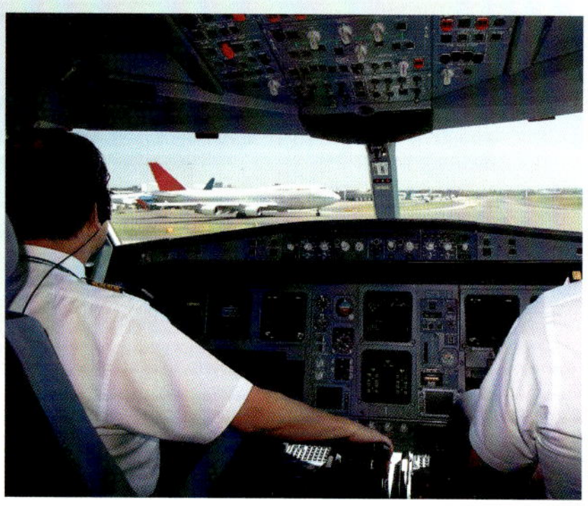

● **Avalez une pilule avant le décollage** Vous paniquez à l'idée de prendre l'avion parce que vous êtes persuadé qu'il va s'écraser ou parce que vous avez peur de l'altitude ? Votre médecin peut vous prescrire des anxiolytiques (benzodiazépine, par exemple). Ces médicaments permettent de calmer la peur le temps du vol, mais ne les prenez jamais avec de l'alcool, car vous aggraveriez leurs effets secondaires (nausée, somnolence, vertiges, troubles de l'élocution et de la vision). En outre, comme votre médecin traitant le soulignera sans doute, ils entraînent des risques d'accoutumance et leur efficacité diminue au fur et à mesure des prises. Enfin, ils ne traitent que l'anxiété et non sa cause : à vous de travailler sur votre phobie…

● **Sortez de nouveau de chez vous** Les personnes atteintes d'agoraphobie (la peur des espaces ouverts, des lieux publics et de la foule) sont handicapées au point de rester chez elles et de ne plus oser sortir. Même lorsque cette névrose se présente sous sa forme mineure, ses victimes sont limitées quotidiennement par la peur de se trouver dans des centres commerciaux, des files d'attente, des ascenseurs et des endroits dont elles pensent ne pas pouvoir s'échapper. Si c'est votre cas, parlez-en à votre médecin. Certains antidépresseurs – les inhibiteurs sélectifs de la recapture de la sérotonine (ISRS) – peuvent vous aider à affronter plus sereinement les situations qui vous font peur.

Faites le plein de sérotonine

En cas d'agoraphobie peu sévère et d'incompatibilité aux ISRS (voir ci-dessus), recherchez des sources de sérotonine naturelle. Exposez-vous à la lumière du jour, faites régulièrement de l'exercice et suivez un régime riche en tryptophane, l'acide aminé dont est issue la sérotonine. Vous en trouverez dans le lait, les yaourts, les noix et les graines.

Mettez en scène votre guérison

Les victimes de phobies sociales craignent les situations où elles sont convaincues d'être observées avec insistance, jugées ou mises dans des situations gênantes en public. Elles peuvent avoir peur de parler à des inconnus, de s'exprimer en public ou de participer à une fête. Le jeu de rôle, conduit par un thérapeute, est une technique largement utilisée pour y remédier. Cela permet de s'entraîner à affronter les situations angoissantes, de surmonter ses blocages et de prendre confiance en soi. En outre, des groupes d'entraide existent pour lutter contre les phobies les plus courantes – vous trouverez facilement celui qui vous convient sur Internet. N'hésitez pas à en parler à votre médecin.

Soignez le mal par le mal

Le traitement de l'arachnophobie (la peur des araignées) nécessite souvent d'être confronté à de vraies araignées, ce que bien des patients refusent. Aussi, des psychologues brésiliens ont élaboré une nouvelle méthode : ils leur font visionner des images comportant des éléments rappelant les caractéristiques de l'araignée, comme la voûte d'une cathédrale gothique ou une caméra sur un trépied. Les tests effectués ont montré que 42 % des arachnophobes qui avaient regardé ces images deux fois par jour pendant quatre semaines étaient enfin parvenus à toucher une araignée. Au bout de six mois, plus de 90 % d'entre eux avaient réussi à s'en approcher sans crainte.

Désensibilisez-vous ! Cela peut paraître paradoxal, mais le fait de vous imaginer dans une situation qui vous terrifie

Des images rappelant les araignées peuvent aider à lutter contre l'arachnophobie

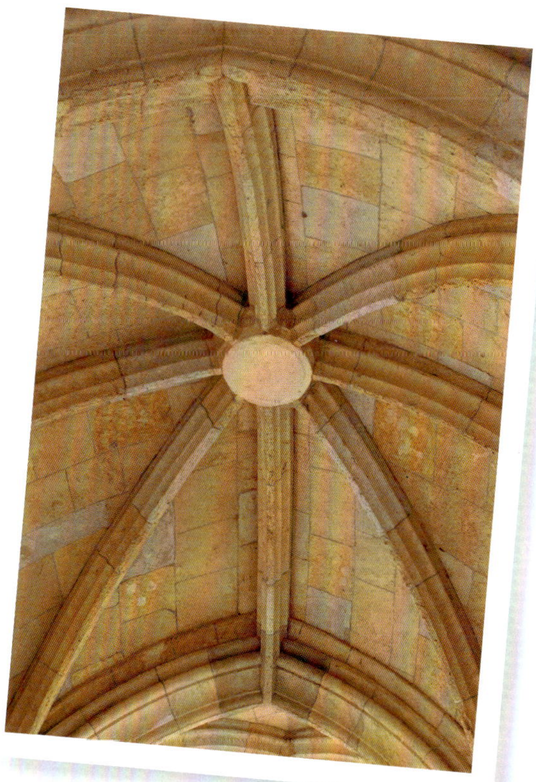

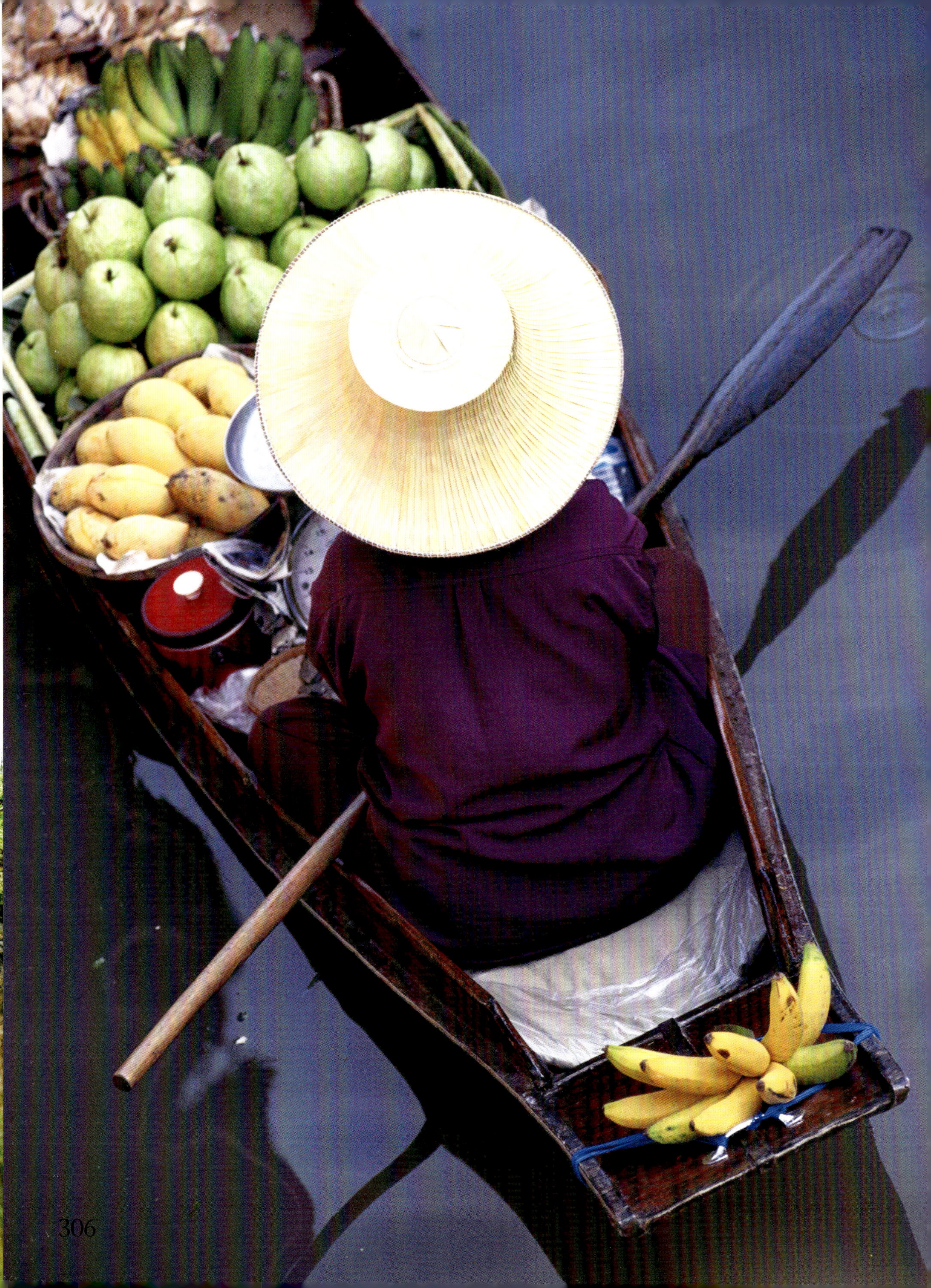

INDEX

Pour les mots les plus fréquents (comme légume vert, protéine, antioxydant...), l'index n'indique que les pages dans lesquelles le terme est l'objet d'un développement conséquent.

A

B

C

D

E

F

G

H

I

J

K

L

M

N

O

CRÉDIT ICONOGRAPHIQUE

4 Getty Images/Clive Nichols **12** Getty Images/Philip Lee Harvey **13** Getty Images/Lambert **14** iStockphoto/Pekka Nikonen **15** Getty Images/Philip and Karen Smith **16** Shutterstock/Olga Miltsova **17** Shutterstock/VitCOM Photo **18** iStockphoto/Brasil2 **19** Getty Images/Paul Bradbury **20** iStockphoto/Tarek El Sombati **21** Shutterstock/Olyina **22** Getty Images/Robin Tenison **23**a Shutterstock/Ueapun **23**b Shutterstock/Anan Kaewkhammul **23**c Getty Images/Brian Summers **23** fonds Shutterstock/Tom Grundy **24** Shutterstock/SphinxHK **25** Shutterstock/Monkey Business Images **26** Shutterstock/Elzbieta Sekowska **28** Corbis/Ryuhei Shindo **30** Getty Images/Dorling Kindersley **32** Getty Images/stonefaction photography **33**a Getty Images/Westend **33**b Shutterstock/Michael jung **33**c Getty Images/Digital Vision **33** fonds Shutterstock/clearviewstock **35** Corbis/Tetra Images **37** Getty Images/Ed Pritchard **38** Shutterstock/Picsfive **39** Getty Images/Brand New Images **40** Getty Images/ZenShui/Sigrid Olson **41** Getty Images/David Malan **42** Shutterstock/Yuri Arcurs **43** Getty Images/Yellow Dog Productions **44** Corbis/Annie Engel **45** Shutterstock/Tyler Olson **46** Getty Images/Paul Bradbury **47** Shutterstock/BonnieBC **48** Getty Images/Fry Design Ltd **49**a Eico Paints/Eico Paints **49**b iStockphoto/Jonathan sloane **49**c Shutterstock/Black pixel **49**d iStockphoto/Akaso **49** fonds Shutterstock/Konstantin Sutyagin **50** Getty Images/Valery Rizzo **51** Thinkstock **52** Getty Images/Dinodia Photos **53** Getty Images/Paul Bradbury **54** Getty Images/Augustus Butera **56** NASA **57** iStockphoto/nicolas hansen **58** iStockphoto/kristian sekulic **60** Shutterstock/Anna Hoychuk **61** Shutterstock/marylooo **62** Getty Images/Fuse **63** Shutterstock/Manda Nicholls **64** Burgerbad/Christian Pfammatter **64** fonds iStockphoto/Guido Vrola **65** Getty Images/Lane Oatey/Blue Jean Images **67** Shutterstock/Viktar Malyshchyts **68** Shutterstock/Yeko Photo Studio **69** Shutterstock/sarsmis **70** Shutterstock/MC_PP **72**a Getty Images Yagi Studio **72**b Shutterstock Larry Korb **73**a Shutterstock Trombax **73** b iStockphoto Richard Rudisill **73** fonds Shutterstock MLW80 **74** Thinkstock **77** Thinkstock **78** Shutterstock/Nata-Lia **79** Getty Images/JGI **80** Shutterstock/Kati Molin **81** Getty Images/Noel Hendrickson **82** Getty Images/Jamie Grill **84** Shutterstock/barbaradudzinska **85** Shutterstock/Robert Red **86** Shutterstock/Seroff **87** Getty Images/Doug Allan **88** Corbis/Luca Tettoni **89**a iStockphoto/mark wragg **89**b iStockphoto/Kelly Cline **89**c iStockphoto/epicture **89**dr iStockphoto/Kelly Cline **89** fonds Shutterstock/Chan wang rong **90** Shutterstock/VILevi **91** Getty Images/Paul Burns **92** Shutterstock/Dolnikov Denys **93** Getty Images/Lise Gagne **95** Shutterstock/Martin Novak **96** Getty Images/Jupiterimages **97** Hobo Nikkan Itoi Shimbun **98** Shutterstock/Valentyn Volkov **99** Getty Images/Siri Stafford **100** Getty Images/Heinz Tschanz-Hofmann **101** Shutterstock/lightpoet **102** Getty Images/LWA **103**a Getty Images/Jose Luis Pelaez Inc **103**b Getty Images/Hill Street Studios **103** fonds Getty Images/Ed Reschke **105**b Getty Images/Sean Justice **106** Shutterstock/Yuri Arcurs **107** Shutterstock/fredredhat **109** Getty Images/Mike Kemp **110** Shutterstock/Yuri Arcurs **113** Getty Images/Fuse **113** fonds Shutterstock/jared ropelato **114** Getty Images/Hannes Eichinger **116** Shutterstock/Lerche&Johnson **117** Shutterstock/Liv friis-larsen **119** Thinkstock **121** Shutterstock/Marco Speranza **122** Shutterstock/Darren Baker **124**a istockphoto/paul kline **124**b Shutterstock/Elena Ray **124**c Corbis/Blaine Harrington III **125** Corbis/Eric Tourneret **125** fonds Shutterstock/Studio Smart **126** Shutterstock/tescha555 **127** Getty Images/Andersen Ross **129** Thinkstock **130** Getty Images/Kate Powers **131**a Shutterstock/shupian **131**b Thinkstock **132** Thinkstock/Comstock **134** Getty Images/John Churchman **135** Shutterstock/Dmitriy Shironosov **136** Shutterstock/Roman Sigaev **137** Corbis/Bloomimage **138**a Shutterstock/Janelle Luge **138**b Getty Images/Ted Mead **139**a Getty Images/Staci Kennelly **139**b Corbis/Tim Fitzharris **139** fonds Shutterstock/Sebastian Kaulitzki **140** Shutterstock/CGissemann **141** Thinkstock **142** Getty Images/Dorling Kindersley **143** Shutterstock/Mageon **144** Getty Images/Stefan Obermeier **146** Shutterstock/Golden Pixels LLC **147**a Shutterstock/Feng Yu **147**b Shutterstock/Africa Studio **148** Getty Images/Aluma Images **149** Shutterstock/Madlen **150** Shutterstock/Monkey Business Images **151** Getty Images/David Scharf **152** Shutterstock/picturepartners **153** Shutterstock/Testbild **154** Shutterstock/kedrov **155** Getty Images/Howard Kingsnorth **156**a Getty Images/Yvette Cardozo **156**b Istockphoto/Cameron Whitman **156**c Alamy/Hanan Isachar **157** Corbis/Yahya Arhab **157** fonds Istockphoto/Jaume Ribera **158** Getty Images/OJO Images **159** Getty Images/Digital Vision **160** Shutterstock/Vitalii Nesterchuk **161** Shutterstock/kuleczka **162** Shutterstock/Mircea BEZERGHEANU **163** Shutterstock/kuleczka **164** Shutterstock/Zadorozhnyi Viktor **165** Shutterstock/Voronin76 **166** Getty Images Verdina Anna **167**a Shutterstock BasPhoto **167**b Shutterstock MIMOHE **167**c Shutterstock Noparrot K **167** fonds Shutterstock Chaoss **168** Getty Images **169** Getty Images/Alain SHRODER **170** Shutterstock/Eena Elisseeva **171** Shutterstock/Goodluz **172** Shutterstock/Khomulo Anna **173** Getty Images/Peter Walton Photography **174** Shutterstock/Scisetti Alfio **176** Getty Images/Nacivet **177**a Getty Images/Todd Wright **177**b Getty Images/Food Collection **177** fonds Shutterstock/Nastya22 **178** Getty Images/Dougal Waters **179** Getty Images/Fuse **181** Shutterstock/Yuri Arcurs **182** Shutterstock/Anneka **184** Shutterstock/auremar **185**br Getty Images/Jen Voo Photography **187** Shutterstock/Kurhan **188** Shutterstock/Roman Striga **189** Getty Images/Kim Sayer **190** Alamy/MORANDI Bruno/hemis.fr **191**a Shutterstock/berna namoglu **191**b Shutterstock/Adisa **191**c Getty Images/kelly Kalhoefer **191** fonds Shutterstock/Portokalis **192** Shutterstock/Alberto Loyo **193** Shutterstock/Andrew Bassett **194** Shutterstock/Monkey Business Images **198** Corbis/Momentimages/Tetra Images **199** Shutterstock/Renata Osinska **200** Shutterstock/Monkey Business Images **201** Shutterstock/Africa Studio **202** Getty Images/Frederic Lucano **203** Getty Images/Russell Sadur **205** Getty Images/Glow Images, Inc **206** Getty Images/ZenShui/Milena Boniek **207** Shutterstock/Simone Voigt **208**a Getty Images/Thomas Deerinck, NCMIR **208**b Getty Images/Mike Coppola **209** Getty Images/Dimas Ardian **209** fonds Shutterstock/Jubal Harshaw **210** Shutterstock/Monkey Business Images **211** Shutterstock/Maridav **212** Getty Images/Emely **213** Shutterstock/nubephoto **214** Corbis/JGI/Jamie Grill/Blend Images **215** Shutterstock/Monkey Business Images **216** Getty Images/Curve **218** Shutterstock/Golden Pixels LLC **219** Getty Images/Leslie Thomson **220** Getty Images Peter Ptschelinzew **221**a SPL/GustoImages **221**b Getty Images Clarissa Leahy **221**c Getty Images Abel Mitja Varela **221** fonds Shutterstock LianeM **222** Getty Images/Thinkstock **223**a Shutterstock/Ruth Black **223**b Shutterstock/Bojan Pavlukovic **224** Getty Images/Ghislain & Marie David de Lossy **226** Getty Images/Rob

Melnychuk **227** Getty Images/Philippe Desenrck **228** Getty Images/Wavebreakmedia Ltd **229** Shutterstock/André Klaassen **230** Thinkstock **233** Getty Images/Klaus Arras **234** Shutterstock/Korionov **235** Getty Images/Tom Grill **236** Getty Images/Yellow Dog Productions **237**a Shutterstock/Lisa F. Young **237**b SPL/Pasieka **237** fonds Shutterstock/Isak **238** Getty Images/Simon Watson **239** Shutterstock/marilyn barbone **240** Getty Images/Bloom Productions **241** Thinkstock **243** Getty Images/Anselmo Garrido **245** Getty Images/Dougal Waters **246** Getty Images/Richard I'Anson **247**a Corbis/Michele Constantini/PhotoAlto **247**b Corbis/Brigitte Sporrer/cultura **247**c Shutterstock/Stocklite **247** fonds Shutterstock/Neale Cousland **248** Getty Images/Zero Creatives **249** Shutterstock/Majoros GÃ¡bor **250** Getty Images/Jamie Grill **253** Getty Images/Dave and Les Jacobs **254** Shutterstock/Elena Ray **255** Corbis/Ocean **256** Thinkstock/Thinkstock **257** Shutterstock/David Dohnal **258** Getty Images/Tom Merton **259** Getty Images/Image Source **260** Shutterstock/del.Monaco **261** Shutterstock/Deymos **262** Getty Images/Philippe Desenrck **263** Shutterstock/Vitaly Ilyasov **264** Getty Images/Image Source **266** Getty Images/Claire Leimbach **267**a Getty Images/Chris Sattlberger **267**b Shutterstock/Ivan Kuzman **267**c Shutterstock/Ivan Kuzman **267** fonds Shutterstock/VetPathologist **268** Shutterstock/Monkey Business Images **269** Getty Images/TMG **270** Getty Images/Fabrice LEROUGE **271** iStockphoto/Daniel Laflor **272** Shutterstock/Curioso **274** Shutterstock/wavebreakmedia ltd **275** Shutterstock/Mazzzur **276** Getty Images/Simon Watson **277** Corbis/JGI/Jamie Grill/Blend Images **279** Shutterstock/Algecireño **280** Shutterstock/marilyn barbone **281** Shutterstock/Aleksandra Duda **282** Getty Images/Fuse **283** Getty Images/Matthew Wakem **284** Shutterstock/Rudchenko Liliia **285** Getty Images/Heidi Coppock-Beard **286** Bridgeman/DACS/Giraudon **287**a SPL/Hank Morgan **287**b Shutterstock/Aletia **287** fonds Shutterstock/Triff **289** Getty Images/Jakob Helbig **290** Thinkstock **291**c Shutterstock/Diego Cervo **292** Shutterstock/Iakov Kalinin **293** Getty Images/Fuse **294** Thinkstock **296** Getty Images/G.P. Kidd **297** Thinkstock **298**a Getty Images/BAY ISMOYO **298**b Corbis/Kazuyoshi Nomachi **299**a Getty Images/Diverse Images/UIG **299**b Shutterstock/Epic Stock Media **299** fonds Shutterstock/Hamik **300** Shutterstock/Petronilo G. Dangoy Jr. **301** Shutterstock/Linda Bucklin **302** Shutterstock/valzan **304** Getty Images/Ryan McVay **306** Getty Images/Paul Edmondson

Couverture de haut en bas : Getty Images/Harrison Eastwood; iStockphoto/peepo; Getty Images/Tom Grill; Thinkstock 2013/iStock/JanSandvik; Getty Images/Brand New Images; Thinkstock 2013/iStock/Supakiat_ta

4e de couverture de haut en bas : Getty Images/ballyscanlon; Getty Images/Tim Spence; Getty Images/Daniel Schneider; Getty Images/Roy Hsu; Getty Images/Image Source

Achevé d'imprimer : janvier 2014
Dépôt légal en France : février 2014
Dépôt légal en Belgique : D-2014-0621-18

Imprimé au Slovaquie par Neografia
Printed in Slovakia